U0233420

外生殖器皮肤病诊疗图谱

Genital Dermatology Atlas and Manual

（第 3 版）

外生殖器皮肤病诊疗图谱

Genital Dermatology Atlas and Manual

（第 3 版）

原　　著　Libby Edwards
　　　　　Peter J. Lynch

主　　译　朱丽荣　胡　君

副 主 译　曲芃芃　吴玉梅　黄向华

译　　者　（按姓氏汉语拼音排序）

白文佩	首都医科大学附属北京世纪坛医院	申桂华	北京医院
冯力民	首都医科大学附属北京天坛医院	孙金豹	河北省沧州市人民医院
郭红燕	北京大学第三医院	谭先杰	北京协和医院
胡　君	北京大学第一医院	王世军	首都医科大学宣武医院
黄向华	河北医科大学第二医院	吴文湘	北京大学第一医院
康　山	河北医科大学第四医院	吴玉梅	首都医科大学附属北京妇产医院
赖爱鸾	首都医科大学附属复兴医院	余立群	中国医科大学航空总医院
李静然	北京大学人民医院	翟建军	首都医科大学附属北京同仁医院
李立安	中国人民解放军总医院	张　岱	北京大学第一医院
李　艺	北京大学人民医院	张　军	河北医科大学第四医院
凌　斌	中日友好医院	张　岩	北京大学第一医院
陆　叶	北京大学第一医院	赵　丹	中国医学科学院肿瘤医院
孟元光	中国人民解放军总医院	赵　峻	北京协和医院
曲芃芃	天津市中心妇产科医院	郑　虹	北京大学肿瘤医院
瞿全新	天津市第一中心医院	朱丽荣	北京大学第一医院

北京大学医学出版社

WAISHENGZHIQI PIFUBING ZHENLIAO TUPU（DI 3 BAN）

图书在版编目（CIP）数据

外生殖器皮肤病诊疗图谱：第3版 /（美）利比·爱德华（Libby Edwards），
（美）皮特·林奇（Peter J. Lynch）原著；朱丽荣，胡君主译. —北京：
北京大学医学出版社，2021. 1
　书名原文：Genital Dermatology Atlas and Manual
　ISBN 978-7-5659-2256-5

　Ⅰ. ①外…　Ⅱ. ①利…②皮…③朱…④胡…　Ⅲ.
①生殖器官-皮肤病-诊疗-图谱　Ⅳ. ① R751-64

　中国版本图书馆 CIP 数据核字（2020）第 166121 号

北京市版权局著作权合同登记号：图字：01-2018-4384

Genital Dermatology Atlas and Manual（3rd edition）
Libby Edwards,Peter J. Lynch
ISBN: 978-1-4963-2207-4
© 2018 Wolters Kluwer

外生殖器皮肤病诊疗图谱（第3版）

主　　译：朱丽荣　胡　君
出版发行：北京大学医学出版社
地　　址：（100083）北京市海淀区学院路38号　北京大学医学部院内
电　　话：发行部 010-82802230；图书邮购 010-82802495
网　　址：http://www.pumpress.com.cn
E-mail：booksale@bjmu.edu.cn
印　　刷：北京金康利印刷有限公司
经　　销：新华书店
责任编辑：刘　燕　　责任校对：靳新强　　责任印制：李　啸
开　　本：889 mm×1194 mm　1/16　　印张：23　　字数：680千字
版　　次：2021年1月第1版　2021年1月第1次印刷
书　　号：ISBN 978-7-5659-2256-5
定　　价：260.00元

版权所有，违者必究
（凡属质量问题请与本社发行部联系退换）

专家委员会 （按姓氏汉语拼音排序）

钞晓培　北京协和医院

陈　娜　首都医科大学航空总医院

陈　雯　中国医科大学航空总医院

程香红　天津市中心妇产科医院

范晓东　天津市中心妇产科医院

顾成磊　中国人民解放军总医院

韩素彬　首都医科大学附属北京妇产医院

何　玥　首都医科大学附属北京妇产医院

和瑞菊　北京大学第一医院

贾　芃　北京大学第一医院

蒋诗阳　北京协和医院

缴晓兵　北京大学第一医院

赖爱鸾　首都医科大学附属复兴医院

李文慧　北京协和医院

李羽禾　首都医科大学附属北京妇产医院

梁　坤　北京大学第一医院

刘梦然　北京大学第一医院

刘雅坤　河北医科大学第四医院

马子茹　首都医科大学附属北京天坛医院

孟师慧　首都医科大学附属北京天坛医院

米　兰　北京大学第一医院

彭　艳　中国医科大学航空总医院

尚宏瑜　首都医科大学附属北京天坛医院

尚　翔　首都医科大学附属北京天坛医院

石杏先　中国医科大学航空总医院

宋晓红　首都医科大学附属北京世纪坛医院

孙艳格　首都医科大学附属复兴医院

孙宇婷　首都医科大学附属北京天坛医院

王邦国　首都医科大学附属北京天坛医院

王　轩　首都医科大学宣武医院

王依妮　首都医科大学附属北京妇产医院

肖长纪　北京大学第一医院

闫　璐　河北医科大学第二医院

闫维胜　首都医科大学附属复兴医院

阳艳军　中日友好医院

杨晓楠　北京大学第一医院

尹若昀　北京医院

于　多　北京大学肿瘤医院

张　婧　北京大学第一医院

张　琳　河北医科大学第二医院

张　娜　天津市中心妇产科医院

张　楠　北京大学肿瘤医院

朱崇元　北京大学人民医院

朱信信　北京大学第一医院

中文版序一

    我欣喜地看到,由北京大学第一医院妇产科朱丽荣教授和胡君教授主译的《外生殖器皮肤病诊疗图谱》问世了。外阴皮肤是外生殖器的重要组成部分,但长期以来外阴皮肤病并没有得到妇产科、男科及皮肤科临床医生的充分重视。很多外阴皮肤病患者长期求医无门,无法得到有效的诊治,只能每日生活在痛苦中。然而,外阴皮肤病与生殖道感染、盆底功能障碍、性功能异常和生活质量不佳等问题密不可分,严重者会影响到患者的心理状态、家庭关系、社会功能,乃至危及生命。随着社会的进步、人民生活水平的提高和性观念的改变,越来越多的患者会有外阴皮肤病方面的医疗需求。

    本书是以外阴病专业知识为基础,从皮肤病学的视角,对各种外生殖器皮肤病进行了系统的归纳和整理。为了满足临床各科医生学习和临床实践的需求,本书选取了大量外生殖器皮肤病的精美图片。这些图片形态生动,使读者易于理解。同时,本书还对部分疾病配以相应的病理图片,对不易识别的类似疾病起到了很好的鉴别作用。

    北京大学第一医院的外阴病门诊是由严仁英教授在 20 世纪 70 年代率先在国内开展的特色诊疗项目,多年来为成千上万的女性解除了难言之苦。我相信本书的出版将对我国外阴皮肤病的诊断、治疗水平的提高和发展起到重要的推动作用。

廖秦平

北京清华长庚医院妇产科主任、教授

中华医学会妇产科学分会感染性疾病协作组组长

中国性学会常务理事兼性学专业委员会副主任委员

北京医学会妇产科学分会副主任委员

2020 年夏于北京

中文版序二

相信很多医生在临床工作中不难发现，女性患者的外阴皮肤疾病问题有很多，但专门论著的书籍寥若晨星。对于外阴皮肤病的诊治，妇科医生和皮肤科医生都有力不从心之感，往往只能从其他著作或论文中获得不甚系统的概念和知识，而缺乏缜密的诊断思路和规范的治疗理念。《外生殖器皮肤病诊疗图谱》就是从患者的直观体征出发，"手把手"地教妇科医生根据外阴皮肤病变的特点进行归类、诊断和治疗。该书深入浅出、图文并茂，具有很强的临床实用性。

尽管目前各种专业书籍不断涌现，但我始终相信内容丰富、形式新颖的专著才是最受读者青睐，对他们也是有所裨益的。朱丽荣教授和胡君教授主译的这本《外生殖器皮肤病诊疗图谱》就是一本有创意、有针对性且不落俗套的好书，值得推荐。

向阳

北京协和医院妇科肿瘤中心主任

中华医学会妇科肿瘤学分会副主任委员

北京医学会妇科肿瘤学分会主任委员

2020 年 6 月于北京

译者前言

  随着人民生活水平的提高和医学诊治手段的进步，外生殖器皮肤病学作为一门新兴的交叉学科，日益受到妇产科、皮肤科、整形外科、泌尿外科和病理科等学术领域的广泛关注。该书系统地阐述了外生殖器皮肤病的临床表现、病理生理机制及诊治原则，并通过近 500 幅彩色图片充分呈现不同疾病的体征特点。

  本书的最大特点是根据疾病的体征分章节进行论述，并附有外生殖器皮肤病常用的诊断与治疗方法以及患者教育手册，具有很强的临床实用性。第 3 版加入了该领域的前沿诊治进展，以及关于外阴痛和男性外生殖器皮肤病方面的阐述，面向妇产科、皮肤科、泌尿外科、全科医生及护士、助产士群体，能帮助不同水平的临床医生根据患者具体的临床表现迅速做出鉴别诊断，对外生殖器皮肤病常见病及罕见病的诊断和治疗具有很好的临床实践指导意义。本书作者将自己多年的外生殖器皮肤病临床经验与理论知识巧妙地结合，以图文并茂、深入浅出的方式进行编写，即便是非皮肤专业的临床医生也能充分理解和认识。

  本书的顺利出版得到了北京妇产学会外阴阴道疾病分会多位常委及委员的大力支持，参与翻译工作的医生都具有博士及以上学历，从而充分保证了这本译著的翻译质量。由于译者水平所限，书中难免存在缺陷甚至错误，敬请广大读者批评指正。外生殖器皮肤病学领域发展得非常迅速，我们期待以此书为基础，继续为读者呈现该领域的最新进展。

朱丽荣

2020 年 5 月于北京

原著前言

 我们在《外生殖器皮肤病诊疗图谱》第 3 版中做了重大修改。第一，我们修改了诊断方法，即使是缺乏经验的临床医生，也能更加容易地识别未曾见过的疾病。第二，该版本包括将近 500 幅新照片和替换照片，涵盖了少见病和罕见病。第三，我们拓展了临床描述、病理生理学和治疗方面的内容。为了体现或凸显这些变化，我们将书名改为《外生殖器皮肤病诊疗图谱》。

 在之前版本的前言中我们曾指出，具有不同专业背景的临床医务人员，包括皮肤科医生、妇科医生、泌尿科医生、初级保健医生、执业护士、助产士和医师助理等，都有可能诊治患有外生殖器皮肤病的男性和女性患者。但所有针对这些医疗人员的培训计划很缺乏必要的专业信息和实践经验，故不能为这类患者提供高水平的诊疗。为了改善这种状况，我们特意编写了本书。

 正确诊断是治疗外生殖器皮肤病患者的基本前提。由于缺乏经验和相关知识，误诊现象时有发生。此外，由于肛门外生殖器环境是温暖、潮湿的，即使是已知的常见病变，也经常表现为不典型的外观。因此，我们在多个章节阐述了这些病变的不同形态，来解释其不同的表现特征。为此，无论疾病表现为何种形态，这些略显冗余的写作形式都有助于诊断。此外，本书尚配有大量临床照片（包括形态变异者），读者可以通过对照这些照片做出正确的诊断。

 传统教科书几乎总是根据病因（如感染）或病理生理学（如自身免疫性疾病）对疾病进行编排及分类。这种处理方式可能很有序，但对临床医生处理未知疾病来说收效甚微。因此，我们采取了一种不那么传统的方法，即根据疾病的形态表现来编排。通过对病变的描述（见第二章生殖器皮肤病的术语和分类），读者可快速浏览第三章中的表 3.1，就能立即找到涵盖所有未知疾病鉴别诊断的章节，然后简要地浏览该章的照片和文字描述，最后即可确定最有可能的单一诊断。通过这种方法，甚至可以让临床医生正确地识别以前从未见过的疾病！

 为了尽可能地保持内容完整，本书也纳入了许多关于诊断和治疗流程方面的其他信息，同时也包含了一些特殊状况，如症状（瘙痒和疼痛）、免疫抑制，以及儿科、心理科和老年人等特殊人群的外生殖器皮肤病。附录部分增加了适合复印和分发给患者的讲义，有助于对患者群的教育。

Libby Edwards 博士

Peter J. Lynch 博士

Libby Edwards：向 Peter 博士致谢！

Peter J. Lynch：致我的妻子 Barbara、女儿 Deborah、儿子 Timothy 和我们的七个孙辈。是你们的爱和支持，给我的个人生活和职业生涯带来了非凡的意义。

目录

第一章

生殖系统解剖

Libby Edwards 著，刘雅坤 译，康 山 审校

女性和男性的外生殖器均由不同的皮肤结构和类型组成，引起的疾病也不同，故而对生殖器解剖学的认识非常重要。男性和女性外生殖器都含有干燥的角质化皮肤和化生的黏膜层，在女性阴道前庭由黏膜组成。此外，了解不同的解剖部位对于临床工作中不同科室间的交流也至关重要。例如，对于病理学家而言，将活组织切片标记为"外阴"不如标记为"阴道前庭"更有用，因为这两个区域的正常组织结构有很大不同。

外生殖器上皮病变通常与外生殖器干燥的角质上皮病变有所不同。由于潮湿的皮肤存在自然皱褶，萎缩并不明显，如硬化性苔藓，首先发生病变的是化生性的黏膜组织，而非真正的黏膜。掌握解剖学知识和生殖器的各种正常外观有助于识别正常结构和病理表现。

女性外生殖器

外阴

外阴由构成女性外生殖器的黏膜皮肤结构组成（图 1.1）。外阴前方为耻骨联合，后方为会阴，位于两股内侧间，延伸至处女膜及处女膜孔。

大阴唇是来自外胚层组织的一对皮肤皱襞。小阴唇位于两侧大阴唇内侧，是由结缔组织和鳞状上皮构成的更薄的皮肤皱襞。阴道前庭是由两侧小阴唇延伸至处女膜孔的黏膜。阴阜和大阴唇覆盖并保护更精细的结构，如阴蒂、阴蒂包皮、小阴唇、阴道前庭以及由阴道前庭延伸至会阴体的后阴唇系带（posterior fourchette）。

外阴由几种不同类型的上皮细胞构成。大阴唇外侧面为干燥角质化并生长有阴毛的皮肤。每个毛囊是皮脂腺单位的一部分。皮脂腺单位包括毛囊本身、毛干、皮脂腺和收缩时形成鸡皮疙瘩的立毛肌。

虽然通常认为大阴唇和整个小阴唇的内侧是无毛的黏膜，但实际上这些区域被部分角化皮肤覆盖，其中包含若干结构，包括微小毛囊。许多大汗腺位于小阴唇化生性黏膜层上，常见异位性皮脂腺（Fordyce 斑），特别是位于内侧褶皱处。皮脂腺表现为小的黄色至白色的小叶丘疹（图 1.2）。在每个大阴唇内侧面的底部，有一条明显的分界线（Hart线）。Hart 线将化生的黏膜层与前庭黏膜分开。大阴唇的内侧和整个小阴唇为湿润的、部分角化的化生

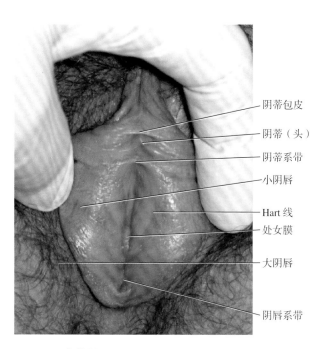

阴蒂包皮
阴蒂（头）
阴蒂系带
小阴唇
Hart 线
处女膜
大阴唇
阴唇系带

图 1.1 正常外阴

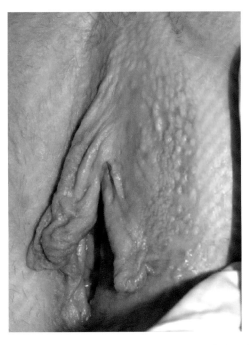

图1.2 大阴唇内侧和小阴唇外侧的 Fordyce 斑多表现为淡黄色丘疹

黏膜。存在未角化、无毛、具有分泌黏液腺体的鳞状黏膜上皮，并从 Hart 线延伸到阴道和宫颈外表面。黏膜是一层暴露于空气并具有润滑作用的膜状结构。一般来说，黏膜皮肤是含有黏液分泌腺体的非毛发上皮。阴道和阴道前庭都覆盖着黏膜。由于相关腺体和宫颈产生黏液，表面会变湿（受雌激素水平影响）。

阴道前庭从 Hart 线延伸到处女膜。在这个区域的黏膜上，有若干分泌黏液的前庭大腺开放。前庭大腺内衬分泌细胞，主要围绕处女膜环的外侧以及

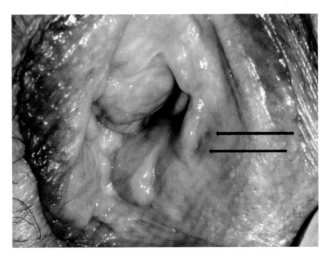

图1.3 代表前庭大腺开口的凹陷经常紧邻处女膜肉阜或位于其外侧（箭头）

在处女膜与尿道之间（图1.3）。在阴道前庭的其他区域偶尔也可见前庭大腺（图1.4）。前庭大腺可以增加青春期后女性的外阴润滑度。前庭大腺是成对的腺体，位于阴道前庭的后部，导管开口于处女膜的 5 点和 7 点处。Skene 腺开口于尿道远端。

外阴从出生到青春期经历了显著的变化（见第十四章）。阴阜和大阴唇外侧的皮肤在出生时以细小的绒毛为特征，但在青春期出现粗糙的毛发。此外，直到青春期开始，雌激素升高后小阴唇才发育。在发育成正常皮脂腺和雌激素化外阴的赘生组织之前，化生的黏膜在青春期前是光滑的。随着性成熟，顶浆腺发育良好。

正常变异

与口腔和结膜上皮相似，外阴和阴道轻度红斑是正常的，且因人而异。在一组报道的绝经前女性中，43% 出现红斑（图1.5 和1.6）[1]。这种红斑在肤色较浅的患者中更为明显，尤其是自然红润的患者。这一表现经常被患者和医生误认为炎症指标，因为极少对无症状的外阴进行严格的检查。此外，一半

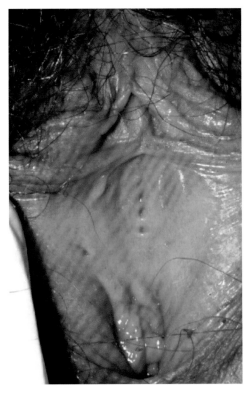

图1.4 前庭大腺口也出现于前庭的其他区域，但通常很隐蔽。在该患者阴道前庭的前部有明显的腺体开口

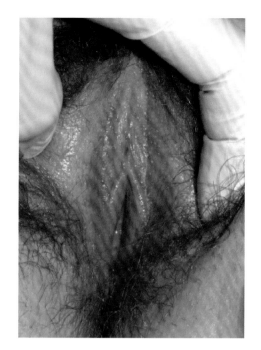

图 1.5 外阴的化生黏膜通常表现为轻度红斑，如同口腔和嘴唇黏膜。在有些女性会表现出明显但仍然正常的红色，因此很难判断真正的炎症

以上的阴道前庭红斑女性报告没有性交困难，但当用棉棒（Q-tip 测试）接触阴道前庭时患者会感到疼痛。这表明，发红和 Q-tip 阳性都是正常的。在没有症状的情况下，不能诊断为外阴痛的前庭型，之前将称其为外阴前庭炎综合征。

外阴乳头状凸起（参见第五章）也是常见的正常变异（图 1.7–1.11），在约 1/3 的绝经前女性中发

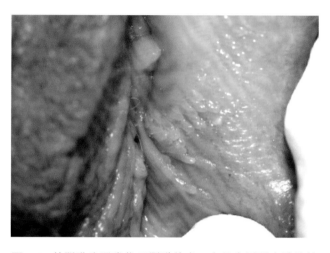

图 1.7 外阴乳头通常位于阴道前庭，由具有圆形尖端的管状丘疹的对称性斑块组成。与生殖器疣的丝状丘疹不同，后者通常在基底融合

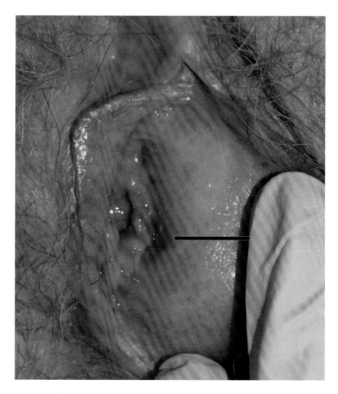

图 1.6 前庭大腺口红肿是前庭痛（原名"外阴前庭炎"）的常见表现。然而，大多数情况下，这种红斑是一种正常表现，在无症状的患者也是如此

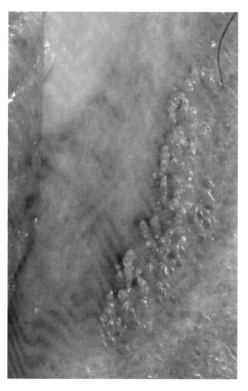

图 1.8 有时外阴乳头会形成对称，尤其在 Hart 线边缘

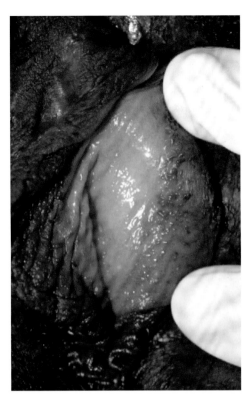

图 1.9 外阴乳头可能比较分散，在一些肤色较深的患者中可出现色素沉着

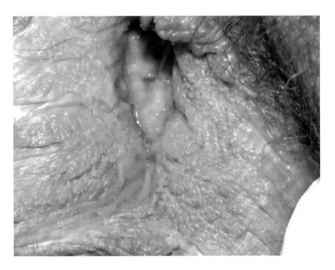

图 1.10 外阴乳头可短而紧密，使皮肤呈鹅卵石状

生 [1,2]。当凸起出现在阴道前庭时，则被称为前庭乳头。这些变异常被误认为是疾病的征兆，通常是尖锐湿疣。外阴乳头状瘤病活检的初步描述报告符合人类乳头状瘤病毒（human papillomavirus，HPV）的感染。然而，即使是正常的外阴皮肤活检，通常也会显示出大而透明的角质形成细胞，类似于HPV

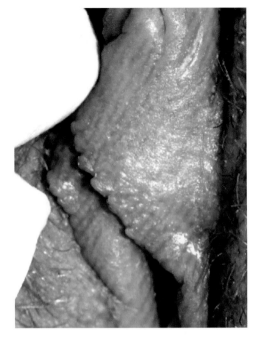

图 1.11 外阴乳头最常见于小阴唇内侧和阴道前庭，也可见于小阴唇边缘，如图所示

感染的挖空细胞。最近的研究对病毒的存在进行了评估。目前的共识是前庭乳头状瘤病是一种正常变异，其形态与 HPV 感染不同 [2,3]。这些小而软、形态单一的管状突出物对称地位于阴道前庭内，而外阴其他区域的乳头更可能是圆顶状的，管状的较少。外阴乳头与尖锐湿疣的区别在于前者的尖端是圆的而不是尖的，而且形状对称。会阴部的乳头状突起在基部互相分离，而尖锐湿疣根在基部与相邻病灶融合。此外，生殖器疣通常是角质化的，在潮湿的区域呈白色。

偶尔在部分女性也会出现类似的圆顶状光滑丘疹。这些丘疹在小阴唇内侧合并成鹅卵石状。有时这些病变在小阴唇边缘形成丘疹。这些变化被误认为是疣，虽然外阴乳头曾被认为可产生疼痛和瘙痒，但现在认为是无症状的。

外阴在 5% 乙酸的作用下发生白化被认为是 HPV 感染和上皮内瘤变的病理特征。虽然它非常敏感，但是一种非特异性结果，可发生在任何导致角化过度或皮肤增厚的情况下 [4]。一些学者认为，所有外阴皮肤在长时间接触 5% 乙酸后都会发生醋酸白现象 [1]。

小阴唇显示出广泛的形态变异性。这些皮肤皱褶可能表现得很大且下垂，也可小到几乎看不到，

或者表现得非常不对称（图 1.12—1.14）。小阴唇的前部起源是阴蒂系带，但前部起源通常来自几个结构。阴蒂包皮外侧皮肤（图 1.15）与小阴唇的后下部融合（图 1.16）。

在过去几年中，阴唇整容手术已成为一些女性的时尚。虽然以前整容手术只适用于小阴唇不舒服或者异常大的女性，但现在正在对根本不喜欢其小阴唇大小或不对称外观的女性进行成形手术。研究表明，在大多数要求进行阴唇成形术的女性中有一小部分女性的小阴唇被认为是正常的[5]，并且没有证据表明各种整容手术可以增强性功能[6]。正因如此，以及生理和心理上的风险，整形外科指南也在改进[6]。

此外，阴蒂及阴蒂包皮也存在多样性。比如，有些患者阴道包皮厚且多，而另一些患者阴蒂包皮

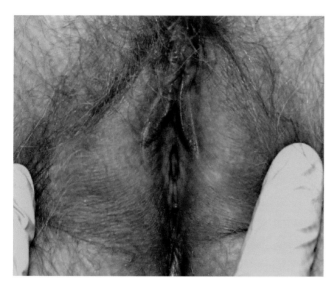

图 1.12　该例女性小阴唇很小，同样呈现色素沉着

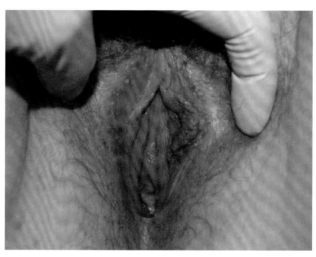

图 1.14　小阴唇通常不对称，本例女性左侧小阴唇大于右侧

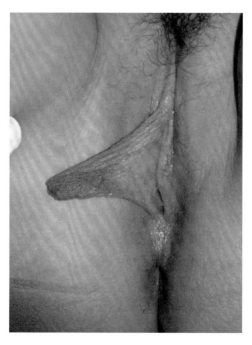

图 1.13　小阴唇通常在青春期增大。本例 12 岁女性要求对肥大的右阴唇行整形术。8 个月后左侧阴唇增大到同样大小

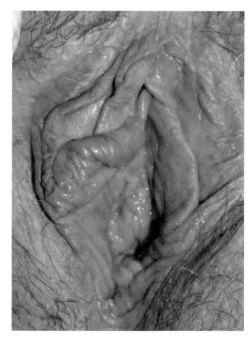

图 1.15　通常小阴唇起源于阴蒂系带前缘，但具有变异性。本例女性的右侧小阴唇起源于阴蒂系带、阴蒂包皮的右侧，以及远端黏膜形成复层小阴唇

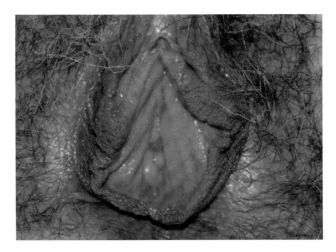

图 1.16 有时小阴唇后方融合，使小阴唇呈环状

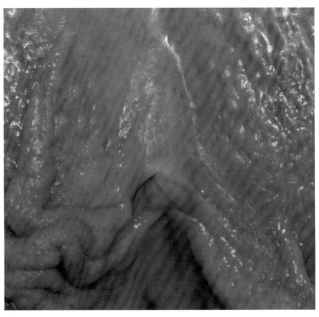

图 1.18 阴蒂包皮薄，阴蒂部分暴露

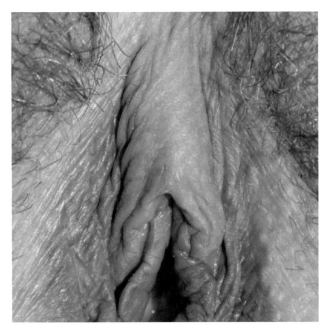

图 1.17 正常外阴的不同阴蒂包皮，图中所示为厚而多的阴蒂包皮

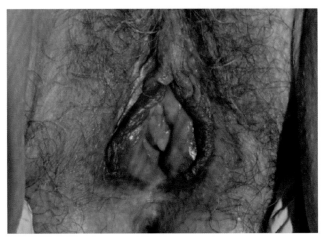

图 1.19 生理性外阴色素沉着多见于肛周及小阴唇外缘，尤其是在肤色较深、孕妇以及使用皮质类固醇的女性中

薄，阴蒂部分暴露（图 1.17、1.18）。有时阴蒂与阴蒂包皮的粘连是瘢痕性皮肤病的早期标志。但在约 1/3 的年轻女性中也可出现这种粘连，并且年龄越小就越常见[7]。

外阴色素沉着是常见的现象，尤其在肤色较深、孕妇以及使用皮质类固醇的女性中（图 1.12、1.19）。这种外阴皮肤色素改变通常表现为界限不清，对称地分布于小阴唇的外缘、肛周以及大阴唇生长毛发的部位。

虽然绝经前女性外阴黏膜皮肤经常有异位皮脂腺，但在有些女性中这种异位皮脂腺大量存在，称为 Fordyce 斑（参见第五章和第十章）。这些正常存在的结构偶尔会被误诊为生殖器疣。皮脂腺的分布、呈淡黄色以及呈小叶、单形态模式是其诊断要点。有时这些皮脂腺结合成线，甚至是斑块（图 1.20—1.22）。

通常，由于小阴唇存在微小毛囊，因而坚硬、白色或黄色的表皮囊肿和粉刺较常见（图 1.23）。通

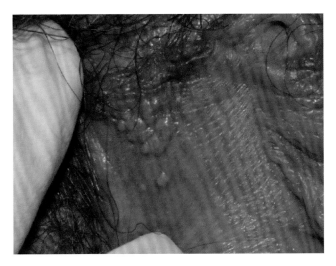

图1.20　通常异常增大的异位皮脂腺可以提示不同的诊断，但黄色和多小叶结构证实了诊断的正确性

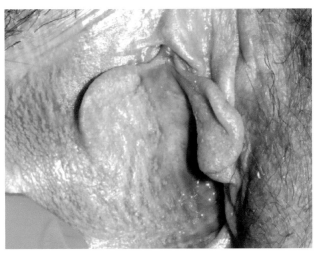

图1.22　如图所示，在患者的右侧大阴唇可见异位皮脂腺结合成线，右侧小阴唇可见异位皮脂腺结合形成的斑块

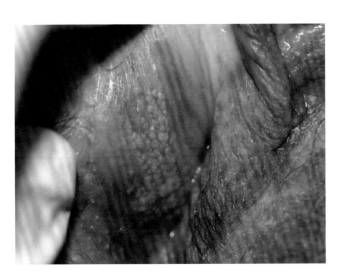

图1.21　福代斯斑的典型表现：黄色、小囊结构

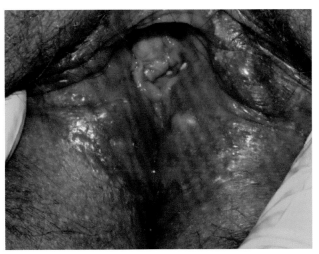

图1.23　由毛囊上皮脱落的白色或黄色角蛋白碎片堵塞毛囊，形成表皮囊肿

常对于这些表皮囊肿或粉刺可不治疗，除非继发炎症或出现症状。

紫色或红色小丘疹称为血管角化瘤（参见第七章）。它是大阴唇上常见的不需要治疗的良性血管瘤（图1.24、1.25）。

绝经后，由于雌激素作用消失，外阴发生变化，表现为小阴唇萎缩、变白，皮脂腺、外阴乳头样增生和正常的皮肤斑点消失（图1.26）。皮肤黏膜表面变干。

阴道

阴道是连接阴道口和宫颈的管形结构，表面被覆鳞状上皮，有大量皱褶。在雌激素缺乏的青春期前女孩和许多绝经后女性，阴道上皮是苍白、光滑、干燥和脆弱的，而在育龄期女性，通常表现出粉红色、湿润、有弹性的阴道皮肤，形成皱褶或皱纹（图1.27）。在性生活活跃的绝经后女性，阴道黏膜通常没有雌激素缺乏的表现。宫颈通常位于阴道的顶端，宫颈与阴道之间的凹陷状结构称为穹窿。

阴道内有大量微生物寄居。在长期雌激素作用下的阴道内，主要的微生物是乳杆菌和棒状杆菌。因为乳杆菌产生乳酸，所以阴道分泌物通常呈酸性，pH为3.5～5。其他生物还有链球菌、拟杆菌、葡萄球菌和消化链球菌。最近的研究表明，在3.5%～

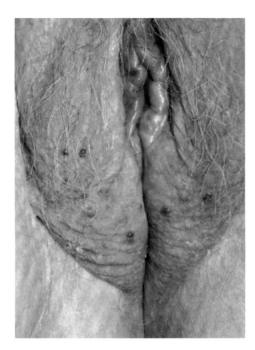

图 1.24　血管角化瘤是一种小血管肿瘤，常发生于长着毛发的大阴唇处

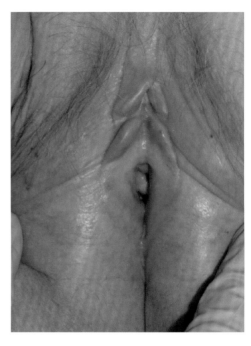

图 1.26　绝经后外阴与雌激素化良好的外阴不同。绝经后的外阴颜色苍白，皮肤光滑，且缺乏乳头样增生和异位皮脂腺，小阴唇也部分萎缩

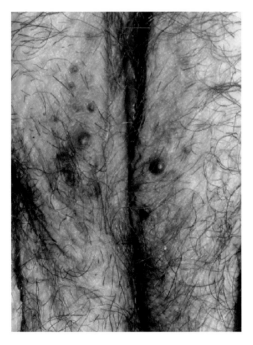

图 1.25　有时血管角化瘤呈深紫色甚至黑色，可能会被误诊为结节性黑色素瘤

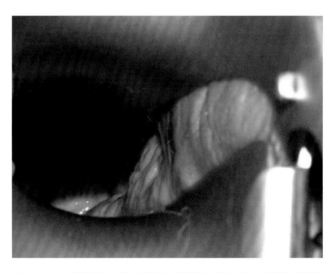

图 1.27　在雌激素充分刺激下的阴道呈粉红色，湿润，阴道壁有皱褶

病控制不好的孕妇发生率更高[11]。

阴道的非特异性炎症反应是阴道内 1 ～ 2 mm 红色斑点，类似于滴虫性阴道炎的"草莓宫颈"特征。

正常变异

与外阴一样，阴道黏膜也有不同程度的正常红斑，很难用红斑来衡量炎症。对阴道分泌物进行显

5% 无症状的绝经前女性阴道中可以找到白念珠菌[8,9]。在使用抗生素的人群中，这一数字可以达到 37%[10]。白念珠菌在无症状的孕妇中发现的比例也很高，在约 1/4 的妊娠糖尿病孕妇阴道中存在白念珠菌，糖尿

微镜检查是评估阴道细微异常的一种方法（参见第二章和第十五章）。如白细胞数目和上皮细胞比值超过 1，则提示存在炎症。

每个人的阴道壁都不相同，皱褶可以很细小，也可以很深。有时阴道内可以出现乳头状突起（图1.28）。虽然应考虑阴道 HPV 感染，但有些弥漫性病变可以是 HPV 阴性的一种正常现象，不需要治疗。

阴道分泌物的显微镜检查是评价阴道状态的主要方法。分泌物来自于黏液、脱落的上皮细胞和细菌。正常雌激素作用下的阴道分泌物在显微镜下包含较大的成熟扁平具有小核的上皮细胞，可见棒状的乳杆菌以及少量白细胞（图1.29）。上皮细胞的边界应是易碎的且清晰，不同于细菌性阴道病的线索细胞的粗糙颗粒状外观。在正常分泌物中不应存在真菌和毛滴虫。阴道分泌物的 pH 应低于 5。

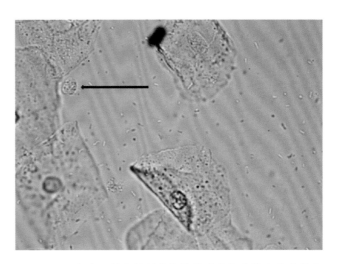

图 1.29　正常绝经前女性的分泌物涂片中包含较大的成熟扁平、通常呈折叠状的上皮细胞；呈棒状的乳杆菌，白细胞与上皮细胞的比值小于 1（箭头）

男性生殖器

男性生殖器疾病的发病率在行包皮环切术患者与未行包皮环切术患者中是不同的，正常皮肤及正常结构的外观也是不同的。皮肤病在包皮环切手术后男性中并不常见。包皮环切术可以治疗数种疾病，比如硬化性苔藓和浆细胞性龟头炎（指龟头带炎）。男性外生殖器包括耻骨、会阴、阴囊以及阴茎（图1.30）。

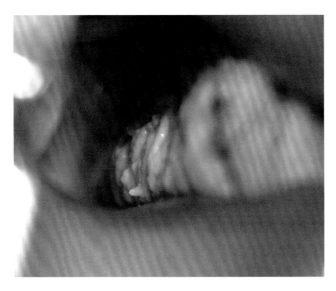

图 1.28　与外阴乳头样增生类似，阴道可出现乳头状突起

阴茎

阴茎由外胚层、中胚层和内胚层结构组成（图1.29）。三个主要的圆柱形勃起结构被致密的白色纤维囊——白膜包围。这三个结构是位于背侧成对的阴茎海绵体，以及位于腹侧中线的尿道海绵体。尿道贯穿阴茎的根部及体部。在阴茎的远端是龟头。龟头的边缘称为冠状沟。冠状沟将龟头与阴茎体分开。阴茎的体部被角化上皮覆盖，在龟头上可见化生的黏膜皮肤。龟头远端的狭缝状开口是尿道外口。在阴茎的远端，上面的黏膜内折形成包皮（包皮）。包皮又覆盖龟头。包皮环切术是将包皮进行外科切除。多年来，围绕包皮环切术的益处和风险的争论一直很激烈。对于新生男孩，需要权衡疼痛、瘢痕和可能的感染以及人类免疫缺陷病毒和其他性传播疾病风险的增加。此外，包皮环切术可以避免未做手术的男性患鳞状细胞癌的风险（虽然风险较低，但高于做手术男性的风险）以及卫生清洁困难。最近研究显示，皮肤病如银屑病、糜烂性扁平苔藓和硬化性苔藓，几乎只发生于未行包皮环切术的阴茎，并且包皮环切术可以预防性传播疾病和念珠菌病。美国疾病控制中心（Center for Disease Control）和美国儿科学会（American Academy of Pediatrics，AAP）现在支持新生儿包皮环切术[12]。然而，争论仍在继续。许多人断言，对于工业化国家的普通民众来说，对一个不能自主决定的未成年人实施选择性手

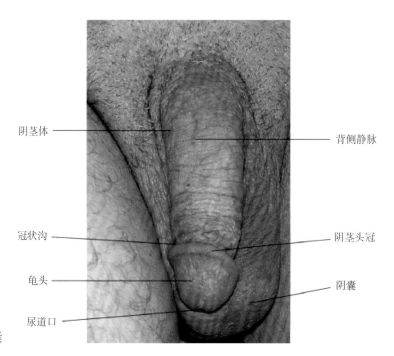

阴茎体 ——————　　　　　　　　　　　　—————— 背侧静脉

冠状沟 ——————　　　　　　　　　　　　—————— 阴茎头冠

龟头 ——————　　　　　　　　　　　　—————— 阴囊

尿道口 ——————

图 1.30　正常的阴茎和阴囊

术带来的的风险、痛苦和伦理问题超过了阴茎完整无损所带来的低风险。加拿大儿科医学会（Canadian Paediatric Society，CPS）不再建议对每一个男孩进行常规的包皮环切术[13]。在德国，对未满 14 岁的男性进行无医疗指征的包皮环切术是非法的，并被认为是一种对身体的伤害[14]。

　　在龟头的腹面是中间褶或中缝。它从尿道开口的下方延伸到龟头的底部，代表融合区。出生时，阴阜、阴茎和阴囊前脂肪垫的特点是有细密的绒毛。随着青春期的临近，末梢毛发开始发育。此外，大汗腺在这时变得更加发达。阴茎同时含有大汗腺和小汗腺，偶尔可见异位皮脂腺。

正常变异

　　沿阴茎干的异位皮脂腺被称为 Fordyce 斑点（图1.31）。位于腹侧、与系带相邻的远端异位皮脂腺称为 Tyson 腺。皮脂腺可能被误认为是生殖器疣或传染性软疣[14]。此外，多达 78% 的男性存在珍珠状阴茎丘疹（图 1.32、1.33）[13]，在未行包皮环切术的男性和青年男性中更为常见。这些是在阴茎头冠边缘成排出现（参见第五章）的小型（1 ~ 2 mm）柔软单形肉色丘疹。有时会出现平行的数行。有时这些丘疹被拉长成具有圆形尖端的乳头。个别时候，珍珠状阴茎丘疹可以发生在阴茎的龟头或主干，容易

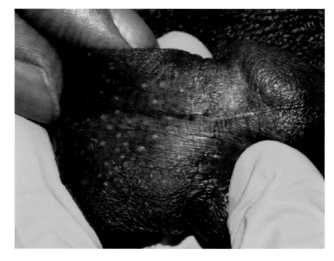

图 1.31　阴茎干上肤色、白色至黄色离散分布的丘疹是异位皮脂腺的特征，也称为 Fordyce 斑点

漏诊。与前庭乳头状瘤病一样，珍珠状阴茎丘疹也被误认为是由 HPV 感染引起的，但是那些具有特征性分布的单形丘疹与这种病毒感染无关。对于因美容原因需要治疗这些病变的男性而言，已报道 CO_2 激光是有益的[15]，如分解 CO_2 激光[16]、脉冲染料激光[17]、铒钇铝石榴石激光[18]、包皮环切术[19] 和冷冻治疗。

　　有时干部毛囊会出现突起，很难将疣、Tyson 腺体与珍珠疹区分开。

是常见的，无论是广泛分布的，还是沿中缝加重的（图1.34）。直径1～5 mm的紫红色血管角化瘤也是常见且无害的（图1.35）。一些男性表现为皮肤色或白色、质硬的阴囊表皮囊肿结节（图1.36）。

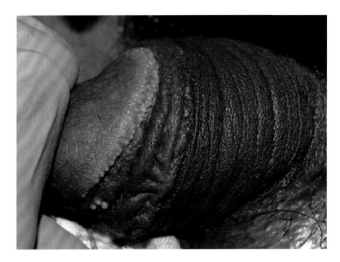

图1.32 在龟头阴茎头冠可见环绕成一行或多行的珍珠状微小的肤色减退的单形丘疹，这是珍珠状阴茎丘疹的特征

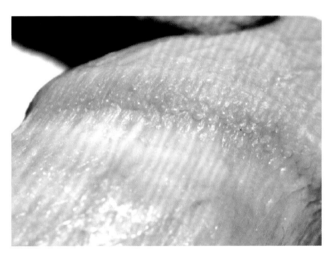

图1.33 这些皮肤色的珍珠阴茎丘疹主要发现于未行包皮环切术的男性，并且可能是轻微的

阴囊

阴囊由两个囊组成，被隔膜隔开，并覆盖角化的鳞状上皮。睾丸位于囊内，由输精管连接。从外到内，阴囊由外皮层、达托肌（平滑肌）、具有顶肌（骨骼肌）的外精子筋膜、内精子筋膜和阴道膜组成。

正常变异

尽管有些男性阴囊皮肤光滑，但阴囊上通常有称为皱褶的隆起或皮肤褶皱。阴囊呈不同程度的红色，多数为皮肤色的上皮，有些则表现出红斑。正如发生在女性一样，在出现症状之前，患者可能不会意识到皮肤发红，而且患者和医疗保健提供者都误以为这种发红是炎症的病理征兆。生理性色素沉着过度

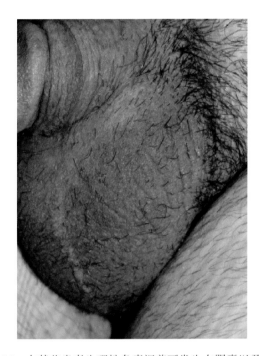

图1.34 在某些患者生理性色素沉着可发生在阴囊以及直肠边缘附近

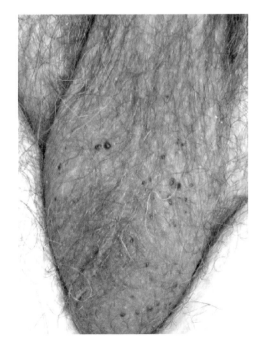

图1.35 血管角化瘤是男性阴囊处和女性大阴唇处常见的一种良性血管肿瘤

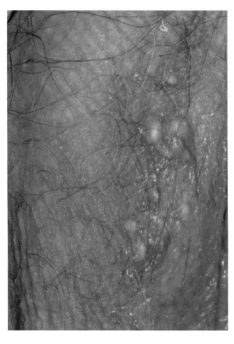

图 1.36 虽然阴囊表皮囊肿较为常见，但极少大范围发生

参考文献

1. van Beurden M, van der Vange N, de Craen AJ, et al. Normal findings in vulvar examination and vulvoscopy. *Br J Obstet Gynaecol.* 1997;104:320–324.
2. Diaz Gonzales JM, Martinez Luna E, Pena Romero A, et al. Vestibular papillomatosis as a normal vulvar anatomical condition. *Dermatol Online J.* 2013;19:20032.
3. Beznos G, Coates V, Focchi J, et al. Biomolecular study of the correlation between papillomatosis of the vulvar vestibule in adolescents and human papillomavirus. *Scientific World Journal.* 2006;12:6:628–636.
4. Santoso JT, Likes W. Colposcopic acetowhitening of vulvar lesion: a validity study. *Arch Gynecol Obstet.* 2015;292:387–390.
5. Crouch NS, Deans R, Michala L, et al. Clinical characteristics of well women seeking labial reduction surgery: a prospective study. *BJOG.* 2011;118:1507–1510.
6. Shaw D, Lefebvre G, Bouchard C, et al. Female genital cosmetic surgery. *J Obstet Gynaecol Can.* 2013;35:1108–1114.
7. Wiesmeier E, Masongsong EV, Wiley DJ. The prevalence of examiner-diagnosed clitoral hood adhesions in a population of college-aged women. *J Low Genit Tract Dis.* 2008;12:307–310.
8. Gunther LS, Martins HP, Gimenes F, et al. Prevalence of Candida albicans and non-albicans isolates from vaginal secretions: comparative evaluation of colonization, vaginal candidiasis and recurrent vaginal candidiasis in diabetic and non-diabetic women. *Sao Paulo Med J.* 2014;132:116–120.
9. Brown JM, Hess KL, Brown S, et al. Intravaginal practices and risk of bacterial vaginosis and candidiasis infection among a cohort of women in the United States. *Obstet Gynecol.* 2013;121:773–780.
10. Pirotta MV, Garland SM. Genital *Candida* species detected in samples from women in Melbourne, Australia, before and after treatment with antibiotics. *J Clin Microbiol.* 2006;44: 3213–3217.
11. de Leon EM, Jacober SJ, Sobel JD, et al. Prevalence and risk factors for vaginal *Candida* colonization in women with type 1 and type 2 diabetes. *BMC Infect Dis.* 2002;2:1.
12. Nelson R. New CDC guidelines recommend circumcision to cut HIV risk. *Lancet Infect Dis.* 2015;15:269–270.
13. Sorokan ST, Finlay JC, Jefferies AL; Canadian Paediatric Society, Fetus and Newborn Committee, Infectious Diseases and Immunization Committee. Newborn male circumcision. *Paediatr Child Health.* 2015;20:311–320.
14. Rübben I, Rübben H. [Phimosis]. Urologe A. 2012;51:1005–1016.
15. Michajłowski I, Sobjanek M, Michajłowski J, et al. Normal variants in patients consulted in the Dermatology Clinic for lesions of the male external genitalia. *Cent European J Urol.* 2012;65:17–20.
16. Lane JE, Peterson CM, Ratz JL. Treatment of pearly penile papules with CO_2 laser. *Dermatol Surg.* 2002;28:617–618.
17. Gan SD, Graber EM. Treatment of pearly penile papules with fractionated CO2 laser. *J Clin Aesthet Dermatol.* 2015;8:50–52.
18. Sapra P, Sapra S, Singh A. Pearly penile papules: effective therapy with pulsed dye laser. *JAMA Dermatol.* 2013;149:748–750.
19. Baumgartner J. Erbium: yttrium-aluminium-garnet (Er:YAG) laser treatment of penile pearly papules. *J Cosmet Laser Ther.* 2012;14:155–158.
20. Agha K, Alderson S, Samraj S, et al. Pearly penile papules regress in older patients and with circumcision. *Int J STD AIDS.* 2009;20:768–770.
21. Porter WM, Bunker CB. Treatment of pearly penile papules with cryotherapy. *Br J Dermatol.* 2000;142:847–848.

推荐阅读

Agrawal SK, Bhattacharya SN, Singh N. Pearly penile papules: a review. *Int J Dermatol.* 2004;43:199–201.
Bossio JA, Pukall CF, Steele S. A review of the current state of the male circumcision literature. *J Sex Med.* 2014;11:2847–2864.
Michajłowski I, Sobjanek M, Michajłowski J, et al. Normal variants in patients consulted in the Dermatology Clinic for lesions of the male external genitalia. *Cent European J Urol.* 2012;65:17–20.
Santoso JT, Likes W. Colposcopic acetowhitening of vulvar lesion: a validity study. *Arch Gynecol Obstet.* 2015;292:387–390.
van Beurden M, van der Vange N, de Craen AJ, et al. Normal findings in vulvar examination and vulvoscopy. *Br J Obstet Gynaecol.* 1997;104:320–324.

第二章

生殖器皮肤病的术语和分类

Peter J. Lynch 著，王 轩 译，王世军 审校

在描述生殖器皮肤病时，有两个必要的组成部分：一是术语，即在描述皮肤黏膜形态病变时所使用的形态学定义；二是分类，是将这些疾病有序地排列成特定的组和类别。

术语

在定义术语时，有一部分是根据个人的偏好来定义的。这种定义虽然与标准皮肤病学教科书中的定义非常相似，但不一定完全相同。它们之间的微小差异不会干扰我们对疾病的诊断，也不会影响后续对疾病的分类。我们需要注意的是，尽管在一些定义中给出了测量值，但这些数值是近似的，并且"小"与"大"病变之间可能有所重叠。

名词

斑疹

斑疹是指直径小于 1.5 cm（或更小）、无隆起、触之不变色的皮肤病变。通常斑疹的表面是光滑的，少量表面伴有粉末状鳞屑。

斑片

斑片是指直径大于 1.5 cm、无隆起、触之不变色的皮肤病变。它可以被视为长度和宽度增加的斑疹，是斑在宽度和深度两个维度上的增加。与斑疹一样，斑片的表面通常也是光滑的，然而表面可伴有少量粉末状鳞屑。

丘疹

丘疹是指直径小于 1.5 cm（或更小）可触及的皮肤病变。丘疹通常明显高于周围组织的表面，有的丘疹也可以完全在皮肤内，无隆起，但可触及。可将丘疹看作是一种厚度增加的斑疹。丘疹的表面可以是光滑的或粗糙的。粗糙的表面多是由于鳞片或外壳所致。

斑块

斑块是指直径大于 1.5 cm 的可触及的皮肤病变，可将其看成是长度和宽度增加的丘疹。与丘疹相同，大多数斑块明显高于周围组织表面，有的斑块也可以完全在皮肤内，无隆起，但可触及。同样，斑块的表面是光滑的或粗糙的。粗糙的表面多是由于鳞片或外壳所致。

结节

结节是指直径大于 1.5 cm、通常呈圆顶状、可触及的皮肤病变，可以将其看成是长度、宽度和深度增加的丘疹。结节的表面通常是光滑的，但也有表面不光滑的结节。

水疱

水疱是指直径小于 1 cm（或更小）充满液体的囊泡。从概念上讲，可将其看成是一种充满液体的丘疹。水疱内的液体多是囊性的。液体是非囊性的称为风疹。风疹只发生于荨麻疹和荨麻疹斑块。通常可以在视觉上对水疱和风疹加以区分，但也可以通过观察水疱表面被穿孔时流体流出而水疱塌陷来加以区分。当风疹被刺破时，表面可能出现液滴，

但皮肤表面仍保持穿孔前的状态。去掉当水疱的表皮时，残留的浅表缺陷称为糜烂。这种糜烂的表面可能是红色潮湿的，或被结痂覆盖。

脓疱

脓疱是含有肉眼可见脓液的囊泡。也就是说，病变表现为白色、黄色或黄白色。这种颜色是因存在中性粒细胞和其他白细胞而产生的。注意，随着时间的变化，水疱可能会变成絮状，但这种变化并不会使它成为脓疱。化脓的水疱才会变成脓疱。去除脓疱表面时，残留的浅表缺陷称为糜烂。这种糜烂的表面可能是红色潮湿的，或被结痂覆盖。

大疱

直径大于 1 cm 的水疱称为大疱。其内液体也被囊化了。通常一个大疱只有一个带液体的囊腔，少数大疱是由多个水疱融合而成的。随着时间的变化，囊腔的液体会变得不透明，变成絮状。去除脓疱表面时，残留的浅表缺陷称为糜烂。这种糜烂的表面可能是红色潮湿的，或被结痂覆盖。

糜烂

糜烂是皮肤表面的浅层缺陷。在这种情况下，"浅"意味着表皮缺失，但缺陷不会更深地延伸到皮肤的真皮中。糜烂的基部可以呈红色且潮湿，或者基部可以覆盖有结痂。这种结痂呈黄色，很容易碎，也很容易去除。如果外壳的颜色为红色、蓝色或黑色，通常意味着缺陷更深（参见后文的溃疡）。糜烂一般是由两种机制导致的。一种是创伤性糜烂，通常是由于剧烈刮擦造成的。由创伤造成的糜烂通常呈线性或有棱角。另一种是非创伤性糜烂。它最常发生在水疱或大疱的顶部被移除或已经解体时。它通常呈圆形，并且常有较薄的环形边界。这被称为围领样边缘，是由周围水疱顶部破裂的碎片附着于陈旧水疱的边缘形成的。

皲裂

皲裂是非创伤性糜烂的亚型，其中薄的（宽度小于 1 mm）线性皲裂发生在上皮内或穿过上皮。在临床上皲裂看起来像一条细红线。由于它很细，除非使用放大镜，不然不容易被发现。皲裂通常出现在非常干燥的上皮表面。可将裂隙看成就像干燥的池塘或河床表面发生皲裂一样。

溃疡

溃疡是皮肤表面的深层损伤。这种损伤比糜烂更深，并且延伸到真皮结缔组织中，甚至通过真皮结缔组织。这些更深的损伤可侵犯血管，因此，溃疡的基部可能有包括血红素以及血浆蛋白质的结痂。因此，溃疡的外壳可以是红色、蓝色或黑色。当存在大量纤维蛋白时，外壳可能呈黑色并黏附于溃疡的基部。这种外壳称为焦痂。

如何形容上述病变

表面特征

原发病灶的表面可以是光滑的或粗糙的。光滑的表面意味着既没有粗糙的表现，也触摸不到粗糙的感觉。但是，由于患者使用润肤剂或者局部应用乳膏或软膏等都可能会暂时改善皮肤的粗糙度，因此，在判断病变表面是否光滑前，应详细询问患者是否曾经应用润肤剂或采取其他治疗。粗糙的表面多是由于鳞屑或结痂导致。鳞屑是病变表面角蛋白脱落引起的。它通常由上皮过度增殖所致。对于鳞片，通常在病变表面上可见灰色、白色或银色"薄片"或"粉末"，可触及粗糙感，但是不伴有颜色改变，大多也是由鳞片所致。需要注意的是，潮湿的厚鳞片会变成白色，但是在潮湿的情况下薄的鳞片可能会变得不明显，看起来与周围组织没有差别，需要通过触诊来辨别。痂是由于水分蒸发后留下的血浆蛋白质所致。它是上皮缺陷（糜烂或溃疡）后的结果。痂通常呈黄色，但存在血红素时，也可以呈红色、蓝色或黑色。

边界

边界指正常组织与病变组织之间的过渡区域。这种过渡区域是可见的，就像人们在正常组织与病变组织之间的过渡处观察皮肤的垂直截面。这种过渡区域可能是非常明显（边界清晰）或有些模糊（边界不清或模糊）。边界的清晰与否可以帮助区分丘疹鳞屑性疾病（边界清晰）和湿疹性疾病（边界不清）。

形状

从表皮的上方垂直观察病灶。大多数情况下，病变呈圆形，在一些病变中可能发生移行。线性以及带有棱角的形状大多数是由于创伤引起的，特别是由刮伤造成的。环形（环状）病变具有较窄的外围边界，可以比病变的中心更高，或者与中心颜色不同（通常边界呈红色，中心呈正常皮肤颜色或棕色）。

颜色

很难确定病变的真实颜色。首先，必须除掉鳞片或外壳的颜色。过厚的鳞片可以掩盖了真实的颜色，而且实际的颜色必须通过观察病变的周边（通常较小的比例）或刮掉一些表面鳞片来确定。同样，结痂的颜色也会影响观察。具有黄色结痂的糜烂并不是黄色病变，焦痂覆盖的溃疡也不是黑色病变。事实上，在描述糜烂或溃疡病变时是没有必要指出颜色的。其次，肤色也是一种干扰。肤色指患者的正常肤色。在肤色较深的人身上，皮肤色的病变可能看起来是棕色，在肤色较浅的人身上可能是假的白色。只有当色调与相邻的非病变皮肤相匹配时，病变才会出现皮肤色。这种区别在肛门生殖器区域尤为重要。因为激素引起的色素沉着通常会使皮肤变黑。再次，对于皮肤颜色较深的患者以及皮质类固醇造成局部色素沉着的患者，红色皮疹通常较不明显。

与湿疹病有关的特殊术语

与湿疹病有关的术语经常引起争议和困扰，对非皮肤科医生尤其如此。因此，我们在本章重点介绍湿疹性疾病的术语。

湿疹

在本书中，"湿疹"与"皮炎"一词同义使用。湿疹（或皮炎）病变是指红色有鳞屑、边界不清的丘疹和斑块，存在上皮缺失或苔藓样变。这些病变通常引起瘙痒。上皮缺失是指皮肤脱落、裂隙、渗出和（或）黄色结痂。但是，如果表面上的液体非常少，它可能只是表面呈淡黄色，而不形成典型的结痂。最后，请注意一些临床医生使用术语"湿疹"作为疾病"特应性皮炎"的同义词。我们不同意这种用法，并且更倾向于使用"湿疹"来描述那些具有上述形态特征的疾病。

苔藓样变

苔藓样变是指存在明显增厚的粗糙表面（鳞屑）皮肤，表现出明显的皮肤斑纹。表面增厚的鳞屑可引起粗糙感。而且当干燥时，这些鳞屑可以掩盖下方的炎症性发红，而使病变表面呈暗红色、灰色或银色。但是当表面鳞片潮湿时，这种情况通常发生在肛门生殖器区域，此时颜色可能呈白色。这种现象类似于长时间洗澡或游泳时指尖变白的现象。在苔藓样变的皮肤中也可能存在上皮脱落。在所谓的"瘙痒－搔抓循环"中，长期揉搓也会发生类似的反应。最初看似正常的皮肤，如单纯疱疹病毒感染，也可能会出现苔藓样病变，或者可以继发于其他如特应性皮炎、硬化性苔藓或银屑病等疾病。特应性个体（具有花粉症、哮喘或特应性皮炎家族史的个体）似乎特别容易发生苔藓样变。

分类

分类的基本原理

通过分类，可以将这些疾病按照疾病的共同特征排列成有序的分组。这种方式便于人们更好地理解所讨论的疾病。例如，即使临床医生知道患者的疾病名称，若未将疾病分类或分组，那么他们在寻求关于该疾病的额外信息时将很困难。具体而言，临床医生会对于所查询的教科书或网站的准确性十分依赖。更为重要的是，如果无法确定病情，无法获知疾病的名称，那将如何治疗呢？对于治疗生殖器皮肤病的非皮肤科医生来说，这种情况非常常见。在这种没有办法识别疾病的情况下，我们只能从图谱上费力地翻页寻找，直到找到与患者的问题相符的照片。显然，这种方法非常低效且容易出错。简而言之，在临床环境中，分类的目标应该是帮助临床医生进行诊断，并轻松、快速地检索其他信息，如治疗、病理生理学和实验室结果等。

分类的方法

目前人们已经使用许多方法来对疾病进行分类，最常见的是基于病因学或发病机制。但是在判断疾病分类时，某些疾病往往缺乏这类信息。那么在这种分类下，只有一部分疾病会按这种方式合乎逻辑地分类，剩下的疾病便是随机分组。此外，随着对疾病的认识不断更新，我们对病因和发病机制的了解也发生着变化。这意味着需要经常进行修订这种分类下的疾病。因此，虽然大多数医学教科书仍在使用基于病因学或发病机制的分类，但是对于使用该书的临床医生来说，这种分类方法并不实用。

临床医生常用的较为便捷的分类方式是根据疾病所涉及的部位对疾病进行分类。许多皮肤病学教科书使用了这种方法。例如，在考虑生殖器皮肤病问题时，可以根据生殖器区域内的特定位置对这些疾病进行分类，如肛门、外阴、阴蒂、阴茎和阴囊。但是这种方法很麻烦，并且会导致相当大的冗余，同时在每个类别中会有很长的疾病列表。

创建皮肤病学分类的最佳方法

我们认为，根据通过检查确定的临床形态，对包括生殖器官在内的所有可见皮损进行分类是最明智的。另外，对非皮损的症状性疾病（如瘙痒和疼痛），将仅根据患者的病史进行分类。这种方法根据疾病的共性进行分组，可以用于生殖器疾病的诊断。详见第三章。

因此，一旦您使用标准的皮肤病学皮损命名法（参见前面的术语部分）和（或）患者的病史描述了疾病，就可以直接定位到分类中包含的一组疾病中。每一组将含有相对少量的疾病。每一组包含的具体疾病数量将取决于分类所包含的疾病，并且还取决于此类疾病发生的频率。此外，该列表将包含一些不常见的疾病，如黑色素瘤。这些疾病对临床医生来说过于重要，所以不能误诊。

在给定组中列出的条件构成了一个基本的疾病诊断列表。然后，从该列表中，使用一般医学知识和常识，人们可以快速选择出几个最有可能的诊断。然后从这些疾病中进行选择，可以求助于教科书或

网络，只需要花几分钟的时间就可以锁定诊断。这种分类方法甚至可用于临床医生诊断以前从未遇到过的疾病。最后，这种分类一个非常重要的好处是，它极少需要修改，因为它仅仅依赖于临床表现和患者病史这两个固定的因素。

国际外阴阴道疾病学会（International Society for the Study of Vulvovaginal Disease，ISSVD）术语委员会于 2011 年制定了基于该原理的分类方案。委员会对于此分类的一些指导原则包括：①可被专业的 ISSVD 成员接受。②可被来自所有国家的 ISSVD 成员接受，无论使用何种语言。③通俗易懂，可供日常临床使用。因为这种分类同样可很好地用于男性肛门生殖器疾病，ISSVD 分类经过一些修改后形成了本书所讨论的疾病的组织基础。修改后的分类详见第三章表 3.1。

ISSVD 在 2007 年公布了另一种截然不同的外阴皮肤病分类[2]。但是，该分类的目标与 2011 年的分类并不重叠。具体而言，2007 年分类被设计成在不能仅基于临床外观进行诊断的情况下使用。在这种情况下，必须进行活组织检查。在大多数情况下，这种活组织检查可以让病理学家在组织学上识别特定疾病。但是在某些情况下，病理学家只能识别出一种常见类型，如"棘皮样变"或"苔藓样变"。发生这种情况时，2007 年分类有助于临床医生结合临床与病理对疾病做出最好的判断。

最后，ISSVD 也公布了仅涉及少数特定外阴疾病的其他分类标准，因此，在本书的其他章节讨论这些主题时将参考这些分类。

参考文献

1. Lynch PJ, Moyal-Barraco M, Scurry J, Stockdale C. 2011 ISSVD Terminology and classification of vulvar dermatological disorders: an approach to clinical diagnosis. *J Lower Genit Tract Dis.* 2012;16:139–144.
2. Lynch PJ, Moyal-Barraco M, Bogliatto F, et al. 2006 ISSVD classification of vulvar dermatoses: pathologic subsets and their clinical correlates. *J Reprod Med.* 2007;52:3–9.

第三章

诊断和治疗的一般原则

Peter J. Lynch 著，尹恩源 译，申桂华 审，孙金豹 校

诊断

正确的诊断对于患有任何疾病患者的治疗来说均是首要条件。如果不能明确诊断，便不能确立病因，提供预后，或制订适当的治疗方法。对皮肤病患者而言，一个最可能的诊断几乎总是建立在临床症状和体征的基础上。如有必要，可以通过随后的活检、细胞学检查和微生物培养等手段来确认（参见第四章）。

利用临床症状和体征建立最可能的诊断有两种主要方法：采用视觉记忆和采用形态学确定。皮肤科医生由于反复接触常见及不常见疾病的患者，几乎总是依靠视觉记忆进行诊断。而且，由于这对他们来说是有效的，因而他们在教授医学生和其他临床医生时亦使用这种相同的方法。因此，在课堂上或继续医学教育课程中，他们用一张又一张临床照片轰炸听众，留给参与者一大堆杂乱而无法记住的皮肤病图像。

由于足够、反复地接触这些疾病，因此，对皮肤科医生而言应用视觉记忆是有效的。但对于较少接触皮肤黏膜疾病患者的其他医生来说，他们缺乏足够的视觉强化来可靠地识别不寻常和罕见病的机会。就好比他们在参加一个大型集会时被放在只认识其中很少一部分宾客的位置。尽管被介绍了许多人，他们新认识的人的名字也会很快从记忆中消失。顶多在随后的邂逅中，他们可能只记得一张模糊熟悉的面孔，却不可能说出那个人的名字。同样的问题在临床上也发生在非皮肤科专业医生身上。在这种情况下，当面对一种未被识别的皮肤黏膜疾病时，他可能会徒劳地翻阅一本标准的皮肤病学教科书，

却发现书中的疾病是基于病因学或病理生理学来编写的。当然了，这是毫无帮助的，因为首先必须知道诊断，才可能用得上这种书中的资料。万不得已，最终可能只能翻阅图谱，希望能偶然发现一种与患者的体检结果相符的疾病。这充其量是一种碰运气的方法，即使是有帮助的，也是一种低效且在大多数情况下不准确的诊断方法。

对于非皮肤科医生来说，更好的诊断方法是使用以临床形态学为基础来编排疾病的诊断方法。这种方法将临床医生指引到一组在外观上具有相似性的疾病。一旦确定了正确的疾病类别，就可以浏览分类表（表3.1），以确定本书中最合适的章节。然后，通过快速阅读该章所包含疾病的特征性诊断特点，以及阅读相关的临床照片，便可得出最可能的诊断。如有必要，可通过活检或其他诊断性检查来确诊（参见第四章）。注意，这种方法甚至允许临床医生对以前从未遇到过的疾病做出正确的诊断。

当然，要使用这样的形态学方法，就必须能够用皮肤科术语描述在临床检查中的所见特征。这并不难，因为正如大多数"外语"一样，相对有限数量的词便可以满足人的基本需要。这种方法所需要的皮肤学词汇在前一章的"术语"中已列出，并给予定义（参见第二章）。

采集患者病史与体格检查的初步方法

正如所有医学领域一样，病史和体格检查是诊断的前两步。第三步是利用诊断性操作来明确临床诊断，将在下一章介绍。至少有两种好办法可以用于获取初步的病史。一些临床医生偏好使用患者在初次与医生接触前就可以在家里或办公室里完成的

问卷。我们中的一位医生（LE）便使用这种方法，并且她已在其网站 www. libbyedwardsmd. com 上免费提供了问卷。任何医生都可以下载、修改以及使用。这种方法患者可以表达他（她）认为重要的东西，并在开始讨论生殖部位及性方面问题时可能给患者造成的不适感降到最低。我们中的一位医生（PJL）采用了另一种不同的方法，是在患者进入检查室后，但要在患者脱去衣服之前获取初步的病史。这是非常重要的。不管选择哪种方法，在体格检查中或者检查后，都要再进行更直接、详尽的病史采集。

对患有外生殖器疾病的患者进行体格检查的两个关键点是充分暴露和照明。首先，受到试图照顾患者的羞耻心的误导，一些临床医生错误地允许患者自己决定脱去衣服的程度。这导致患者认为他们可以简单地将内裤拉下一半或拉到一边，而实际上应脱去所有遮盖会阴部的衣服。其次，几乎所有的检查都应让患者仰卧在检查台上进行。女性可以以"青蛙腿"姿势或将双腿放在腿架上进行检查。后者是首选的，因为通过这种方法可以很好地暴露肛门部位。男性通常采用"青蛙腿"姿势进行检查，因为他们通常对将腿置于腿架上极为抗拒。对于男性，检查肛门部位时采用侧躺向一边或者弯腰站在检查台旁的姿势。这一点无论怎么强调也不过分：男性的外生殖部位不能在患者采取坐位或直立的情况下得到充分的检查。

所有的检查都需要良好的照明。除了固定顶灯外，还需要使用一个单独光源。该光源足够明亮和灵活，以便调整角度，从而照亮会阴部的每一个部分。毋庸置疑，除了特殊情况外，临床医生对异性患者进行体格检查时应有陪护人员在场。

检查一经完成，临床医生应运用第二章描述的皮肤病学术语写下或输入检查所见。在记录时，首先确定名词（斑点、斑块、丘疹或斑块等）是有帮助的。一旦确定了名词（主要病变），便可在名词前面插入必要的形容词（描述表面特征、边缘、结构和颜色）。如果不止存在一个病灶，病灶有些相似，则应该描述最典型的一个。

当描述完成后，临床医生很容易将未明确的疾病归入表 3.1 中列出的九个类别（组）之一（也可参见参考文献 1 中的说明材料）。一旦完成这一步，临

床医生只需要翻开本教材中该类别的相关章节，快速浏览该章所讨论疾病的诊断资料，就可以列出一个简短的鉴别诊断。在延伸阅读这个简短列表中的每一种疾病后，几乎总能明确得出最有可能的单一诊断。

治疗

本节仅讨论一般治疗原则。对于一些针对特异疾病的特殊治疗方法，将在该疾病相关的章节讨论。

治疗的指导原则之一是认识到疾病发生于一个完整个体，而不是一个单独、局部的问题。对于患有外生殖器疾病的患者来说尤其如此，因为发生在身体这个部位的每一个问题都有巨大的心理、社会和性影响。例如，患者很可能会以为是对性活动或卫生等的疏忽才导致了疾病发的发生。当然，这可能是事实，也可能不是。因此，应注意发现所有肛

表 3.1（1）
外阴部皮肤病的临床分型
皮肤色素病变（第五章）
红色病变：斑片和斑块（第六章）
（A）湿疹和苔藓样变
（B）红色鳞状斑丘疹和斑块（无上皮破坏）
红色病变：丘疹和结节（第七章）
白色病变（第八章）
（A）白色丘疹和结节
（B）白色斑片和斑块
深色（棕色、蓝色、灰色或黑色）病变（第九章）
水疱（第十章）
（A）水疱和大疱
（B）脓疱
糜烂和溃疡（第十一章）
（A）糜烂
（B）溃疡
水肿（第十二章）
（A）急性外阴水肿
（B）慢性外阴水肿
非器质性疾病（仅症状性）（第十三章）
（A）瘙痒
（B）疼痛

Modified from Lynch PJ, Moyal-Barracco M, Scurry J, et al. 2011 ISSVD terminology and classification of vulvar dermatological disorders: an approach to clinical diagnosis. *J Low Genit Track Dis*. 2012;16:139–144.

门生殖器疾病患者的焦虑、抑郁、内疚或其他方面的心理障碍。向他们提供支持和咨询，如果问题严重至需要帮助的话，可提供其他专业人员的帮助，即使正确地诊断和治疗疾病，但未能将患者作为一个个体看待，则极有可能影响治疗效果。

环境因素

肛门外生殖区域为黏膜上皮细胞发挥正常功能提供了有利环境。这些细胞构成了人体与外界的屏障。有害因素包括发热、出汗、阴道分泌物、尿液、粪便、衣服、摩擦和过度卫生。这些因素可导致疾病，使微小的问题恶化，以及延缓正常愈合。

上皮细胞通常能耐受相当的高温，但不幸的是，伴随热度而来的是出汗。而汗液是有相当大的刺激性的，譬如运动时汗液进入眼睛时的不适体验。汗液的滞留导致浸渍，继而引起上皮细胞的损伤甚至死亡。这种对上皮屏障的损伤使皮肤神经末梢暴露并导致瘙痒和（或）疼痛的症状。温暖和潮湿环境也促进细菌和念珠菌的定殖，有时也导致感染。肥胖、穿紧身衣物和久坐（尤其是乙烯基或塑料座椅）常常是造成这种浸渍的原因。改善这些情况是困难的，但值得一试。

在女性，阴道分泌物（无论是生理性的还是病理性的）和（或）尿失禁可引起刺激并继发炎症和损伤上皮细胞。最终结果与汗液浸渍情况相似。更糟糕的是，有尿失禁或阴道分泌物的女性经常长期使用卫生护垫，结果使浸渍加重。应明确阴道分泌物增多的原因并适当治疗（参见第十五章）。对于尿失禁可能需要泌尿科会诊。无论男女，大便污染均可导致炎性刺激。排便后应多加小心清洁，以免汗液溶解以及散布刺激性排泄物。通常情况下，注意使用普通的卫生纸清洁肛门就足够了，但如果引起太强的刺激，也可使用 Cetaphil（丝塔芙）清洁剂、矿物油或植物油。

在衣物方面，从穿紧身裤（尤其是牛仔裤）到改穿宽松合身的服装是有帮助的，使用棉或棉混纺内裤也一样。尽管会经常告诫患者只穿白色内衣物，但颜色并不是特别重要。即使设定在最低模式，也不应将吹风机用于肛门生殖器部位的干燥。我们认为改变衣物的清洁方式，如内衣内裤的双重清洗和避免防静电产品，是没有用的。

过度卫生，尤其是女性，也是一种环境刺激，但常被忽视。患者极少主动提出卫生措施问题，临床医生也很少询问。每天对肛门生殖器清洁两次以上是不必要的，而且通常是有害的。用手或毛巾擦洗肥皂和水足矣，反复揉搓毫无必要。对于由于肥胖或关节炎而无法够到肛门生殖器部位者，可使用手持淋浴头。

关于环境刺激的更多信息可在第六章的"刺激性接触性皮炎"一节中找到。

浸泡

浸泡有几种作用。第一，它可以缓解瘙痒和（或）疼痛症状。第二，它提供了一种清除现存的所有痂皮的温和方法。这种去除痂皮的方法减少了细菌和真菌的过度生长，并且清除了伤口愈合的机械障碍。第三，浸泡可以暂时恢复生理性适当的潮湿环境，从而促进上皮愈合。第四，浸泡是少数几种在有机会对患者进行检查之前通过电话便可以建议的安全且有效的治疗方法之一。

皮肤病学家历来对选择深奥而复杂的浸泡洗液有些迷恋。但实际上，浸泡可以很简单地通过将浴缸装上一些普通的自来水来完成。水温应是舒适温热的，而非过热或过冷。不需要再往水中添加任何东西。事实上，许多用于这种目的的产品使浴缸底非常光滑危险。浸泡应持续 15 min 或 20 min，然后轻轻拍干而非揉搓皮肤。当水从皮肤外层蒸发时，浸泡的舒缓作用在 30 min 内消失，但这种作用可以通过及时使用润肤剂而延长（见下文）。如果患者疼痛或瘙痒严重而需要浸泡，可以每天重复数次。

应将浸泡视为"急救"，而不是无限期地持续使用。浸泡几天后，渗出和结痂应会明显减少，通常疼痛和瘙痒不再进一步改善。此外，长期使用浸泡可能导致对上皮有害的过度干燥。如感觉需要更长时间的浸泡，则意味着整个治疗方案可能需要调整。

局部治疗的一般原则

大多数局部用药为霜剂或软膏剂。对于肛门生殖器部位，软膏剂通常是首选，因为软膏剂很少有霜剂常出现的刺激和烧灼感。肛门生殖器部位很少使用凝胶、乳液或溶液，因为剂型有刺激性。

大多数患者不知道局部外用药的一次用量为多少。

合理的建议是使用铅笔橡皮擦大小的量（约 0.2 g）。将此用量的外用药薄薄地涂开，将覆盖全部外生殖部位。几乎所有药品都最适宜每天使用 2 次。

患者常常不确定应将药品涂抹在何处。应不仅向患者口头交代这方面的医嘱，而是应示范给患者。如果患者无法看到该部位，则应让其手持镜子。

由于每次使用铅笔橡皮擦（0.2 g）大小的量，甚至更小，理论上 30 g 一管的药剂对大多数肛门生殖器疾病可以用到 2 个月。在实际应用中，考虑到浪费和过度使用，一管 30 g 可以持续大约 1 个月。大多数药品有更大规格（60～80 g）。如果患者需要接受长期治疗，并且已经了解该药量可以维持多久，那么给患者开具这种大规格包装比较经济实惠。

润肤剂

上皮细胞对其内部和周围的水分非常敏感。在前面的章节中，我们指出过多的水分会导致浸渍和细胞死亡。上皮细胞对水分过少也很敏感。当自然存在的水分蒸发丢失的速度快于皮下组织间液替代补充时，上皮细胞将缩小并被相互分离。这导致位于上皮外侧面的屏障层受到破坏，从而使感觉神经末梢暴露和兴奋，导致疼痛和（或）瘙痒。润肤剂被用于延缓蒸发丢失，从而营造更充分的生理环境，并使后续修复屏障层更快。

在两种常见的情况下，屏障层会由于过度干燥而被破坏。一种是过度清洗，是使用刺激性强的溶剂和通过各种各样的揉搓造成的。每天使用肥皂和水擦洗外生殖部位两次以上会清除自然存在的油脂，并导致上皮细胞失去过多的水分。第二种情况发生于与疾病相关的角质层增厚。在这种情况下，来自皮下深部的水分不能充分地扩散到最外表皮层细胞中。随后干燥的表皮层趋向裂开，使更多的水分从上皮细胞中流失。在这两种情况下，润肤剂都通过延缓水分蒸发丢失，恢复上皮细胞更具有生理性的环境，并对减轻瘙痒和（或）疼痛十分有效。

现在市场上有许多种润肤剂。以矿物油为基础的润肤剂（如凡士林）在预防蒸发水分丢失方面做得最好，但是很黏。如果涂得过厚，可能会因为影响汗液蒸发而达不到预期目标。这类药品最适合婴幼儿和年龄很小的孩子使用。尽管如此，一些成年人还是惊讶地发现它们颇为合适。乳液则是截然不同的另一种润肤剂，是可以从容器中倒出或泵出的液体。虽然这些药品在美容性上非常讨人喜欢，但由于它们几乎不含脂质，因此润滑效果相对较差。此外，大多数乳液含有乙醇和其他化学物质，在使用中可能引起刺痛感。这一点在用于肛门生殖器部位的细嫩皮肤时非常明显，尤其在儿童中。一个合理的折中方案是使用可用于手部润滑的标准霜剂（手霜）。

抗炎治疗

抗炎治疗是皮肤科最重要和最常使用的特异性治疗。鉴于这种疗法的主要作用，我们遗憾地发现它经常被滥用。必须注意用药方式（局部、病灶内或全身）、剂量和剂量的分配以及用药疗程。

局部皮质类固醇治疗

局部皮质类固醇治疗是最主要的抗炎治疗。市场上的局部皮质类固醇药物种类较多。对我们来说，临床医生只需要熟悉其中四种便可。这四种药物都可以通过商品名或通用名找到。因此，它们几乎可以在所有处方单上找到。或者如果患者缺乏覆盖药品的医疗保险的话，可以以较为合理的价格购买到。

氢化可的松是一种低效皮质类固醇。浓度为 1.0%（非处方浓度）或 2.5%（处方浓度）两种的剂型均可买得到。这两种均适用于婴幼儿及儿童外阴部湿疹的初始治疗。即使长期使用，它的安全性也极好，但有效性水平相对较低。曲安奈德是一种中效皮质类固醇。它有几种浓度产品，但只需要考虑 0.1% 的浓度。曲安奈德适用于儿童湿疹的二线治疗和成年人的初始治疗。即使长期使用，它的安全性也非常好。氟氢松是一种高效皮质类固醇。它有几种浓度，但只需要考虑 0.05% 的浓度。氟氢松适用于成人湿疹性疾病的二线治疗（慢性单纯性苔藓的一线治疗）以及非湿疹性疾病的初始治疗。丙酸氯倍他索是一种超强效皮质类固醇，适用于慢性单纯性苔藓的二线治疗，也适用于硬化性苔藓、扁平苔藓和银屑病等非湿疹性疾病的一线治疗。

从系统性副作用的观点来看，即使长期使用，上述所有药品也是相当安全的。当高效和超强效药品仅限用于外阴前庭和阴茎头部位的上皮黏膜时，皮肤副作用方面的安全性也极好。然而，当在生殖部位以外使用氯倍他索时（或由于热量和汗液扩散），特别是在大腿内侧部位或肛周部位，则有相当高的风险发展至皮肤萎缩、毛细血管扩张和细纹。目前尚不清楚使用氟氢松是否会发生这种情况，但谨慎使用是有必要的（图 3.1、3.2）。

病灶内皮质类固醇治疗

曲安奈德（Kanalog）通常是唯一用于病灶内注射的皮质类固醇。这种给药途径是在局部应用皮质

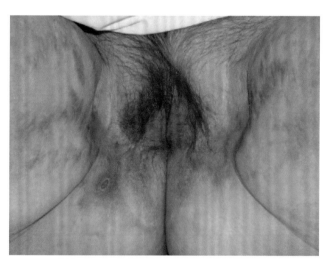

图 3.1 该女性在外阴部使用了一种有效的局部皮质类固醇。皮质类固醇已经扩散到更为敏感的大腿内侧部，发生了副作用，产生了皮纹。使用小剂量药物和穿着内衣裤将有助于防止这种不良反应

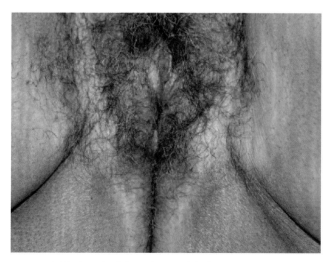

图 3.2 局部应用皮质类固醇可导致色素减退。幸运的是，局部反应可被早期发现，不会引起重大的医学问题

类固醇治疗失败时使用的（由于渗透不足或用药依从性差）。市售制剂为 10 mg/ml。本品可按此浓度使用，或者为了避免可能发生的局部萎缩，可用等量生理盐水或利多卡因稀释至 5 mg/ml。0.1 ml 的注射量将扩散覆盖到大约 1 cm² 。因此，可以根据病灶大小来计划注射剂量。可以预见的，注射时由于针的穿刺以及注射药物时的组织膨胀而使患者感到相当疼。毋庸置疑，患者对这种疗法的接受度非常低。

病灶内使用曲安奈德时应考虑几个实际问题。首先，备药制剂是悬液，在从药瓶中抽出制剂之前必须摇晃。同样，进行注射之前应摇晃注射器。颗粒的大小使得难以使用 30 号针抽出和注射药品。我们更喜欢用 27 号针抽出曲安奈德，有时也用该规格的针进行注射。最好使用 1 ml 注射器（结核菌素试验或胰岛素注射器）来提高注射的准确性。

全身（系统性）皮质类固醇治疗

虽然对于糜烂性扁平苔藓、重度阿弗他溃疡、白塞病、克罗恩病、化脓性汗腺炎和慢性单纯性苔藓等患者来说全身治疗是十分必要的，但对于局限于肛门生殖器部位的其他疾病而言，全身治疗很少有必要。全身皮质类固醇（和其他全身性免疫调节剂）是自身免疫性大疱病中经常需要的，但是该治疗不在本章讨论范围内。

全身皮质类固醇治疗可以口服或肌内注射。强的松是最常用的口服药。一般来说，每天早上给予40 ~ 60 mg。大多数情况下，每天给药不用递减药量，维持 7 ~ 10 天。当治疗需要延长时，剂量应逐渐减量，以降低反弹的可能性，并使已发生的下丘脑 - 垂体 - 肾上腺抑制逐渐恢复。

当使用强的松时，我们显然需要关注血糖升高、血压升高、心理问题（尤其是失眠和焦虑）以及任何潜在的全身感染恶化的风险。如果治疗限于 1 个月以内，则不必关注长期使用所产生的副作用（骨质疏松和白内障形成等）。

全身皮质类固醇也可以肌内注射。这种方法在治疗湿疹性疾病中特别有效。使用的药品为曲安奈德（Kenalog），浓度为 40 mg/ml。通常用 60 ~ 80 mg（1.5 ~ 2.0 ml）注射臀部的外上象限。应使用 1.5 英寸的针进行注射。因为若用更短的针头注射，将导致药物浅表沉积，效果更差，局部发生萎缩的风险

更高。与病灶内注射制剂一样，曲安奈德是悬液，因此，在使用前必须摇晃药瓶和注射器。采用肌内注射曲安奈德有几个优点：①不必考虑患者的依从性；②由于贮存效应，存在体内的药物剂量逐渐减少，且几毫克的皮质类固醇都可发挥特定水平的抗炎作用。

非激素类抗炎治疗：局部钙调神经磷酸酶抑制剂

长期局部使用皮质类固醇引起许多人对其系统吸收和皮肤副作用的担忧。20 多年前，局部钙调神经磷酸酶抑制剂通过了 FDA 的批准。这些药物始终价格昂贵，因此通常不包括在保险报销行列中。其中的两种——0.03% 和 0.1% 他克莫司软膏（Protopic）和 1% 吡美莫司乳膏（Elidel）目前市场可售。这些钙调神经磷酸酶抑制剂通过减少炎症细胞因子的 T 细胞表达来减轻炎症反应。

与局部使用的强效皮质类固醇不同，他克莫司和吡美莫司药物不会引起皮肤毛细血管扩张和萎缩。由于这个原因，它们被广泛用于面部和皮肤褶皱部位的皮疹。0.1% 他克莫司似乎比 1% 吡美莫司更为有效。这两种药物通常均不如高效和超高效局部皮质类固醇有效，但在局部皮质类固醇治疗失败后使用这些钙调神经磷酸酶抑制剂的患者中也有改善的病例。这两种药物在使用中都伴有相当程度的刺痛和烧灼感。

关于这些药物在外阴部疾病中的应用存在争议。2006 年 FDA 要求在包装信息中涵盖"黑匣子"警告。这则提醒警告说，由于有患皮肤癌和淋巴瘤的罕见报道，这些药物的远期安全性尚未得到证实。大多数皮肤科医生认为，它们的使用与恶性肿瘤的产生是巧合，两者并非因果关系[2]。然而，当将这些药物用于某些本身具有发展为鳞状细胞癌风险的黏膜皮肤病（如硬化性苔藓和扁平苔藓）时，很容易产生潜在的法律风险。

全身非激素类抗炎治疗

皮肤科医生经常使用多种药物作为非激素类抗炎制剂。这些药物包括羟基氯喹、环孢素、霉酚酸酯、氨苯砜以及各种其他免疫调节和细胞毒性药物。这些药物并不适用于外阴疾病的治疗，因此将仅在最有可能需要的情况下应用，而非在本章进行讨论。

止痒治疗

瘙痒是一种极其痛苦的症状，对患者来说可能比轻中度疼痛更让人感到困扰。它是患有外阴部疾病患者寻医就诊的主要原因。

一般治疗

有理由认为，如果能够确定特定的潜在疾病，那么尽可能有效地针对病因治疗将减少瘙痒。但是注意，尽管这种病因治疗是必要的，但常常是不够的。如果"瘙痒 - 搔抓"的恶性循环已经建立得很好，则尤其如此。如前所述，其他一般方法包括改善局部环境，使用浸泡和润滑作为"急救"办法。

减轻炎症

作为所有外阴部疾病的重要成分，炎症反应通常与瘙痒有关。使用任何抗炎治疗方法，尤其是应用局部皮质类固醇，如"抗炎治疗"一节所述，几乎总是对改善伴随炎症的瘙痒有好处。

口服抗组胺药

口服抗组胺药治疗皮肤瘙痒在皮肤科领域有着悠久的历史。传统上最为常用的试剂是羟嗪（Atarax 和 Vistaril 等）。由于它有镇静这一副作用，因此最好在晚上服用。然而，如果在睡前给药，患者可能在等待药物起效的同时抓挠，而在早晨醒来时感觉困倦。因此，最好建议在患者预期就寝之前大约 2 h 服用。让患者随后调整这个时间间隔的长短可提高依从性和用药有效性。通常的起始剂量是 25 mg。但对于对药物非常"敏感"的患者，起始服用 10 mg 可能比较合适，然后每周增加 25 mg/d 至不再出现夜间抓挠，直到出现副作用，或达到每日 100 mg。全部药量一次性服用。有很少部分患者可耐受并受益于每天 4 次、每次 25 mg 而非睡前一次服药的用法。但必须警告这些患者在驾驶和操作机械时有风险。

其他抗组胺药如苯海拉明（Benadryl）可以代替羟嗪，但是大多数皮肤科医生认为它比羟嗪的效果稍差。其剂量与羟嗪相同。许多临床医生使用"低镇静"抗组胺药西替利嗪（Zyrtec）或非镇静抗组胺药氯雷他定（Claritin）、地氯雷他定（Clarinex）或非索非那定（Allegra）来治疗日间瘙痒。然而，我们认为，这些药物几乎对非荨麻疹瘙痒的治疗完全无效。

三环类抗抑郁药

使用三环类抗抑郁药在治疗瘙痒和疼痛方面可有显著疗效。虽然这些药物被批准主要用于治疗抑郁和焦虑，但它们也是非常好的抗组胺药。事实上，对于大多数临床医生来说，三环类抗抑郁药是作为羟嗪治疗瘙痒失败情况下的二线治疗。当使用三环类抗抑郁药时，尚不清楚其有效性是因为作用于精神、抗组胺作用还是镇静成分。然而，有些人认为具有镇静效果强者比镇静弱者更有效。多塞平（Sinequan）是最常用于治疗瘙痒的药物，而阿米替林（Elavil）也同样效果很好。

这两种药物的起始剂量通常为夜间服用 25 mg。对于老年和有对其他药物非常"敏感"病史的患者，起始剂量可为 10 mg。最好让患者在睡前 2 h 左右服药，以减轻清晨的困倦感。然后每周增加 25 mg/d 至不再出现夜间抓挠，直到出现副作用而阻止进一步的剂量增加，或达到 100 mg 剂量为止。全部药量一次性服用。除了嗜睡，还有许多其他可能出现的副作用。这些症状包括口干、眼干、视力模糊、心律失常和许多药物间的相互作用。为了避免这些副作用，人们对三环类抗抑郁药的使用非常谨慎。应该强调的是，这些副作用几乎只在大于 75 mg/d 的剂量时发生。

选择性 5- 羟色胺再摄取抑制药

选择性 5- 羟色胺再摄取抑制药（selective serotonin reuptake inhibitors，SSRIs）可有效地用于日间治疗瘙痒。这些药物及其应用在第六章的湿疹疾病部分中进行讨论。

外用非激素类非钙调神经磷酸酶止痒药

有几种局部药物可用于局部治疗瘙痒。一些常用药包括普拉莫辛（通常与氢化可的松合用）、多塞平（Zonalon）、苯佐卡因（存在于多种药品中，尤其是 Vagisil 乳霜）和利多卡因（Xylocaine 和其他药品）。我们认为，这些疗法均无良好效果，其中几种，尤其是苯佐卡因，还是过敏性接触性皮炎的常见病因。

止痛治疗

止痛药可用于特发性疼痛（外阴痛、阴茎痛、阴囊痛和肛门痛）以及与多种皮肤病（带状疱疹和糜烂性扁平苔藓等）中的任何一种相关的疼痛。注意，在治疗外阴部疼痛时极少使用阿片类止痛药，因此不在此对其进行讨论。关于止痛治疗的更多讨论可在第十三章关于外阴部疼痛的部分找到。

口服止痛药

三环类抗抑郁药历来是所有类型外阴部疼痛全身治疗的主要药物。这些药物与前述的止痒治疗的用法和用量相同。其他抗抑郁药如度洛西汀（Cymbalta）和文拉法辛（Effexor XL）也用于治疗外阴部疼痛。这两种药物都是 5- 羟色胺和去甲肾上腺素再摄取抑制剂。文拉法辛同时还抑制多巴胺的摄取。特别指出的是，度洛西汀已被 FDA 批准用于治疗糖尿病神经病变和纤维肌痛，而文法拉辛无此适应证。度洛西汀按 40 ~ 60 mg/d，每天 1 次给药。文拉法辛的起始剂量为 37.5 mg/d，可在 1 周内增加至 75 mg/d。每日总剂量最终可以逐渐增加到 225 mg/d。这两种药物均有药物相互作用，并可能有中枢神经系统不良反应。应对服用文拉法辛的患者定期监测血压。在停用这些药物时应逐渐减停。

SSRIs 类抗抑郁药也被用于治疗外阴部疼痛，但是大多数临床医生认为它们不如度洛西汀和文拉法辛有效。SSRIs 的应用在第六章关于湿疹的章节中进行讨论，其在瘙痒的日间治疗方面颇为有效。

抗惊厥药卡马西平（Tegretol）、加巴喷丁（Neurontin）和普瑞巴林（Lyrica）被 FDA 批准用于治疗三叉神经痛（卡马西平）、疱疹后神经痛（加巴喷丁）、神经病理性疼痛和纤维肌痛（普瑞巴林）。卡马西平有许多潜在的严重副作用。出于此原因，我们不建议使用。加巴喷丁及其衍生药普瑞巴林可减少神经末梢钙的内流。加巴喷丁很少有严重的副作用，是最常用的药物。起始剂量为 300 mg/d，每周增加 300 mg，直至达到缓解或达到每次 600 mg，一日 3 次。甚至更高的剂量（高达 3600 mg/d）也是可能的，但是当剂量超过 1800 mg/d 时，几乎不能获得额外的镇痛效果。普瑞巴林的起始剂量为 75 mg，一日 2 次，可每周增加至总剂量不超过每次 300 mg，一日 2 次。卡马西平有数种潜在的严重副作用，是最不常使用的药物。其起始剂量为 100 mg。一日 2 次，该剂量可逐步增加到 400 mg。一日 2 次。

局部镇痛药

最常用的局部治疗外阴部疼痛药物是 2% 或 5% 利多卡因（Xylocaine）。5% 软膏为首选药。可每日 4 ～ 5 次少量（铅笔橡皮擦大小）涂抹。利多卡因可从皮肤黏和膜吸收。因此，一天内使用量不应超过 15 g。5% 利多卡因软膏只可处方取药。2.5% 利多卡因是非处方药（OTC），但被认为效果欠佳。许多局部止痛药，包括广泛使用的 Vagisil 女性膏，都含有苯佐卡因。苯佐卡因以 PABA 为主要基团，与利多卡因在化学结构上无关。不幸的是，苯佐卡因引起过敏性接触性皮炎的频率相当高，因此，我们建议勿将其用于外阴部。

抗菌治疗

外阴部及其周围皮肤最常见的两种细菌感染是由金黄色葡萄球菌和化脓性链球菌引起的。因此，在此讨论的抗菌治疗仅针对这两种病原体。其他少见感染的治疗，包括阴道炎和性传播疾病的治疗，将在本书中这些主题的相关章节进行讨论。

口服抗生素

青霉素是通过抑制细菌细胞壁的合成而起杀菌作用的抗生素。它们对链球菌感染和非耐甲氧西林葡萄球菌感染有效。最常用的药物是双氯西林，剂量为 250 ～ 500 mg，一日 4 次。其他常用药物包括 250 ～ 500 mg，一日 4 次的青霉素 V 钾和 500 mg，一日 2 次或一日 3 次的阿莫西林克拉维酸钾（Augmentin）。青霉素过敏反应较为常见。在开这些抗生素药方之前，必须询问患者这方面的既往史。

头孢类抗生素对链球菌感染和非耐甲氧西林葡萄球菌感染的疗效与青霉素类相当。250 ～ 500 mg 一日 4 次的头孢氨苄（Keflex）是最常用的药物。对头孢类药物的过敏反应也有发生，但不如青霉素常见。这两类抗生素有 2% 或 3% 的交叉过敏反应。

由于社区相关耐甲氧西林金黄色葡萄球菌（methicillin-resistant S. aureus，MRSA）感染的频率迅速上升，因此必须考虑使用其他抗生素[3]。至少

有四类口服抗生素通常对 MRSA 感染有效。这些药物包括甲氧苄啶 - 磺胺甲噁唑（1 或 2 片倍量片，一日 2 次）、强力霉素（100 mg，一日 2 次）、米诺环素（100 mg，一日 2 次）和利福平（600 mg/d）。利奈唑胺（Zyvox）口服 600 mg，一日 2 次非常有效，但也非常昂贵。静脉用万古霉素和达托霉素等药物治疗超出了本书范围。从这些抗生素中选择药物时应基于临床医生所在地社区的耐药性数据。

局部抗生素

有数种非处方药可用于葡萄球菌和链球菌感染的局部治疗。最常用的两种制剂是一日 3 次或一日 4 次使用的新霉素和杆菌肽。它们价格低廉，几乎家家户户都有，唯一的缺点是可引起不同程度的过敏性接触性皮炎。这些药物也可以与多黏菌素 B（Polysporin，Neosporin）联合使用，但是这种联用对典型的皮肤感染没有实际的治疗优势。

对于莫匹罗星（百多邦），只能开具 2% 软膏或霜剂处方。它与新霉素和杆菌肽一样有效。莫匹罗星相对昂贵，但具有极少发生过敏性接触性皮炎的优点。另一种局部抗生素处方药——雷帕霉素（Altabax）软膏大约在 10 年前被 FDA 批准上市，但它在治疗葡萄球菌和链球菌外阴部感染中的作用尚未完全确认。目前，这两种药物在治疗 MRSA 感染中似乎至少有一定效果。

抗真菌及抗念珠菌治疗

"唑"类药物在治疗皮肤癣类真菌感染以及由假丝酵母菌引起的大多数念珠菌感染中都非常有效。它们通过干扰微生物细胞壁的合成和功能发挥作用。出于实用的目的，唑类药物已经取代了仅限于真菌感染或酵母菌感染的各种药物。

局部抗真菌及抗念珠菌治疗

有大约 20 种不同的唑类和非唑类药物可用于阴道酵母菌感染、外阴浅表真菌（"癣"）和酵母菌感染的局部治疗。局部应用唑类对这两种感染都有效，并且在大多数情况下，这些药物为一线治疗。最常用的药物是克霉唑、酮康唑、咪康唑乳膏和阴道栓剂。在这些局部唑类药物中有几种药物是非处方药。它们在功效上基本相同。对许多患者而言，坚持用

药较为麻烦。制霉菌素曾是治疗念珠菌感染最广泛使用的局部用药，但其疗效比唑类药稍差，现在也较少使用。阴道非白念珠菌感染的治疗问题在第十五章中讨论。特比萘芬和萘替芬是两种对皮肤癣类真菌感染非常有效的药物，但明显不如抗念珠菌药物有效。

口服抗真菌及抗念珠菌治疗

临床医生正逐渐从局部转向口服应用唑类药物，以治疗成人各种形式的念珠菌感染。这是因为局部的唑类药物造成的刺激性令人困扰，患者口服的依从性更好，而且口服制剂可降低成本。口服的主要产品包括酮康唑、伊曲康唑和氟康唑。氟康唑（Diflucan）最常用。对于白念珠菌感染，顿服150 mg或200 mg通常足以解决问题。对于更复杂的情况，如有必要，氟康唑可每周150 mg或200 mg给药。它具有很好的安全性，几乎没有不良反应记录，但由于其对细胞色素P-450酶的抑制，因而存在许多潜在的药物相互作用。

特比萘芬是烯丙胺家族成员之一，而不属于唑类，是需要口服给药治疗皮肤癣类真菌感染时最常使用的药物。在成年人中，特比萘芬的给药剂量为250 mg/d。据报道特比萘芬有许多副作用，包括一些严重的皮肤反应。它同样抑制细胞色素P-450酶，因此也与许多潜在的药物相互作用有关。上述所有治疗念珠菌感染的口服唑类对皮肤癣类真菌感染亦有效。

抗病毒制剂

一些药物可用于治疗由单纯疱疹病毒（herpes simplex virus，HSV）和水痘-带状疱疹病毒（varicella-zoster virus，VZV）引起的感染。由于局部药物常规应用实在收效甚微，在此只提口服药物。有三种药物被广泛使用：阿昔洛韦（Zovirax）、伐昔洛韦（Valtrex）和泛昔洛韦（Famvir）。这三种都是核苷酸类似物，具有相似的作用机制，通过病毒胸苷激酶磷酸化为强效病毒DNA聚合酶抑制剂。这三种药物同样安全，在适当的剂量下同样有效。推荐剂量随这些药物的用途和临床医生的偏好而不同。这部分内容在第十章讨论。

对于其他生殖器病毒感染，如感染性软疣和HPV相关疣及恶性肿瘤，尚无完全有效的局部或全身药物，大多数是采用破坏性或手术切除方法治疗。

参考文献

1. Lynch PJ, Moyal-Barracco M, Scurry J, et al. 2011 ISSVD terminology and classification of vulvar dermatological disorders: an approach to clinical diagnosis. *J Low Genit Track Dis.* 2012;16:139–144.
2. Margolis DJ, Abuabara K, Hoffstad OJ, et al. Association between malignancy and topical use of pimecrolimus. *JAMA Dermatol.* 2015;151(6):594–599.
3. VanEperen AS, Segreti J. Emperical therapy in methecillin-resistant *Staphylococcus aureus* infections: an up-to-date approach. *J Infect Chemother.* 2016;22(6):351–359. doi:10,1016/jiac.2016.02.012.

第四章

诊治过程

Libby Edwards 著，米 兰 梁 坤 杨 晓 楠 译，张 岱 审，瞿建军 校

对肛门生殖器疾病的评估和诊断是一个通常只需要有限的病史、仔细的观察和少许的实验室检查程序的过程。对大多数患者来说，评估的关键方面是简短的病史、仔细的视诊、阴道分泌物的显微镜检查和一些皮肤状况的评价，有时还需要真菌培养或皮肤活检。进行仔细的皮肤视诊时需要良好的光线和患者合适的体位，有时还需要在简单的放大后观察。

有时生殖器皮肤疾病的诊断是显而易见的，如硬化性苔藓的典型表现为皱缩的发白皮肤。然而，其他干燥、角化皮肤上典型的皮肤病形态在生殖器皮肤的褶皱处经常有改变。在这种皮肤交界的部位通常有不同程度的皮肤发红、潮湿、发热和摩擦等，会妨碍对疾病的评价，并改变皮肤病的外观。对于那些表现出客观异常的疾病，其原因几乎总是感染、肿瘤或免疫介导的非感染炎症。即使通过化验检查或活组织检查无法明确诊断，通过培养和活组织检查也可以排除感染和肿瘤。其余的疾病被通过组织学描述进行分类（见附录），并结合查体结果形成鉴别诊断。大多数非肿瘤或感染的可见皮肤病对皮质类固醇敏感。在不能做出明确诊断时，或者容易做出诊断而已经排除危险的情况时，采用经验性治疗是合理的，而且通常是有益的。皮肤病的治疗通常很耗时，因为通常需要对患者进行细致和敏锐的教育，关注多因素过程，如继发感染和刺激性接触性皮炎非常重要。除了放疗和手术切除新生物外，大多数生殖器疾病的治疗都是采用药物，包括口服和局部用药。然而，也有许多治疗操作，包括病变内治疗、冷冻治疗以及采用三氯乙酸或二氯乙酸、鬼臼树脂或斑蝥素的局部化学治疗。

诊断步骤

大多数肛门生殖器疾病的诊断是在门诊或床旁进行的。只需要具有仔细的双眼、显微镜、载玻片和盖玻片、10% ~ 20% 氢氧化钾（KOH）和生理盐水，就可以完成诊断。尽管这些程序简单快捷，但对显微镜下发现的解释仍需要经验。对于意想不到的结果或对治疗上的反应不佳，应该随后进行培养或活检，以证实显微镜下的发现。对患有外阴皮肤病或外阴疼痛女性进行检查的临床医生应该准备一种窄且直的 Pederson 窥器。与标准 Graves 窥器的球形头部相比，这种窥器对阴道外口的扩张要小得多，插入时疼痛也小得多。但是，用 Pederson 窥器观察子宫颈时更加困难。使用窥器可以观察阴道壁，并对阴道分泌物进行取样，用于显微镜检查和培养。

细胞学涂片

真菌制片

真菌制片对于诊断某些生殖器疾病至关重要。男性通常认为所有外阴瘙痒都是由"股癣"或癣感染引起的，而女性则认为所有外阴阴道瘙痒都是由念珠菌病引起的。确认或排除这些状况至关重要。

10% ~ 20% KOH 溶液是溶解上皮细胞角蛋白的碱性试剂，可以更清楚地观察到孢子、真菌菌丝及假菌丝。这项测试的可靠性取决于两个因素：一是对要取样病损的选择以及细胞的充分溶解，以便真菌被最佳地显现出来；二是检查者在区分真菌和伪像方面的经验，如毛发、织物纤维、细胞膜和细胞

裂解碎片。

阴道分泌物的真菌制片比皮肤真菌制片容易得多，因为人为操作较少，而且脆弱的阴道黏膜鳞状上皮细胞溶解迅速。阴道分泌物的采集可使用棉拭子从残留在抽出的窥器上的分泌物中、阴道内的分泌物池中（避开宫颈外口）或者沿着阴道壁轻轻滚动棉拭子收集。

最有可能发现真菌的皮肤样本包括可能的皮肤癣菌感染斑块、脓疱顶部和疑似真菌产生的白色干酪样物质。用 15 号手术刀刀片的圆形表面刮除这些样本。在生殖器潮湿的地方，样本通常粘在手术刀刀片上，可以将其擦到载玻片上。对干燥、带有毛发的皮肤可以用水湿润，这样湿润的样本会粘在刀片上，直到被涂抹到载玻片上。

将样品转移到载玻片上后，在材料上滴一滴 KOH，以溶解细胞中的角蛋白，并提高真菌成分的可见性。使用盖玻片，用指甲背面或橡皮压住盖玻片（避免在盖玻片上留下指纹）会增加角蛋白溶解并使之变平。尽管暴露于 KOH 后，阴道涂片中未角化的上皮细胞会迅速退化，但应更注意角化皮肤的溶解，只有这样，真菌和酵母菌才可以容易地被检测出来。检查者可以将 KOH 与二甲基亚砜混合以增强溶解，或者可以简单地让 KOH 分解细胞 10 ~ 15 min。此外，用乙醇火焰对样本温和加热能更快地溶解角化皮肤中的细胞。

通过调低聚光器和减少光线来增加真菌成分与上皮细胞之间的对比度，可以最清晰地观察真菌成分。孢子、芽和菌丝成分看起来是折射性的，有时是非常轻微的绿色。它们比普通的人工制品（如头发和纤维）小得多。皮肤癣菌表现为分枝、跨细胞膜的有分隔的菌丝（图 4.1）。假丝酵母菌表现为出芽酵母，有或没有菌丝或无分隔的分枝假菌丝（图 4.2A、B）。有时溶解过程中的细胞膜类似于菌丝或假菌丝（图 4.3）。当怀疑这一点时，用力压盖玻片可以进一步破坏细胞膜来区分真正的菌丝 / 假菌丝和这些细胞膜。从涂片中无法识别特定的皮肤真菌种类。念珠菌只能分为以菌丝或假菌丝以及芽殖酵母（白念珠菌或热带念珠菌）和仅显示芽殖酵母（如光滑念珠菌或近平滑念珠菌等）为特征的种类（图 4.4）。在需要通过物种分类的罕见情况下，需要通过培养来确认物种。有时油滴和气泡会与出芽酵母混

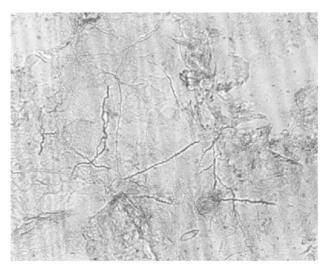

图 4.1 股癣的皮肤癣菌病显示出类似念珠菌病的菌丝，但没有芽殖酵母；菌丝是长的、分枝的，并且跨细胞膜

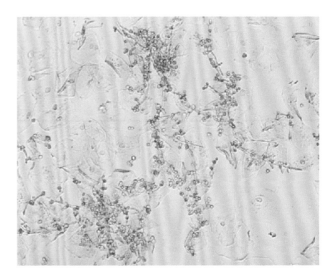

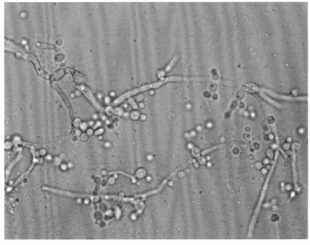

图 4.2 几乎无法区分皮肤癣菌病和念珠菌病的菌丝和假菌丝。但是在高倍镜下，芽殖酵母经常出现在念珠菌病中

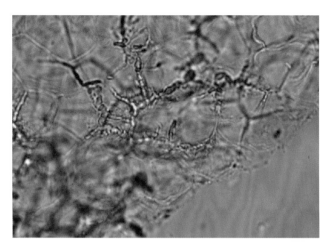

图 4.3　有时不完全溶解的细胞膜会类似于真菌菌丝和酵母芽

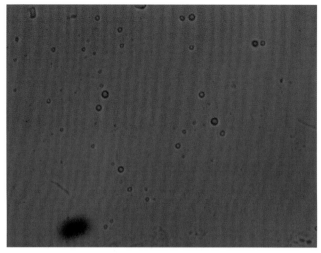

图 4.5　尽管这些小而圆的结构类似酵母芽，但大小可变、缺乏出芽结构以及非常圆而不是椭圆形的形状表明这些都是杂质。在本例中这些是气泡

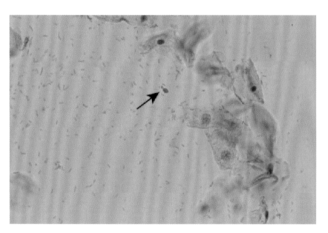

图 4.4　在湿片上非白念珠菌缺少菌丝体，使这种诊断更具有挑战性。这些形式的酵母只展示出芽酵母（箭头）

淆，但是通过大小可变和形状非常圆可将它们与出芽酵母区分开来（图 4.5）。"花斑癣"（在生殖器区域不常见）是一个误称。因为它是酵母，而不是皮肤癣菌或"癣"。在显微镜下，它显示出短而弯曲的菌丝和孢子 / 芽（"意大利面条和肉丸"）。

盐水"湿片"制备（另见第十五章）

　　在盖玻片下使用生理盐水对阴道分泌物进行显微评估，可以评估细胞的形态，筛选炎症和雌激素效应，以及对定居和感染生物体进行粗略研究。有时阴道分泌物检查的信息在外阴和阴道的评估中非常重要，在表格中记录结果有助于确保评估湿片的所有方面（表 4.1）。如前所述收集分泌物以评估念珠菌属。然而，分泌物是通过棉拭子的接触（如果充足的话）或轻轻滚动（如果不足的话）转移到载

玻片上的。应小心避免分泌物的大量涂抹，以免影响视觉效果。一些临床医生更喜欢将棉拭子插入试管，加入几滴盐水稀释分泌物，分离细胞，以更好地评估形态。这位作者尝试了两种方法，但发现当阴道分泌物首次稀释时，对白细胞的评估有问题。与未稀释标本相比，稀释标本中白细胞与上皮细胞的比例（一种标准测量方法）要低得多。

　　为了评估阴道分泌物的异常，除了没有酵母菌、线索细胞和滴虫外，检查者应该知道正常的分泌物形态（图 4.6）。从雌激素化的阴道上皮脱落的上皮细胞体积较大，通常为折叠的多边形细胞，具有丰富的细胞质和较小的浓缩的细胞核。可以通过一个简单的成熟指数来评估上皮细胞的成熟程度。未成熟的上皮细胞或副基底细胞比成熟细胞的体积更小且更圆，具有相应更大的细胞核（图 4.7）。这些不

表 4.1
未知皮肤疾病的诊断
● 按颜色和其他可见变化分类（如红色斑块、白色病变和脓疱），鉴别诊断见本书相应章节。如果没有诊断：
● 进行显微镜检查和（或）培养。如果没有诊断：
● 活检。如果没有诊断：
● 根据临床表现进行鉴别诊断。
● 结合组织学分类（见附录）缩小鉴别诊断范围，进行其他检查或采用经验性治疗方案。

太成熟的细胞在一些情况下可以被观察到，并且作为萎缩性、雌激素缺乏的阴道上皮、上皮内糜烂和快速增生的发炎上皮的标志物。线索细胞是一种上皮细胞的明显异常，是细菌性阴道病的特征。这些线索细胞发生在非乳杆菌属细菌黏附于上皮细胞并遮蔽细胞的清晰边界时，因而边缘看起来粗糙，细胞质呈颗粒状（图4.8）。

虽然有多种阴道的正常菌群，但乳杆菌是在雌激素化女性的正常阴道分泌物的盐水制片中看到的最常见细菌。它们表现为长度可变的杆状结构。偶尔，乳杆菌从一端到另一端彼此连接，形成非常长的细丝。曾认为这代表它们是纤毛菌属（图4.9）。这些线有时与白念珠菌或热带念珠菌的菌丝相混淆。然而，乳杆菌的细丝比酵母菌更纤弱且直径更小，并且与白念珠菌的菌丝和假菌丝相比，它们是没有分枝的。

可从湿片中评估的其他参数是白细胞数量和类型。通常白细胞与上皮细胞的比例为1:1。白细

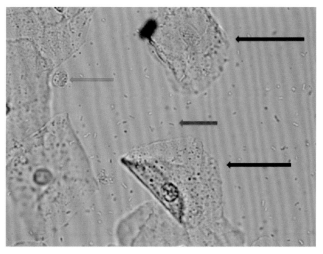

图4.6　在正常未绝经女性的阴道分泌物涂片中可见到特征性的扁平、折叠的鳞状上皮细胞（黑色箭头）、乳杆菌（红色剪头），每个上皮细胞对应少于1个白细胞（蓝色箭头）

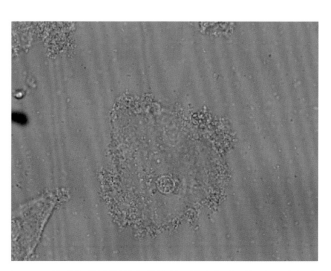

图4.8　作为细菌性阴道病的特征，线索细胞不仅表现为细胞膜上附着大量细菌的磨玻璃外观，还显现出由于黏附了细菌的粗糙细胞边界

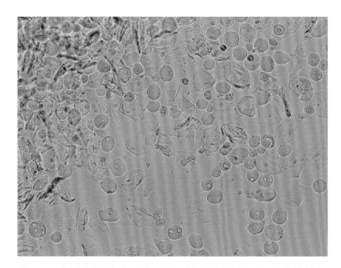

图4.7　在这张湿片上可见占很大比例的鳞状圆形或球形的细胞，称为副基底细胞。这些副基底细胞表示上皮细胞尚未成熟为扁平鳞状细胞，并且发生在雌激素缺乏、糜烂和严重炎症的环境中。缺乏乳杆菌以及炎症细胞增加提示萎缩性阴道炎

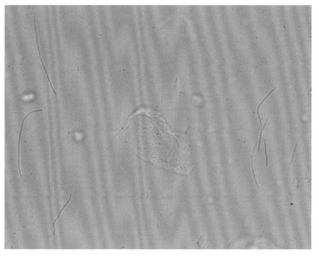

图4.9　这张图片有时被误认为是菌丝或假菌丝，涂片发现乳杆菌可能代表溶乳杆菌性阴道病或可能是正常的发现。这些长的丝状体没有分枝，并且直径比酵母的菌丝体小得多

胞增多可见于各种炎症，比如滴虫感染，阴道受刺激或反复感染的糜烂性阴道病或脱屑性阴道炎（图4.10）。白细胞的增多通常通过中性粒细胞或淋巴细胞的增多来区分。尚不清楚这种差异的影响。一些临床医生认为，细菌感染（不包括细菌性阴道病）更可能以中性粒细胞炎症为特征。然而，未感染以及发炎的皮肤病如扁平苔藓更可能由淋巴细胞引起。该作者已经注意到，无论哪种原因，大多数阴道炎症是以中性粒细胞为特征，但中性粒细胞和淋巴细胞均可见于感染性或非感染性炎症。

感染的显微镜检查

产生明显肛门生殖器症状的三种感染是疥疮、蛲虫和阴虱。虱子和其幼虫可以通过肉眼或前面提到的简单放大镜清楚地看到，然而，在毛发上发现虱子可以进一步明确诊断。

在可评估的疥疮的制备中，最重要的方面是选择洞穴以及积极地去除受影响的表皮。对疥疮进行微观确认通常很困难，需要练习。尽管皮疹普遍存在，但在疥疮患者通常很少发现虫体。其中大部分皮疹是由对虫体的免疫反应以及瘙痒和摩擦产生的炎症引起的。理想的采样洞穴是水肿、椭圆形、未划伤的丘疹。通常情况下，即使是生殖器疥疮患者，最合适的取样洞穴位于手指之间或手腕腹侧。阴茎最常见的疥疮结节不是最佳的取材部位。用 15 号手术刀刀片刮去一层薄薄的表皮，并将皮肤样本平放在载玻片上。将一滴生理盐水或浸油加到材料上，再盖上盖玻片。卵子、排泄物（如分辨）或虫体本身的存在是感染的确切证据（图 4.11）。很容易辨别存在的虫体，很难忽视。虫卵则是规则、光滑的，并且相当大，因此通常也可以毫无困难地辨认。然而，粪便是规则、成簇、小的金黄色小球，需要有些经验才能识别。刮片阴性不能排除诊断。有时刮片呈阴性，但组织活检发现虫体或者嗜酸性粒细胞，仍然提示存在寄生虫感染。

夜间肛周瘙痒提示蛲虫感染，尤其是儿童。在患者早晨起床之前，肛周皮肤会被拉伸，使远端黏膜稍微外翻。将玻璃纸胶带粘到肛门上，以固定夜间沉积的卵子，然后将胶带粘在载玻片上，并在低倍镜下用显微镜观察。多数情况下，当存在蛲虫时，很容易识别出多个单形卵。

Tzanck 检测的准备

当由有经验的检查员检查时，通过 Tzanck 涂片可以确认疱疹性水疱的存在，但是不能通过这些涂片区分单纯疱疹病毒和水痘－带状疱疹病毒（带状疱疹和水痘）。一些非常有经验的临床医生可以试探性地检测与寻常型天疱疮共存的异常。用 15 号手术刀刮掉破溃水疱底部的糜烂面，把刀片上的材料转移到玻璃滑板上。用 GiMSA 或 PAPANICOLAU 染

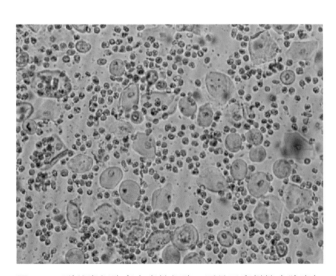

图 4.10 副基底细胞存在炎性细胞，可见于糜烂性皮肤病如扁平苔藓，以及萎缩性阴道炎，伴有明显的炎症，进而加速上皮细胞的更新。正确的诊断需要结合环境、伴随的黏膜疾病，有时还需要感染检测

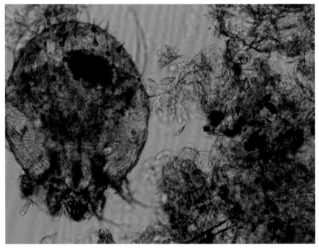

图 4.11 可以发现疥虫本体的疥疮皮肤刮片，通常很难漏诊。然而，与虫卵一样，棕色球状粪便是疥疮的特征性表现

色显示细胞的细胞核特征。用 Tzanck 制备的疱疹基底细胞显示出非常大的多核上皮细胞和细胞质内包涵体。然而，对 Tzanck 涂片的正确解释需要经验，即使是自信的皮肤科医生，也可能表现出较差的观察者内和观察者间的再现性。一般来说，如果对正确的诊断有任何疑问，应该通过以下监测加以确认：直接病毒鉴定（免疫荧光抗体测试、原位杂交或聚合酶链反应技术）、培养（尽管在大约 50% 的病例中发生假阴性）或活组织检查（敏感和快速，但是不能区分单纯疱疹和带状疱疹）。

革兰氏染色

在治疗生殖器疾病时，大多数临床医生不会将革兰氏染色用于阴道分泌物或其他常见的皮肤病，因为对于生殖器病原体的识别和敏感性来说通常需要培养。

培养

细菌和酵母的培养物属于实验室研究，有时在生殖器症状的诊断中必不可少且具有成本效益。在该医学领域中最常见的培养物是酵母的真菌培养物。当怀疑酵母在 KOH 制剂上不明确时，或当念珠菌病对治疗无反应时，可用阴道分泌物培养。当临床检出酵母的皮肤褶皱的皮炎、皮肤红肿和浸渍对抗真菌治疗无反应时，也可采用真菌培养。在这个耐甲氧西林金黄色葡萄球菌的年代，培养检查可用于指导毛囊炎、疑似肛周链球菌病，尤其是疖的抗生素治疗。

分子学研究

核酸探针是诊断感染更新颖、更准确的方法[1]，主要用于鉴别单纯疱疹病毒感染。有时聚合酶链反应技术需要几天才能出结果，但比疱疹培养更准确。用于阴道炎组的核酸探针回报结果不到 1 h，但核酸探针不会取代涂片检查，因为涂片提供了线索细胞、炎症细胞和副基底细胞的额外信息。

由于操作简单，生物体的分子检测已经成为诊断阴道炎极其常见的工具。可能的单纯疱疹病毒或水痘 - 带状疱疹病毒感染的基础简单拭子可以产生

明确和可靠的答案。拭子还有许多其他应用，例如，用于衣原体或淋病检测的宫颈拭子，用于检测溃疡性病变的梅毒、软下疳和性病淋巴肉芽肿的拭子，用于滴虫检测的阴道分泌物拭子，以及用于人乳头瘤病毒检测和分型的皮肤拭子。阴道炎系列检测能评估多种念珠菌和细菌性阴道病典型的各种生物。尽管在过去 15 年中 PCR 的成本显著降低，但这些组件相当昂贵，并且除了测试毛滴虫外，通常获得的信息比湿片和真菌培养的信息少。细菌性阴道病的诊断需要线索细胞的存在、乳杆菌的缺失、胺试验阳性和 pH 相对较高，典型的生物体的存在不构成细菌性阴道病的诊断。

皮肤镜学

皮肤镜检查是一种用皮肤显微镜评估表皮和上层真皮的新方法。这种手持式放大器在接触皮肤时会显示出其他不可见的结构。皮肤镜检查对于评估色素沉着病变特别有用，有时可以避免活组织检查[2,3]。皮肤镜检查也可用于疥疮的诊断，并且可以帮助鉴定阴虱病，尽管也可以通过简单的放大镜观察阴虱。虽然没有特征性病变，皮肤镜检查还可以确认偶然患者的传染性软疣的诊断。虽然这种形式的检查变得越来越普遍，并且有报道其在生殖器皮肤病学中的使用，但检查者必须将脸放到距皮肤表面 2 ~ 3 英寸的地方。由于存在这种尴尬，以及在皮肤镜与生殖器皮肤之间需要屏障，使大多数应用于偶尔令人担忧的色素病变的皮肤镜检查受到了限制。

生殖器皮肤活检

炎性、感染性和肿瘤性病症在临床上可以表现相似，或者可以表现出非特异性形态。因此，皮肤的组织学评估有可能帮助得到确定的诊断。皮肤活组织检查不是一种客观的实验室检查，而是可以把它看作是另一位皮肤科临床医生的判断。他对组织学变化提出意见。这些变化可能会也可能不会提供诊断。进行活组织检查的提供者应该最大限度地获得有用的信息（表 4.2）。

因为皮肤和黏膜是相对浅表的，所以如果操作是正确的，则获得用于评价的标本是简单、快速、

表 4.2
生殖器活检

- 事先告知患者活检可能不会给予患者明确的诊断，但它会提供更多的信息，并排除恶性肿瘤。
- 对于害怕活检的患者，在局部麻醉前进行阴部麻醉。
- 用 1% 利多卡因和肾上腺素麻醉，然后等待 10 min，让肾上腺素产生血管收缩，以尽量减少出血。这一点尤其适用于穿刺活检。
- 仅活检可见异常的部位。
- 尽可能避免中线。
- 对肿瘤、色素沉着病变或坚硬的皮肤进行穿刺活检。
- 考虑对浅表皮肤病、水疱或糜烂进行刮削活检。
- 将皮肤活检标本送给皮肤病理学家。
- 列出病理的鉴别诊断。
- 使用 ISSVD 组织学分类来解释非诊断性、描述性的活检结果。

安全和相对无痛的。然而，如果在患者中呈现非特异性形态的炎性皮肤病，则可能在活组织检查中表现出非特异性组织学形态。

由 ISSVD 确立的对皮肤病组织学的分类，允许临床医生在没有确定的组织学诊断的情况下进行鉴别诊断（见附录）。例如，当病理报告不能明确诊断而仅能将组织学图像描述为"苔藓样"时，临床医生可以参考诊断的可能性。附录列出了扁平苔藓和硬化性苔藓的主要区别点。

选哪里进行活组织检查？

皮肤活组织检查的有效性取决于是否选择了正确的样本区域，而样本区域的选择则取决于疾病。

对于糜烂性或溃疡性病灶，由于上皮的缺失，使许多皮肤病无法明确诊断，最好从边缘进行活检。同样，对于起疱的状况选取样本时应该包括水疱边缘。如果存在小囊泡，则可以将其整体移除。对肿瘤组织进行活检时，如从最厚的区域活检，有时可能需要进行多次活检。通常，丘疹或斑块的活组织检查应仅包括涉及的皮肤。老化的皮肤或者正在愈合的病变通常不是适于活检的部位。

当皮肤没有变化时，活组织检查也就无用了。例如，如果患者有疼痛，但没有可见的皮肤异常变化时，是不能从活组织检查中获益的。这种情况包括经常出现在女性前庭或某些男性阴囊中的轻度红

斑。当有疑问时，可以进行活组织检查以评估客观炎症的存在。但要注意，正常皮肤的活组织检查通常也会产生轻度非特异性慢性血管周围炎症，伴有棘层和角化过度。因此，活检时不应将轻度炎症误诊为临床疾病。

如果可能，活检时应避免中线和皮肤皱褶的区域，这些区域愈合能力差。

通常，只有存在具有不同形态的病变时才需要多次进行活组织检查。然而，对于恶性肿瘤，多次活组织检查是确定肿瘤厚度的最佳方法。

麻醉

无论采用何种皮肤活检技术，都需要进行局部麻醉。可以通过使用 30 号针头的注射器在活组织检查部位下用 0.5 ~ 1.0 ml 1% 利多卡因和肾上腺素渗透皮肤来快速实现。肾上腺素大约在 10 min 内会产生血管收缩，有助于防止疏松结缔组织区域的出血和淤伤。为了防止缺血，在深度注射时应避免使用肾上腺素，如阴茎干上的阻滞，但是肾上腺素用于浅表皮肤活检的麻醉耐受性良好。

对于特别焦虑的患者，可以用新一代强效局部麻醉剂预处理，如 2.5% 利多卡因 / 2.5% 丙胺卡因或 4% 利多卡因乳膏。将乳膏厚厚地涂抹在生殖器皮肤和黏膜上 20 ~ 30 min，以麻醉皮肤。如果患者要进行活组织检查，每 15 min 应用一次麻醉剂持续约 2 h，可以使麻醉更有效（Lynnette Margesson，MD，personal conmunication）。但由于吸收风险增加，所以不应将这些药物用于阴道内。

活组织检查技术

对于外生殖器和肛周区域的皮肤，可以通过打孔活检、刮削活检、剪刀切除或使用子宫颈活检钳进行取样。另一种有用的技术是使用锋利的刮匙刮削活检。

方法的选择取决于所考虑到的疾病和所在位置。虽然一些临床医生会将这些活检钳用于外阴，但是这里我们不做过多讨论，因为这种方法会破坏组织，会干扰诊断，并且钳夹的样本通常比所需要的大。打孔和刮削活检技术可以获取更小的样本和更精确的采样，而且也不会对组织产生挤压破坏。

打孔活检可以对皮肤的各个层次进行采样——

表皮、真皮和皮下脂肪。因为病变的基底对诊断和评估肿瘤的预后至关重要，所以可通过打孔活检对色素沉着病变、硬化病变和疑似肿瘤进行分析。可以使用直径大于病变的打孔完全切除小病灶。打孔器是圆柱形刀片（通常为 3 ~ 5 mm），被用于麻醉的组织。通过旋转运动和轻微的向下压力，打孔器切穿表皮并进入脂肪厚度，直至到达活检器械的中心（图 4.12A、B）。通常活检的样品仍保持附着在基部，应当注意不要在将组织抬起并且剪断基部时压碎组织。可将保留的组织钩住并用针提起，不要用钳子钳夹，使用弯剪刀贴着活检组织的基底部，将样本从基底部分离（图 4.13）。许多临床医生用线

将穿刺活检部位缝合起来，而有的人则留下小缺口。使用的缝合材料取决于病变的位置和大小。通常，对角化的毛发皮肤用质硬的不吸收缝线缝合如尼龙。然而，对湿润黏膜和化生黏膜，可以用更舒适、柔软、可吸收缝线如糖蛋白酸缝线缝合。也可以使用柔软的不吸收缝线，如需要拆除的丝线。然而，这样的丝线更易发生细菌感染，并且需要及时拆除不吸收缝线。

刮削活检比全层穿刺活检更为表浅，可用于浅表皮肤病，如疑似硬化性苔藓和扁平苔藓。如果预计穿刺活检时旋转会使脆弱的大疱边缘或糜烂受到损伤，也可以使用刮削活检。刮削切除术也被用于

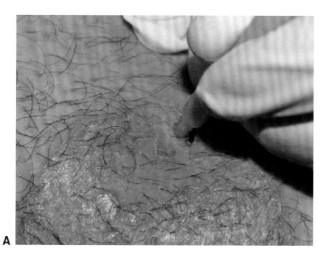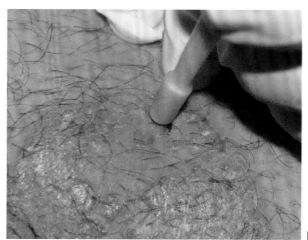

图 4.12　对 A 和 B 进行穿刺活检时在较厚的皮肤上能够取得良好的标本，通常要将穿刺器械旋转至穿透皮肤而形成小的皮肤岛

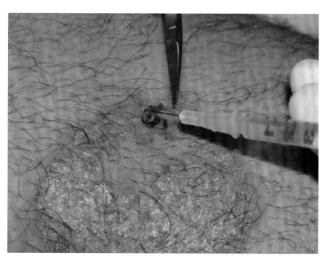

图 4.13　当穿刺活检的皮肤标本仅剩基底部相连时，可以用针而不是用钳子稳定标本，然后用弯剪刀将标本沿基底部剪下来

去除良性外生性病变，如皮肤赘生物、疣或脂溢性角化病。刮削活组织检查的优点是可以产生更浅表的活检部位。该部位出血少，愈合更快，不需要缝合。缺点是临床医生需要有足够的经验，以确保活检时获取足够深度的样本。如果仅取到表皮，通常是不能进行诊断的。

传统的刮削活检中使用的是 15 号手术刀片或双刃剃刀（图 4.14）。将皮肤捏成紧张的皮丘，从而使取样达到真皮，但不透过真皮。这样就没有伤口裂开，不需要缝合，并且瘢痕最小。将氯化铝、氯化铁或亚硫酸铁作为化学烧灼剂用于刮削活检部位的基部，可以使组织损伤比电烙术或硝酸银更轻。

刮削活检很难在薄的、脆弱和光滑的皮肤上进

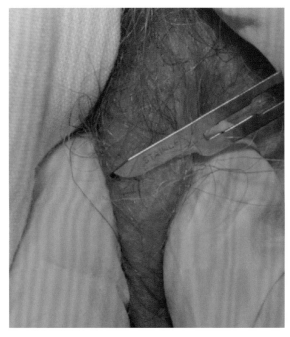

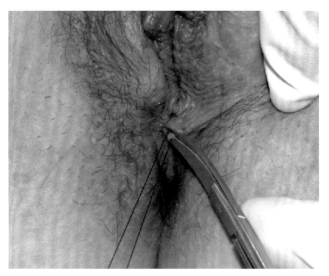

图4.16　然后用缝线将皮肤拉紧，通过弯虹膜剪能选择所需要的精确位置和深度剪断皮肤

图4.14　传统的刮削活检主要是在干燥、角质化的皮肤上进行的。可以用手指抓住这些皮肤并轻轻地捏成紧张的皮肤褶皱

行，比如外阴的非毛发部分或未行包皮环切术的龟头或内包皮。这种活检有两种修改方法，而使其更方便。用弯虹膜剪剪除组织是刮削活组织检查的一种改进，对表面病灶较为有用。为了避免镊子夹取脆弱皮肤，可以使用5-0或6-0缝线穿过皮肤（图4.15），然后将缝线提起皮肤，用弯虹膜剪剪掉外提的皮肤（图4.16）。刮削活检的另一种技术改进是用一次性尖锐刮匙取样。对大多数操作而言，3号刮匙是比较适合的尺寸，可以将皮肤拉伸并稳固，然后

使用刮匙刮取一块皮肤（图4.17A、B）。

阴道活检更具挑战性。当阴道前壁或阴道后壁由于膀胱膨出或直肠前突而外露时，可以用与外生殖器相同的方式对活检处进行穿刺活检。而临床更常见的是很难直接接触阴道壁。对于大多数阴道活检而言，需要使用宫颈活检钳。活检时先阴道麻醉，然后在近端阴道使用活检钳。钳子通常与阴道壁成一定的角度，否则活检钳很容易从阴道壁滑落。在需要时，可以使用皮肤钩或牵引器来固定阴道壁以防止其滑落。

对于可能涉及皮下组织的炎症，如疑似大血管炎、坏死性筋膜炎或脂膜炎（脂肪炎症），需要进行深切口活检或手术探查。

醋酸试验

使用5%醋酸（白醋）可使任何厚的或过度角化的上皮发白。该技术最初被用于早期识别微小的HPV感染，从而早期、完全地治疗（图4.18）。

然而，所有过度角化或炎症反应性上皮都会在醋酸的作用下发白，因此这个反应并无特异性，并且正常女性在延长醋酸的应用时间后也会出现外阴皮肤发白（图4.19）[2]。应用醋酸后会产生灼烧感，许多临床医生因醋酸试验的特异度较差而不推荐该操作。实际上，有临床表现的HPV感染仅通过肉眼观察即可准确评估，而其对亚临床感染的识别和治疗意义还尚不明确。醋酸试验对评估高级别鳞状

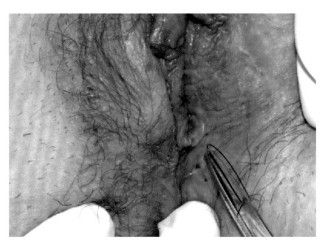

图4.15　对刮削活检来说，很难捏住非常薄的皮肤，所以用缝线固定皮肤，从而可以避免用钳子抓取挤压组织

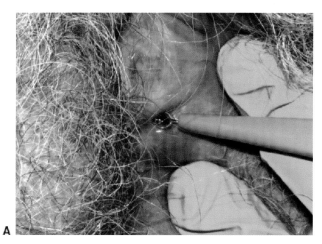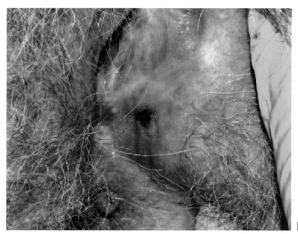

图 4.17 另一种获得包括表皮和部分真皮的刮削活检方法是使用锋利的一次性 3 mm 刮匙，由此也避免了钳子产生的挤压伪影

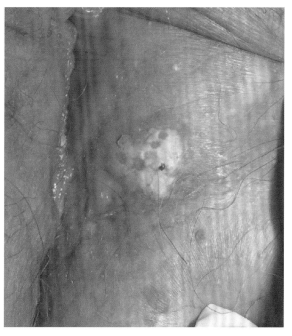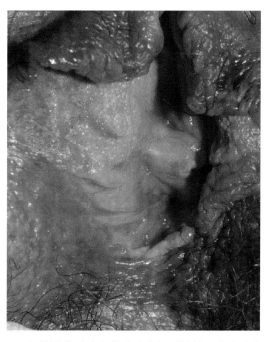

图 4.18 应用 5% 醋酸会使扁平、角化过度的病灶更清晰，如图示的疣或高级别鳞状上皮内病变

图 4.19 即使没有过度角化疣或高级别鳞状上皮内病变，在正常湿润化的黏膜或黏膜上应用醋酸也会使皮肤变白

上皮内病变的范围非常灵敏，但特异度较差。肯定的是，对于醋酸白改变仍需进一步活检来明确诊断，而多数外阴病医生并不使用醋酸检查。

伍氏灯检查

伍氏灯是一种手持设备，含有一个滤光器，可以阻挡波长 320 ~ 400 nm 以外的所有低强度紫外线。伍氏灯最初被用于检测头皮的真菌感染，但它目前更多地被用于识别其他疾病。对妇科医生而言伍氏灯并不常用，最初仅被用于红癣的检查，但对体癣、花斑癣和表皮色素沉着症的检查偶有意义。

红癣是由微小棒状杆菌（*Corynebacterium minutissimum*）引起的间质感染，在伍氏灯下产生明亮的珊瑚红色荧光。这种荧光是水溶性卟啉的结果。但如果最近清洗了该区域，则荧光可以为阴性。

一些不常见的皮肤真菌，如小孢子菌（*Microsporum audouinii*）、犬毛癣和毛癣菌（*Trichophyton schoenleinii*）可产生蓝绿色荧光，而大多数浅表真菌感染不发出荧光，比如股癣通常不产生荧光。

花斑癣主要表现为躯干色素减退或色素增多的

鳞片状斑块，偶尔可见于腹部和大腿。伍氏灯会使磨损更明显，有时也会有明显的暗绿色荧光。

伍氏灯检查可帮助我们定位黑色素。表皮中的黑色素吸收长波紫外线，因此在伍氏灯下表皮色素沉着加重，而真皮色素相对不明显。在炎症后的色素沉着中，黑色素在表皮下和噬黑色素细胞中的表现与周围皮肤的颜色差异很小。然而，在黑色素瘤、生理性色素沉着和雀斑中的表皮色素是加重的。此外，对于白癜风的脱色，由于表皮中黑色素的丢失而在伍氏灯下十分明显，而诸如炎症后色素脱失之类的色素丢失则与周围皮肤几乎没有对比。

可惜的是，绒毛和一些外用药物等常见的异物也会发荧光，所以单纯有荧光表现是没有意义的。只有当特异的荧光的表现与某一疾病的临床表现相符时，该检查才有意义。

治疗

皮肤病变的床旁诊断通常有赖于经验来全面分析，但普通的门诊治疗简单而安全，细心的全科医生即可进行操作。初级保健人员可进行皮损内注射皮质类固醇和冷冻治疗。

冷冻治疗

冷冻治疗是冷冻破坏组织，使细胞内液结晶，随而溶解，从而导致细胞死亡。快速冻结和缓慢解冻可以使破坏最大化。黑色素细胞是皮肤中对低温最敏感的细胞，其次是角质形成细胞，最后是成纤维细胞。因此，冷冻治疗可能带来永久的皮肤色素减退，尽管偶有治疗后色素沉着，但通常是一过性的。一般来说，冷冻治疗简单、安全而有效，即使由没有经验的医生来操作也可行，但是不同皮肤病变的消融所需的冷冻时间并不相同，这取决于病变的位置、大小和细胞来源，所以需要医生有一定经验才能做好。

液氮是皮肤科最常用的冷冻剂，其温度为 –196 ℃。液氮最常用的方法是用棉拭子轻轻接触病变或手持式喷洒装置，喷嘴指向皮损的中心，并给予短暂的喷发。

外生殖器的冷冻治疗仅限于治疗疣、传染性软疣和脂溢性角化病，以及由有经验的临床医生在特定情况下治疗高级别鳞状上皮内病变[3]。应避免对雷诺病和冷性荨麻疹患者应用该治疗。外阴部位未经活检的色素性病变和可疑恶性或破坏性肿瘤，通常不适于进行冷冻治疗。这类病变更适合进行可以评估切缘的手术切除治疗。

病变内皮质类固醇治疗

一些炎症，如发炎的表皮囊肿或阿弗他溃疡，由于病变过深而导致表面外用的皮质类固醇对其无效，但注射皮质类固醇往往能迅速清除病灶。皮损内注射皮质类固醇既可以避免大量口服激素导致的全身暴露，还可以避免外用的皮质类固醇乳膏从治疗病变处外溢而导致周围皮肤萎缩。此外，对增生性瘢痕或痒疹结节之类的增厚区域而言，注射皮质类固醇比局部用药可以更快地出现反应性变薄。

一些患者更希望在注射前进行局部麻醉。可从术前 2 h 开始每 15 min 一次看情况使用 2.5% 利多卡因、2.5% 丙胺卡因乳膏或 4% 利多卡因乳膏，以减轻不适。对于发炎病变，可使用 10 mg/ml 曲安奈德用生理盐水稀释到大约 3.3 mg/ml 的浓度，并用 30 号针将 0.2 ～ 0.5 ml 3 mg/ml（0.6 ml 生理盐水和 0.3 ml 曲安奈德生理盐水）的液体注射到发炎区域。炎症性囊肿通常在 1 天内即可改善，而更顽固的炎症如扁平苔藓可能需要 2 周（图 4.20）。曲安奈德不应与利多卡因混合，否则会比单用曲安奈德产生更

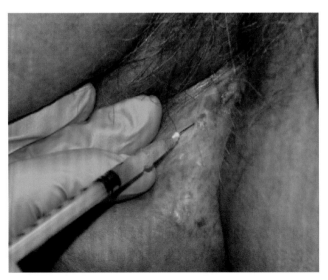

图 4.20　用 30 号针头注射曲安奈德到病变中心是病变内注射皮质类固醇的常用方法

多的烧灼感。

对于肥厚性病变，需要注射 10 mg/ml 未稀释的曲安奈德，以减轻病变厚度，并利用其副作用使其萎缩。可能的不良反应包括皮肤表面的暂时性萎缩以及色素减退。通常是可逆的，但也不绝对。

参考文献

1. Lowe NK, Neal JL, Ryan-Wenger NA. Accuracy of the clinical diagnosis of vaginitis compared with a DNA probe laboratory standard. *Obstet Gynecol.* 2009;113(1):89–95.
2. Ferrari A, Zalaudek I, Argenziano G, et al. Dermoscopy of pigmented lesions of the vulva: a retrospective morphological study. *Dermatology.* 2011;222:157–166.
3. Ronger-Savle S, Julien V, Duru G, et al. Features of pigmented vulval lesions on dermoscopy. *Br J Dermatol.* 2011;164:54–61.

第五章
皮肤色素性皮损

Peter J. Lynch 著，钞晓培　李文慧　李静然 译，谭先杰　李静然 审，张　军 校

"皮肤色变"是指颜色与周围正常皮肤颜色相同的病变。因此，在色素沉着的人中，皮肤色变病损的病变是棕色的。同样，在粉红色或红色黏膜表面上的皮肤颜色病变也是粉红色或红色。皮肤色变病损可以是良性，也可为恶性。

生殖器疣

生殖器疣是由人乳头瘤病毒（HPV）感染引起的。它们是常见的良性肿瘤，但意义重大，因为：（a）它们具有传染性；（b）某些 HPV 类型与恶性肿瘤发展存在关系；（c）目前我们无法从已感染的组织中清除潜在的 HPV。单纯疱疹病毒（HSV）只有两种病毒类型——HSV1 和 HSV2，而 HPV 有 200 多种类型[1]。

临床表现

大多数肛门生殖器 HPV 感染主要是亚临床（无症状）表现，只有很小比例（约10%）的感染者会发展成生殖器疣和癌前病变[2]。由 HPV 引起的无症状肛门生殖器感染极为常见。大多数性活跃的个体一生中至少会感染一次[3]。此外，大约20% 的十几岁末和二十岁出头的女性有 HPV DNA 感染的分子证据[4]。这一比率随着年龄的增长而降低，在老年女性中下降到大约5%。毫不奇怪，在囚犯、性传播疾病（sexually transmitted disease，STD）诊所就诊的患者和男男同性恋等特殊群体中，HPV 感染的比例更高。少数几个针对男性的研究显示出很大的差异，但其平均患病率与女性相似。在世界范围内，有症状的肛门生殖器感染（肛门生殖器疣和癌前病变）在男性及女性中的患病率为 0.1% ～ 5%[5]。这些数据表明，HPV 感染是全世界最常见的性传播疾病[2]。

HPV 感染是可传染的，感染病毒的主要危险因素与性活动有关。具体而言，感染的风险与性伴侣的数目以及最近新的性伴侣的关系最大[2]。大多数 HPV 感染是通过阴道和肛门性交发生的，但是其他形式的与皮肤接触的性活动也导致高传播率。相比之下，在患有肛门生殖器疣的儿童中，大多数是通过非性接触形式传播的[6]。使用避孕套和采取男性包皮环切术似乎降低了传播的风险。

生殖器疣主要有四种不同形态学的变体。在持续潮湿的地方发现的生殖器疣往往是皮肤样颜色、丝状（如高而窄的）伴或不伴有刷状尖端形态的疣（图 5.1）。这种变体被恰当地称为"尖锐湿疣"。严格地说，这是该术语唯一应该使用的变体。发生在肛门生殖器区域的第二种变体是寻常疣（常见疣）

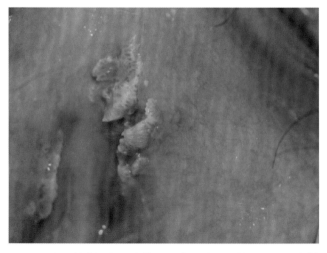

图 5.1 这些簇状生长的疣体长而尖，有丝状外观，称为尖锐湿疣。由于潮湿，这些尖端黏合在一起

（图 5.2）。这些疣在颜色上与皮肤相同，在外观上与手疣相似。它们大约与手疣一样宽（5 ~ 10 mm），并且因为它们是隆起于皮肤且存在鳞片，因而即使不可见，也有可触及的粗糙表面。位于肛门生殖组织干燥面的表面光滑、平顶的丘疹（宽度大于高度）代表第三种变体（图 5.3）。这些丘疹的直径通常为 3 ~ 15 mm，但个别的可以合并形成直径几厘米或更大的丘疹。它们既可以出现在潮湿的表面，也可以出现在干燥的表面。这些平顶疣通常是皮肤色的，也可以是粉红色、红色、棕色或黑色的。直径 2 ~ 4 cm 的大球形疣则是第四种变体（图 5.4）。它们表面光滑，但通常像菜花，颜色可以为肤色、粉红色或红色。这种类型的病变通常被称为巨大尖锐湿疣或 Buschke-Lowenstein 瘤。

生殖器疣最常见于 16 ~ 25 岁。虽然通常生殖器疣是无症状的，但偶尔会产生瘙痒和刺激。受感染个体所发生的病变的数量和大小可能取决于宿主对病毒感染的免疫抵抗。因此，一些具有良好免疫应答的个体可能仅具有可自发消失或对治疗反应迅速的小病灶。其他患者则表现为大大小小多个病灶，并且对几乎所有的治疗尝试都无效。

在男性，大多数生殖器疣见于阴茎干，累及龟头、包皮、阴囊、腹股沟、尿道周围或尿道内区域者较少见。肛周和肛门疣更常见于与男男同性恋者，但也可以见于异性恋男性。在女性，生殖器疣最常见于阴道口、阴道前庭和肛门生殖器周围皮肤。50% 的外阴疣女性有宫颈 HPV 感染的证据。女性可能会发生肛周湿疣，并且毫不疑问，在这个部位长疣的人最可能是那些尝试接受肛交的人。

诊断

通常肛门生殖器疣的诊断以临床为基础。然而，对于顶部平整、表面光滑的疣及巨大尖锐湿疣则需要进行活检。对这两种病变进行组织学检查是必要的，因为原位癌或浸润性鳞状细胞癌（squamous cell carcinoma，SCC）可能存在于这些外观正常的疣中。

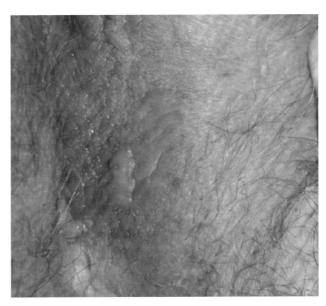

图 5.3　扁平疣的宽度大于高度，表面光滑，皮肤改变可能非常细微。通常只有敏锐的眼睛才能发现，但醋酸染色后可变得明显

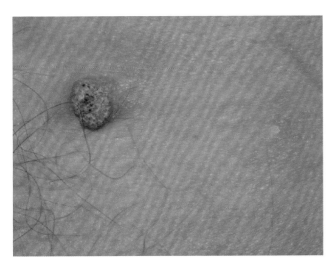

图 5.2　这个疣体是典型的寻常疣（如手疣）。它的宽度与高度相等，表面粗糙

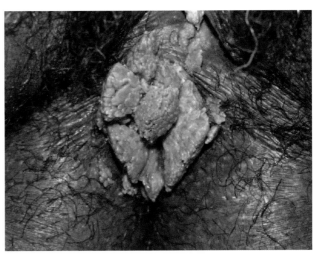

图 5.4　很大的菜花样疣体称为巨大尖锐湿疣或 Buschke-Lowenstein 瘤

一些临床医生在视诊前将 5% 醋酸（普通醋）涂在肛门生殖器区域几分钟。变白的区域是有疣的地方，但该检测方法的特异度和灵敏度都不够高，因此不推荐使用这种技术 [7]。可采用低功率放大的放大镜，有助于检测小病灶的放大镜通常环绕圆形荧光灯泡，妇科医生和皮肤科医生有时用阴道镜或皮肤镜检查肛门生殖器区域。我认为这没什么用处，反而大大增加了检测的时间和成本 [7]。与宫颈涂片相类似的细胞学涂片有助于诊断可疑的肛门 HPV 感染，并且高度推荐用于免疫抑制患者的肛门检查。对于与男男同性恋（MSM）并且人类免疫缺陷病毒（HIV）阳性的男性尤其如此。

通过活检可以确认生殖器疣的临床诊断。组织学特征包括不同的棘皮改变，通常伴有网状凸起伸长。存在挖空细胞（具有暗染核固缩的空泡细胞）有助于诊断。真正的挖空细胞几乎存在于表皮的全层。不擅长皮肤病理学的病理学家常常夸大这一特征，没有认识到散在的空泡细胞（通常没有核改变）通常存在于肛门生殖器组织中。已有将近 200 种用于确定特定 HPV 类型的商业分子检测法 [1]。然而，这增加了巨大的成本，并且很少改变患者的治疗或随访。目前，美国疾病预防控制中心（CDC）不推荐将分子检测用于肛门生殖器疣 [8]。由于 HPV 不能在人工培养基中生长，因此不能进行病毒培养。

对生殖器疣进行鉴别诊断时必须考虑多种情况。女性前庭乳头状瘤病常被误诊为 HPV 感染。在这种情况下，在患者的阴道前庭内有紧密排列成鹅卵石样图案的微小半球形丘疹（图 5.5）。这种前庭乳头状瘤病是一种不需要治疗的正常生理变异。在男性，类似变体包括环绕阴茎头冠的一两排珍珠状阴茎丘疹（图 5.6 和图 5.7）。其他需要鉴别的疾病包括传染性软疣、普通皮赘、淋巴管扩张（图 5.8）和皮脂腺肿大（Fordyce 斑）（图 5.9、5.10）。如前所述，原位癌和浸润性鳞状细胞癌可以具有表面平整或大球状疣样外观（图 5.11）。

病理生理学

生殖器疣是由感染 HPV 类型 α 属中大约 65 种 HPV 中的一种或多种引起的。该属的病毒可以在免疫活性个体中造成潜伏（无症状）感染以及良性或恶性黏膜和皮肤病变 [1]。这些 α 乳头状瘤病毒进一

步分为"高危""危险度不定"和"低危"类别。这三类中的任何一种病毒均可能导致肛门 – 生殖器的感染。

潜伏期变化很大，但平均潜伏期约为 3 个月。大约 90% 的生殖器疣是由四种 HPV 感染引起的。绝大多数感染是由低危型 HPV 6 和 HPV 11 引起的，其余大部分是由高危型 HPV 16 和 HPV 18 引起的。在临床上不可能确定哪一种 HPV 是引起生殖器疣的原因。同时感染多种 HPV 类型是相当常见的。

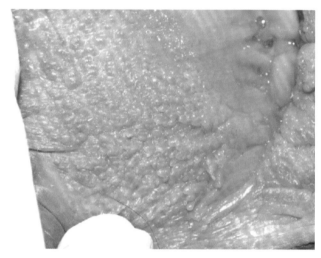

图 5.5　外阴乳头状瘤病通常容易与尖锐湿疣混淆。与尖锐湿疣不同，这些柔软的管状突起顶端圆钝，底部不融合，且呈不对称分布

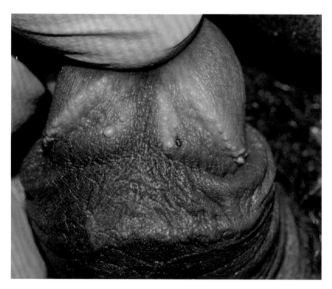

图 5.6　这些不连续、肤色或低色素的圆顶状丘疹形似珍珠，因而称为阴茎珍珠样丘疹。两侧系带的粉红丘疹代表 Tyson 腺体

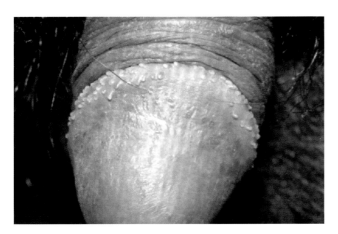

图 5.7　阴茎珍珠样丘疹在冠状沟边缘呈一排或几排分布

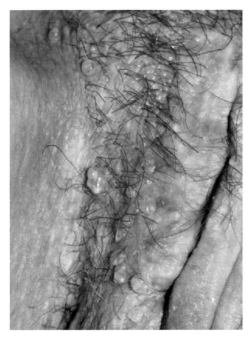

图 5.8　淋巴管扩张是由扩张的淋巴腺突出表面形成菜花样外观，容易与尖锐湿疣和水疱相混淆

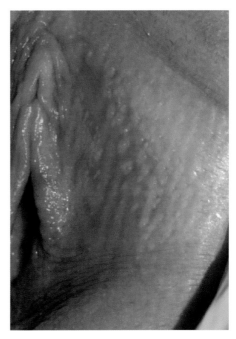

图 5.9　这些散在的肤色或黄色 Fordyce 斑代表小阴唇内侧的异位皮脂腺，有时与尖锐湿疣相似

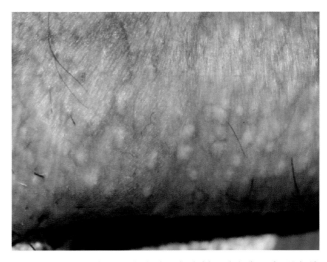

图 5.10　阴茎上突出的皮脂腺也与尖锐湿疣相似，但形态单一、分布均匀，容易做出正确诊断

生殖器疣	诊断

- 15 ～ 30 岁性生活活跃的人。
- 四种临床疣：丝状疣、寻常疣、顶部平整的丘疹或斑块，以及大球形结节。
- 病损皮肤可以是粉红色、红色、棕色、黑色或正常的皮肤颜色。
- 可通过活检确认诊断并排除恶性病变。
- 在女性患者中寻找宫颈病变，在与男男同性恋者中寻找肛周病变。

在未经治疗的女性中 HPV 感染持续时间的数据

几乎完全局限于免疫功能正常女性的宫颈感染。这些数据表明，对于宫颈 HPV 感染，50% ～ 90% 的女性将在 1 年内自发清除感染。对于无症状 HPV 感染的男性，其清除率相似。与由高危型 HPV 引起的感染相比，低危型 HPV 引起的感染被清除得更快。年轻个体的清除速度也比年长者快。

当产生 HPV 特异性免疫应答时，自发清除就发生了。抗 HPV 抗体逐渐出现在某些个体中，但

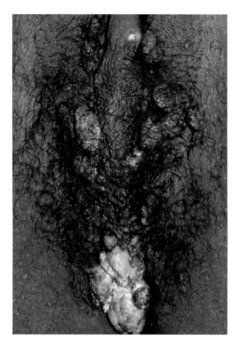

图 5.11 有些 HPV 类型容易感染外阴、阴茎、肛周和宫颈，对于任何特别大或不典型的疣体应切除活检，以明确鳞状细胞癌或非典型病变（HSIL）

并不是所有个体都会出现。细胞免疫（cell-mediated immune，CMI）反应似乎比体液免疫更重要。这是根据三个观察得出的。第一，抗体反应的效价和时间与疣的消除没有很好的相关性；第二，许多临床可见病变的患者血清抗体为阴性，而许多血清阳性的患者没有临床可见的感染；第三，细胞免疫抑制的个体更容易受到感染，尤其是那些 HIV-AIDs 患者。感染后，病变数量较多，很少能自发清除病变。

治疗

如前所述，生殖器疣可自发消退，特别是在儿童和年轻人中。如果出现了生殖器疣，平均需要几个月的时间自发消退。相反，含有高危型 HPV 的疣和发生在免疫抑制患者的疣可能无限期地留在原处。尽管有可能消退，但对大多数肛门生殖器疣应该进行治疗，以减少通过性活动引起的感染。这一点尤为重要，因为临床上无法确定哪些疣含有异常病灶。然而，值得注意的是，治疗只能根除可见的病变，潜伏的病毒会无限期地存在。因此，不管采用何种治疗方法，潜伏的病毒感染会导致较高的复发率。

在考虑治疗方案之前，临床医生应该考虑是否进行一个或多个病变的活检。如前所述，对平顶疣

（不论颜色）和大的球状疣应进行活检，因为可能存在原位癌或浸润性 SCC。对于平顶疣可进行剔除活检，而对于大的球状疣应首选切除，因为对这些大病灶活检漏诊的风险更大。丝状疣和类似手疣的寻常疣（见前文）可以不经活检而直接治疗，因为出现异常的概率非常低。

针对该病的治疗有多种方法 [8,9]。对于每一个患者都要进行个体化治疗，因为没有哪种单一的治疗是普遍适用的。治疗过程中的首要事项之一是对患者进行病毒感染的传染性方面、治疗后复发的可能性以及在某些情况下恶变可能性的教育。在完成此操作之后，应寻求患者的意见，以确定治疗是由患者（以患者为基础的治疗）还是由临床医生（以临床医生为基础的治疗）主导进行。

有三种处方药物可用于以患者为基础的治疗：0.5% 普达非洛，3.75% 或 5% 咪喹莫特，或 15% 中华儿茶素（绿茶多酚 E，酚瑞净）。普达非洛溶液或凝胶（Condylox），每天 2 次，持续 3 天，随后 4 天不治疗。这种方案可以进行 4 周，禁用于怀孕期。5% 咪喹莫特乳膏（Aldara）隔天 1 次，持续 16 周。3.75% 咪喹莫特乳膏（Zyclara）每天 1 次，持续 16 周。15% 中华儿茶素药膏（酚瑞净）每天 3 次，持续 16 周。以上四种药物均可能出现红肿、灼伤、疼痛和侵蚀等副作用。这四种药物具有相似的清除率（约 50%）和复发率（25% ～ 35%）[9]。

以临床医生为基础的治疗可以是药物或手术。有两种医学方法可用。对于第一个，25% 鬼臼毒素每周 1 次或 2 周 1 次。由于非标准化的鬼臼毒素制剂、不同的治愈率以及存在刺激和疼痛的重大问题，现在这种方法很少用。第二种方法，可以在诊室每隔 2 周或 3 周予患者三氯乙酸或二氯乙酸（两者的浓度均为 80% ～ 90%）治疗。据报道，该方案的清除率为 70% ～ 80%，但复发率与前述以患者为基础的治疗相似 [9]。烧灼对患者来说是比较麻烦的，如果用得太多，可能会形成溃疡。然而，对于治疗数目较少且面积较小的相对非角化疣，可以采用这种方法。

以临床医生为基础的手术治疗包括冷冻治疗、电外科破坏、激光治疗和外科切除。进行冷冻治疗时，通常每 2 ～ 3 周于患处喷洒液氮（或用棉签蘸取液氮涂抹患处）。电外科破坏（电灼，电干燥）是在局部麻醉下进行的。也可以使用环路切除或双极

Bovie 型装置的其他电外科方法。也可以考虑激光治疗，通常使用 CO_2 激光器，但是这种设备的成本导致治疗费用非常高。手术切除通常采用切向剃刮或剪刀剪切技术，很少考虑椭圆形切除。这三种治疗方法的清除率为 80% ～ 90%，但复发率仍然很高。手术治疗的缺点包括需要局部麻醉，可能继发感染，以及愈合时间可能较长。

选择何种药物或手术方法取决于患者的偏好以及临床医生的经验水平。对于大多数患者，我更喜欢用电外科破坏或用剪刀、切向剃须刀进行切除。如果存在持续出血，可以通过对基部进行非常轻微的电外科手术来止血。这两种方法由来已久且价格低廉，不依赖于患者的依从性。此外，一般只需要一次门诊访视。患者在离开门诊时知道自己治疗有效。当然，如果疣的数量较多和（或）很大，可能需要每月分期根除。

儿童的肛门生殖器疣可能表示存在性虐待。然而，对于 2 岁以下的儿童，通过性接触传播的可能性很小。低龄幼儿的肛门生殖器疣可能是由正常的父母接触所致，或者从受感染的产道获得的。对 4 岁以上的儿童应有更大程度的关注。在任何情况下，必须由经验丰富的临床医生或其他熟练的谈话者对所有患有生殖器疣的儿童进行调查。

最好的治疗生殖器疣的方法首先是防止发生。在过去十年中，美国 FDA 批准了 3 种 HPV 疫苗。包括二价疫苗（Cervarix），主要针对与恶性肿瘤发展有关的两种最常见的 HPV 类型——HPV 16 和 HPV 18，四价疫苗（Gardasil），以及针对 HPV 16 和 HPV 18 以及 HPV 6 和 HPV 11 的疫苗。后两种是引起良性肛门生殖器疣最常见的 HPV 类型。最后，9 价疫苗（Gardasil-9）除了覆盖上述 4 种 HPV 类型外，还覆盖了另外 5 种 HPV 类型（HPV 31、HPV 33、HPV 45、HPV 52 和 HPV 58）。这 5 种 HPV 类型导致相当数量的宫颈恶性肿瘤和在其他肛门生殖器部位发生的较小数量的恶性肿瘤。二价疫苗只推荐给女性，而另外两种疫苗同时推荐给男性和女性[2]。

这三种疫苗都通过肌内注射给药，注射周期为 6 个月。在第一剂后 2 个月和第 6 个月进行第二次和第三次注射。虽然推荐使用三剂，但有证据表明，即使是一剂或两剂，也能产生惊人的保护效果[10]。这三种疫苗最好在性行为开始前接种，因为一旦感染 HPV（无论是潜在性感染或者临床可见的感染），这些疫苗将无法起到作用。FDA 允许 9 岁时接种疫苗，免疫实践咨询委员会（Advisory Committee on Immunization Practices，ACIP）建议 11 岁或 12 岁时接种疫苗[2]。对于未接种过疫苗的 13 ～ 21 岁男性和 13 ～ 26 岁女性，推荐接种疫苗（以预防尚未感染的 HPV 类型的感染）。不幸的是，对于生活在政府或健康保险未涵盖疫苗接种国家的人来说，这三种疫苗的成本仍然很高。例如，在美国三剂方案的费用约为 500 美元[10]。

这些疫苗的安全性非常好，迄今为止没有发现任何严重的安全问题[2,10]。不建议孕妇接种疫苗，但对于存在免疫抑制的人来说接种是安全的。HPV 疫苗接种的效果非常好。既往没有 HPV 感染史的患者接种疫苗后，HPV 相关恶性肿瘤的预防率为 95% ～ 100%[11]。当将四价疫苗用于 HPV 未感染者后，其对肛门生殖器疣的发展也有近 100% 的保护作用[11]。这种保护至少持续 10 年[10]。不幸的是，现实情况是接种疫苗的普及率较低，接种也较晚，从而限制了有效性，降低了保护作用。

生殖器疣	诊断

- 家庭治疗：咪喹莫特、普达非洛和绿茶提取物。
- 门诊治疗：液氮和三氯乙酸。
- 门诊治疗：电外科破坏、外科切除和激光治疗。
- 复发或新发湿疣的随访。
- 对儿童肛门外生殖疣患者需确认有无性虐待。

传染性软疣

传染性软疣病毒（molluscum contagiosum virus，MCV）的感染十分常见，并具有自限性。它可以被视为令人讨厌的疾病，而不是对健康或幸福的威胁。该主题的综述发表于 2013 年[12]。

临床表现

传染性软疣是一种常见的感染，主要发生于儿童。发展中国家的发病率可高达 20%，但在其他地方则较低。在 1 ～ 4 岁儿童中，英国和北美的发病率似乎约为每年 0.1% 和 1.5%[13]。全球儿童的患病率平均约为3%[13]。患有特应性皮炎（"湿疹"）的儿童和经常游泳的儿童似乎更易于感染[13]。家庭成员之间可能发生相互传染，但很少发生[12]。成人仅占所有 MCV 感染的一小部分，大多数发生在性活跃的年轻人中。因患病或通过免疫抑制治疗而出现免疫抑制的人更易频繁感染。一旦感染，可能发生更多、更大的病变[12]。男性和女性的感染率相似[12,13]。主要通过皮肤与皮肤接触传播，并且因表皮屏障层的损坏而会促进传播。

传染性软疣的病变可以是正常肤色、粉红色或白色，偶尔表现为直径 3 ～ 10 mm 的半透明半球形丘疹（图5.12）。极少见情况下，在免疫功能低下的患者中可发生巨大病灶。在免疫功能正常的患者一次通常有 15 ～ 50 个病灶。大多数病灶发生于角化的上皮组织，但在极少见的情况下，也可发生在黏膜上。皮肤周围的病变通常在外观上是正常的，但其周围可能发生红肿和湿疹样变化（脐样病变）。有时，在消退阶段，病变会出现红色炎症外观（图5.13）。

传染性软疣的丘疹特征性地具有中央脐凹。然而，许多病变缺乏这一特征，特别是早期和小病变（图5.14）。尽管并不是在每个病变中都可能看到脐凹，但通过仔细检查通常会找到一些脐状病变。有时传染性软疣的丘疹类似于囊泡，因此被命名为"水疣"（图5.15）。传染性软疣通常是无症状的，但有些患者可能会出现轻度瘙痒症。在儿童中病变可能出现在皮肤的任何部位，但最常见的是躯干。由

于性传播，在成人病变最常见于阴阜、大腿内侧和臀部，阴茎和阴唇较少见。

诊断

诊断常依赖于临床表现，尤其是出现脐凹病变时。刮除病变时出现软疣小体可以最终确诊。如果

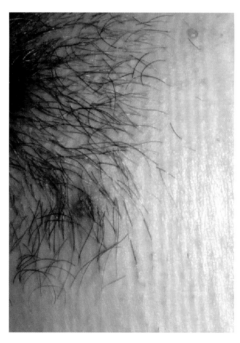

图5.13 有时传染性软疣会发炎并结痂，说明免疫反应已启动并将清除病灶

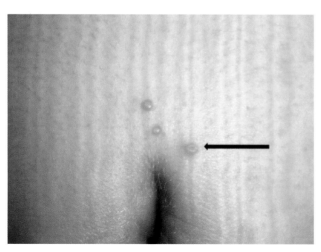

图5-12 肤色的圆顶状丘疹是传染性软疣的特征表现，其中一个病灶有经典的脐凹（箭头）

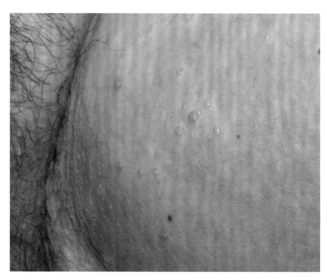

图5.14 并非所有的传染性软疣都表现出典型的中央脐凹，但透亮的圆顶状形态是其典型表现

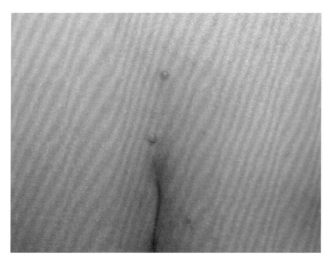

图 5.15　传染性软疣的透亮表面常让人以为是"水疱",因而俗称"水疣"

临床表现不典型,可以进行刮削活检。组织学发现包括由球状病毒蛋白组成的细胞质内包涵体("传染性软疣体")可以诊断。

鉴别诊断包括 HPV 感染(生殖器疣)、疥疮、扁平苔藓和淋巴管扩张。生殖器疣通常不是半球形的,常表面粗糙,不光滑。疥疮的病灶呈特征性分布(网状空间、腋窝皱褶、乳晕和阴茎),通常可见小的线状孔洞。扁平苔藓病变数量较多,多为平顶状,形态较一致。对淋巴管扩张形成的小丘疹和囊泡进行细针刺穿时会发现内含液体。

传染性软疣	诊断

- 小的光滑圆顶状丘疹。
- 呈白色、粉红色、半透明或皮肤颜色。
- 较大的病灶中有特征性的顶部脐状凹陷。
- 消退时可能呈亮红色。
- 通过组织活检或刮削疣体确诊。

病理生理学

传染性软疣是由一种大型 DNA 痘病毒 MCV 引发的疾病。MCV 有四种病毒类型(参见 HSV 的两种)[12]。大多数感染是由 MCV 1 型引起的。这四种类型 MCV 的感染病灶在外观或分布方面没有显著差异。如前所述,传播途径主要是通过皮肤与皮肤的接触传播,但也可能通过接触污染物而感染。病毒

感染后有较长的潜伏期,平均时间约为 2 个月,但也有研究报道的潜伏期要长得多。对 MCV 不能使用人工培养基培养。

解除感染需要体液免疫和细胞免疫反应共同作用[12]。在大多数传染性软疣患者体内可以发现 MCV 抗体,但其出现的时间和滴度水平并不与感染的严重程度或持续时间紧密相关。细胞免疫反应起到了更为重要的抗感染作用。有时细胞免疫反应会表现明显,形成病变部位或周围的炎症反应。细胞免疫的起效有时在临床上表现个体病灶内和周围炎症的发展。一旦出现这种炎性改变,感染通常会在 1 ～ 2 个月内全部消失。

治疗

在免疫功能正常的患者中,未经治疗的传染性软疣病灶可以在 1 ～ 3 个月后自发消退。但是,由于病毒可以"播散"到周围的皮肤或远处部位,因此,陈旧病变在消退的同时会有新的病变出现。感染的总持续时间平均为 12 ～ 30 个月,至少在儿童中[12]。在免疫功能低下的患者中,病变数量会更多,大小的变化范围也更大。自发消退需要更长的时间,甚至可能不会自行消退。在此基础上,针对病变更大、数量更多或持续时间更长的传染性软疣患者进行 HIV 筛查是相对严谨的选择。

所有目前提供的治疗方式都存在这样或那样的问题。特别是在 Chen 等的综述中,作者指出"没有证据充分的最佳治疗的共识"[12,13]。出于这个原因,大多数临床医生建议儿科患者观察随诊,而非进行积极治疗。对于坚持要求治疗的成人患者,可以采用药物或手术方法。最常用的药物治疗包括斑蝥素、三氯乙酸、咪喹莫特和氢氧化钾(KOH)。前两种多由临床医生在医院内使用,后两种可以在家中使用。

在使用 0.9% 斑蝥素时应当格外仔细,尽量避免与周围正常皮肤接触。涂抹间擦部位时必须特别注意,因为残留的汗液可能导致溶液不必要的扩散。对于肛门生殖器区的病变,在治疗区使用宽松的绷带可以防止斑蝥素因摩擦和残留汗液而扩散。许多临床医生建议使用 6 ～ 8 h 后可以将斑蝥素洗掉,但我认为这样做是没有必要的。涂抹斑蝥素后该部位将于 24 h 内出现水疱。水疱表皮脱落 4 ～ 5 天后,病灶也最终脱落。通常需要 2 ～ 3 次重复就诊治疗。

初始使用时是无痛的,因此斑蝥素被广泛用于婴幼儿及儿童的治疗。后期可能出现轻微疼痛和刺激感。治疗的病变清除率高,患者满意度较好[14,15]。

使用85% 三氯乙酸溶液时必须十分小心,避免溶液从丘疹流到正常的皮肤部位。这种治疗方法非常有效,但在使用时会有疼痛感。咪喹莫特可以在家中使用,使用方法与前文生殖器疣中描述的方法相同。家庭治疗减少了就诊的次数,并降低了费用,但这种方法也会出现极大不适感,并且因治疗时间太长而影响患者的依从性。10% 氢氧化钾溶液可以达到咪喹莫特的相同效果,但其副作用更大。

最常用的手术方法是冷冻疗法和刮除术。液氮冷冻疗法与其治疗疣的方法相同。推荐总冷冻时间约为 10 s,这可以在单次冷冻或冷冻 – 解冻 – 冷冻循环中实现。疼痛程度为中等。沿病灶边缘行刮除术也伴有中等程度的疼痛感,但是能够完全清除可见病灶的事实提高了患者满意度。由于存在不适感,仅当病灶数量很少时才使用冷冻疗法和刮除术。正如 Chen 等所指出的,在一项随机试验中,将刮除术与斑蝥素和咪喹莫特进行比较,结果显示刮除术是最有效的,且副作用最小[12]。

传染性软疣	治疗

- 对婴幼儿及儿童病灶密切随诊,无须治疗。
- 院内应用斑蝥素无痛且有效。
- 病灶数目多时使用液氮冷冻治疗。
- 病灶数目少时可刮除。
- 可使用咪喹莫特或氢氧化钾在家中治疗。

扁平湿疣

扁平湿疣是用于描述发生于二期梅毒患者肛门生殖器区域的扁平丘疹和结节的总称。这些病变在普通门诊中并不常见,但在性病门诊中可以时常遇到。涉及梅毒的内容主要在第十一章"溃疡"的"硬下疳"部分,只有扁平湿疣的临床表现及治疗部分在此章讲解。

扁平湿疣是一种边界清晰、面积较大（1 ~ 2 cm）、平顶、湿润、肤色或粉红色丘疹（图 5.16）。当病变位于湿润表面或黏膜表面时,由于需要保留水分,通常呈白色（图 5.17）。病变最常见于外阴及肛周区域,也可见于生殖器和生殖器周围皮肤。与二期梅毒的其他皮肤病变相反,扁平湿疣的病变充满了螺旋体,并且有很高的传染性。扁平湿疹通常伴有二

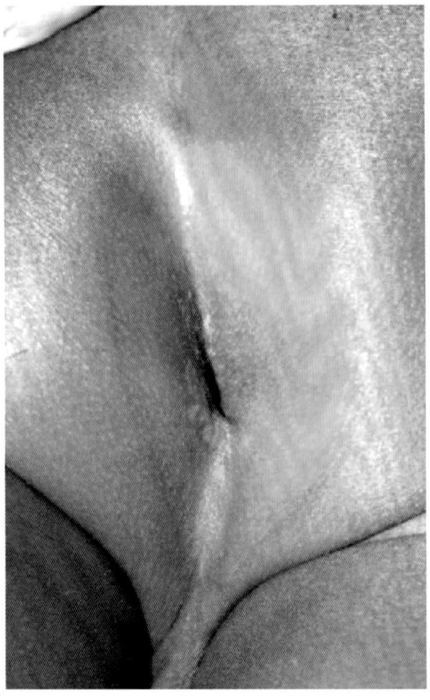

图 5.16　这个小男孩被误诊为生殖器疣,但扁平的形态是扁平湿疣的典型改变

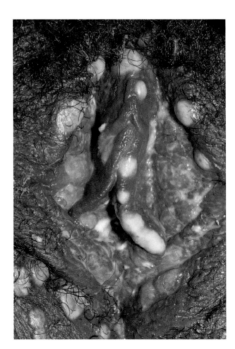

图 5.17　潮湿部位的扁平湿疣的表面常常呈白色

期梅毒的其他症状，如发热、不适和全身淋巴结病。二期梅毒的其他症状还包括躯干上略呈鳞片状的红色丘疹，棕红色手掌和足底丘疹，口腔黏膜上的白色斑块，也可能表现为斑片状脱发。

扁平湿疣患者几乎均表现为快速血浆反应素环状卡片试验（rapid plasma regain，RPR）或性病研究实验室（Venereal Disease Research Laboratory，VDRL）梅毒血清学检测阳性。唯一例外的是严重免疫功能低下者（如艾滋病毒感染的艾滋病患者）或具有高滴度抗体以致呈现所谓的前带现象者。然而，非梅毒螺旋体抗原血清试验阳性后需要进一步行梅毒螺旋体抗原血清试验证实，如荧光梅毒螺旋抗体吸收试验（fluorescent treponemal antibody absorbed，FTA-ABS）[16]。但是，需要注意的是关于是否应该调整这两种试验的顺序目前仍存在争议。

扁平湿疣可能与 HPV 诱发的扁平疣以及外阴、阴茎和阴囊的上皮内瘤变相混淆。如果对病变诊断的正确性存在任何疑问，梅毒血清学检验及组织活检应该同时进行。CDC 推荐的二期梅毒治疗方法是单次 240 万单位苄星青霉素 G（Bicillin L-A）肌内注射[16]。

性病淋巴肉芽肿

2015 年发表了一份关于性病淋巴肉芽肿（lymphogranuloma venereum，LGV）的综合评述[17]。直到最近，LGV 在西方国家仍然很少存在。但是，在过去十年中，英国和欧洲报告的病例数量已有显著增加，美国的病例数目也有小幅度增加。几乎所有病例的增加都是由男男同性恋（MSM）发生的感染所致。LGV 很少在女性中诊断。可能是因为在女性，感染通常是无症状的。

通常情况下，当感染是由两性行为所致时，最初的临床病变表现为短暂的无痛性丘疹、脓疱或浅表溃疡。这些病变通常十分短暂，并且由于无症状，通常难以引起患者或临床医生的注意。直到淋巴结病发作患者才选择就医。现在，几乎全部的 LGV 患者（90%～95%）会表现出伴有或不伴有淋巴结肿大的直肠炎。关于直肠炎不在本书的讨论范围之内。

然而，吸引本书读者最重要的特征是令人印象深刻的淋巴结病（腹股沟淋巴结炎）。腹股沟淋巴结是最常受累的部位，但在一些病例中，也会累及股动脉淋巴结。当这两组淋巴结均受累时，腹股沟韧带（Poupart 韧带）在两组淋巴结之间创建了一个特征性回流。肿大淋巴结通常是双侧，且是细腻柔软的。在未接受治疗的患者中，已经存在一段时间的受累淋巴结会发生液化并伴有波动感。最终，被覆上皮的破损导致慢性脓性引流窦道的发生。经常发生大量生殖器水肿（象皮病）。未经治疗的直肠炎患者会发生直肠狭窄和肛周胀肿。后者可能被误诊为克罗恩病。

LGV 是由细菌沙眼衣原体的 L1、L2 或 L3 血清型引起的。男男同性恋者新报告的大多数病例都是由 L2 血清型引起的。通常在临床基础上疑诊为 LGV，但软下疳也可能会发生类似的腺病。诊断的确认需要从感染部位鉴定 LGV 的血清型。以前这主要是通过细菌培养实现的，但是现在，仅存在于特殊实验室的分子技术已经得到了更加广泛的使用。在无法进行这些检测的情况下，可以使用血清学技术，但在灵敏度和特异度上仍存在许多问题。

目前推荐的治疗方法是多西环素 100 mg 口服，每日 2 次，共 3 周。为了获得更好的依从性，还可以使用单剂量或短程阿奇霉素，但这种治疗方式的治愈率会更低。对于有波动感的液化淋巴结，应该将液体抽吸出来。

汗管瘤

汗管瘤是汗腺或汗管起源的良性附件病变，通常出现在面部，特别是眼睑内和眼睑周围。汗管瘤在女性中的发病率明显高于男性。既往报道过一些家族性病例。一般来说，它们会在不知不觉中发生于青春期或成年早期。已报道的生殖器官受累的病例并不多见，但是本书的两位作者均经常遇到外阴的汗管瘤，这表明它们经常无法识别或至少未报告。外阴的发病率约为阴茎的 100 倍。

该病的临床表现为光滑表面，呈平顶或斜肩的丘疹。通常由 10～20 个紧密聚集的病变组成，直径 5～20 mm（图 5.18 和图 5.19）。大多数病变呈肤色，但可能也存在白色、黄色或棕褐色。累及外阴的病变常常位于大阴唇。瘙痒症状出现频繁，而且极少数严重的瘙痒可导致慢性单纯性苔藓。一旦出现慢

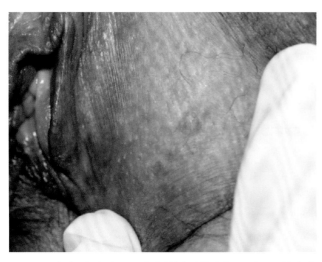

图 5.18 绷紧皮肤时这些微小的圆顶状肤色的阴唇汗管瘤病灶会更明显

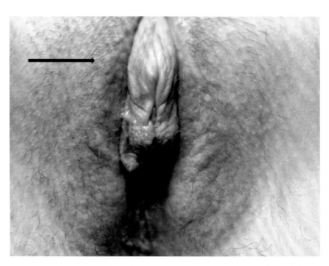

图 5.19 该女性在右侧大阴唇上方有十分瘙痒的簇状肤色的皮疹

性单纯性苔藓，病变就会保持一定的大小并无限期地持续存在。

通常是可能进行临床诊断的，但是对疑似诊断需要通过组织活检进一步确认。组织学图像是紧密靠近的管状结构，类似于在正常汗管中看到的结构。最好不要治疗汗管瘤，但在严重瘙痒的情况下，可通过切除或激光消融来减轻瘙痒症状。最近有一篇关于外阴汗管瘤的综述得以报道[18]。

表皮囊肿（表皮样囊肿）

表皮囊肿尽管常见，但仍常常会被误诊为皮脂腺囊肿。它们是肛门生殖器区最常见的囊肿类型，常常表现为坚硬、斜肩、表面光滑、白色或黄白色、浅粉或肤色的丘疹或结节（图 5.20）。非常小的囊肿（1 ~ 2 mm）称为粟粒疹，在肛门生殖器区并不常见。发生在生殖器病变的平均直径为 0.5 ~ 2.0 cm。非炎性囊肿常常是无症状的。表皮囊肿主要存在于生殖器覆有毛发的部位，最常见于男性阴囊和女性大阴唇。然而，男性的一些中线囊肿类型也属于表皮样。可能存在一个或几个病变，罕见情况下可聚集 10 ~ 20 个成簇病变（图 5.21）。诊断通常基于临床表现。如果需要，可以在切开并轻轻挤压病变后观察到实心的白色囊肿内容物时得到进一步确认。

大阴唇上出现的汗管瘤可能与表皮囊肿相混淆。传染性软疣的病变与表皮囊肿表现可能相似，但传

染性软疣的病变较浅表，似乎位于皮肤表面而不是皮肤内。生殖器黏膜面肿大的皮脂腺（Fordyce 斑）可能更类似于粟粒疹。

当外科手术操作或者创伤引起的皮肤破损导致少量上皮组织种植于皮肤中时，就会形成所谓的包涵囊肿。更常见的是，生殖器上发现的典型表皮囊肿是由于解剖结构畸形而缺乏皮肤引流口的毛囊皮脂腺单位的残余部分发展而来。表皮囊肿内的白色物质是囊壁内覆的角质形成细胞产生的角蛋白。在男性阴囊表皮囊肿的内容物有时会发生钙化。

表皮囊肿在医学上并不十分重要，除非囊壁渗

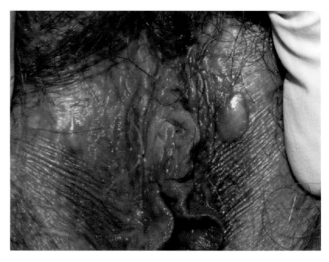

图 5.20 右侧大阴唇中部的表皮囊肿较硬，呈肤色；而左侧大阴唇中部的表皮囊肿呈淡黄色，由毛囊内角蛋白浸渍而成

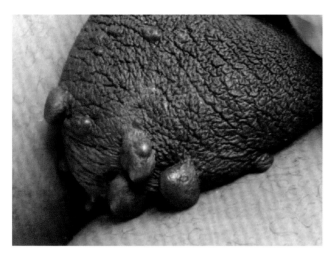

图 5.21 在阴囊表面和大阴唇毛发覆盖部位常有多个表皮囊肿

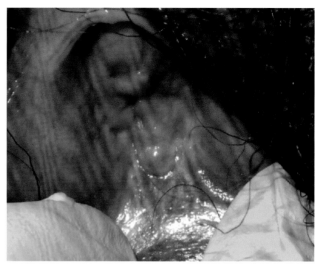

图 5.22 前庭囊肿可以呈肤色、黄色或蓝色，但半透明肤色是最常见的

漏或破裂，否则不会引起任何问题。但如果发生这种情况，囊肿内容物会与周围的结缔组织接触，从而引起急性异物炎症反应。这种炎症可以导致囊肿内容物液化成脓状物质。不管其外观和气味如何，在这种液化角蛋白和炎症细胞的混合物中通常几乎不存在致病菌。然而，此类病变可能在临床上表现为疖或者类似化脓性汗腺炎形成的假性囊肿。非炎性囊肿是不需要治疗的，对炎症囊肿可以切开引流。大多数临床医生会为炎性囊肿患者开具抗生素处方，但其带来的效果可能源于抗生素的抗炎特性而非抗菌特性。很少会因症状或患者的坚持而需要进行激光消融或切除整个囊肿。

黏液性前庭囊肿

通常黏液性前庭囊肿是在阴道前庭内被发现的。它们可能是由前庭小腺的解剖异常或腺管阻塞发展而来。腺体分泌的累积导致形成这些 0.5 ～ 2 cm 的囊肿（图 5.22）。囊肿可以是肤色、半透明、黄色或蓝色。虽然可以通过外科手术切除前庭囊肿，但由于病变通常是无症状的，因而往往不需要治疗。

中线囊肿

中线是胚胎中两个对称组织的中位连接点。在男性的肛门生殖器区，中线从肛门向前延伸穿过会阴，沿着阴囊延伸到阴茎的腹侧，并且终止于龟头

的尿道开口。中线是一个可见并可触及的肤色或浅棕色微脊。囊肿可以沿着中线任意部位发展，但最常见于阴茎腹侧。通常仅存在代表单个囊肿的孤立丘疹，但在某些情况下，可以在中线上发现多个囊肿。病变表现为圆顶的肤色、黄色或棕褐色半球形丘疹，直径 2 ～ 15 mm（图 5.23）。据推测，这些病变应该是出生时即存在，但由于生长缓慢和缺乏症

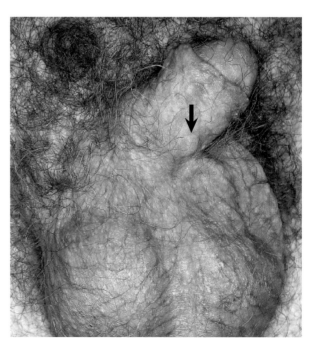

图 5.23 中线囊肿位于阴茎腹侧的中部。本病例靠近基底部（箭头）

状，通常在后期才被发现。极罕见情况下，它们会因创伤或感染而发生炎症反应。在组织学上，它们可以衬有柱状或复层鳞状上皮。对于无症状病灶无须治疗，可以切除发炎或其他伴有症状的病灶。

藏毛窦（藏毛囊肿）

虽然藏毛窦通常被称为藏毛囊肿，但由于病变缺乏上皮囊壁，因此更适合被认定为藏毛窦。它们作为一种获得性病变而存在，其中被困在组织折叠区域中的毛发强行穿透皮肤并产生异物炎症反应[19]。藏毛窦最常发生于男性的骶尾部，但也有报道发生于腋窝、手部和生殖器等其他部位。据报道，只有大约十几例病例累及外阴和阴茎。大多数外阴病例累及阴蒂周围组织，可能进一步发展为阴蒂脓肿或阴蒂周围脓肿。在未接受包皮切割的男性，阴茎病变常位于冠状沟。

发生藏毛窦时首先表现为无症状、柔软的肤色结节。当发生炎症时继而发展为红色伴显著疼痛感的结节。当病变周围的皮肤褶皱分离时，有时能够看到从病变表面挤出毛发。病变内积聚的脓液可以从窦道排出。治疗比所预期的要困难得多，必须完全切除所有炎性组织和整个窦道。即使接受了仔细广泛的手术，其复发率也相当高。

前庭大腺囊肿和脓肿

前庭大腺开口于阴道前庭大约 5 点和 7 点钟的位置，远离处女膜环。前庭大腺位于小阴唇的底部，通过长约 2 cm 的管道排空。这些腺体在性交过程中分泌少量黏液。最近报道了一篇描述这些结构中可能发生的囊肿和脓肿的综述[20]。

巴氏腺囊肿和脓肿相当常见，估计终生风险约为 2%。它们最常发生于 30 ~ 40 岁的女性。随着腺体逐渐萎缩，发病风险逐渐下降。如果管道的出口被阻塞，则会导致导管囊样扩张，形成无症状的肤色或粉红色、表面光滑的斜肩状结节，直径范围为 1 ~ 5 cm。它们出现在小阴唇下方前庭的侧面（图 5.24）。小阴唇直接覆盖囊肿的大致中心位置是其特异性诊断指征。感染或囊肿破裂可能导致前庭大腺囊肿的炎症反应。炎症和肿胀可引起剧烈疼

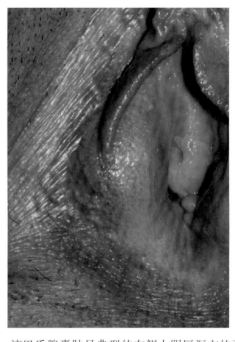

图 5.24　该巴氏腺囊肿呈典型的右侧大阴唇深方的张力性、界线不清的囊肿

痛，可能伴有发热。对于感染性囊肿，最初认为淋病奈瑟球菌是最常见的致病细菌。但是现在，我们可以鉴定出许多不同种类的细菌，尤其是大肠埃希菌。

诊断是在临床基础上进行的。在非炎性囊肿内含无菌透明黏液。脓液存在于脓性囊肿内，通过轻柔挤压，可以从管口得到足够多的用于培养的脓性物质。如果病变太软，则不能进行这种操作，可通过针吸或切口引流获得脓液进行培养。除非体积太大引起不适感，否则非炎性囊肿一般不需要治疗。然而，由于有发生恶性肿瘤的可能性，因而一些临床医生建议对绝经后女性进行活检，因为前庭大腺癌最常发生在老年女性。对于炎性囊肿通常使用口服抗生素治疗，相当一部分会自发消退。对于更大的炎性囊肿，需要切开引流以缓解不适。但是，以这种方式治疗的囊肿会经常复发。因此，针对这些病变的最佳治疗方案仍存在较大争议。对治疗方式的讨论不在本书范围之内。

皮赘（软垂疣）和纤维上皮性息肉

皮赘（软垂疣）是常见的良性皮肤增生性病变，

可以影响相当一部分人群。小病变被称为皮赘，大病变被称为纤维上皮性息肉（图 5.25 和图 5.26）。皮赘多见于肥胖患者和胰岛素抵抗以及糖代谢异常的患者[21]。在炎性肠病患者中肛周皮赘的发生率比预期要多。

软垂疣多为柔软、无症状、呈肤色至棕褐色的丘疹。它们可能非常小（2～3 mm 长）或稍大（1 cm 长）。较长的皮赘常带有纤细的基底和更长的体部。大多数情况下，皮赘大量存在并相互聚集成簇，常见于腋窝、颈部周围和腹股沟褶皱中。皮赘很少发生在阴茎上，在外阴黏膜上也很少见。较大、通常孤立的纤维上皮性息肉更多见于大腿内侧、腹股沟褶皱和臀部。

皮赘的诊断是在临床基础上进行的。在极少见的情况下，它们可能会与生殖器疣、皮内痣和孤立的神经纤维瘤相混淆。皮赘通常是良性的，除非发生炎症反应及伴有疼痛，否则不需要治疗。治疗时，可以用细剪刀剪除病变。发生轻微出血时，可以应用亚硫酸铁溶液、氯化铝或轻微电烧止血。对极小的皮赘，也可以通过液氮冷冻或电干燥法消除。还有一种有效的家庭疗法，即使用细线紧紧缠绕于病变的基底部，大约 1 周或更长时间后，皮赘会发生坏死并脱落。

皮内痣（真皮痣）

皮内痣是一种良性肿瘤，组织学上表现为真皮结缔组织内的痣细胞（黑色素细胞）簇。皮内痣常为直径 5～15 mm 的柔软半球形丘疹（图 5.27）。其颜色呈多样化，可以是粉色、棕褐色或肤色。皮内痣很少出现在阴茎、阴囊上或外阴内，但在大腿、臀部和耻骨区域相当常见。触诊柔软是其临床特征之一，但需要与基底细胞癌、生殖器疣和孤立且同样柔软的神经纤维瘤相鉴别。在某些情况下，它们也具有蒂部，从而可与皮赘相混淆。皮内痣都是良性的，并不是黑色素瘤的前期病变。除非创伤引发了炎症反应，否则不需要治疗。如果有必要去除，可以从表面切开或直接切除。

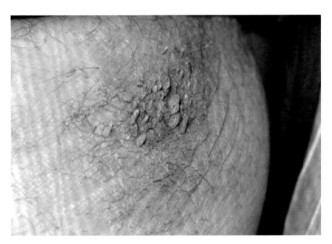

图 5.25 皮赘是柔软、肤色、有蒂的丘疹，通常为多个，最常见于超重的人

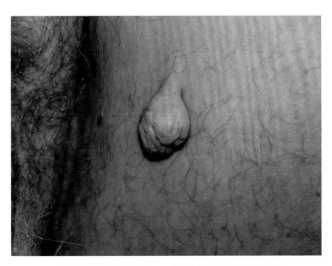

图 5.26 大皮赘通常是硬的，而被称作纤维上皮性息肉

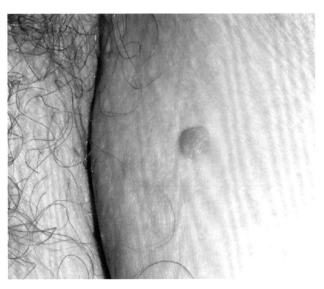

图 5.27 皮内痣是柔软、肤色至粉色、圆顶状，且无症状

神经纤维瘤

　　神经纤维瘤是无症状、柔软、呈肤色或浅褐色的结节。小的神经纤维瘤看起来类似于纤维上皮性息肉和皮内痣。神经纤维瘤偶尔生长于生殖器部位，呈散发性、孤立性病变（图5.28）或广泛性神经纤维瘤（von Recklinghausen病）。在外阴部位，大多数神经纤维瘤位于阴蒂周围，少数位于大阴唇上。阴茎受累极少见。皮肤神经纤维瘤是良性病变（与皮下、丛状神经瘤相反），不会演变成肉瘤。小的病灶可能无须治疗，但大的病灶对于患者来说可能造成麻烦或不适，这种情况下可以将其切除。

脂肪瘤

　　脂肪瘤是一种常见的脂肪错构瘤。它们可以出现在身体的任何部位，表现为无症状、小叶状、柔软、肤色、光滑、可移动的结节。脂肪瘤可以大小不等，但一般来说，大小多为2～5 cm（图5.29）。在外阴，脂肪瘤最常见的发病部位是阴蒂周围和大阴唇内[22]。组织学表现可见成熟的脂肪细胞。由于脂肪瘤可使外生殖器变形，因而患者通常要求手术切除。而且由于少数血管肉瘤病例的临床表现与脂肪瘤相同，因此切除也是必要的。

阴茎珍珠样丘疹

　　阴茎珍珠样丘疹（pearly penile papules，PPP）非常常见，被认为是一种正常的变异，而不是某种疾病（见第一章）[23]。据估计，约20%的男性存在这种变异。未行包皮环切术和美国黑人男性的患病率更高。阴茎珍珠样丘疹首次出现于青春期。但出于对罹患性病的担忧，在这个时期可能引起青少年某种程度的焦虑。PPP通常无症状，是一种很小的呈肤色、白色或粉红色的细长（纤维状）或球状丘疹（图5.6和图5.7）。最小的病灶仅有1 mm左右，而较大的纤维状病灶可达2 mm宽、4～5 mm长。PPP通常位于阴茎颈，并完整环绕阴茎头。PPP呈单排病灶，但双排病灶也并不少见。本病不常见于冠状沟或阴茎的末端。

　　根据其形态学特征和发病部位进行诊断，并应与阴茎包皮内增大的皮脂腺（Tyson腺体）和阴茎末端Fordyce斑相鉴别。有时需要活检，以鉴别纤维状生殖器疣。PPP一般不需要治疗，但是如果患者被症状困扰，可给予电切手术或激光消融。

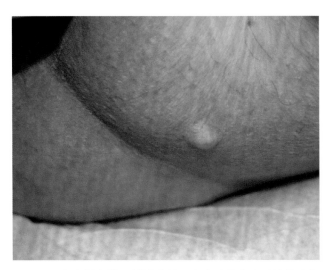

图5.28　在本例中神经纤维瘤是一个常见的非常柔软的肤色浅表的真皮结节。但孤立存在时，可排除神经纤维瘤病

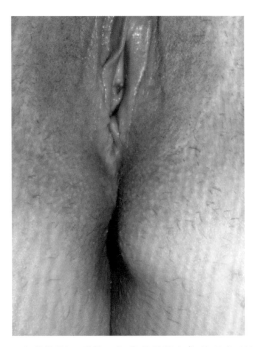

图5.29　这种较深、质软、包裹差的肤色包块是典型的脂肪瘤的临床表现

外阴前庭乳头状瘤病

外阴前庭乳头状瘤病（vulvar vestibular papillo-matosis，VVP）是一种正常的解剖学变异[24]。早期的文献报告其患病率仅为 1%，但之后的文献和我们自己的临床经验显示，大约 1/3 的绝经前女性可发病（见第一章）。VVP 乳头的颜色呈粉红色或红色，与其来源组织前庭的颜色相似。VVP 通常无症状，呈柔软的半球形乳头，或略细长的乳头，直径为 1～2 mm，高度通常与直径相同。然而，一些纤维状病灶可高达 5 mm。有时仅有几个乳头，但是前庭像地毯一样有几百个乳头也并不罕见（图 5.5 和图5.30）。乳头可呈鹅卵石样排列，但通常仔细观察时发现呈线性排列。VVP 可以看作与阴茎珍珠样丘疹相似。

前庭乳头状瘤病容易与前庭生殖器疣相混淆，直到 20 年前人们才将这两种疾病认识清楚。临床上以 VVP 的以下几个临床特点进行鉴别：(a) 两者在形态上，每个乳头与相邻的乳头非常相似，整体外观非常均匀一致；(b) 每个乳头从基底部分开，独立存在；(c) 触诊乳头柔软；(d) 通常呈线性排列。早期，生殖器疣与此混淆是由于被报道其存在 HPV DNA 感染。然而，目前已达成共识，VVP 女性HPV DNA 感染率并不比没有 VVP 女性前庭的 HPVDNA 感染率高。

依据临床进行诊断，但如果需要，应进行活检。同时临床医生应注意，在正常黏膜上皮中可出现假性挖空细胞改变，有时会误诊为 HPV 感染。应将VVP 病灶与异位皮脂腺（Fordyce 斑）相鉴别，后者一般数量比较少，隆起程度更低，在颜色上更黄。由于 VVP 无症状，因而一般不需要治疗。

Fordyce 斑和皮脂腺增生

Fordyce 斑（Fordyce 颗粒）是指黏膜表面的异位皮脂腺外观，而皮脂腺增生是发生于非异位部位的毛囊皮脂腺单位的明显增大。两者在临床上和组织学上有所不同。由于皮脂腺增生的顶部有滤泡开口，因此病变更大，可能出现凹陷，并且在显微镜下可见附着毛囊。

通常在阴茎的任何部位均可见到少量皮脂腺，但在近端 1/4 处，其密度明显增加（图 5.9 和图5.31）。这些腺体非常小，呈 1～2 mm 大小的肤色或微黄色丘疹。一个小凹陷代表一个毛囊开口，可见于较大的病变中心。即使在有毛囊皮脂腺单位的复层鳞状上皮，这些腺体（尤其很小时）也经常被误认为是 Fordyce 斑。

异位皮脂腺（Fordyce 斑）类似于发生在嘴唇黏膜的皮脂腺，发生在小阴唇 Hart 线外和阴茎非毛

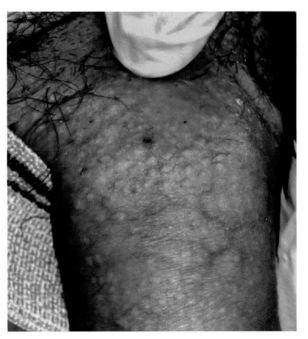

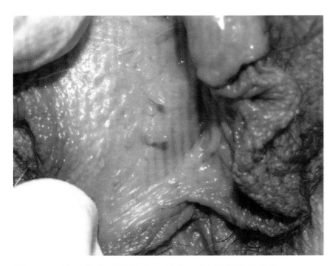

图 5.30 外阴前庭质地较软、较小、圆顶的管状乳头

图 5.31 圆顶状、肤色至黄色的凸起丘疹是阴茎皮脂腺的典型表现

发区非常常见（图 5.9 和图 5.32）。其表现为小的、几乎不凸起、光滑、黄色的圆顶状丘疹，直径约为 1 mm，在黏膜伸展时更加明显。一般情况下，这些皮脂腺没有什么临床意义，除非是在少数情况下，过度焦虑的患者突然发现皮脂腺，并非常害怕可能是疣，我们所需要做的就是安慰。

Tyson 腺体

Tyson 腺体是偶尔发生于阴茎包皮内表面的小皮脂腺，位置非常靠近包皮沟（图 5.6）。Tyson 腺体与异位皮脂腺（Fordyce 斑）相似，最初人们错误地认为其可产生包皮垢。该腺体单独存在时不会成为包皮垢，但与脱落的上皮细胞一起就可组成包皮垢。就像 Fordyce 斑一样，Tyson 腺体也可能会被误认为是小生殖器疣。有时，大的 Tyson 腺体可能与接触性传染性软疣相混淆。在临床诊断不确定时，活检是必要的。由于 Tyson 腺体为良性，且无症状，因此不需要治疗。

Fox-Fordyce 病

Fox-Fordyce 病（Fox-Fordyce disease，FFD）是一种罕见的大汗腺慢性炎症性疾病，多伴有瘙痒。本病女性比男性高发，美国黑人的发病比例较高。临床上，FFD 表现为单灶、肤色、棕褐色或褐色圆顶的滤泡性丘疹。病变通常呈鹅卵石样排列，分布于腋窝、乳腺乳晕部位及包含顶浆分泌腺的肛门外生殖器区域毛囊部位，其中腋窝最常见。在肛门外生殖器区域，病变主要发生于女性大阴唇及男性和女性的阴阜（图 5.33）。本病于青春期发病。可根据病变的临床形态和分布规律进行诊断，通过活检可明确诊断。

尚不清楚本病的发病机制。其中一种假设为顶浆分泌腺相关的毛囊开口梗阻，导致顶浆分泌腺腺管和（或）腺体扩张，分泌液滞留。随后，汗液外渗进入周围的真皮，导致炎症和瘙痒。然而，一项有关组织学研究证实，大多数 FFD 的组织学特征也存在于对照组中[25]。有趣的是，同样的研究也证实了其存在明显特征性的毛囊周围泡沫细胞。这些研究假设外溢的大汗液分泌液被巨噬细胞吞噬，使这些细胞呈泡沫状外观[25]。但引起毛囊开口阻塞的原因不明，可能继发于皮肤的慢性摩擦、瘙痒及随后的角化过度，从而堵塞毛囊开口。然而，在一些病例中，在用激光去除头发后发生 FFD，提示激光的破坏在毛囊堵塞中起着重要作用[26]。

目前对 FFD 还没有完全有效的治疗方法。瘙痒的严重程度随着妊娠和口服避孕药的使用而得到改善。局部皮质类固醇、外用钙调神经磷酸酶抑制剂及维甲酸乳膏（经常因刺激而不能正常使用），以及

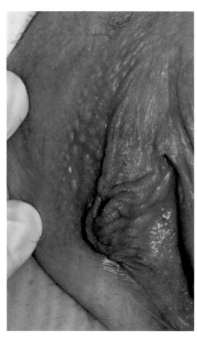

图 5.32　小阴唇上的异位皮脂腺，称为 Fordyce 斑，呈肤色至偏黄色，十分常见

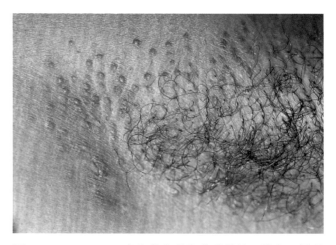

图 5.33　Fox-Fordyce 病患者表现为典型单灶、肤色、圆顶状、内有阴毛和周围皮肤的毛囊丘疹

口服异维甲酸可改善一些患者的症状。到围绝经期后，患者的症状可能得到缓解。

乳头状汗腺腺瘤（乳腺样腺瘤）

乳头状汗腺腺瘤（hidradenoma papilliferum，HP）是最常见的外阴良性附属器肿瘤[18]，主要发生于中年白人女性[27]，多数发生于小阴唇和大阴唇。大小为 0.5 ~ 2 cm，呈表面光滑、软硬适中、肤色或红色的无症状结节（图 5.34 和图 5.35）。病变呈半透明，囊性外观，有些病变表面呈溃疡性。本病大多数无症状，少数可出现瘙痒、出血和轻微疼痛。

最初这些肿物被认为是顶浆分泌腺源性肿瘤，但现在认为其来源于女性肛门外生殖器区域的乳腺样腺体[18]。在组织学上与乳腺导管内乳头状瘤相似。乳腺腺瘤的新分类包括其他罕见的肛门外生殖器肿瘤，如管状腺瘤和乳头状汗管囊腺瘤。尽管目前至少报告了 5 例原位导管癌，但几乎所有的乳头状汗腺腺瘤均为良性。大部分患者活检标本中有与癌症相关的基因突变[27]。局部切除是有效的治疗方法。

光泽苔藓

光泽苔藓是一种少见的儿童、青少年的疾病[28]。光泽苔藓通常无症状，呈多发、微小（1 ~ 2 mm）、有光泽的扁平丘疹，常为肤色，但也可以呈白色或粉色（图 5.36 和图 5.37）。病变通常无症状，但一些患者表现为轻微瘙痒。丘疹通常发生于躯干和上肢。在男性，阴茎的病变经常具有典型特征。目前还没有发生于外阴的病例报告。这种病变几年后可自行消退。

光泽苔藓通常通过活检确诊。组织学上，光泽苔藓呈特有的苔藓样反应表现，表现为小的位于真皮乳头的局灶性肉芽肿。这些肉芽肿部分或完全被向下、增生的舌状表皮包围（"爪中球"形成）。其病因不明。起初，一些人认为它是一种扁平苔藓的变异，但实际上扁平苔藓与光泽苔藓很少同时伴发。目前光泽苔藓被认为是一种单独的疾病。目前没有

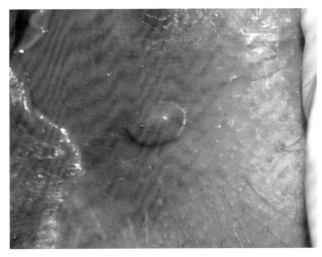

图 5.35　在乳头状汗腺腺瘤开口处可见一滴黏液

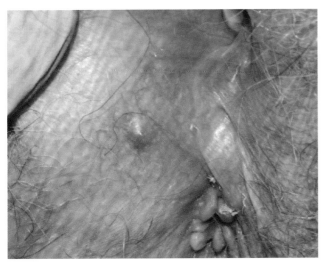

图 5.34　肤色伴中间开口的结节是典型的乳头状汗腺腺瘤的表现

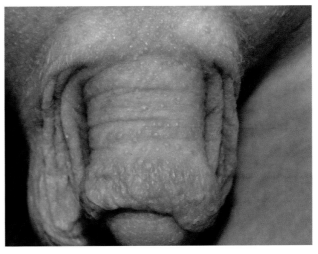

图 5.36　阴茎上小的单一圆顶状肤色的丘疹，这是光泽苔藓的常见表现

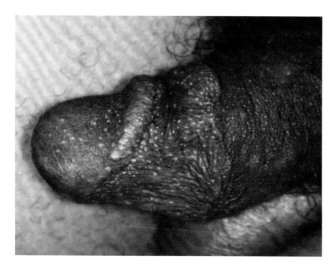

图 5.37   有时光泽苔藓的小丘疹可以表现为色素减退

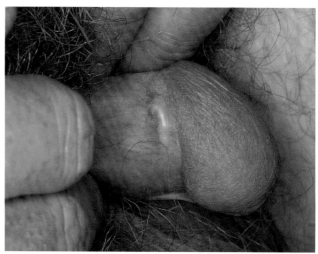

图 5.38   这种在阴茎远端呈肤色的带状结节是硬化性淋巴管炎的典型表现

完全满意的治疗方法，高效或超高效局部皮质类固醇素可加速缓解。但因为患者无症状，而且随着时间的推移病情有所减轻，因此在大多数情况下，不予治疗似乎更为合理。

阴茎硬化性淋巴管炎

非性病硬化性淋巴管炎是一种较为少见的疾病，通常表现为非常硬、较长的、表面光滑的绳样结节，位于冠状沟近端（图 5.38）[29]。在此部位，病变部分或完全包围阴茎。偶尔结节呈分枝状，沿着阴茎呈小而短的纵向延伸。其上的皮肤可以自由移动。

硬化性淋巴管炎发展得非常快，大多数是在长时间激烈性交或手淫后不久发病。本病可能与某种性传播感染有关，但并没有证据表明感染是其发病的原因。关于硬化性淋巴管炎是淋巴管血栓形成还是静脉血栓形成存在争议。无论哪种情况，可将硬化性淋巴管炎看作是阴茎的 Mondor 病（浅表静脉血栓性静脉炎）。此种疾病有时很难与硬化性淋巴管炎相鉴别[29]。对这种良性疾病的治疗需要减少性活动。本病有可能在几周内自愈。

生殖器鳞状细胞癌

男性和女性的鳞状细胞癌均有两种不同的发病机制：与 HPV 相关和与 HPV 无关。对于不同的发病机制，其病灶有不同的外观和发病过程。一方面，

与 HPV 感染相关病变更多地表现为多颜色病变（包括粉红色、红色、棕色、黑色或肤色丘疹和斑块），从原位癌至浸润癌的发展时间比较长。另一方面，与 HPV 感染无关的病灶（红色、白色、肤色结节）的变化较少，从原位癌至浸润癌发展得较快。很明显，由于这种恶性肿瘤存在变化，因此在本章作为主要内容进行讨论，但在其他章节也有论述。

男性鳞状细胞癌

临床表现

阴茎鳞状细胞癌的种类包括阴茎上皮内瘤变（penile intraepithelial neoplasia，PIN）（局限于上皮内）和浸润性鳞状细胞癌。后者在美国并不常见。一般来说，在男性所有恶性肿瘤中，阴茎鳞状细胞癌仅占 1% 左右。浸润性鳞状细胞癌的发病率与年龄有关，主要发生在 50 岁以上的男性[30]。从 PIN 的年发病率看，PIN 的发病率呈上升趋势，而浸润性鳞状细胞癌的发病率则呈下降趋势。在欠发达国家和美国西班牙裔人中这一比例更高一些。

阴茎上皮内瘤变可以发生在包皮或阴茎头（既往被称为凯拉增生性红斑的发病部位）或在阴茎（被称为发生鲍恩病和鲍恩样丘疹病的部位）。上皮内瘤变不常见的一个变异是假性上皮内瘤性云母状和角化性龟头炎，病灶表现为厚而成堆的硬鳞片

（图 5.39）[31]。上皮内瘤变存在单个或多个病灶，以平顶丘疹或斑块的形式存在（图 5.40）。后者的直径可达 2 cm 或 3 cm。其丘疹和斑块位于阴茎上，可能呈粉红色、红色、棕色或肤色，但位于阴茎头和包皮者通常呈白色、粉色或红色。PIN 病变的表面一般无溃疡，呈光滑或轻微鳞状。

几乎所有的阴茎浸润性鳞状细胞癌发生于阴茎头、包皮和冠状沟[30]。浸润性鳞状细胞癌通常表现为 1 ～ 3 cm 的孤立结节，呈红色或白色（图 5.41）。表面通常表现为溃疡。溃疡底部有坏死组织及出血。有一种变异性的疣状癌，仅占很小的比例，其表面无皮肤剥脱，与菜花状相似，呈球状肿块，在临床上难以与巨大尖锐湿疣（Buschke-Lowenstein 瘤）鉴别。局部淋巴结病有时是由炎症，而不是转移性肿瘤所致，可见于大约一半的浸润性癌患者。值得注意的是，显微镜下淋巴结转移也可以发生于淋巴结未肿大的患者[30]。

诊断

虽然通常阴茎鳞状细胞癌的诊断是基于临床表现，但需要通过活检确定诊断。组织学检查阴茎鳞状细胞癌分为上皮内瘤变和浸润性癌。在一项代表性的系列病例分析中，20% 的标本为原位癌（上皮内瘤变），80% 为浸润性[32]。在原位癌患者中，90% 的患者 HPV DNA 呈阳性；而在浸润性患者中，52%

的患者 HPV DNA 呈阳性[32]。基于不同的作者及其机构的报道，阴茎鳞状细胞癌有多种组织学亚型。基底样和疣状病变更可能含 HPV DNA，而角化（分化型）和疣状癌亚型多不含 HPV DNA[32]。

在临床上，阴茎干 PIN 不易与 HPV 相关的疣鉴别。同样，在临床上任何部位的疣状癌均不易与 HPV 相关的巨大尖锐湿疣进行鉴别。脂溢性角化病、银屑病和扁平苔藓的外观与阴茎、阴茎头和包皮的 PIN 非常类似。尽管乳腺外佩吉特病的斑块通常更大，但其与 PIN 非常相似。

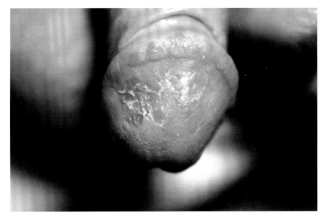

图 5.40　肤色至粉红色鳞状丘疹是阴茎上皮内瘤变（鳞状细胞原位癌或鲍恩病）的常见表现，但这些也是银屑病、念珠菌病和刺激性接触性皮炎的特征。通过活检有助于确诊

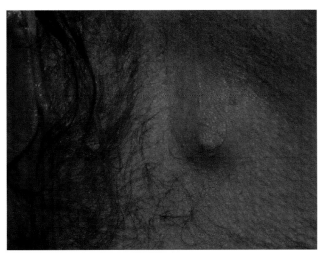

图 5.39　假性上皮瘤呈厚的过度角化的鳞片，云母状和角化性龟头炎是这种疾病的特征，可能是癌前病变

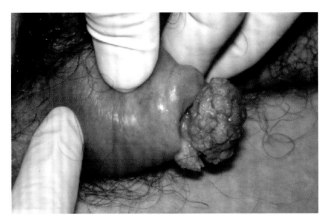

图 5.41　阴茎鳞状细胞癌患者，表现为来自阴茎尿道的肤色、疣状、糜烂性丘疹和斑块

男性鳞状细胞癌	诊断

HPV 相关病变：平顶的红色、棕色或肤色丘疹和斑块；年轻男性；多发病灶。

● 位于阴茎、耻骨和肛周。

● 活检显示上皮内瘤变（PIN），浸润性癌少见。

非 HPV 相关病变：粉红色、红色、白色或肤色丘疹、斑块、溃疡或结节；老年男性；孤立病灶。

● 位于阴茎头、冠状沟以及包皮内侧面。

● 与硬化性苔藓或扁平苔藓有关。

● 活检显示上皮内瘤变或浸润性癌。

病理生理学

阴茎浸润性鳞状细胞癌的发生与多种危险因素有关。大多数研究显示有三个最重要原因——出生时未进行包皮环切术、吸烟和包皮过长[30]。原位癌的危险因素主要有 HPV 感染、过早性生活和多个性伴侣以及阴茎口交，以及与患有宫颈上皮内瘤变的女性发生性关系，并有肛门 – 外生殖器疣病史。

如前所述，主要有两种可能的原因与阴茎鳞状细胞癌的发病有关：与 HPV 相关以及与 HPV 无关。前者与导致子宫颈癌的高危型 HPV 相同（尤其是 HPV 16、18、31、33、45、52 和 58）。几乎所有的 PIN 和 25% ~ 50% 的浸润性阴茎鳞状细胞癌与前述高危型 HPV 有关[30]。尚不清楚巨大湿疣和疣状癌与 HPV 的相关性。两者有许多重叠的组织学特点，因此在临床上难以鉴别，但几乎所有的巨大湿疣与低危型 HPV（HPV 6 或 11）有关，而许多疣状癌无 HPV DNA 感染[30]。

尚不清楚发生鳞状细胞癌的非 HPV 途径，但是可能涉及致癌物质（如吸烟、包皮垢残留）或潜在的慢性炎症性疾病，如扁平苔藓和硬化性苔藓（干燥性闭塞性龟头炎）。经常难以确定硬化性苔藓是否有癌变。大样本病例观察显示，仅有很小比例的硬化性苔藓患者发展成阴茎癌，但在一些阴茎鳞状细胞癌的研究中，组织学证据显示，在癌组织周围存在硬化性苔藓病变。同样的情况也发生于外阴鳞状细胞癌。

治疗

阴茎鳞状细胞癌患者的分期适于 TNM 分期系统[33]。本章的讨论仅限于原位癌和微浸润癌，而浸润癌需要肿瘤医生和泌尿科医生参与确定分期。在 TNM 术语中，"Tis"通常用于原位癌，"Ta 期"用于原位疣状癌。"T1 期"仅适用于癌浸润浅表上皮下组织。T1 期又分为 T1a 期（无淋巴血管浸润和组织学分化良好）和"T1b 期"（有淋巴血管浸润或组织学分化较差）[33]。

在局部切除手术中，手术边缘的病理冰冻切片可指导 Tis、Ta 期和 T1a 期恶性肿瘤的治疗选择。但目前明确的是，局部复发对患者最终的预后无明显影响。破坏性治疗（激光消融、放疗和电外科手术）或局部药物治疗（如氟脲嘧啶和咪喹莫特）的应用较为广泛[33]。当然，在进行破坏性和局部药物治疗前必须依靠活检排除浸润癌，但活检有局限性，不能确定活检之外其他病变部分是否已经发生了癌变。

上述治疗均有复发的可能。然而，Tis、Ta 期和 T1a 期患者的预期 5 年生存率几乎是 100%。对于 Tis 和 Ta 期肿瘤患者不推荐淋巴结切除。然而，对于 T1a 期及更严重患者，推荐进行前哨淋巴结活检或淋巴结切除，在大约 25% 的未肿大淋巴结患者中发现有淋巴结转移[33]。

男性鳞状细胞癌	治疗

上皮内瘤变（PIN）

● HPV 相关病变：电切手术、激光或局部切除或破坏。

● 非 HPV 相关病变：首选浸润性癌的切除。

● 浸润癌。

● 采用 TNM 分期。

● 全部切除。

● 如深度浸润，推荐采用前哨淋巴结活检；如前哨淋巴结阳性，应进行淋巴结切除。

女性鳞状细胞癌

男性和女性的外生殖器鳞状细胞癌有许多相似之处。具体地说，两者都有两条相同的发病途径：与 HPV 相关途径以及与 HPV 无关的途径。与 HPV 感染相关的上皮内瘤变往往呈多发病灶，多发生于年轻女性，进展较为缓慢，预后较好。与 HPV 无关的上皮内瘤变倾向于单病灶性，多发生在老年女性，进展为浸润癌较快，并且预后较差。外阴鳞状细胞癌分为外阴上皮内瘤变（VIN）和浸润性鳞状细胞癌。VIN 和外阴浸润性鳞状细胞癌大约占女性生殖道癌的 5%，在女性常见的恶性肿瘤中列第四位[34]。

依据组织学，与宫颈癌上皮内瘤变类似，VIN 最初被分为 VIN 1、VIN 2 和 VIN 3。但在 2004 年，国际外阴阴道疾病研究学会（ISSVD）发布了新的分类，其分类发生了一些变化。第一，删除了 VIN 1；第二，将 VIN 2 和 VIN 3 合并为 VIN；第三，将 VIN 划分为"普通 VIN"（主要与 HPV 有关）和"分化型 VIN"（多数与 HPV 无关）。这种分类虽被一些人接受了，但没有被大多数临床医生所接受。为了达成更多共识，一个多学科小组——肛门下生殖道鳞状上皮病变术语（Lower Anogenital Squamous Terminology，LAST）委员会成立了。该学会制定了新分类，并于 2012 年发表。它引入了新的"鳞状上皮内病变"以取代"VIN"，并将其分为高级别鳞状上皮内病变（HSIL）和低级别鳞状上皮内病变（LSIL）[35]。然而，2015 年 ISSVD 对其中的一些不足提出了批评，并提出了三个修改意见：第一，新增"分化型 VIN"（differentiation VIN，DVIN）型别；第二，在低级别鳞状上皮内病变中增加了新内容，即"扁平湿疣或 HPV 反应"；第三，HSIL 指既往的普通型 VIN[36]。尽管术语"鳞状上皮内病变"比"上皮内瘤变"更准确，但因为"VIN"既往被广泛使用，因此本书保留了"VIN"这一术语。

外阴上皮内瘤变的临床表现

由于关于 VIN 的术语不统一，因此并不清楚 VIN 准确的发生率。但其发生率至少达 5/100 000[37]。VIN 的发病率快速升高，而且发病年龄明显年轻化。另外，浸润性鳞状细胞癌的发生率稳定在较高水平[37]，而且与 HPV 相关疾病发病的比例明显增加有关。出于同样原因，浸润性外阴癌发生的年龄正趋于下降。不像阴茎鳞状细胞癌，VIN 和浸润性鳞状细胞癌在白人女性比黑人或西班牙裔女性更为常见[37]。当然，基于 HPV 疫苗接种的显著效果及 HPV 疫苗接种率的上升，未来这一情况可能会发生改变[38]。VIN 的临床表现取决于是否与 HPV 相关。

HPV 相关 VIN

与 HPV 感染相关的 VIN 几乎全部发生于 15 ~ 50 岁的年轻女性，占所有 VIN 的 90% ~ 95%。通常呈多灶性病变，多个病灶同时出现。病变为平顶丘疹和斑块，直径 0.5 ~ 3 cm。病变周围组织正常。有时这些病变融合，出现更大的斑块，占外阴表面较大部分。颜色变化很大，可能呈粉色、红色、白色、棕色、黑色或肤色（图 5.42）。表面通常光滑或呈轻微的鳞片状，但极少糜烂。HPV 相关 VIN 病变也发生于前庭和角化皮肤覆盖的肛门生殖器的其他部位。这种病变多无症状。

非 HPV 相关 VIN

与 HPV 无关 VIN 的临床表现明显不同。这些病灶通常呈孤立性病变，多发生于老年女性。病灶呈斑块或结节，通常直径为 2 ~ 5 cm。触诊呈鳞状、糜烂和（或）外皮较硬，特别是发生于硬化性苔藓或扁平苔藓病灶上的 VIN（图 5.43）。其病变为红色、白色或褐色。当 VIN 与硬化性苔藓和扁平苔藓相关时，主要发生于前庭。在其他情况下，VIN 可见于任何角化的肛门外生殖器皮肤，同时伴有硬化性苔藓和糜烂性扁平苔藓的患者通常伴有瘙痒、烧灼或疼痛等。发生于正常皮肤的病变通常无症状，尽管有时可出现瘙痒和疼痛。

至少 10% 的浸润性鳞状细胞癌与未治疗 VIN 相关，更可能发生于老年患者。未治疗的女性 HPV 相关病变患者比男性更容易进展。在进展早期，在临

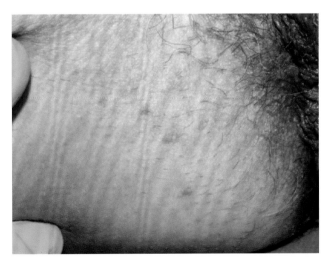

图 5.42　这些淡色、肤色至棕色的多病灶平顶斑块为外阴高级别鳞状上皮内病变（HSIL），既往称为 HPV 相关 VIN 3

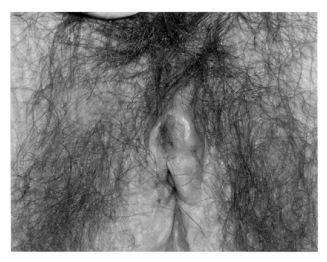

图 5.43　与硬化性苔藓有关的分化型 VIN，表现为角化过度的结节，最初组织学上表现为轻度的角化过度。然而，对于这种非常不典型外观，往往在手术切除后才能获得最后诊断

床上无法鉴别微小浸润癌与 VIN。非 HPV 相关的浸润性鳞状细胞癌多发生于硬化性苔藓或扁平苔藓背景下，但很少见，其起源于正常的黏膜或皮肤。晚期病变表现为白色、红色或肤色斑块或结节。表面常出现溃疡，溃疡底部有容易出血的易碎组织。一些患者可能出现瘙痒和（或）疼痛。

　　在鉴别诊断方面，VIN 起源于正常皮肤，需将其与肛门外生殖器疣、银屑病、扁平苔藓和脂溢性角化相鉴别。发生于硬化性苔藓和扁平苔藓上的 VIN 很难与这些疾病本身相鉴别。针对所有这些情况，需要进行活检。

　　在临床表现上，疣状癌与巨大尖锐湿疣（Buschke-Lowenstein 瘤）相同。前者呈非常大的疣状生长，而且生长很缓慢。作者将疣状癌放在"上皮内瘤变"这一章，是因为在绝大多数情况下，其在组织学上表现为表皮突深入真皮层，但基底膜仍然完整。因此，事实上此类病变无转移潜能。曾一度有人认为，疣状癌表示 HPV 相关巨大尖锐湿疣的恶变，但是这个假说已经不受支持，其原因有两点：①巨大湿疣仅与低危型 HPV 相关（主要是 HPV 6 和11），通常很难进展为癌；②针对疣状癌的聚合酶链反应（PCR）极少检测出 HPV DNA[39]。

浸润性鳞状细胞癌的临床表现

　　如果未活检，就无法确定从单一或多个病变的外观上诊断的 VIN 是否存在（见前文）浸润的证据。因此，对所有的病变均必须活检。然而，真实的情况是，发生在硬化性苔藓或扁平苔藓的与 HPV 无关的 VIN 比 HPV 相关的 VIN 更多，并更快地发生浸润。因此，仅很小一部分浸润性鳞状细胞癌呈多病灶。大多数浸润性鳞状细胞癌发生于 50 岁以上的女性，但值得注意的是，其中大约 15% 发生于 40 岁以下的女性[34]。因此，早期浸润性鳞状细胞癌可与VIN 外观相似，尤其是糜烂性或溃疡性硬化性苔藓患者。之后不久，鳞状细胞癌即出现体积庞大的外生性肿块，常伴有溃疡和出血（图 5.44 和图 5.45）。浸润性鳞状细胞癌可能没有症状，特别是早期病变，但大多数情况下，可出现瘙痒、疼痛或出血，从而引起患者和（或）临床医生的警觉。瘙痒严重时，会出现类似于硬化性苔藓患者长期持续摩擦和搔抓而出现的硬化性苔藓样皮肤硬化改变。上皮细胞增生是否在硬化性苔藓样病变发展成恶性肿瘤中起作用仍存在争议。部分争议是因为 HPV 可存在于某些分化型的鳞状细胞癌中，但是否发生于其他病变的女性，目前还不清楚。

VIN 和浸润性鳞状细胞癌的诊断

　　对临床上怀疑 VIN 或浸润性鳞状细胞癌者，必须通过组织病理学检查确诊。由于存在潜在的取样误差，如果病变为多灶性，应从不同类型病变及病

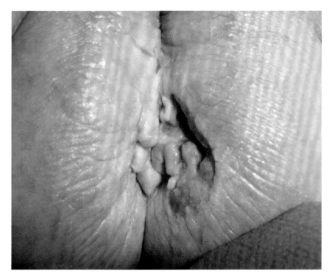

图 5.44　此照片显示溃疡性肤色肿块。病变来源于晚期硬化性苔藓的浸润性鳞状细胞癌

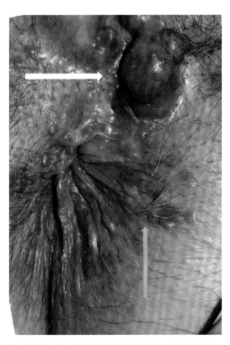

图 5.45　该女性患有巨大肤色鳞状细胞癌（白色箭头），病变呈棕色、平顶、肛周斑块（蓝色箭头），是典型的高级别鳞状上皮内病变，既往被称为 HPV 相关 VIN 3

变的不同部位进行多点活检。特别是对治疗 1 个月或 6 周无反应的硬化性苔藓的突出或糜烂部位进行活检。

对浸润性鳞状细胞癌的分期可采用显微镜下肿瘤、淋巴结、转移（tumor，nodes，metastases，TNM）系统或妇产科联盟（Federation of Gynecology and Obstetrics，FIGO）系统[34]。此章不做详细描述，与阴茎癌一样，对于淋巴结阳性和（或）转移的处理超出了本书范围。可以这样说，TNM 术语中原位癌是 "Tis"，而 FIGO 分期没有 "原位癌" 这一术语。在 TNM 分期和 FIGO 分期中，病变大小在 2 cm 及以下，局限于外阴或会阴，间质浸润 1.0 mm 以下，分别是 "T1a 期" 和 "ⅠA 期"。最后，在 TNM 术语和 FIGO 术语中病变大小在 2 cm 以上或任何间质浸润大于 1.0 mm，局限于外阴或会阴者分别为 "T1b 期" 和 "ⅠB 期"[34]。

病理生理学

如前所述，有两条发病途径与外阴鳞状细胞癌的发生和发展有关：与 HPV 相关的途径以及与 HPV 无关途径[40]。这两个途径有不同的组织学表现，但也有相似的表现：HPV 相关的疣型 / 基底型 VIN 以及与 HPV 无关疾病的分化（角化）型。

与 HPV 相关的途径包括感染与引起宫颈癌相同的高危型 HPV（HPV 16 和 18 较多见，HPV 31、33、45、52 和 58 较少见）。这种类型的感染首先导致疣和（或）基底型 VIN，随后有些病例发展成具有相同组织学特征的浸润癌。PCR 研究显示，绝大多数疣型和疣状基底型 VIN 和少数疣状或基底样浸润癌存在 HPV DNA。在分子水平，HPV 病毒蛋白 E6 和 E7 结合并干扰人肿瘤抑制基因 p53 和视网膜母细胞瘤肿瘤抑制蛋白[41]。

目前尚不清楚与 HPV 无关的发病途径。然而，近年来慢性炎症在癌症发病中的重要性日显突出。大多数（但不是全部）分化型 VIN 发生于硬化性苔藓和糜烂性扁平苔藓中。另一个重要因素是，非 HPV 相关恶性肿瘤周围组织的鳞状细胞增生率升高（在苔藓化过程中发生的棘皮增生），可能与慢性摩擦和搔抓有关。但另一种解释也有可能。早期分化型 VIN 的组织学外观与单纯苔藓样病变的良性鳞状细胞增生鉴别相当困难，因此，这个与 VIN 相邻的曾被称为 "鳞状细胞增生" 的病变，可能是早期分化型 VIN。此外，非 HPV 相关癌症有更多的体细胞突变（特别是 TP53）和表观遗传学改变（尤其是 CDKN2A 的高甲基化）[40]。最后，也应注意的是，少数分化型 VIN 和相关的浸润性鳞状细胞癌患者有不同类型的 HPV DNA。似乎有可能，HPV DNA 只是作为一个"无辜的旁观者"，但目前还不能完全排除其作为病因的可能性。

有多种临床危险因素与 VIN 和浸润性鳞状细胞癌的发病相关。无论是 HPV 相关的恶性肿瘤，还是与 HPV 无关的恶性肿瘤，发病的最重要危险因素均是吸烟。HPV 相关 VIN 发病特别重要的高危因素是导致 HPV 感染的性行为，如过早发生性行为、多性伴侣、异常宫颈细胞学病史以及早期肛门与外生殖器疣病史。非 HPV 相关的 VIN 高危因素包括存在硬化性苔藓和糜烂性扁平苔藓。

治疗

VIN 的治疗

据报道，35 岁以下的年轻女性和部分分娩后患者 HPV 相关 VIN 可自然消退。在年轻女性中，恶变的可能性非常低，因此对年轻女性，推荐不治疗，随访观察 1 年，复查是否可消退。对于 30 岁或 35 岁以上的女性，一旦确诊分化型 VIN，应尽快进行扩大的局部切除治疗。但这种切除至病变边缘的距离一直存在争议。理论上切除边缘应距病变较宽，但这会导致解剖结构的破坏和生活质量的降低。大多数妇科医生认为 5 mm 就足够了[37]。然而，一些人认为分化型 VIN 应该比与 HPV 相关的 VIN 切除范围更广。

激光消融可用于与 HPV 相关 VIN 的治疗。但由于缺乏组织学检查结果，可能导致间质浸润灶被遗漏。少数报告显示，光动力和局部使用咪喹莫特或西多福韦药物可成功地治疗 HPV 相关 VIN。但相对缺乏随机对照的研究显示，在这些药物的使用上有所受限[37,42]。

VIN 的预后取决于患者的年龄、免疫力，以及是否与 HPV 相关或分化型。如前所述，在年轻患者中，VIN 的自然消退率比较高，但在 35 岁以上女性则消退率有所降低。免疫功能低下和分化型 VIN 患者预后明显较差。两个较早的病例研究和一个 Meta 分析显示，手术后边缘阴性患者的复发率是 25%～40%。前瞻性随访显示 5%～15% 的患者在 VIN 治疗后发展成浸润癌[42]。

当确诊浸润性鳞状细胞癌后，其分期可根据美国癌症联合委员会 TNM 分期系统或 FIGO 分期系统[34]，其细节将在本章进行详细描述。对于确诊后的淋巴结阳性和（或）转移阴茎癌患者的治疗本书未作描述。很重要的一点是，在无淋巴结转移的两个期别中，TNM 和 FIGO 分期病变大小在 2 cm 及以下，局限于外阴或会阴，间质浸润 1.0 mm 以下分别归为"T1a 期"和"ⅠA 期"。病变大小在 2 cm 以上或任何间质浸润大于 1.0 mm，局限于外阴或会阴者，分别归为"T1b 期"和"ⅠB 期"[34]。

对 T1a 期、ⅠA 期患者，首选治疗方案是局部扩大的手术切除，切除边缘距病变约 1 cm[43]，其治疗效果与根治性外阴切除术相同[34]。由于淋巴结转移的可能性较小，因此，对于无淋巴结肿大的患者，可不进行淋巴结切除，可以采用观察随访代替治疗[34]。对 T1b 期和ⅠB 期患者，首选治疗方案仍然是局部扩大的手术切除，切除边缘距病变约 1 cm[43]。然而，此期淋巴结转移的可能性仍较低，推荐采取同侧淋巴结切除或前哨淋巴结活检[34]。因放射治疗和激光切除存在争议，这里不进行讨论。这两期患者的预后比较好，2 年总生存率约为 90%，5 年总生存率约为 80%。此外，如前所述，目前三种上市的预防性 HPV 疫苗接种可有望消除与 HPV 相关的外阴癌。

女性鳞状细胞癌	治疗

上皮内瘤变（VIN）
- HPV 相关病变（普通型 VIN）：切除；考虑电切除、激光消融或局部咪喹莫特治疗。
- 活检后，30～35 岁以下者推荐观察 1 年。
- 非 HPV 相关病变（分化型 VIN）：只能手术切除治疗。

浸润癌
- 采用 FIGO 或 TNM 分期。
- 全部切除，切除边缘为 1 cm。
- 如果浸润深度大于 1 mm，进行前哨淋巴结活检。

基底细胞癌

基底细胞癌（basal cell carcinoma，BCC）是所有暴露于日光皮肤肿瘤中最常见的一种，不常见于非暴露性皮肤，如外生殖器和肛周皮肤。一项大样本病例分析显示，在 51 例外生殖器部位 BCC 患者中，10 例为阴阜，18 例为外阴，6 例为阴囊，2 例为阴茎，15 例为肛周患者[44]。此 51 例 BCC 患者占同期所有 BCC 患者的 0.5% 以下。本研究排除了 2 例基底细胞神经综合征（basal cell nevus syndrome，BCNS）患者，以及 28 例肛门 BCC。在其他研究中，BCNS 也有不少病例。外阴是最常见的肛门外生殖器 BCC 的发病部位。外阴 BCC 占所有外阴癌的 2% ~ 8%[45,46]，大多数发生于大阴唇外侧毛发覆盖区域（图 5.46）。BCC 其次好发于肛周，目前报告病例不足 100 例[47]。阴囊部位是肛门外生殖器 BCC 第三个常见的发病部位，目前仅报告 60 例。阴茎部位 BCC 最少见，仅报告约 25 例[49]，几乎所有病例均发生于阴茎。

临床表现

女性发病稍多于男性，平均诊断年龄为 70 岁左右。在诊断前，病变往往已存在很长时间。由于健康意识的增强和及时就诊，诊断年龄似乎在下降。几乎所有的病变均为孤立病灶，通常表现为肤色或粉红色、大小 1.0 ~ 3.0 cm 的斑块或结节。由于黑色素的增加，偶尔会出现褐色甚至棕色病变，尤其是有色人种[46]。有些早期病变表面光滑，但大约 30% 的病变表现为有边缘卷起的溃疡。大部分患者无症状，偶尔有轻微瘙痒或出血。此外，BBC 仅发生于外生殖器的非黏膜表面。

诊断

偶尔根据临床表现即可做出正确诊断，但大多数病变需要活检才能确诊，而且所有的可疑病变均需活检确诊。组织学表现通常具有典型特征，但有时病理学家很难将 BCC 与其他毛囊来源的肿瘤和基底鳞状细胞癌相鉴别。常见的鉴别诊断包括鳞状细胞癌和皮内痣。本章描述的其他皮肤色病变也应与之进行鉴别，虽然较为少见。

基底细胞癌	诊断

- 老年男性和女性。
- 孤立的粉红色或肤色的斑块、丘疹或结节。
- 病变可能是溃疡性的。
- 仅发生于角化皮肤（非黏膜）。
- 病变部位：女性大阴唇；男性阴茎和阴囊；男性和女性的肛周区域。
- 通过活检进行诊断和（或）确诊。

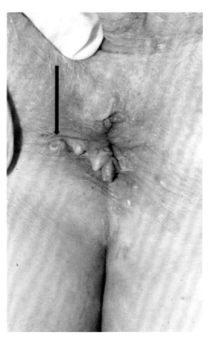

图 5.46 基底细胞癌最常见的表现为肤色斑块或结节。随着肿块长大，发展为典型的中心凹陷性病变（箭头）

病理生理学

慢性紫外线暴露在日光暴露皮肤 BCC 的发病中起着非常重要的作用。显然，外生殖器 BBC 不属于这类疾病。所有戈林综合征（Gorlin syndrome，痣样基底细胞癌综合征）患者和许多散发 BCC 有多通路信号传导基因突变（特别是修补和平滑的基因），肛门 - 外生殖器 BCC 患者可能也是如此。这种突变也有可能与其他环境因素协同作用，如慢性刺激和炎症诱发恶变。

治疗

治疗方法为手术切除。复发率相当高，但大多数病例的复发是在组织学边缘阳性部位。因此，应该考虑使用 Mohs 显微外科手术，因其能最大限度地保留组织，并在手术开始时记录显微镜下的肿瘤边缘。从理论上讲，局部应用咪喹莫特乳膏具有良好的美容效果，但其未被批准用于结节性 BCC，而且使用经验有限。

非生殖器部位 BCC 患者的总体预后非常好，很少转移。目前文献报道的存在肛门 – 外生殖器 BCC 转移的病例约有十几例。考虑到外生殖器 BCC 发病非常罕见，这个数字似乎过高。但这也可以解释，相比其他部位的 BCC 患者，外生殖器患者的患病时间似乎更长，病变更大，年龄也更大。

基底细胞癌	治疗

- 全部切除。
- 由于复发率较高，应考虑 Mohs 显微外科切除。
- 转移风险小。
- 不需要前哨淋巴结活检。
- 不需要淋巴结切除。

参考文献

1. Poljak M, Kocjan BJ, Ostrbenk A, et al. Commercially available molecular tests for human papillomaviruses (HPV): 2015 update. *J Clin Virol.* 2016;76:S3–S13. http://dx.doi.org/10.1016/j.jcv.2015.10.023
2. Pahud BA, Ault KA. The expanded impact of human papillomavirus vaccine. *Infect Dis Clin North Am.* 2015;29:715–724.
3. [No authors listed]. *Human Papillomavirus (HPV) Infection.* www.cdc.gov/std/tg2015/hpv.htm
4. Trottier H, Burchell AN. Epidemiology of mucosal human papillomavirus infection and associated diseases. *Public Health Genomics.* 2009;12:291–307.
5. Patel H, Wagner M, Singhal P, et al. Systematic review of the incidence and prevalence of genital warts. *BMC Infect Dis.* 2013;13:39. doi: 10.1186/1471-2334-13-39.
6. Doerfler D, Bernhause A, Kottmel A, et al. Human papilloma virus infection prior to coitarche. *Am J Obstet Gynecol.* 2009;200:487.e1–487.e5.
7. Micheletti L, Bogliato F, Lynch P. Vulvoscopy: review of a diagnostic approach requiring clarification. *J Reprod Med.* 2008; 53:179–182.
8. [No authors listed]. *Anogenital Warts.* www.cdc.gov/std/tg2015/warts.htm
9. Thurgar E, Barton S, Karner C, et al. Clinical effectiveness and cost-effectiveness of interventions for the treatment of anogenital warts: systematic review and economic evaluation. *Health Technol Assess.* 2016;20:v–vi, 1–486.
10. Handler NS, Handler MZ, Majewski S, et al. Human papillomavirus vaccine trials and tribulations: vaccine efficacy. *J Am Acad Dermatol.* 2015;73:759–767.
11. Joura EA, Pils S. Vaccines against human papillomavirus infections: protection against cancer, genital warts or both? *Clin Microbiol Infect.* 2016;22(suppl 5):S125–S127.
12. Chen X, Anstey AV, Bugert JJ. Molluscum contagiosum virus infection. *Lancet Infect Dis.* 2013;13:877–888.
13. Olsen JR, Gallacher J, Piguet V, et al. Epidemiology of molluscum contagiosum in children: a systematic review. *Fam Pract.* 2014;31:1330–135.
14. Cathcart S, Colos J, Morrell DS. Parental satisfaction, efficacy, and adverse events in 54 patients treated with cantharidin for molluscum contagiosum infection. *Clin Pediatr (Phila).* 2009;48:161–165.
15. Coloe J, Morrell DS. Cantharidin use among pediatric dermatologists in the treatment of molluscum contagiosum. *Pediatr Dermatol.* 2009;26:405–408.
16. [No authors listed]. *Syphilis.* www.cdc.gov/std/tg2015/syphilis.htm
17. Ceovic R, Gulin SJ. Lymphogranuloma venereum: diagnostic and treatment challenges. *Infect Drug Resist.* 2015;8:39–47.
18. Baker GM, Selim MA, Hoang MP. Vulvar adnexal lesions: a 32-year, single institution review from Massachusetts General Hospital. *Arch Pathol Lab Med.* 2013;137:1237–1246.
19. Kanat BH, Sözen S. Disease that should be remembered: Sacrococcygeal pilonidal sinus disease and short history. *World J Clin Cases.* 2015;16:876–879.
20. Lee MY, Dalpiaz A, Schwamb R, et al. Clinical pathology of Bartholin's Glands: a review of the literature. *Curr Urol.* 2014;8:22–25.
21. Jowkar F, Fallahi A, Namazi MR. Is there any relation between serum insulin and insulin-like growth factor-1 in non-diabetic patients with skin tags? *J Eur Acad Dermatol Venereol.* 2010; 24:73–74.
22. Jóźwik M, Kolodziejczak M, Klonowska-Dziatkiewicz E, et al. Giant vulvar lipoma in an adolescent girl: a case study and literature review. *J Pediatr Adolesc Gynecol.* 2014;27:117–119.
23. Leung AKC, Barankin B. Pearly penile papules. *J Pediatr.* 2014;185:409.
24. Diaz Gonzales JM, Martinez Luna E, Pena Romero A, et al. Vestibular papillomatosis as a normal anatomical condition. *Dermatol Online J.* 2013;19(10):12.
25. Brau Javier CN, Morales A, Sanchez JL. Histopathology attributes of Fox-Fordyce disease. *Int J Dermatol.* 2012;51:1313–1318.
26. Sammour R, Nasser S, Debahy N, et al. Fox-Fordyce disease: an under-diagnosed adverse event of laser hair removal? *J Eur Acad Dermatol Venereol.* 2016;30:1578–1582.
27. Goto K, Maeda D, Kudo-Asabe Y, et al. PIK3CA and AKT1 mutations in hidradenoma papilliferum. *J Clin Pathol.* 2017;70(5):424–427.
28. Chiu HY, Chiu HC. A florid tiny, discrete eruption on the penis. *JAMA.* 2012;308:1264–1265.
29. Babu AK, Krishnan P, Andezuth DD. Sclerosing lymphangitis of the penis–literature review and report of 2 cases. *Dermatol Online J.* 2014;20(7):9.
30. Brady KL, Mercurio MG, Brown MD. Malignant tumors of the penis. *Dermatol Surg.* 2013;39:527–547.
31. Perry D, Lynch PJ, Fazel N. Pseudoepitheliomatous, keratotic, and micaceous balanitis: a case report and review of the literature. *Dermatol Nurs.* 2008;20:117–120.
32. Krustrup D, Jensen HL, van den Brule AJC, et al. Histological characteristics of human papilloma-virus-positive and negative invasive and in situ squamous cell tumors of the penis. *Int J Exp Pathol.* 2009;90:182–189.
33. Hakenberg OW, Comperat EM, Minhas S, et al. EAU guidelines on penile cancer: 2014 update. *Eur Urol.* 2015;67:142–150.
34. Alkatout I, Schubert M, Garbrecht N, et al. Vulvar cancer: epidemiology, clinical presentation, and management options. *Int J Womens Health.* 2015;7:305–313.
35. Maniar KP, Nayar R. HPV-related squamous neoplasia of the lower anogenital tract: an update and review of recent guidelines. *Adv Anat Pathol.* 2014;21:341–358.
36. Bornstein J, Bogliatto F, Haefner HK, et al. The 2015 International Society for the Study of Vulvovaginal Disease

(ISSVD) terminology of vulvar squamous intraepithelial lesions. *J Low Genit Tract Dis.* 2016;20:11–14.

37. Preti M, Scurry J, Marchitelli CE, et al. Vulvar intraepithelial neoplasia. *Best Pract Res Clin Obstet Gynecol.* 2014;28: 1051–1062.

38. Castle PE, Maza M. Prophylactic HPV vaccination: past, present, and future. *Epidemiol Infect.* 2016;144:449–468.

39. Liu G, Li Q, Snang X, et al. Verrucous carcinoma of the vulva: a 20 year retrospective study and literature review. *J Low Genit Tract Dis.* 2016;20:114–118.

40. Trietsch MD, Nooij LS, Gaarenstroom KN, et al. Genetic and epigenetic changes in vulvar squamous cell carcinoma and its precursor lesions: a review of the current literature. *Gynecol Oncol.* 2015;136:143–157.

41. Egawa N, Egawa K, Griffin H, et al. Human papillomaviruses; epithelial tropisms and the development of neoplasia. *Viruses.* 2015;7:3863–3890.

42. Lawrie TA, Nordin A, Chakrabarti M, et al. Medical and surgical interventions for the treatment of usual-type vulval intraepithelial neoplasia. *Cochrane Database Syst Rev.* 2016;1:CD011837.

43. PDQ Adult Treatment Editorial Board. Vulvar Cancer Treatment (PDQ®): Health Professional Version. In: *PDQ Cancer Information Summaries [Internet].* Bethesda, MD: National Cancer Institute (US); 2002–2015, July 15.

44. Gibson GE, Ahmed I. Perianal and genital basal cell carcinoma: a clinicopathologic review of 51 cases. *J Am Acad Dermatol.* 2001;45:68–71.

45. Chokoeva AA, Tchernev G, Castelli E, et al. Vulvar cancer: a review for dermatologists. *Wien Med Wochenschr.* 2015;165:164–177.

46. Liu PCW, Fan YS, Lau PPL, et al. Vulvar basal cell carcinoma in China: a 13-year review. *Am J Obstet Gynecol.* 2009;200:514. e1–514.e5.

47. Patil DT, Goldblum JR, Billings SD. Clinicopathological analysis of basal cell carcinoma of the anal region and its distinction from basaloid squamous cell carcinoma. *Mod Pathol.* 2013;26: 1382–1389.

48. Dai B, Kong YY, Ye DW, et al. Basal cell carcinoma off the scrotum: clinicopathologic analysis of 10 cases. *Dermatol Surg.* 2012;38:783–790.

49. Rowe RJ, Uhlman MA, Bockholt NA, et al. Basal cell carcinoma of the penis: a case report and review of the literature. *Case Rep Urol.* 2014;2014:173076. http://dx.doi.org/10.1155/2014/173076

第六章

红色皮损：斑片和斑块

Peter J. Lynch、Libby Edwards 著，韩素彬　李羽禾　王依妮 译，吴玉梅　何　玥 审校

很多不同的皮疹均可表现为红色的斑块和斑片。在临床检查中，干燥、角化的皮肤通常表现出不同的特征有助于诊断。而在潮湿的皮肤皱褶处，如肛门生殖器皮肤和腋窝，往往表现为非特异性红斑，没有或只有轻微鳞屑。因此，需要进一步了解患者的瘙痒史和接触史，对易受这些疾病影响的外生殖器进行体格检查、病原学检查和活检，以便对可能的诊断进行分类。通常这些临床表现可以在一种疾病中同时存在。例如，一个以瘙痒为表现的患者可能会因为银屑病（牛皮癣）的炎症感到瘙痒，进而因摩擦和搔抓而导致皮肤出现慢性单纯性苔藓（lichen simplex chronicus，LSC）。因此，有时临床上无法做出明确的诊断。如果排除了感染和肿瘤的可能性，即使诊断不明确，对炎性皮肤病采取经验性的治疗通常会对病情的缓解有帮助。

几种常见的外阴皮肤病表现为肛门生殖器皮肤上的红斑和斑块。虽然这些疾病发生在干燥的皮肤表面时很容易诊断，但如发生在生殖器皮肤和其他潮湿的皮肤皱褶上，往往难以区分。个别皮肤病的特异性外观常受到皮肤皱褶处环境的影响，因此根据形态学进行诊断具有挑战性。湿热会使鳞屑变得模糊。由于水化会使苔藓样病（因摩擦而增厚）变白。正常情况下清晰的斑块边界可能模糊不清。通常边界清晰的斑块可能会变得模糊。此外，生殖器皮肤，即使是特别干燥、角化的皮肤，也通常被不止一种疾病影响，继发感染以及汗水、尿液、粪便和过度清洗的刺激会改变皮肤的外观。最后，在天然暗肤色的患者身上是很难发现皮肤发红的，红斑通常被认为是色素沉着。

因此，有时正确诊断生殖器红斑和斑块需要结合其他皮肤表面的更典型的形态特征，以及是否有过度清洗史，使用过敏产品，经常使用卫生护垫 / 卫生巾，和（或）活检。然而，对皮肤非特异性红斑的活检往往产生非特异性的结果。应对临床上未确诊或经治疗未见预期反应的红色病变予以活检，以排除偶发的乳腺外佩吉特病（extramammary Paget disease，EMPD）或各种形式的原位鳞状细胞癌，后者目前被称为分化型上皮内瘤变或高级别鳞状上皮内病变（HSIL）。这些疾病以前的名称包括上皮内瘤变、鳞状细胞原位癌、鲍恩样丘疹病、鲍恩病和增殖性红斑。

通常这类疾病很难确诊，因此，在观察及治疗可能感染的同时，采用经验性的皮质类固醇治疗是必要、有效且合适的。

第一节　湿疹和苔藓样皮损

肛门生殖器瘙痒的发生有两种情况。它可能由表面看似正常的组织引起的（"原发性"瘙痒），也可能由在明显异常的组织上发生的另一种疾病所导致（"继发性"瘙痒）。原发性瘙痒又可被细分为两类：①病发部位有因长期摩擦和搔抓所致的表现（如特应性皮炎和 LSC）；②病发部位没有或者极少见因长期摩擦和搔抓的表现（特发性或自发性瘙痒）。本章将对前两种情况进行讨论，而第十三章则讨论后一种情况。

继发性瘙痒发生于某一种伴有瘙痒的皮肤病变，可能伴或不伴有"瘙痒 - 搔抓循环"的过程。这类皮肤病常表现为湿疹样外观（接触性皮炎和脂溢性

皮炎），这将在本章的第一部分讨论；而另一部分皮肤病很少会在瘙痒时继发湿疹（如银屑病、硬化苔藓和股癣）。它们在本书中被作为独立的疾病来讨论。

我们需要从概念上区分原发性和继发性瘙痒，但是因为这两类瘙痒均会导致患者搔抓，因此，在临床检查时很难通过临床表现来对它们进行区别。在这种情况下，专门针对搔抓和摩擦的治疗有利于正确的鉴别。完全停止搔抓后，如果皮肤恢复正常外观，即为原发性瘙痒；如果为继发性瘙痒，皮肤将显示出潜在疾病。

本段将对出现过的关于湿疹的术语进行简短的回顾（见第二章）。当皮肤连续几天或几周被搔抓或摩擦时，该处组织会呈现典型的湿疹（皮炎）样外观。因此，可以从形态学来定义"湿疹"和"皮炎"（同义词）。湿疹在形态学上表现为边界不清的红色丘疹和斑块、被覆鳞屑、上皮破坏和（或）苔藓样变表现。表皮脱落是最常见的表皮破坏，其他表皮破坏的征象包括渗液、结痂、皲裂或黄色鳞屑（这种黄色是由于少量血浆包裹灰色、白色和银色鳞屑所致）。当摩擦比搔抓更明显时，苔藓样变可能会取代其他上皮破坏的大部分表现。苔藓样变有三个临床特征：明显增厚的皮肤、显著的皮肤纹理以及苔藓样鳞屑。由于苔藓样鳞屑黏附于上皮，因而干燥时或多或少会表现为无色，但它在吸收肛门生殖器部位残留的汗液时会变成白色。

如前文所述，湿疹样外观的皮损在活检时具有组织学上特征性表现。急性期皮损在显微镜下表现为海绵样炎症（炎症细胞伴有上皮细胞间和细胞内水肿），慢性期表现为棘层肥厚（上皮增厚常被称为"银屑病样皮炎"）。这是本章第一节讨论的所有皮损的组织学表现。由于这些皮损组织学表现相似，病理学家通常无法鉴别湿疹的具体类型。因此，当病理学诊断"海绵状皮炎"或"银屑病样皮炎"时，临床医生有必要进行临床病理相关性分析，从而得出更明确的诊断[1]。

特应性皮炎和慢性单纯性苔藓

严格来讲，特应性皮炎和LSC是原发性瘙痒的典型疾病。瘙痒常发生于外观正常的组织并伴有剧烈的搔抓和摩擦。然而，当"瘙痒 - 搔抓循环"出现在先前已有皮肤病的基础上时，通常会使用术语"继发性湿疹"。

关于特应性皮炎的命名和分类有些复杂，且有一定的争议。"特应性"一词有多种定义，但最常见的定义包括一种遗传易感性，其可发展为对日常环境中的抗原产生过敏性IgE。因此，存在过敏体质的人常会患过敏性鼻炎（花粉热）、哮喘和（或）特应性皮炎。当湿疹发生于没有过敏性鼻炎或哮喘的个人史或家族史的患者时，就会产生术语方面的疑问。在这种情况下，湿疹就会被称为神经性皮炎、婴儿湿疹、儿童湿疹或LSC。鉴于对特应性皮炎的诊断缺乏统一的标准[2]，并且这些湿疹的暴发都存在"瘙痒 - 搔抓循环"表现，个人认为无论患者是否有特应性皮炎的其他临床特征，都可以使用特应性皮炎（多点病灶）和LSC（局部病灶）作为诊断。此外，由于生殖器湿疹往往在身体其他部位不会出现，因此，本章一般将其称为LSC。

临床表现

多灶性特应性皮炎是一种极为常见的疾病，在西方国家约有15%的人口受到影响。虽然局灶特应性皮炎及肛门生殖器部位的LSC可发生于两性的各个年龄阶段，但是在成年人中最常见，且成年女性患病稍多于男性。然而在儿童中，男孩比女孩更易受到影响。尚不清楚肛门生殖器LSC的患病率和发病率，但最近的一项大型研究表明，此类患者占所有皮肤科门诊就诊人数的1.5%[3]。基于一些早期研究和会议讨论，它可能是肛门生殖器部位最常见的疾病。

病史

生殖器LSC患者可能因为尴尬而很少就医，直到症状出现数周或数月。瘙痒的症状在一开始常常是轻微的，但女性患者比较特殊，她们常认为阴道分泌物增多（酵母菌感染导致）是诱因。无论哪种情况，一旦发生瘙痒，搔抓几乎是不可避免的。大多数患者感觉瘙痒剧烈，任何家庭护理或非处方药都难以缓解。最严重时，患者会用力搔抓皮肤直到表皮脱落引起的疼痛感替代瘙痒感。当病程较长时，患者往往会从搔抓转向对皮肤的摩擦，因为他们发现这样在缓解瘙痒的同时不引起疼痛和组织损伤。

随着时间的推移，就形成了一个恶性循环，由瘙痒导致搔抓，从而导致更严重的瘙痒和搔抓，被称为"瘙痒-搔抓循环"。我认为这种"循环"表现是特应性皮炎 LSC 的病理和诊断的特征。有些患者会意识到自己的搔抓行为，但大部分患者会选择继续。他们表示"因为我控制不了自己"，或者"因为搔抓的感觉太好了"；而有些患者对搔抓并没有意识，他们往往认为自己很少搔抓，这与咬指甲、掰指关节和其他类似的"习惯性动作"所导致的个人无意识行为类似。

白天时，搔抓主要发生在上厕所后及下班后换衣服时，在晚上主要发生在脱衣服睡觉时。搔抓几乎总是发生于夜间睡眠较轻阶段的非快速动眼期，并且与部分的觉醒次数异常增加有关[4,5]。根据荷马史诗中奥德修斯（尤利西斯）和他的妻子佩内洛普的故事[6]，将这种夜间搔抓现象称为"佩内洛普现象"。故事讲述了奥德修斯在特洛伊战争结束后的归途中逗留了多年，佩内洛普被迫宣布他已经死亡，并答应嫁给她众多的追求者之一，只要她为垂死的公公织好寿衣的布料就再婚。她白天织布，到了晚上，所有人都睡着时，她却悄悄地拆掉白天所织的大部分布。因此，佩内洛普现象即表示破坏日间治疗效果的夜间搔抓现象。

检查

如前所述，LSC 具有所有湿疹的形态特征，包括红斑、边界不清、鳞屑丘疹和斑块，伴有上皮破坏和（或）苔藓样变（图 6.1 至图 6.5）。但与其他湿疹性疾病相比，其表皮剥落和（或）苔藓样变的严重程度有利于临床的正确鉴别。由于肛门生殖区温暖潮湿的环境可能导致形态学特征不典型，所以病情较轻的患者可能具有这些特征。第一，鳞屑可能不会像其他部位 LSC 一样明显（尽管可以通过触诊皮肤的粗糙程度来判断）（图 6.6 和图 6.7）。第二，鳞屑具有亲水性，在遇水时会变白。当患者第一次脱衣服时会有很多白色鳞屑，但会随着皮肤水分的蒸发而减少（图 6.8）。第三，深度的搔抓会破坏或清除黑色素细胞，当抓痕愈合后会出现色素减退（图 6.9 至图 6.10）。第四，肛门生殖区皮肤易发生色素沉着。当 LSC 长时间存在时，往往会出现炎

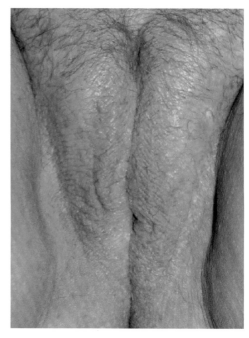

图 6.1　在覆盖阴毛的大阴唇表面，典型的慢性单纯性苔藓表现为边界不清的红斑样苔藓样变，并伴有线状表皮脱落

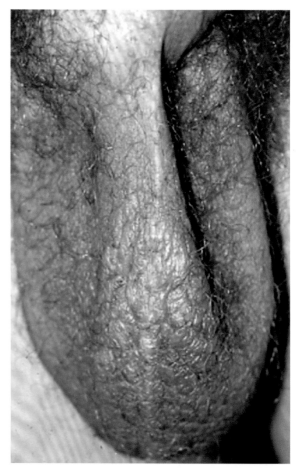

图 6.2　男性生殖器的慢性单纯性苔藓通常发生在阴囊表面，同样表现为由长期摩擦和搔抓造成的边界不清的增厚苔藓样变

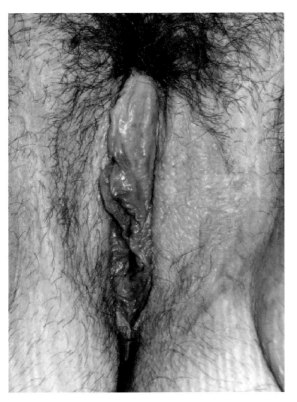

图 6.3　该患者患单侧 LSC，表现为红斑、不规则糜烂和苔藓样变，累及左侧毛发区及大阴唇表面内侧并延伸至阴蒂。可见 LSC 有时仅单侧病变比较显著

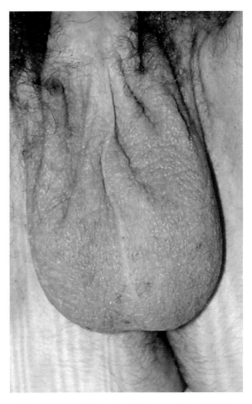

图 6.5　阴囊表皮因不断摩擦而增厚，并伴表皮脱落

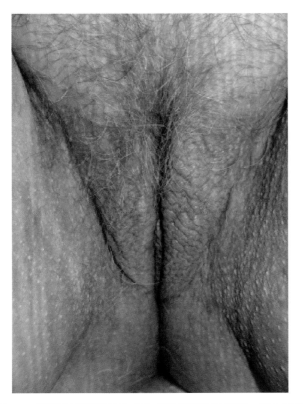

图 6.4　尽管由摩擦引起的表皮变暗增厚非常典型，但由于外阴比较潮湿，因此鳞屑并不典型

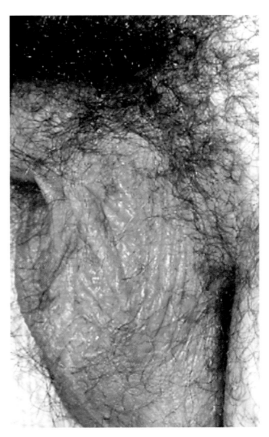

图 6.6　当出现了特异性红斑、水肿以及苔藓样变加重的典型特征时，提示 LSC 的诊断。阴囊后部是男性生殖器最易受影响的部位

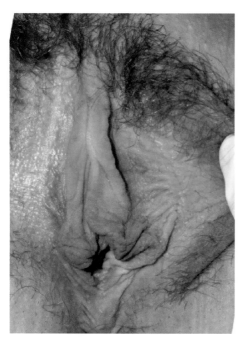

图 6.7 粗略地观察外阴皮肤后没有发现明显异常，但是仔细检查后发现，与右侧相比，左侧大阴唇内侧及唇间皱襞有苔藓样变及暗沉

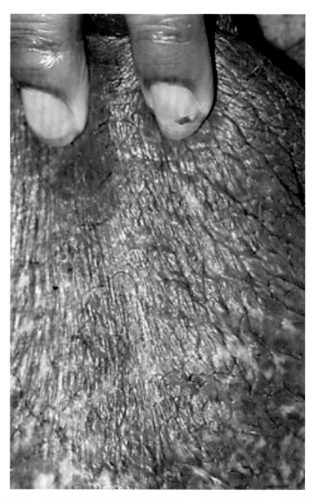

图 6.9 摩擦使正常染色的表皮剥落，产生边界清楚、不规则的白色色素脱失区

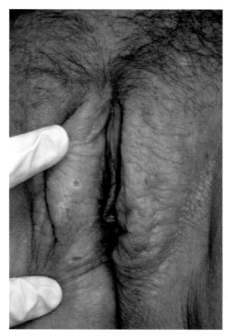

图 6.8 尽管可见明显的苔藓样变和不规则表皮脱落，但是因潮湿导致上皮水化，从而使表皮呈白色，掩盖了原本的红斑

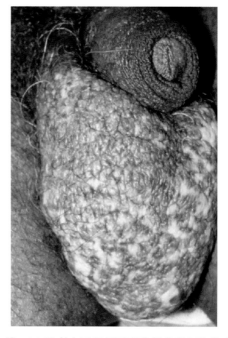

图 6.10 该 LSC 患者由于搔抓而引发黑色素细胞的自身免疫破坏，导致白癜风

症后色素沉着。这会导致红斑不明显，从而低估了炎症的严重程度（图 6.11 至图 6.12），尤其是在深肤色患者中。女性生殖器部位 LSC 主要发生在大阴唇外，偶有累及小阴唇；在男性则主要累及阴囊，但

偶有影响到阴茎根部甚至整个阴茎；肛周 LSC 在两性中都很常见（图 6.13）。

诊断

医生通常会根据临床表现做出 LSC 的诊断。但是在某些情况下，并不能明确 LSC 是单独出现（原发性 LSC），还是"瘙痒 - 搔抓循环"重叠在某个潜在的皮肤病基础上（继发性 LSC）。这种情况尤其易发生于生殖器银屑病，在男性的股癣和女性的硬化性苔藓也很常见。有人可能认为通过活检可以鉴别出继发性 LSC 中任何潜在的皮肤病，但通常情况下并非如此。在 LSC 的急性期，棘细胞层炎症比较明显，常会掩盖其他疾病的存在。慢性 LSC 活检则更容易混淆。在这种情况下，活检报告通常为"银屑

病样皮炎"，并不会为医生诊断是否为银屑病提供帮助，而医生则需要进行临床病理相关性分析 [1]。因为念珠菌感染是女性 LSC 发生最常见的病因之一，

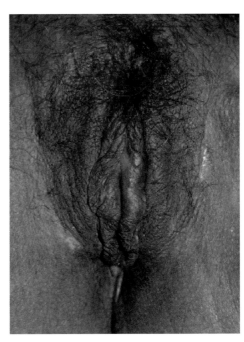

图 6.12　该患者的外阴呈深棕色苔藓样变。这是由于患者肤色较深、同时存在红斑和炎症后的色素沉着

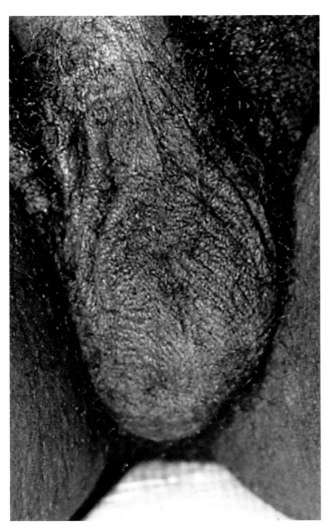

图 6.11　深肤色的人皮肤炎症表现为色素沉着，而不是发红。有时苔藓和致密苔藓鳞屑会有光泽感，就像皮肤因为频繁的摩擦而被擦亮一样

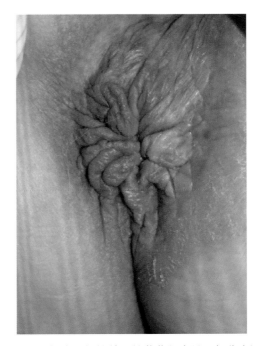

图 6.13　直肠部位的慢性单纯性苔藓很常见，部分病因是粪便的刺激。因为肛周皮肤存在皱褶，因而较难判断苔藓样变的程度。但皮肤裂隙，以及剧烈的瘙痒和搔抓史会有助于明确诊断

所以进行 LSC 相关的念珠菌培养和 KOH 检查是有意义的。对于男性来说，如果大腿上部内侧皮肤受累，进行股癣相关的皮肤真菌 KOH 检查和（或）培养可能会有帮助。

银屑病在外观上与 LSC 非常相似，尤其是在肛门生殖器部位，LSC 可能会叠加在银屑病上。其他部位典型的银屑病斑块、典型的银屑病指甲改变以及银屑病关节炎将有助于诊断银屑病。但是，如前所述，活检可能并不能帮助鉴别银屑病和 LSC。对女性患者而言，LSC 经常覆盖在外阴的硬化性苔藓上，这可能会掩盖其临床特征。然而，组织结构异常如阴蒂包埋、小阴唇缺失，或者存在紫癜将有助于鉴别硬化性苔藓，而这种情况下活检可能有帮助，也可能没有帮助。

在组织学上，LSC 可能会与分化型鳞状细胞上皮内瘤变（非 HPV 相关）相混淆（见第五章的 VIN）。此外，上皮棘层肥厚的组织学表现与 LSC 相似，与肿瘤关系密切，有可能 LSC 与生殖器鳞癌之间也存在一定的联系。

病理生理学

LSC 的病因尚不清楚。由于大部分 LSC 患者有花粉热、哮喘或早期湿疹样皮肤病的个人或家族史，所以推测 LSC 具有特应性，但并不明确特应性反应是如何影响 LSC 的发展的。但越来越多的人认识到特应性皮炎患者具有中间丝相关蛋白基因突变和脂质紊乱的特点，会干扰表皮外层（皮肤屏障）的形成[7]。这些皮肤屏障层的缺陷使患者更易暴露于刺激物和变应原，因而推测在这些患者负责传递瘙痒和轻微痛觉的感觉神经末梢也更易受到刺激。尽管特应性皮炎患者常见外周嗜酸性粒细胞增多和血清 IgE 水平升高，但与其他特应性疾病不同的是，其免疫功能障碍是由 T 细胞介导的，而不是 I 型 IgE 相关的体液免疫功能障碍，如花粉热和哮喘。特应性皮炎的发生可能涉及 Th2 介导的细胞免疫系统的激活，并且这一过程可能是导致血清 IgE 水平升高和外周嗜酸性粒细胞增多的主要原因[8]。

除了这些外周的异常，似乎还存在中枢的异常。我们在感觉皮质水平对瘙痒有了更深层次的认识。在 LSC 患者中可能存在一种内在倾向进行强迫性的搔抓，从而形成典型的瘙痒 - 搔抓循环。一些临床医生认为特应性皮炎患者，以及推测部分 LSC 患者有轻中度的心理异常，如高度焦虑、压力易感性和强迫症。这些都可能是疾病诱发及恶化的因素[9]。此外，包括我在内的一些临床医生认为特应性皮炎患者有内在愤怒和敌意的倾向。

在临床上，患者所处的环境，如炎热和出汗会诱发皮炎并使之持续[3]。与接触性刺激物的明确作用不同，接触性变应原的作用仍存在很大的争议。据报道，大部分肛门生殖器性皮炎患者的皮肤接触试验呈阳性[10]，然而，目前并没有研究表明通过去除这些致病因子可以解决问题。根据我的个人经验，对 LSC 患者进行皮肤接触试验意义不大。

治疗

LSC 是一种慢性疾病。如果不进行治疗，即使偶有缓解，瘙痒 - 搔抓循环也会持续存在，导致患者的不适和生活质量严重下降[11]。此外，黑色素细胞的激活和破坏会引起色素沉着和色素减退的后遗症。LSC 的治疗效果是非常显著的（图 6.14）。治疗方法包括五个基本步骤：①改善局部皮肤环境，减少瘙痒和搔抓的诱因；②恢复皮肤的屏障功能；③减少炎症；④停止瘙痒 - 搔抓循环；⑤识别并治疗潜在的负面心理因素。

改善局部皮肤环境

如前文所述，炎热和出汗是瘙痒和炎症的诱因。消除或减少这些因素必然是有效的治疗，但实际上较难做到。快速的措施包括更换透气性差、紧身的衣物，选用透气面料（如纯棉或混纺棉）的衣物。相反地，"避免在内衣中使用染料，只穿白色内衣"这句数十年来的医嘱其实缺乏科学依据。其他减少汗液残留和浸渍的措施包括避免久坐，使用布坐垫替代塑料制品，保持工作和生活环境凉爽。肥胖患者可以通过减肥来减少皮肤面积和皮肤摩擦。值得注意的是，使用吹风机吹干皮肤，即使是用最低温档，试图使局部干燥是没有作用的，甚至大多数情况下是有害的。

其他接触刺激物包括粪便以及在女性长期存在的尿液和阴道分泌物。关于大小便失禁的解决方法超出了本章讨论范围，这需要其他专业的医生会诊。而对于阴道流液，需要进行正确的诊断和治疗（参

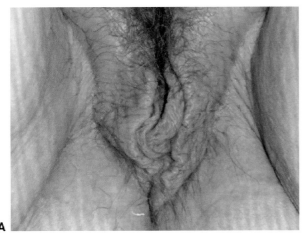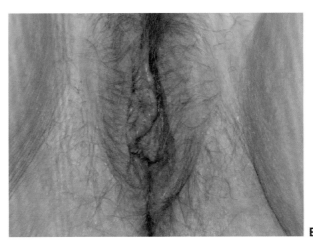

图 6.14　A．这位 LSC 患者表现为典型的外阴红斑和苔藓样变；B．1 个月后，外阴红肿消失，被摩擦破坏的阴毛重新生长，患者不再感到瘙痒，但仍应避免刺激并局部应用氯倍他索

见第十五章）。不推荐经常使用卫生护垫，也不应该过度清洁，这会破坏正常的皮肤表面润滑剂，从而对皮肤产生刺激。许多患者，尤其是女性，认为肛门生殖器部位"特别脏"，所以一定要询问患者对外阴的清洁频率。同样与流行的观点相反的是，内衣的洗涤条件（洗涤次数、洗涤剂类型以及是否使用抗静电干衣条等）并不是发病的重要因素。

恢复皮肤的屏障功能

特应性皮炎和 LSC 患者的皮肤屏障从来都不是完整的。导致皮肤功能障碍的因素主要有遗传因素干扰上皮细胞分化，前述刺激因素，以及搔抓和摩擦导致的皮肤表皮的物理破坏。解决这三种问题的方法都涉及润滑剂的使用。因为润滑剂在第三章中有详尽的介绍，这里就不再赘述。前两段讲述了如何处理皮肤刺激物，下面将介绍减少抓伤的方法。

减少炎症

局部或系统应用皮质类固醇治疗炎症是必要的。这在第三章的"抗炎治疗"一节中已经讨论过，因此这里只强调几点重要的原则，其他部分则不再赘述。第一，局部皮质类固醇的强度必须适用于当前的治疗。低、中效的皮质类固醇，如氢化可的松和曲安奈德在成人中通常是无效的。第二，霜相比软膏具有更好的耐受性和润滑效果。第三，外用皮质类固醇必须在临床症状和体征消退后继续使用 1 个月甚至更长时间。在临床症状明显改善后的一段时

间内仍能在显微镜下观察到炎症，但药物使用的频率和强度可以适当减少。第四，如果在外用皮质类固醇 1 个月后仍然无效，应考虑使用全身皮质类固醇治疗。尽管强的松"爆发"使用是有效的，但因为作用时间太短，以至于不能发挥最大的作用，并且常在最后一次用药后不久出现反弹。因此，我们提倡肌内注射氟羟氢化泼尼松（曲安奈德），参见第三章。使用非甾体钙调磷酸酶抑制剂如他克莫司和吡美莫司来减少长期使用皮质类固醇的副作用，但使用时的刺痛感以及其疗效弱于中高效皮质类固醇。这类药物的使用受到了限制 [12]。除了前文提到的全身使用皮质类固醇，其他全身抗炎治疗不在本书讨论范围。不过我仍然要在此处谈一下新型药物 dupilumab。它可以阻断 IL-4 和 IL-13 信号通路。临床试验已表明其疗效显著且十分安全，将有可能在本书出版时获得 FDA 的批准 [13]。

打破瘙痒 - 搔抓循环

这是 LSC 治疗中最重要的，但同时也是最容易被忽视的。白天患者会有意识地控制搔抓，避免搔抓生殖器而产生尴尬，再加上有衣物的隔离，这些因素可以有效地防止白天的搔抓。但到了夜晚，这些约束将不再存在，因此搔抓常发生在夜间。治疗夜间摩擦和搔抓的方法在第三章详细介绍过，这里再强调几个主要的原则。第一，搔抓周期性地发生于浅睡眠阶段 [4,14]，使用第一代抗组胺药和某些三环类抗抑郁药等具有镇静安眠作用的药物可以起到良

好的疗效。第二，药物剂量应逐渐增加，直到夜间搔抓停止或药物的副作用不允许增加用量为止。第三，应在睡觉前 2 h 服用药物，这样可以帮助患者很快入睡，并且可以有效地预防晨起的"宿醉"反应。第四，药物应该每晚规律服用，而不是在必要时服用。

若采用了夜间镇静治疗，很多时候白天无须再针对瘙痒进行药物治疗，如安泰乐会使人感到困倦并增加机械操作的危险性。然而，仍有一些患者会存在剧烈的日间瘙痒，许多临床医生会使用不具有镇静作用的抗组胺药物，但是疗效并不好，可能是因为组胺在特应性皮炎和 LSC 相关的瘙痒中只有很小的作用。在这种情况下，我更倾向于使用选择性 5- 羟色胺再摄取抑制药（selective serotonin reuptake inhibitors，SSRIs）。目前尚不明确其作用机制是源于缓解了焦虑和抑郁，还是降低了慢性搔抓的强迫性。虽然我非常支持 SSRIs 的使用，但是目前支持这种疗法的文献报道较少[15]。第三章有更多的关于使用 SSRIs 的信息。

识别和治疗负面心理因素

LSC 患者常出现焦虑和（或）抑郁[9]。除非临床医生直接询问，大多数患者不会主动提及。患者常低估心理状态的重要性，因此医生在治疗的初期以及定期复诊时都应提及这方面的问题。关于这些心理因素是 LSC 的原发病因还是继发于 LSC，目前存在着一些争议。根据现有的资料，我认为两者间存在着重要的因果关系[9]。但是无论如何，如第三章所谈到的，一旦诊断 LSC，使用 SSRIs 是有助于治疗的。

除了常见的焦虑和抑郁问题，湿疹患者，如 LSC 也可能出现性功能障碍[16]。尽管我们中的大多数人并不认为自己是这个领域的专家，但是让患者充分表达自己这方面的问题对生殖器 LSC 的治疗是非常有益的。

刺激性接触性皮炎

刺激性接触性皮炎是外源性物质作用于人体皮肤时引起炎症的一种湿疹反应。因此，所有人都有可能会患刺激性接触性皮炎，但只有对变应原特别敏感的患者才会发生过敏性接触性皮炎（见后一节）。

临床表现

肛门生殖器部位的刺激性接触性皮炎的患病率并不清楚。有两项大型研究通过斑贴试验数据表明刺激性接触性皮炎约占所有肛门生殖器皮肤病的 20%[10,17]。

刺激性接触性皮炎可分为慢性和急性两大类。

慢性刺激性接触性皮炎的症状往往表现为刺激、疼痛、酸痛或干涩。需要注意的是，对于一些患者，特别是过敏体质的人，刺激物也可以引起瘙痒，并引发瘙痒 - 搔抓循环。在形态学上，接触性皮炎的发病部位取决于皮肤接触刺激物的部位，通常表现为界限不清的伴细小鳞屑的红斑或稍隆起的斑块，几乎不会出现水肿（图 6.15）。这种红色病变有时发生于红斑周围的暗红色或者棕红色区域（图 6.16）。通常病变处的皮肤是干燥、光亮，存在裂隙或者皲裂（图 6.17 和图 6.18）。如果刺激物引起瘙痒和搔抓，则从形态学上无法将其与 LSC 区分。

急性刺激性接触性皮炎本质上是一种化学"烧伤"。其典型症状是迅速出现红斑和水肿，有时伴有水疱（图 6.19）。角化不良的皮肤非常脆弱，如外阴黏膜层、阴茎头以及包皮内部。如果在这些部位出现水疱，水疱的顶端会迅速脱落，从而出现糜烂甚

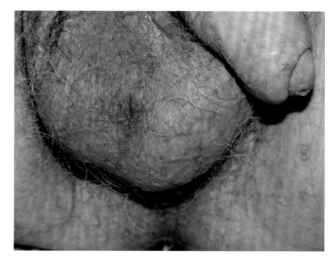

图 6.15 这位刺激性接触性皮炎患者外阴皮肤微红，伴细小鳞屑，是由于经常使用聚维酮碘溶液冲洗引起的

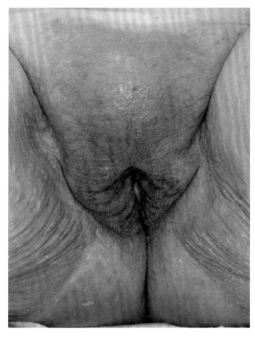

图 6.16 长期尿液刺激形成了边界不清、光亮、皲裂的斑块，皮肤增厚产生多余的皮肤皱褶，这种现象在老年女性小便失禁中非常常见

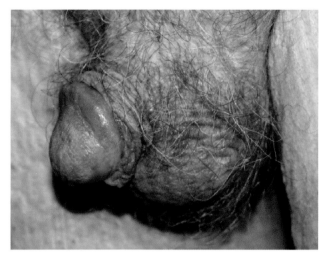

图 6.18 由于经常用抗菌漱口水浸泡外阴，该患者的阴茎头和阴囊出现了发红和糜烂

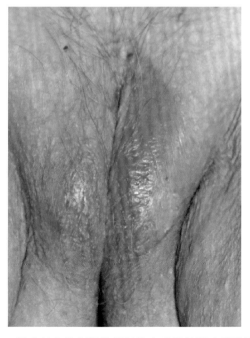

图 6.17 图中的急性刺激性接触性皮炎是使用唑类乳霜导致的，表现为红斑和水肿，外观发亮并且有渗出物

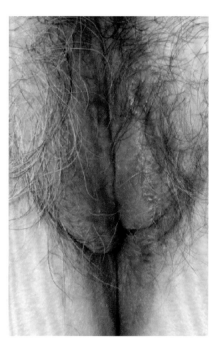

图 6.19 外阴深部红斑和糜烂是由手术前使用的复合局部麻醉剂引起的

诊断

　　慢性刺激性接触性皮炎的诊断需要结合前文所述的外观表现以及患者的过度暴露史，如对肥皂、水、汗液、尿液、粪便、阴道分泌物或一些比较不常见的刺激物（在"病因"一节中有详细列举）的过度接触。活检的意义不大。即使做了活检，也仅能提供非特异的组织学结果，多为海绵层水肿、浅表血管周围淋巴细胞炎症，有时是上皮棘层肥厚[18]，

至溃疡（图 6.20 和图 6.21）。对于有弹性、角化较好的皮肤，水疱可能会持续 1 ～ 2 天再脱落，留下糜烂或溃疡（图 6.22）。

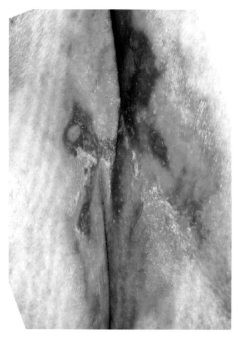

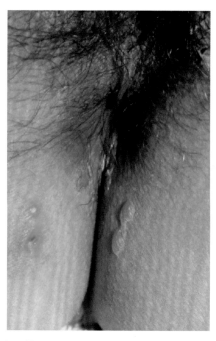

图 6.20 因腹泻导致成人纸尿裤下的皮肤及皮肤皱褶间形成水疱，并迅速造成糜烂和疼痛

图 6.22 由于使用三氯乙酸导致急性刺激性接触性皮炎，表现为透明的水疱，其本质是一种化学烧伤

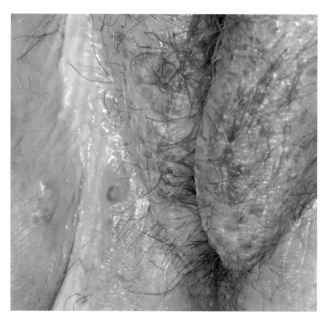

图 6.21 患者在商店购买了用于治疗瘙痒的苯佐卡因，导致了过敏性接触性皮炎，表现为图中糜烂样丘疹。这种仅在生殖器区域可见的特殊类型的接触性皮炎称作 Jacquet 尿布炎。若发生在儿童身上，则称为婴儿臀部肉芽肿，在成人则称为成人臀部肉芽肿

即组织学只能表明这是湿疹样疾病，而不能明确其接触刺激的病因。需要与之鉴别的主要是其他湿疹样疾病，特别是前文中提到的 LSC。与过敏性接触性皮炎进行鉴别有一定的困难，斑贴试验可能对此有帮助[17]，但测试结果阳性通常并不意味着患者与记录在案的化学物品有关。此外，在某些罕见情况下，慢性刺激性接触性皮炎可能与一些疾病相混淆，如念珠菌病、乳腺外佩吉特病、Hailey-Hailey 病和毛囊角化病。

急性接触性皮炎的诊断相对容易，因为患者接触刺激物与炎症产生的时间间隔较短。因此，几乎所有患者都能指出刺激物，且通常是近期使用过的药物（表 6.1）。患者没有接触史的情况是罕见的。这种情况下应考虑由患者或护理人员的强迫行为或人为而造成疾病的可能性。活检在急性刺激性接触性皮炎中是没有用的，因为组织学仅显示上皮的裂解或破坏，而无法指出具体的原因。

病理生理学

刺激性接触性皮炎可以由反复接触弱刺激物而引起慢性刺激性接触性皮炎，也可以是由一次或仅几次接触强刺激物引起急性刺激性接触性皮炎（表6.1）。慢性刺激性接触性皮炎最常见的原因是长期接触肥皂和水，以及使用尿布的婴儿或大小便失禁的成人长期受尿液或粪便的刺激。其他慢性刺激物包括冲洗器、女性卫生用品、脱毛剂、人体润滑剂和杀精剂。念珠菌是一种常被忽视的刺激物，其念珠菌蛋白除了引起感染，也会对皮肤造成刺激。由于患者长期反复接触刺激物，且症状和体征是逐渐发展的，因而患者常常不会意识到这些刺激物是病因。

由于急性刺激性接触性皮炎是患者在一次或几次接触强刺激物后在极短的时间内便会出现疼痛、灼烧和刺痛，因此，尽管患者知道病因，但是他们经常误以为这是过敏，而不是刺激。急性刺激性接触性皮炎最常见的病因是使用治疗生殖器疣的

表 6.1
刺激性接触性皮炎的病因
弱刺激物（慢性过敏性皮炎）
过度清洁，频繁清洗
汗水
尿液
粪便
脱毛剂
阴道润滑剂
阴道分泌物
卫生护垫
卫生巾
杀精剂
外用产品中的防腐剂和稳定剂
念珠菌蛋白
强刺激物（急性过敏性皮炎）
水杨酸
鬼臼毒素
咪喹莫特
氟尿嘧啶
斑蝥素
三氯乙酸，二氯乙酸

药物，如三氯或二氯乙酸、鬼臼毒素、咪喹莫特和斑蝥素等。一些皮肤非常敏感的患者可能会因为接触外用药物或润滑剂中的乳膏、凝胶或溶液成分而导致急性刺激性接触性皮炎，可能是因为其中含有乙醇、丙二醇和聚乙二醇等化学物质。特别是使用"唑"类抗念珠菌或真菌的乳膏时很容易出现这种问题（图6.17）。最后值得注意的是，由于患者会认为生殖器是"脏的、有异味的"，所以他们有时会错误地使用一些不正规的产品来清洁生殖器。我们见过对碱液、煤油和漂白剂等有反应的患者。

治疗

最重要的治疗方法是识别和去除所有刺激物。由于生殖器刺激性接触性皮炎通常是由多种因素引发的，所以应停止使用所有药物、肥皂、抗菌剂、冲洗器及粉剂，并停止过度清洗。但是某些患者可能会对某些行为"成瘾"，因此很难遵从医嘱停止这些行为。慢性刺激性接触性皮炎患者一旦停止接触刺激物，症状会迅速地改善，外用中效皮质类固醇软膏（如使用0.1%曲安奈德2次/天）则会加快病情的缓解。如果皮肤干燥、皲裂，使用润滑剂是有益的（见第三章）。对于使用尿布的婴儿和成人，则可以使用氧化锌软膏在皮肤表面建立对尿液和粪便的"屏障"。在治疗过程中若瘙痒和疼痛比较显著，可连续每日早晨服用40 mg强的松直到愈合。这可以明显缓解症状，在某些方面可以代替外用的中低效皮质类固醇。

在治疗急性刺激性接触性皮炎的最初几天，可以让患者每天泡几次温水澡，从而最大程度地减轻疼痛和灼烧感，且每次浸泡后应立即涂抹一层薄薄的凡士林润滑剂，同时可以短期应用安眠药和口服止痛药。局部外用镇痛药会引起其他不适，应该避免使用。

过敏性接触性皮炎

与刺激性接触性皮炎不同，所有个体都有可能发生过敏性接触性皮炎，而且该疾病的发生需要机体免疫参与。这是一个更加限制性的过程，只有特定的个体接触到潜在变应原，才会在他们下一次接触到相同的变应原时出现变应性接触性皮炎。

临床表现

关于生殖器过敏性接触性皮炎的发生率存在争议。几乎所有已发表的关于疾病流行率的文献主要涉及女性外阴的接触性皮炎[18]。然而，Warshaw 和 Bauer 等的文章总结了这项工作，并增加了关于男性接触性皮炎的新资料[10,17]。这些研究对包含的关于肛门生殖器疾病患者进行了斑贴试验。结果表明，15%～40% 的女性外阴皮肤病患者会出现一项或多项临床相关的斑贴试验阳性，并且男性也类似。两项研究发现，过敏性接触性皮炎比刺激性接触性皮炎常见[10,17]。但另一项研究[18]和我们自己的观察结果表明，至少对于女性来说，情况正好相反。这种差异可能围绕两个潜在的问题。首先，确定哪些阳性的斑贴试验是真正的临床相关是非常困难的。其次，严格定义的特应性皮炎患者对普通环境变应原的斑贴试验阳性率非常高。目前这些变应原在皮炎的发病机制中的作用尚不清楚[19]。

过敏性接触性皮炎的特征是存在界限不清、鲜红色的水肿斑片和斑块（图 6.23）。鳞片一般不如特应性皮炎和刺激性接触性皮炎突出。瘙痒会经常出现，在某些情况下可能造成很大的问题。不出所料，

这经常导致"瘙痒 - 搔抓"周期的发展以及随后出现的 LSC 临床体征。有时有微小的水疱（代表组织学上海绵状病的宏观证据）散布在红斑斑块的表面（图 6.24）。偶尔会出现一些奇怪的形状（线性或角形）（图 6.25）。这些通常是由于不规律地用指尖涂抹的药物引起的。女性经常受累的是大阴唇，男性则是阴茎和阴囊，肛周受累则发生于两性[10]。

相对于皮炎，过敏性接触性荨麻疹则很少见，是一种与过敏性接触性皮炎不同的另一种独特的疾病。外观可以表现为组织肿胀（血管性水肿），也可

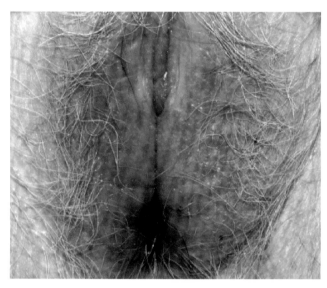

图 6.24　红斑和聚集的小疱是过敏性接触性皮炎的典型表现，这是患者自认为是霉菌感染，自我局部应用三联抗生素软膏所致

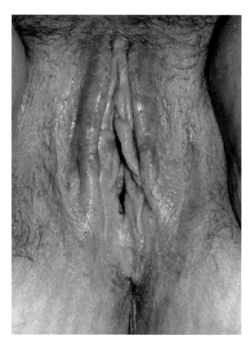

图 6.23　一名患者因单纯性扁平苔藓而使用苯佐卡因及三联抗生素软膏（包含新霉素、苯海拉明乳膏和乙醇等成分）。由于刺激和过敏性接触性皮炎的综合作用，表现为苔藓化、水肿和糜烂

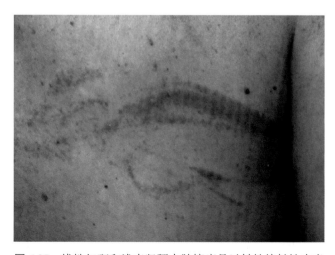

图 6.25　线性红斑和浅表坚硬水肿擦痕是过敏性接触性皮炎的特征，但可与荨麻疹混淆。然而，仔细检查病变后可见几个小水疱，且斑块是稳定的，而不是迁移的

以发展为与普通荨麻疹完全相似的丘疹（水疱、"荨麻疹"）和斑块，完全类似于普通荨麻疹的斑块。与过敏性接触性皮炎不同，没有上皮异常的临床证据。这种反应通常很容易识别，因为在接触后几分钟内就会迅速发展成荨麻疹反应。

表 6.2
过敏性接触性皮炎的病因
药物弱刺激物（慢性刺激性皮炎）
苯佐卡因
地布卡因
新霉素
杆菌肽
氢化可的松丁酸盐
布地奈德
杀精子剂
苯海拉明
载体、防腐剂和稳定剂
季铵盐 -15
丙二醇
对羟基苯甲酸酯
香料
肉桂醛
秘鲁的香脂

诊断

过敏性接触性皮炎的诊断通常依赖临床症状。斑贴试验对生殖器湿疹病患者的作用存在争议。一些临床医生认为过敏性接触性皮炎经常会被漏诊，除非对所有出现湿疹形态的患者都进行斑贴试验[10,17]。其他人，比如我们自己，认为根据贝叶斯定理，斑贴试验最好只在高度筛选的患者中进行，这样可以减少在相对未被筛选的人群中进行测试时出现的大量假阳性结果。此外，简单的斑贴试验呈阳性并不能证明所述疾病是由于该变应原引起的。首先必须确定在与患者组织接触的一种或另一种产品中是否存在变应原；其次，在停止使用有问题的产品后，要有显著的临床改善。绝对的证据需要再次接触疑似变应原产品，观察皮疹是否重新出现。然而，后一种方法几乎都被患者一致拒绝！

活组织检查的意义不大，因为海绵体病和棘层肥厚基本上与所有其他湿疹性疾病的病理表现相同。尽管如此，一些人认为在炎性浸润物中存在嗜酸性粒细胞，表明过敏性接触性皮炎的可能性很大。

所有本章所述的湿疹疾病都需要在鉴别诊断中加以考虑。此外，还应考虑念珠菌病和皮肤真菌感染以及股癣的可能性。

病理生理学

过敏性接触性皮炎是一种细胞介导的延迟型（Ⅳ型）超敏反应。当作为抗原的化学物质被表皮中的巨噬细胞（朗格汉斯细胞）加工然后呈递给 T 细胞免疫系统时，就会出现这种情况。这导致抗原特异性 T 细胞的发育、活化和增殖。这些细胞在下一次接触过敏原时会返回皮肤，导致过敏性接触性皮炎的发生[18]。

导致肛门生殖器区域过敏性接触性皮炎的最常见原因是处方或非处方外用药物[20]。我们最常提到的是苯佐卡因。它是 Vagisil（外阴洗液）和其他一些局部麻醉药物的成分。除了这些产品外，临床医生经常进行斑贴测试，以识别许多其他潜在的的过敏物质[10,17,18]。表 6.2 列出了这些物质中最常见的物质。特别要注意的是，在几种局部应用的皮质类固醇以及几乎所有化妆品和医疗产品中都含有的载体。防腐剂和稳定剂偶尔也会出现斑贴试验阳性。尽管斑贴试验检测阳性，我们的经验表明这些物质很少会引起问题。然而，在顽固性肛门生殖器皮炎的情况下，必须停止使用所有局部应用的药物，包括皮质类固醇和除凡士林以外的所有润滑剂。如果症状得到改善，可以一次一个地添加使用，从而找到罪魁祸首。

对精液和乳胶过敏的患者会出现特殊情况[21]。这些表现为 Ⅰ 型 IgE 介导的即时反应，在接触几分钟内出现血管性水肿、荨麻疹丘疹和红色斑块。这些很少发生，但由于潜在发生过敏反应而被提及。

许多常用产品在这里没有列出，因为其引起过敏还是刺激反应仍有争议。这些产品包括肥皂、洗涤剂、织物柔软剂、抗静电床单、医用湿巾、卫生纸（有香味或无味）、卫生巾和其他女性卫生用品。我们认为，这些产品的正常使用很少会导致肛门生殖器皮炎。

治疗

治疗的第一步是识别和去除最可能发生的变应原。如果是可以通过临床或斑贴试验来识别的物质，则需要指导患者避免接触。这可能是困难的，因为一些变应原可以在多个并且经常明显无害和未被怀疑的物品中找到。有关这些潜在物品资源的信息可以在标准的皮肤病学教科书中找到。在怀疑过敏性接触性皮炎的情况下，如果无法识别特定的变应原，可能需要建议患者避免使用除清水和凡士林之外的所有外用药物。

在消除接触剂后，需要处理瘙痒和不适的症状。这可以通过头几天的冷浴缸浸泡或坐浴来实现（见第三章）。口服强的松，剂量为 40 mg，连用 5 天，可迅速改善严重过敏性接触性皮炎。如果已经识别并去除了正确的变应原，当停止使用皮质类固醇时，就不可能出现反弹。如果炎症反应较轻，则可以每天 2 次应用高效率的局部皮质类固醇，如 0.05% 氟西尼软膏，直到完全愈合。如果被瘙痒和搔抓问题所困扰，可以加用夜间镇静剂。

一旦患者对变应原过敏，再次暴露会很快导致接触性皮炎的再次出现。患者应该知道，这种免疫记忆可以持续多年，即使接触少量抗原也可导致过敏反应。

脂溢性皮炎和间擦疹

脂溢性皮炎在本节中被列于湿疹性疾病，因为有临床证据表明湿疹性疾病的特征是上皮裂解。上皮裂解的证据非常微小，经常在检查中被忽视。这种上皮裂解不是以糜烂、渗液或裂缝的形式直接可见，而是通过黄色鳞屑被识别。这种颜色最初被认为是鳞屑外表面皮脂涂层，但事实证明皮脂是无色的。相反，黄色是由于少量血清通过镜下破坏阻挡层而渗出到表面。当血清积累到一定程度，就足够变成可见的外壳。

当然，脂溢性皮炎最常发生在头皮上。在西方国家，在高达 50% 的人群中发现脂溢性皮炎。然而，头皮受累通常伴随着其在鼻和耳后褶皱的半三角部位。皱褶部位容易发生疾病，这种特征与肛门生殖器区域的间擦疹有一定关系[22]。

临床表现

脂溢性皮炎很容易识别，因为它存在于头皮等毛发区域时会出现特征性的黄色鳞屑。另一方面，在非毛发覆盖的颟间褶皱中发生类似的、只有少量鳞屑或没有鳞屑的皮疹，被诊断为间擦疹还是脂溢性皮炎仍有争议。出于本章的目的，间隙发红和无鳞屑将被称为间擦疹。术语"脂溢性皮炎"的定义为中间呈红色，同时伴有黄色鳞屑。

其临床表现为发生于潮湿（如汗水或尿液的滞留）的皱褶区域的边界不清的红斑，或非常轻微隆起的斑块。早期鳞屑并不明显（间擦疹）。如果不治疗，随着时间的推移，慢性炎症将导致上皮细胞增殖和鳞屑逐渐增多（脂溢性皮炎）（图 6.26 和图 6.27）。通常鳞屑由非常小的薄片组成，薄片黏附而不是松散地附着在上皮。这会产生釉面、光泽或干裂的外观。如果存在瘙痒，所产生的搔抓可能导致擦伤加重和继发 LSC 的发生。

不足为奇的是，由于解剖学上的差异，这一过程在女性身上比男性更常见，在肥胖的人身上比苗条的人身上更常见。其他环境刺激，如高温、高湿环境和紧身不透气衣服也会增加发生上述现象的频率。肛门生殖器脂溢性皮炎并不常见于成人（图 6.27），

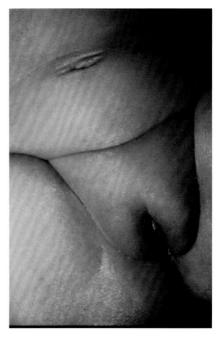

图 6.26 脂溢性皮炎在儿童中最常见，表现为皮肤皱褶发红和鳞屑。乳痂通常存在于具有肛门生殖道脂溢性皮炎的婴儿中

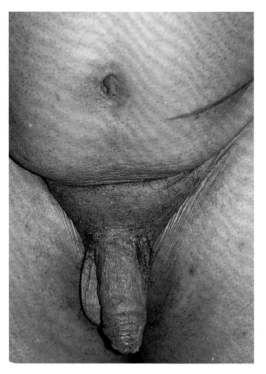

图 6.27　脂溢性皮炎的特征是突出的皮肤褶皱受累，黄色鳞片覆盖界限不清的红斑和斑块，在成人中罕见。由于患者的肤色黝黑，红斑显得像色素沉着。其分布和外观可以与皮皱银屑病的分布和外观相同

而经常在婴儿的肛门生殖器区域发现（图 6.26），且经常伴有头皮、耳后褶皱和腋窝的脂溢性皮炎。

诊断

诊断是在临床基础上进行的。活检显示的是所有湿疹疾病中的一般变化。鉴别诊断中的主要考虑因素是皮皱银屑病。这种情况有时称为"赛博 – 银屑病"。这两种疾病在临床表现上有重叠，难以区分。在大多数情况下，这种鉴别将取决于是否可以在其他地方找到更经典的银屑病病变。间擦疹和擦烂型脂溢性皮炎常常并发念珠菌病感染。念珠菌性阴道炎的病史和（或）微小脓疱在斑块主要部位散布，或作为"卫星"损伤在周边发生，表明存在念珠菌病。

脂溢性皮炎	诊断

- 在没有念珠菌病和银屑病的情况下，在头皮和皮肤皱褶中有红色斑块。
- 通常呈黄色鳞屑，特别是在头皮和面部中央。
- 婴儿患者、肥胖或无法定期洗澡的成年人：流浪汉、体质弱、帕金森病或其他神经疾病患者。

病理生理学

间擦疹和脂溢性皮炎的发病机制与浸渍有关。浸渍是指在潮湿环境长时间暴露。上皮细胞的活力取决于它们内部和周围适量的水。当上皮细胞周围的直接环境过于潮湿或过于干燥时，它们就会死亡。由此导致的上皮屏障的破坏引起炎症，而慢性炎症的存在会导致上皮破坏、上皮增殖和随之而来的鳞屑形成。而在肛门生殖器区域这种温暖的潮湿环境中，经常导致继发性念珠菌病的发生，继而导致进一步的持续性炎症。

皮肤病学教科书通常表明，脂溢性皮炎通常发生在酵母菌过度生长的毛囊中，如马拉色菌常定植于毛囊中。然而，在我看来，这些酵母的过度生长是由脂溢性皮炎中发生炎症引起的，而不是原因。有三种观察结果支持这种观点：①局部皮质类固醇疗法与"唑类"疗法（见下文）一样有效；②类固醇不会使情况恶化，即使预期会提供非常有利的环境，导致酵母过度生长；③"唑类"本身具有相当显著的抗炎作用[23]，这可能是它们在这种环境中起作用的机制。

治疗

如果不进行治疗，间擦疹和脂溢性皮炎就会成为一种时好时坏的慢性疾病。另一方面，它们通常对治疗有极好的快速反应。治疗的第一步是通过减少保留的热量和潮湿来尽可能地改善环境。但即使不容易做到这一点（如在使用尿布的婴儿或大小便失禁成人中），局部用药也能显著改善病情。

局部应用的"唑类"，如酮康唑，通常是大多数临床医生采用的初始方法[24]。推荐这些产品是基于认为该过程是由马拉色菌引起的，并且希望避免在擦烂部位中局部使用皮质类固醇。

然而，在乳膏或软膏中加入低效（2.5% 氢化可的松）或中效（0.1% 曲安奈德）皮质类固醇同样有效，刺痛更少，效果更快，并且在相对较短的时间内使用同样安全[25,26]。

局部钙调神经磷酸酶抑制剂，如他克莫司和吡美莫司（见第三章）可用于减少皮质类固醇的使用，但是因费用高昂、刺痛和烧灼感，在某种程度上限制了它们的使用并降低了患者的可接受性[27]。如果

对钙调神经磷酸酶抑制剂的反应欠佳，可考虑同时患有念珠菌病的可能性，并考虑添加一种或另一种"唑类"。由于难以长期改善使情况恶化的原始环境，复发是常见的，通常需要再治疗。治疗头皮脂溢性皮炎（如果存在的话）似乎有助于同时改善肛门生殖器周围脂溢性皮炎并预防其复发。

脂溢性皮炎	治疗

- 尽量减少热量、潮湿和尿液。
- 每天两次少量地涂抹外用皮质类固醇乳膏或软膏，直到病变清除，如 2.5% 氢化可的松或 0.1% 曲安奈德，然后调节使用频率。更昂贵的药物是 0.1% 他克莫司软膏和比美莫司乳膏。

第二节　鳞屑型丘疹和其他非湿疹性疾病

银屑病（牛皮癣）

银屑病（牛皮癣）是一种相对常见的皮肤病，除了肘部、头皮和膝盖等常见的部位外，经常（但并非总是）影响生殖器皮肤。

临床表现

银屑病是一种非常常见的自身免疫性皮肤病，发病率为 2%～3%。男性和女性同样受影响，非洲血统的人比白人更少受到影响。这种情况发生于所有年龄段，但最常见于年轻人。本病有家族性倾向，1/3 的患者报告有银屑病家族史。

典型寻常性银屑病（常见银屑病）表现为边界清晰、增厚的红色斑块，并伴有致密的银色鳞屑（图 6.28 至图 6.31）。患者通常主诉严重瘙痒，但并不是普遍的。斑块通常发生在头皮、肘部、膝盖、脐和臀沟上。生殖器受累较为常见，斑块在病情较严重的患者中更为普遍。脸部通常可幸免。与干性皮肤上寻常的皮癣斑块不同，皮肤皱褶中的银屑病斑块，包括生殖器皮肤，通常不可见红斑，或至少没有增厚的鳞屑。皮肤呈红色，通常是光滑的，呈现出釉面外观或淡黄色鳞屑／脱屑（图 6.32）。

大约 20% 的患者表现出 Köbner 现象，其中银屑病发生在刺激或受伤的区域。这部分解释了病变

分布情况，包括肘部和膝盖，以及常常累及的外生殖器。生殖器是容易摩擦和封闭的区域。

银屑病在生殖器的表现显著不同，称作皮皱银屑病。皮皱银屑病首先累及皮肤褶皱，并且保留传统的干燥角化膝盖、肘部和头皮等特点。腋窝、乳房下皮肤、脐部、臀沟、脚部折痕处和生殖器受到影响。在皮肤褶皱中发生的银屑病表现出非常微小的鳞屑以及比其他皮肤表面上的银屑病薄得多的斑块（图 6.33 至图 6.36）。此外，边界有时不清。常见的是，念珠菌或皮肤真菌感染可能与银屑病共存或类似（图 6.37 和图 6.38）。银屑病在女性主要影响有毛发的外阴，大部分不发生在黏膜和阴道。然而，

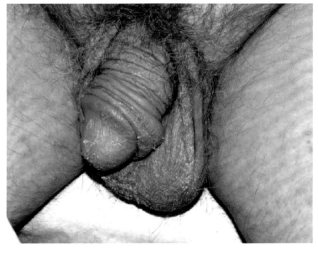

图 6.28　银屑病在阴囊和阴茎非常容易诊断，表现为界限清楚的红色鳞屑斑块和典型的外生殖器疾病

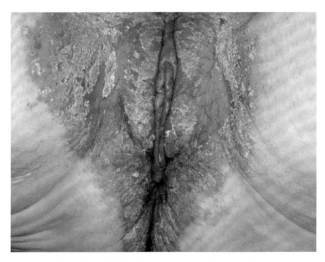

图 6.29　该女性的外阴银屑病只是广泛皮肤受累的一个区域，突出的白色鳞片覆盖界限清楚的红色斑块和水肿修复后黏膜

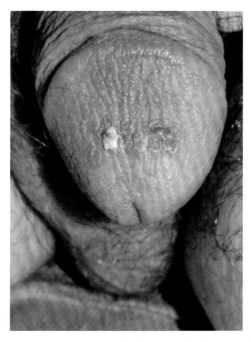

图 6.30　龟头上这些界限不清的鳞屑和过度角化性丘疹是非特异性的，可以出现疣、皮炎、阴茎上皮内瘤形成或银屑病。尽管没有其他皮肤或指甲的发现，该 HIV 阳性的男性活检后诊断为银屑病。对于慢性无法识别病程的患者需要进行活体组织检查，特别是生殖器部位

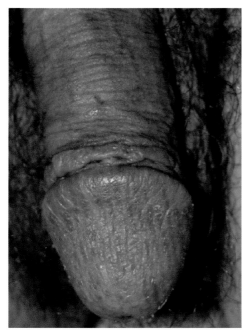

图 6.31　尽管与银屑病非常一致，但这些鳞状、红色、合并丘疹是非特异性的，当合并肘部和膝盖上的银屑病斑块时进行诊断

除了阴茎、阴囊和腹股沟等区域外，牛皮癣通常位于阴茎头上。

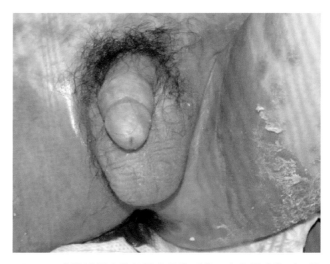

图 6.32　皮肤皱褶上的银屑病通常更薄，有光泽或釉面，具有不明显的鳞屑，与传统的外生殖器银屑病形态不同。在擦烂型银屑病外周脱屑是常见的

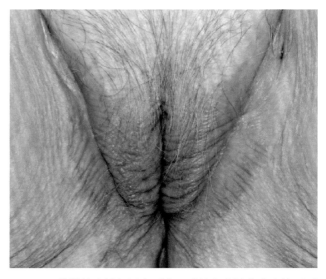

图 6.33　外阴的皮皱银屑病再次显示具有光泽的薄斑块而不是银色鳞片

　　银屑病有时会泛化为红皮病型银屑病，因此出现融合性红斑和鳞屑，有时伴有渗出与全身性湿疹，皮脂溢出或药物反应难以区分，但红皮病型银屑病并不困扰生殖器科临床医生。银屑病的最后一种形式是脓疱性银屑病，其特征在于脓疱或结痂的斑块。这部分将在第十章讨论。

　　银屑病除了引起炎性皮肤病变外，还常会引起指甲异常。第一种最常见的是指甲上的小坑，不要将其与简单的指甲表面不规则或手指发炎引起的波纹相混淆。第二种特征性表现是"油滴点"，是指甲表面的棕红色斑点。第三种类型的指甲银屑病是甲

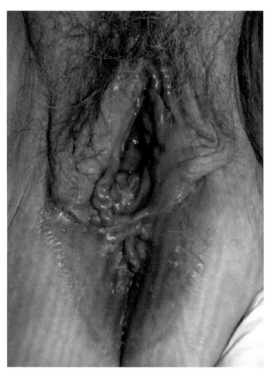

图 6.34　修复后黏膜的深红斑、釉面皮肤和水肿是皮皱银屑病的特征，但也提示念珠菌病。通过拭子培养可以帮助识别共存的念珠菌感染，这种感染会因局部使用皮质类固醇而恶化

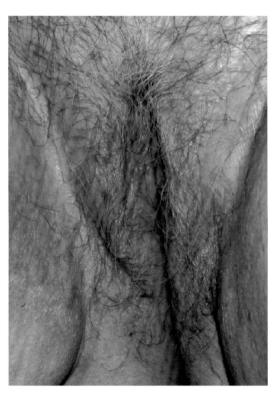

图 6.36　有时生殖器银屑病边界不清，并且红斑和水肿呈现出与单纯性扁平苔藓、慢性接触性皮炎和脂溢性皮炎无法区分的图像，比如该患者。虽然有时活组织检查会对鉴别诊断有帮助，但诊断为"银屑病皮炎"的非特异性组织学报告并不能除外"银屑病"。正如皮肤皱褶中皮肤病的临床形态是非特异性的，在微观上有时也是非特异性的

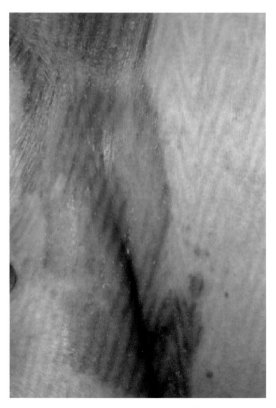

图 6.35　臀沟和脐的红斑是皮皱银屑病的典型特征

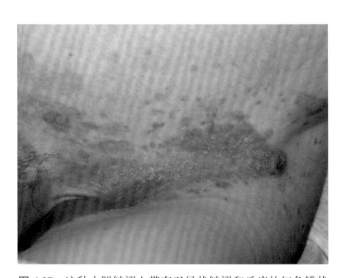

图 6.37　这种小腿皱褶上带有卫星状皱褶和丘疹的红色鳞状斑块最初被当作念珠菌病来治疗，这是通过真菌培养阳性证实的诊断。经过几次不成功的抗真菌治疗后，意识到可能为银屑病，最终用局部外用皮质类固醇清除皮损

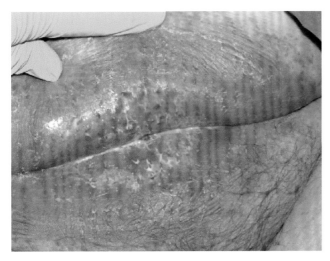

图 6.38　肛周的红色渗出性银屑病斑块也累及了脚部褶皱和臀沟，在常规和真菌培养中无病原体。活组织检查显示非特异性皮炎，只有后期在生殖器外的皮肤上出现传统银屑病表现才能进行正确的诊断。然而，经验性局部外用皮质类固醇软膏极大地改善了这种糜烂性皮炎

剥脱，它的特异性较低。甲剥脱是指甲从下面抬起，这里指的是甲床的银屑病。鳞屑和角蛋白碎屑聚集在指甲下，最终的图片几乎与真菌指甲感染相同。这些指甲的变化可以作为与湿疹或接触性皮炎难以区分的非特异性肛门生殖器红斑患者的线索。

银屑病的主要皮肤外症状是关节炎。少数患者经历了从轻微的炎症疼痛到严重、变形和破坏性关节炎。然而，最近的证据表明，银屑病可能与外阴硬化性苔藓有关，17% 的硬化性苔藓女性报告存在银屑病[28]。

有几种主要的合并症与银屑病有关，表明银屑病远远不止是一种皮肤病。银屑病的一个主要影响是它与代谢综合征的关联性极强[29]。银屑病患者患肥胖、高血压、高胆固醇血症、心血管疾病和糖尿病的风险大大增加。银屑病患者发生心肌梗死的风险增加 9 倍[30]。银屑病还与酗酒、炎症性肠病、骨质疏松症[31,32]和抑郁症有关。此外，皮肤癌与酒精和烟草相关的恶性肿瘤也有所增加[33]。

诊断

当生殖器的斑块与肘部、膝盖、头皮和指甲的典型银屑病有关时，生殖器的银屑病可以明确诊断，但很多时候只有生殖器受累。如果其分布和形态不典型，通常可以通过活组织检查确诊，但是非诊断

性活检并不排除银屑病是引起皮损爆发的原因。

银屑病典型但非特异性的组织学表现包括表皮明显增厚，具有规则的延长钉突和真皮层乳头变薄；角化过度和角化不全很明显，并且颗粒层消失。更具有特异性的组织学表现是位于变薄的上表皮的角质层下（Kogoj 的海绵状脓疱）和角化旁层（Munro 微脓肿）中性粒细胞的聚集。陈旧性病变的活组织检查通常是非特异性的，可能被解释为银屑病样皮炎。

股癣和念珠菌病是最常见的与银屑病混淆的疾病。这些疾病可以共存。然而，在免疫功能正常的患者中，股癣通常不影响阴囊和阴茎，而这些部位通常会被银屑病累及。此外，股癣在女性中并不常见。皮肤念珠菌病常表现为卫星脓疱或糜烂，但可与银屑病相似并共存。LSC、上皮内瘤变（在此区域之前叫作鲍恩病、原位鳞状细胞癌、男性凯拉增生性红斑或外阴上皮内瘤变）和佩吉特病都呈红色，鳞屑样疾病可与银屑病相混淆。有时阴茎龟头上的扁平苔藓与该区域的银屑病的小丘疹无法区分。脂溢性皮炎，尤其是婴儿，可以出现与银屑病非常相似的表现，并显示出与皮皱银屑病相同的分布模式。

病理生理学

银屑病斑块增厚的原因是表皮异常快速的增生。银屑病表皮的上皮细胞更替速度比正常皮肤快 4～6 倍，从而产生更厚的皮肤和更显著的鳞屑。潜在的病因是多因素的，包括 T 细胞自身免疫因子、遗传易感性和环境因素[34]。其他因素包括吸烟、肥胖和酒精[35]。此外，银屑病发展的经典诱因包括链球菌病、晒伤和人类免疫缺陷病毒感染。一些药物与银屑病的发展或恶化有关，包括锂和非甾体类抗药物。

银屑病	诊断

- 在皮肤皱褶中存在的界限清楚且光滑的红色斑块；在阴茎、阴囊、外阴和大腿上存在轻微微红色、带鳞屑且界限清楚的斑块。
- 在其他皮肤表面，包括肘部、膝盖和头皮，经常出现典型的严重剥脱斑。
- 念珠菌和皮肤癣菌病的刮片或培养呈阴性，或抗真菌治疗反应差。
- 在没有典型的外生殖器外病变的情况下，活组织检查显示棘层肥厚，伴有固定的延长钉突和乳头变薄、角化过度、角化不全和没有颗粒层。更具有特征性的是位于变薄的上皮角质层下和角化旁层中性粒细胞的集合。然而，非特异性"银屑病样皮炎"的结果是常见的。

治疗

生殖器银屑病的一线治疗，首先需要改善局部环境，特别是这些患者中有很多人肥胖。治疗细菌和真菌感染，控制潮湿浸渍，以及来自过度洗涤和局部用药的刺激，可以显著改善症状。对严重瘙痒患者采取夜间镇静也可以改善生活质量。

然后，外用皮质类固醇是主要的治疗方法。肛门生殖器皮肤的银屑病对局部治疗的反应通常比身体其他部位的银屑病更好。最初可以使用强效类固醇，如 0.05% 氟西汀（Lidex），或超强药物，如丙酸氯倍他索（Temovate）和丙酸乌倍他索。随着药物效力的迅速减弱，可以耐受更安全和长期使用的制剂，如 0.1% 曲安奈德或 0.05% 地索耐德。有时间歇性使用皮质类固醇可以获得益处，同时最大限度地减少快速耐受（银屑病的耐药倾向）和副作用。

对于用这些治疗不能充分控制的生殖器银屑病，添加（而不是替代）维生素 D 衍生物可能是有用的。这些包括钙三烯（Dovonex）和骨化三醇（Vectical）乳膏和霜，但有 1 ~ 2 个月的延迟才能明显改善症状。或者，二丙酸倍他米松和钙三烯软膏（Taclonex）的组合可每日使用一次。然而，这种长期使用的强效皮质类固醇药物会使皮肤变薄和出现皮纹。局部外用焦油可用于某些皮肤表面，但对生殖器皮肤有刺激性，外用维甲酸和蒽林也是如此。

虽然没有得到美国 FDA 的批准，但当在局部皮质类固醇改善不理想的情况下，他克莫司软膏和吡美莫司乳膏对皮肤皱褶和面部银屑病有一定的作用 [36]。这些免疫调节剂有时使用时会刺痛，而且价格昂贵，但它们不会产生萎缩或类固醇皮炎。

尽管紫外线经常被用于治疗银屑病，但这种治疗对生殖器几乎没有用处。首先，向该区域输送紫外线在逻辑上是困难的。其次，已知在长期用紫外线治疗的患者中发生阴茎鳞状细胞癌的风险增加。

严重的生殖器银屑病往往仅通过局部治疗无法得到充分控制。这些患者经常需要口服氨甲蝶呤或类维生素 A（如阿维 A）进行全身治疗。最近，通常通过家中自我注射免疫抑制生物制剂（依那西普、阿达莫单抗、哥利木单抗和塞库金单抗）是方便和有效的，尽管非常昂贵。英夫利昔单抗通过静脉输注给药，尤特克单抗最常通过皮下给药。阿普雷米

斯特是最近可用于中度银屑病的口服药物，也是一种免疫调节剂，且不需要实验室监测。所有这些药物都很昂贵，并且疗效有延迟。对于大多数患者来说，这些全身性药物不仅可以很好地治疗银屑病，而且有证据表明可以改善潜在的心血管风险 [30]。然而，代谢综合征和肥胖症患者可能需要更高剂量的生物疗法，并可能与药效下降和过早停药有关 [37]。

银屑病是一种无法治愈的慢性疾病，虽然通常可以用局部药物控制。许多银屑病患者已经因疾病而被击垮了心理防线 [38]。鳞屑不断产生，皮肤的毁损，以及疾病的无法治愈使很多患者无法忍受。患有生殖器银屑病的人也必须处理这种慢性生殖器异常的后果，因此积极治疗他们的银屑病以及咨询是至关重要的。应敦促患者加入国家银屑病基金会（National Psoriasis Foundation）。该基金会为银屑病患者提供信息和支持。同时，应该让患有严重银屑病的患者意识到这种疾病的合并症，并提请初级保健医生评估和治疗任何肥胖或酗酒以及预防心血管疾病的咨询。

银屑病	治疗

- 外用皮质类固醇（0.1% 曲安奈德）软膏，每日 2 次，然后逐渐降低频率。如反应差，可使用氯倍他索以增加效力，但可能导致周围皮肤萎缩和类固醇皮炎。
- 如果需要，除皮质类固醇外，每天 2 次使用钙三烯或骨化三醇软膏。
- 如果需要，除皮质类固醇外，每天 2 次使用钙调神经磷酸酶抑制剂，如他克莫司软膏或吡美莫司乳膏。
- 对于严重疾病，加入全身治疗：氨甲蝶呤、阿维或生物制剂。

股癣（约克痒）

通常认为这种常见疾病是引起男性生殖器瘙痒的原因。

临床表现

股癣最常见于男性，没有种族倾向性，但最常见于中年人，在儿童中极为罕见。股癣通常与足癣和甲癣相关，因其是病原菌的储库，并且容易复发。

大多数情况下，股癣的可见病变局限于大腿近

端内侧。典型的斑块是界限清楚的红斑，且外围加重（图 6.39 和图 6.40）。许多患者，特别是在该区域有明显毛发的患者，在斑块内出现红色丘疹、结节或脓疱，表示感染扩散到毛囊上皮（真菌性毛囊炎）（图 6.41 和图 6.42）。

偶尔斑块会延伸到臀部和阴囊，而在女性中，斑块可能延伸到大阴唇和阴阜。当患者存在免疫抑制或使用局部皮质类固醇治疗瘙痒时，最有可能发生这种情况。在免疫功能正常患者，如果不使用局部皮质类固醇，则不会有阴茎或龟头的皮肤癣菌感染。

诊断

对股癣的诊断是通过形态学特征进行的，并且通过在从受影响的皮肤刮下的鳞片的显微镜检查中鉴定菌丝来证实。只有在诊断不明或真菌检测为阴性时才对患有股癣的患者进行活组织检查。其特征性表现是角质层中的菌丝，最好用特殊染色法观察，

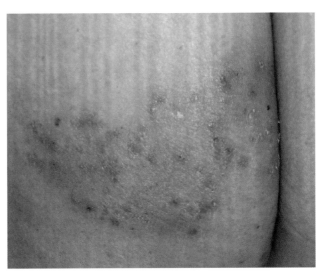

图 6.41　这名男子不仅有股癣，还有臀部的癣斑块。细心的观察者会注意周围的鳞屑以及糜烂丘疹。这些丘疹代表皮肤癣菌侵入毛囊（真菌性毛囊炎）

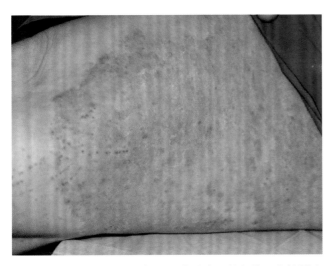

图 6.39　男性近端大腿内侧是股癣最常见的部位。斑块周边的强化是典型的

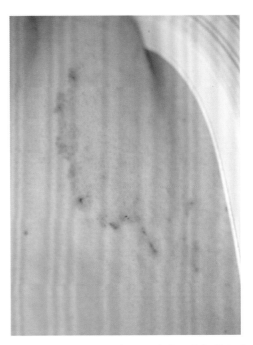

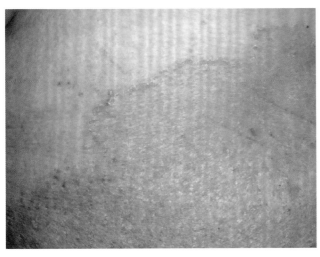

图 6.40　对菌斑边缘仔细检查，可见周围的鳞片，在显微镜下检查显示出丰富的分枝菌丝

图 6.42　使用局部抗真菌乳膏已经清除了大部分股癣斑块，但它没有渗透到感染的外周毛囊中，留下真菌性毛囊炎和邻近受影响皮肤的清楚边界

通常是高碘酸 - 席夫反应或亚硝胺硝酸银法。否则，研究结果是湿疹。

最常与股癣混淆的疾病是湿疹（LSC）、银屑病以及念珠菌病（尤其是女性）。湿疹通常界限不清，并且通常会显著影响阴囊和大阴唇。银屑病与股癣几乎无法区分，但对其他皮肤表面进行检查通常会发现典型的头皮银屑病，肘部或膝盖或指甲窝受累。还应考虑脂溢性皮炎、刺激性和过敏性接触性皮炎、佩吉特病和分化良好的上皮内瘤变，以前称为鲍恩病或原位鳞状细胞癌。

股癣	诊断

- 存在界限清楚的红色斑块，周围有特征性加重的鳞屑，位于近端内侧大腿；偶尔延伸到臀部，较少延伸到阴囊或外阴；经常合并甲真菌病。
- 皮肤搔刮，在显微镜检查或皮肤真菌培养阳性时显示皮肤癣菌。
- 通过抗真菌治疗迅速改善。

病理生理学

生殖器区角质化皮肤角质层感染皮肤癣菌导致股癣的暴发。主要种类是絮状表皮癣菌和红色毛癣菌，有时也包括 *T. mentagrophytes* 和 *T. verrucosum*。这些微生物无处不在，甚至免疫功能正常的患者有时也会反复感染。通常这些患者也表现出足癣和甲真菌病，而作为自体接种的来源。污染物也有助于这种真菌感染的传播。

治疗

口服或局部抗真菌药物是治疗股癣的主要方法。不过，有毛发的生殖区的斑块往往涉及毛囊，需要全身治疗。这些斑块仅表现为红斑和鳞屑，斑块内缺乏脓疱和坚硬的丘疹，通常可以用局部药物清除。任何局部唑类都是有效的，包括克霉唑、咪康唑、奥昔康唑、硫康唑、卢立康唑、益康唑和酮康唑。烯丙胺和相关药物特比萘芬、布替萘芬和萘替芬对皮肤癣菌也非常有效。对于临床医生来说，如果不清楚股癣就是由念珠菌引起的，那么唑类是更好的治疗选择，因为唑类在覆盖念珠菌上优于烯丙胺。尽管制霉菌素治疗生殖器念珠菌病非常有用，但对于股癣的皮肤真菌没有作用。环吡酮、卤素、碘喹诺和甲苯磺酸盐也适用于股癣的局部治疗。有趣的是，虽然这些药物在数十年的使用中都被证明有效，但 Cochrane 的一项系统评价显示，最近的一项严格控制的试验数据显示，与安慰剂相比，仅特比萘芬和萘替芬是有效的[39]。此外，唑类与皮质类固醇联用的临床治愈率略高[39]。

以斑块内的丘疹或脓疱为特征的毛囊受累的患者需要口服治疗，因为局部用药不能充分渗透以根除毛囊内的微生物。同样，对于含有致密、浓密毛发皮肤的股癣，局部药物治疗效果欠佳。有几种有效且安全的口服药物可用于疾病广泛播散、斑块位于毛发浓厚区域内以及斑块内有脓疱或结节的患者。一种历史悠久且有效的药物是灰黄霉素，每天 2 次，每次 500 mg，与脂肪食物或全脂牛奶一起使用，以便更好地吸收。不幸的是，服用这种药物后，恶心和头痛很常见。尽管肝毒性是过去许多临床医生关注的问题，但这种情况非常罕见，实验室检测不再是灰黄霉素治疗的标准。现在有了更便宜和更好耐受的替代品。

100 ～ 200 mg/d 氟康唑、200 mg/d 伊曲康唑或 250 mg/d 特比萘芬是非常有效的。这些药物通常耐受良好。对于治疗股癣所需的时间为 1 ～ 2 周，没有肝病的患者不需要进行实验室检测血药浓度。伊曲康唑与西沙必利（丙泊酚）、匹莫齐特和奎尼丁共同给药会导致心律失常，而且这种药物还有其他多种相互作用，需要仔细监测。同样，氟康唑不应与西沙必利同时使用，而且氟康唑可以增加香豆素类抗凝剂、苯妥英、环孢菌素、茶碱、特非那定和他克莫司的活性水平和作用。大约还有 400 种潜在的相互作用，并且这个列表还在增加，但除非每天服用氟康唑，否则这些相关性没有临床意义。美国 FDA 已撤销了口服酮康唑治疗念珠菌病和其他真菌性皮肤感染的适应证，因为有药物相互作用的风险和偶发的肝和肾上腺疾病的风险。

在一些患者中，股癣炎症严重，存在发红或极痒。如果在最初几天同时使用外用皮质类固醇如 0.1% 曲安奈德乳膏，这些患者会更快地改善。虽然，从理论上讲，皮质类固醇可能会降低治愈率，但有证据表明情况并非如此[39]。一些临床医生会使用克霉唑和倍他米松二丙酸酯（Lotrisone）的组合。

虽然这种组合在头几天非常方便，但它含有一种高效可的松，不应该在大腿近端内侧使用很长时间，因为大腿内侧有发展皮纹的倾向，而局部皮质类固醇只需要在治疗的头几天需要。解决这个问题的另一种合理方法是在最初的几天在抗真菌药物中加入一种便宜的中效皮质类固醇如曲安奈德，以便提供早期的抗炎作用，并使用局部抗真菌药物直至皮肤病变清除。

通常，股癣复发的一个病原菌储库是脚趾甲的皮肤癣菌感染。应告知患者复发不是药物的失败，他们应该重新开始使用抗真菌药物，或者每天使用药物来抑制复发。一些患有复发性股癣的患者可能从长时间的口服抗真菌药物中获益，以清除指甲病。最常见的治疗方案包括 250 mg/d 特比萘芬，连续 3 个月或 200 mg 伊曲康唑，每日 2 次，每月 1 周，持续 3 个月。每周 200 mg 氟康唑直到指甲长出（约 1 年）也是有效的。这些疗法治愈了许多患者的甲癣，但不是全部患者，甲癣治疗后很容易复发。

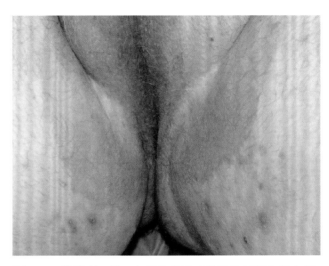

图 6.43　像股癣一样，红癣最常见于男性的近端大腿内侧。然而，红癣没有周边的强化，并且颜色通常比癣看起来更呈棕褐色

股癣	治疗

- 任何唑类局部用药每日 1 ～ 2 次，直至完全清除，如咪康唑、克霉唑、特康唑、益康唑或酮康唑等，也可用特比萘芬、甲苯那脂、环吡酮、卤素和碘喹诺。
- 当斑块内有丘疹或结节（真菌性毛囊炎）或广泛性疾病时，需要进行口服治疗直到症状消失；250 mg/d 特比萘芬（特别经济有效），或 100 ～ 200 mg/d 氟康唑、200 mg/d 伊曲康唑、500 mg 灰黄霉素，与脂肪餐同服。

红癣

红癣是一种生殖器皮肤感染，最常见于男性，并且类似于股癣。

临床表现

红癣在温暖的气候下的男性中最常见，没有特定种族或人群的倾向。红癣影响近端大腿内侧和脚踝皱褶。特征性表现是棕褐色、轻微鳞屑或细皱纹、界限清楚的斑块。肤色黝黑的患者通常表现出色素过度沉着而不是红斑（图 6.43 和图 6.44）。这些斑块是实心的，不伴周边鳞片或中央空白区。阴囊、阴茎和外阴通常不受影响。

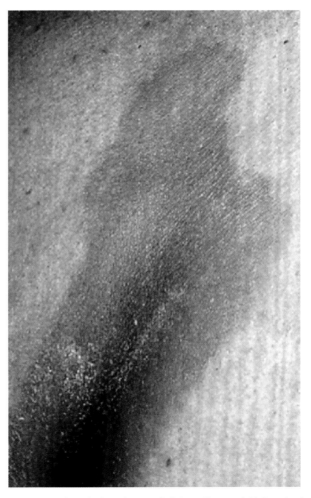

图 6.44　红癣通常表现为界限清楚的斑块，具有均匀、细小的鳞屑

诊断

其诊断主要通过皮肤的外观进行，并且通过使用 Wood 灯检查时呈特征性珊瑚粉红色荧光或通过对治疗的反应进行确诊。

股癣是最容易与红癣相混淆的疾病。股癣也主要见于男性，具有相同的位置和形式。然而，股癣通常表现出外周脱屑和一定程度的中央空白区。此外，皮肤癣菌通常延伸到一些粗糙毛发的毛囊下，并在斑块内产生红色丘疹或结节。在患有股癣的患者中，对边缘鳞屑进行真菌检测可有分枝的长菌丝。较不常见的类似红癣的疾病包括湿疹，其特征在于阴囊或外阴明显受累，斑块界限不明显且非常瘙痒。虽然银屑病也经常影响生殖器，但其通常与其他银屑病迹象相关，如膝盖、肘部和头皮受累以及指甲凹陷。

红癣	诊断

- 存在界限清晰的粉红色或粉红色 – 棕褐色斑块，在近端大腿内侧不伴周围颜色加重或鳞屑。
- 皮肤刮片显微镜检查阴性；Wood 灯检查为珊瑚 – 粉红色荧光。
- 对治疗有反应。

病理生理学

红癣是由细小棒状杆菌（*Corynebacterium minutissimum*）引起的。见于脚部和皮肤皱褶中，如腋窝、乳腺下皮肤和生殖器区域，其在温暖、潮湿的环境中最常见。

治疗

红癣一般通过外用夫西地酸，口服红霉素 500 mg 每日 2 次，持续 1 ～ 2 周，以及单剂量克拉霉素清除 [40]。也可使用外用红霉素（每日 2 次）。对于复发和需要再治疗患者，长期应用红霉素、克林霉素或唑类是常见的。

红癣	治疗

- 500 mg 红霉素，每日 2 次，连续 2 周，单剂量克拉霉素 1 g，局部外用红霉素、夫西地酸和克林霉素。
- 因为频繁复发，经常需要抑制治疗（生殖器疱疹治疗方案）。

念珠菌病

生殖器念珠菌病是一种真菌感染，经常与股癣混淆，可以合并银屑病（牛皮癣）（见第十章和第十五章）。

临床表现

皮肤念珠菌病由红色斑块组成，主要累及温暖、潮湿的皮肤，如脚褶折痕、臀沟和血管翳（图 6.45 和图 6.46）。这些斑块通常表现出卫星样脓疱或褶皱，表现为无脓疱和外周剥脱（图 6.47）。这种感染通常伴有女性念珠菌性阴道炎。本病最常见于绝经前女性，外阴念珠菌病表现为修复黏膜的水肿和发红，并且经常会出现皮肤皱褶皲裂（图 6.48 和图 6.49）。

有时即使没有阴道念珠菌病，老年患者合并肥胖、大小便失禁和（或）糖尿病也会使皮肤肛门生殖皮肤皱褶处发生酵母菌感染。并且，有时仅用阴道内制剂治疗念珠菌外阴阴道炎时，使得外生殖器上的酵母菌持续存在，特别是如果患者也在外生殖器上使用局部外用皮质类固醇。

除了足部皱褶外，未割包皮的男性阴茎龟头也易受累（图 6.50）。阴茎念珠菌病在免疫功能正常、包皮环切术后的男性中非常罕见。然而，在与患有念珠菌性阴道炎的女性发生性行为后，一些男性会出现短暂、刺激性、瘙痒和边界不清晰的斑片状龟头红斑。

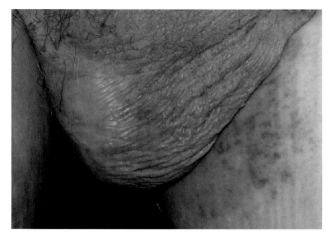

图 6.45 男性念珠菌病是罕见的，最常见于肥胖、大小便失禁和糖尿病患者的皮肤皱褶。这些圆形糜烂代表了塌陷的脓疱

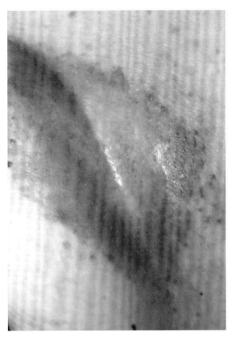

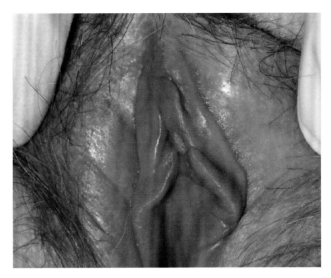

图 6.48　到目前为止，外阴修复黏膜发红、水肿和皲裂的最常见原因是念珠菌病

图 6.46　这个皮肤皱褶显示了一个边界清晰的红色、潮湿的斑块与卫星样丘疹和脓疱是传统的念珠菌病，但形态上与皮皱银屑病不易区分

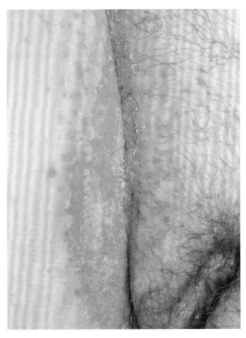

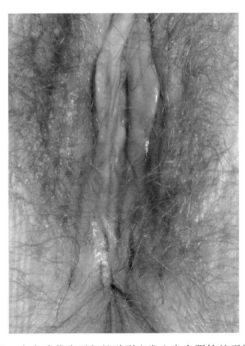

图 6.49　由念珠菌病引起的皲裂也发生在会阴体的干燥角质化会阴体、臀沟和足部褶皱上

图 6.47　皮肤皱褶斑块周围的脱屑和卫星病变特别提示了念珠菌的病因

诊断

　　念珠菌是通过临床表现进行诊断的，并通过显微镜从斑块周围或脓疱表面的分泌物上鉴定菌丝、假菌丝和芽生酵母菌来证实。对于诊断来说，活检既不是必需的，也不可取。然而，皮肤念珠菌病的组织学表现是假菌丝和菌丝侵入角质层和中性粒细胞并进入角质层下脓疱的表皮内。

　　念珠菌可以被误诊或者与特应性皮炎、LSC、刺激性和过敏性接触性皮炎、银屑病和股癣共存。由于缺乏对称性以及佩吉特病和鲍恩病的发病特点，

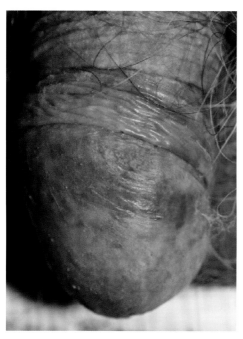

图 6.50 这里看到的龟头念珠菌感染患有斑片釉状红斑几乎完全发生在未割包皮的男性身上。受过包皮环切的男性在与患有外阴阴道念珠菌病的女性性交后仅有短暂的刺激反应

这两种情况与念珠菌感染不太可能在女性中与之混淆，但阴茎龟头的鲍恩病几乎与念珠菌性龟头炎无法区分。

念珠菌病	诊断

- 形态学：
  - 存在红色斑块，通常伴有卫星样丘疹、浅表脓疱或褶皱，常见于外阴和阴囊以及足部皱褶，特别是肥胖、糖尿病和（或）大小便失禁患者。
  - 可能与反转型银屑病无法区分。
  - 外阴和阴道的红色肿胀黏膜，通常伴有皮肤皱褶皲裂。
  - 龟头上的红色扁平丘疹，主要是未割包皮的男性。
- 进行皮肤显微镜检查。
- 对诊断不明确或对治疗无反应的疾病可进行真菌培养以帮助确诊。
- 对抗真菌治疗有明确的反应。

病理生理学

皮肤念珠菌病几乎均由白念珠菌产生。尽管非白念珠菌在阴道酵母菌感染中约占 10%，但皮肤酵母菌感染并非如此。大小便失禁、汗液存留和热量等局部因素为这种真菌提供了有利的环境。此外，肥胖、糖尿病、由疾病或药物引起的免疫抑制，以

及全身性抗生素的使用也容易导致酵母菌感染。

治疗

局部治疗对皮肤念珠菌病非常有效，制霉菌素和所有局部唑类都是有益的。评估阴道念珠菌病或经验性阴道治疗对于女性来说是重要的，因为在不治疗阴道的情况下治疗外阴通常会导致复发。口服氟康唑（Diflucan）150 mg 可以治疗阴道和轻微皮肤受累，这对阴茎念珠菌是有效的。临床试验评估了一片氟康唑治疗外阴阴道念珠菌病的疗效，但未报告对那些有明显皮肤受累的有效结果，因此许多临床医生在几天后给予第二片氟康唑和（或）用局部抗真菌药物补充氟康唑的治疗。虽然合理，但没有数据支持这一点。

偶尔患有严重炎症性渗出性皮肤病的患者使用乳膏会感到灼烧和刺痛。因为无刺激性软膏的成分中没有唑类。这些患者应接受制霉菌素软膏或口服治疗，如 100 mg/d 氟康唑或 200 mg/d 伊曲康唑，持续 1 周或直至愈合，局部用药很容易被替代。虽然 FDA 仅批准 150 mg 用于念珠菌病，但这仅被批准为单剂量方案。100 ~ 200 mg 的剂量大小更容易被保险公司批准用于多片制剂。同样，由于安全问题，口服酮康唑已不被批准。特比萘芬对酵母菌的作用不如皮肤癣菌，灰黄霉素对酵母菌无效。缓解慢性潮湿、控制糖尿病和改善免疫抑制有助于预防复发或慢性疾病。唑类粉末或制霉菌素粉末可以帮助预防复发并促进干燥。

念珠菌病	治疗

- 每日 1 ~ 2 次外用任何含唑乳膏直至念珠菌被清除，如咪康唑、克霉唑、特康唑、益康唑和酮康唑等。一天 2 ~ 3 次制霉菌素软膏对炎性斑块和糜烂患者的刺激性较小。
- 外阴念珠菌病通常伴有阴道酵母菌感染，应口服 150 mg 氟康唑一次或任何阴道内唑类药物。刺激最小的是 7 天配方。
- 对于炎症性皮肤病，避免局部用药，并使用口服 100 ~ 200 mg/d 氟康唑，直到糜烂愈合。
- 对有频繁复发、肥胖、存在免疫抑制或者糖尿病患者，同时伴有皮肤皱褶受累或外部皮肤念珠菌感染的患者，可能需要采取抑制性治疗。可以通过每周口服 150 ~ 200 mg 氟康唑或每日局部用唑类药物来控制。

肛周链球菌病（肛周细菌性皮炎，肛周链球菌蜂窝织炎）

肛周链球菌性皮炎是肛周皮肤的浅表感染，有时会影响阴茎/阴囊或外阴和阴道（见第十四章）。虽然最常见的病微生物是 A 族链球菌，但也有 B 族链球菌和金黄色葡萄球菌的报道。这些通常是影响幼儿的儿科疾病，但也会影响成人的生殖器和肛周皮肤。文献中的大多数信息都是关于儿童疾病的。

症状包括持续瘙痒或疼痛，对患者经常使用的抗真菌药和皮质类固醇药物无反应。该疾病包括肛周皮肤发红、皲裂、糟脆、结痂、渗出和糜烂（图 6.51 至图 6.53）。偶尔会累及阴囊和阴茎，外阴也可能表现出类似的异常，通常伴有阴道黏膜红斑和阴道脓性分泌物。

对患者应进行皮肤培养以明确诊断，并确保不存在其他微生物，特别是金黄色葡萄球菌。治疗包括口服抗生素，覆盖链球菌和金黄色葡萄球菌，同时等待培养结果。即使在 A 族链球菌感染的患者中，头孢菌素也比青霉素更有效[41]。由于有复发倾向，一些临床医生提倡应给予数周抗生素治疗[42]。第一周每天数次局部涂抹强效抗生素如莫匹罗星软膏可能会出现更快速的症状改善。该病很容易复发。

扁平苔藓

扁平苔藓有不同的形态学表现和症状（见第八、十一和十五章）。其表现因病变部位而异，而且很多患者表现为不同形态的扁平苔藓。在女性中最少见的类型和在采取包皮环切术的男性中最常见的类型为红色斑块和丘疹。

临床表现

扁平苔藓是一种常见的皮肤病。在女性生殖器少见，但现今外阴和阴道糜烂性的扁平苔藓也常被诊断出。干燥角化上皮的扁平苔藓常表现为紫色、暗红色或粉色、边界清晰、顶端扁平、发亮的丘疹

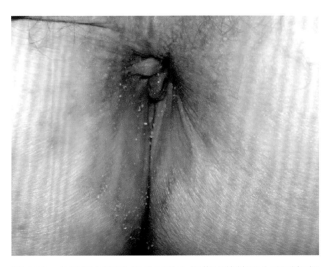

图 6.52 此肛周细菌性皮炎患者的细菌培养结果为不耐加氧西林的金黄色葡萄球菌。从表面上看，可误诊为念珠菌病、银屑病或接触性皮炎

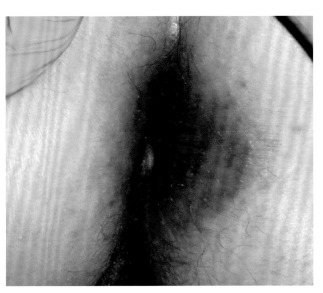

图 6.53 该中年女性突然出现肛周疼痛、灼热感、红斑、脱屑/硬皮。当用阿莫西林和莫匹罗星治疗化脓性链球菌感染后，红色褪去且不再复发

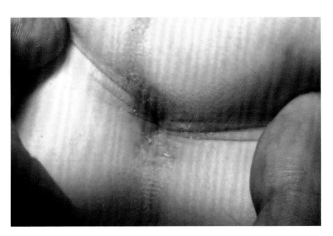

图 6.51 肛周细菌性皮炎通常被认为是一种儿科疾病，常有瘙痒和灼伤感，同时呈红色、鳞屑和肛周裂隙

（图6.54至图6.56）。典型表现位于腕部的腹侧面。这种扁平苔藓的类型也可出现在其他干燥皮肤表面，但很少出现在面部。

生殖器丘疹性扁平苔藓最常见的部位是龟头。这些病变常界限清晰，色红，顶端扁平和发亮（图6.57至图6.59）。有时病变也呈环形，伴色素减退或色素沉着。外生殖器的其他区域通常不受此类型扁

平苔藓的影响，尽管有时可累及大腿近端内侧。女性常见的扁平苔藓好发于被毛发覆盖的大阴唇、足部皱褶和大腿近端内侧。

生殖器的丘疹性扁平苔藓常伴有糜烂性、萎缩性或白色网状的黏膜扁平苔藓。在颊黏膜更易于检出。特征性的丘疹性病变为白色、线性、分枝状丘疹，常呈羊齿植物状或花边状（见第八章）。常见但非特异者为红色、萎缩性、表面光滑的斑块，或红色糜烂，但通过细致查体可发现有诊断意义的白色丘疹（见第十一章）。有时很难将这些修复黏膜上的浅表糜烂很难从黏膜萎缩斑块中区分出来（图

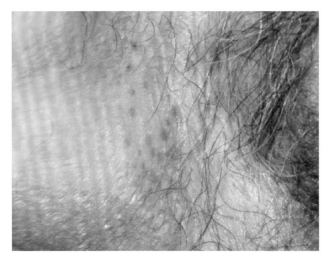

图6.54 传统的外生殖器扁平苔藓表现为顶端扁平、发亮、色暗红、角化良好的丘疹。黏附的苔藓样鳞屑并不明显，特别是在皮肤皱褶中

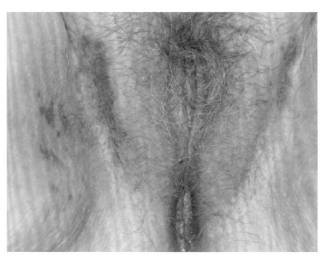

图6.56 脚踝皱褶处角化良好、萎缩、紫色的丘疹和斑块，与黏膜病损无关

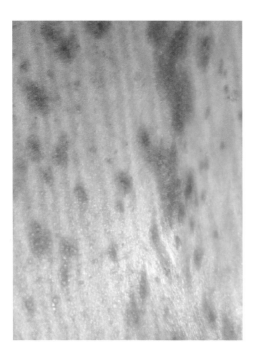

图6.55 扁平苔藓的红褐色、角化良好、发亮的丘疹局限于脚踝部皱褶

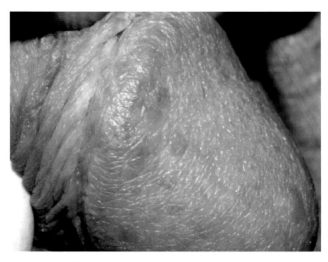

图6.57 丘疹性扁平苔藓在龟头相比外阴更多见。再次，病变同样为顶端扁平且发亮。口腔扁平苔藓与阴囊白纹有关

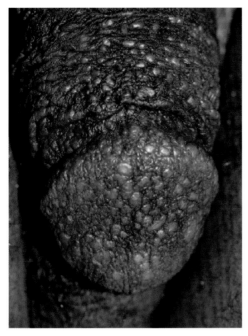

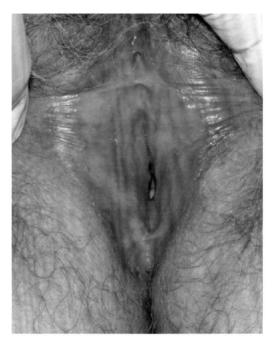

图 6.58　本病常见于有色人种。该黑人男性的病变处未见红斑，但其顶端扁平和发亮的特征符合扁平苔藓

图 6.60　糜烂性扁平苔藓比女性肛门生殖器丘疹性扁平苔藓更常见，表现为非特异性的红色萎缩斑块或浅表糜烂，伴有苍白上皮的环绕，以及小阴唇的消失，有时伴阴蒂包茎和阴道口狭窄

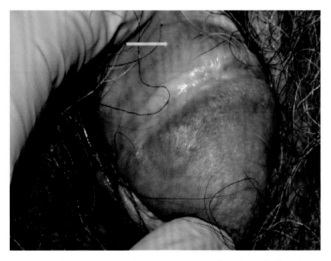

图 6.59　该行包皮环切术的男性患有丘疹性扁平苔藓，表现为龟头处紫色、顶端扁平、角化良好的丘疹和阴茎包皮处的粉色圆形斑块，伴有细小的外周条纹（箭头）

感觉舒适。

诊断

扁平苔藓的诊断基于临床形态。当在黏膜上见到有诊断意义的白色网状或蕨类白色丘疹，或修复黏膜组织，或组织学活检特征性改变时，即可确诊。丘疹性扁平苔藓的组织学表现为呈规则锯齿状排列的上皮增厚。此外，还可伴有颗粒细胞层明显及角化不全。带状单核细胞浸润存在于上部表皮，并紧贴于真皮–表皮连接处，同时基底细胞层发生空泡变性。独立角化不良的角质细胞分散在上皮内部。

龟头处的丘疹性扁平苔藓与以下疾病不易区分：HSIL（鲍恩样丘疹病）或者分化的上皮内瘤变（鲍恩病、增生性红斑和鳞状细胞原位癌）、银屑病和念珠菌病。外阴丘疹性扁平苔藓应与扁平疣、HSIL 以及分化型外阴上皮内瘤变（d-VIN）相鉴别。外阴修复黏膜或未割包皮的龟头上的白色糜烂样斑片和斑块可能与寻常型天疱疮、瘢痕性天疱疮、单纯疱疹病毒感染和念珠菌病相混淆。

6.60）。阴道上皮外观可正常，但非特异性阴道炎也很常见，以大量白细胞和非特异性阴道炎性细胞（未成熟上皮）比例增加为特征（见第十五章）。多数患外阴阴道扁平苔藓者为绝经后女性。无法将该类患者的阴道扁平苔藓与萎缩性阴道炎区分。局部雌激素上药不但可以区别这两种病变，也能使患者

扁平苔藓	诊断

- 位于外阴角质层皮肤、肛门生殖区或已割包皮的阴茎龟头，表现为角化、红色、顶端扁平的丘疹；位于外阴黏膜或未割包皮的阴茎龟头，表现为萎缩的红色斑块。
- 白色花边状扁平苔藓也常位于颊黏膜。
- 活检常提示棘皮病，呈规则锯齿状的图形以及显著的颗粒细胞层，无角化不全；可见较薄和扁平的上皮伴有萎缩黏膜扁平苔藓。毗邻上部表皮有带状多核浸润，扰乱基底层结构。

病理生理学

扁平苔藓被认为是一种细胞介导的自身免疫病。此外，有数据表明，扁平苔藓的组织学起源与移植物抗宿主反应疾病类似。同样，扁平苔藓对免疫抑制剂有反应。

治疗

总体上，丘疹性扁平苔藓是自限性的，与糜烂性疾病的慢性病程不同，常在几年内痊愈。足量局部皮质醇类药物常用于治疗角化皮肤上的丘疹性扁平苔藓。然而，病变通常不愈合，只是稍微褪色并较少发痒。不幸的是，难点在于需要有效的制剂，而且药物蔓延在大腿内侧和足部皱褶处后很容易导致皮肤萎缩。

其他治疗包括口服 40 ～ 60 mg/d 泼尼松龙、口服维 A 酸、以及口服羟化氯喹短期冲击治疗。糜烂性疾病尽管好发于外阴，但最终也会使阴道形成永久封闭，因此必须关注阴道。阴道扁平苔藓将在第十五章讨论。扁平苔藓的治疗在第六章和第八章有详细讨论。

丘疹样扁平苔藓	治疗

- 局部皮质类固醇（0.05% 氯倍他索 2 次 / 日，或 0.05% 乌倍他索软膏）。如果症状改善但病变未完全清除，可逐渐增加使用次数。
- 密切监测邻近组织的萎缩和类固醇性皮炎。
- 同时需要长期和间断治疗。

玫瑰糠疹

玫瑰糠疹（pityriasis rosea，PR）是一种很常见的皮肤病，不常见于生殖器皮肤，但常见于躯干，并能经躯干延伸。青少年和年轻人感染常见。玫瑰糠疹的典型表现为 0.5 ～ 1.5 cm、卵圆形、粉红色丘疹，有细小的鳞片（图 6.61 和图 6.62），有时伴有瘙痒。这些丘疹通常与椭圆形病灶沿皮肤线的长轴分布。通常几个病灶会显示成项圈状鳞片。多数情况下，最初的较大病变斑块（有时是圆形而不是椭圆形）是由患者先注意到的，即前驱斑。

进行鉴别诊断时应首要考虑的疾病是二期梅毒。然而，二期梅毒表现为全身淋巴结病变，且手掌病变也常见。疑难病例的诊断依赖于梅毒血清学。其他类似玫瑰糠疹的疾病包括斑点银屑病和扁平苔藓。有时药物也会产生玫瑰糠疹样爆发。相关药物包括氯氮平、拉莫三嗪、利妥昔单抗、去甲替林、干扰素 α、安非他酮和 HPV 疫苗。但玫瑰糠疹是常见的，所以有些类似事件可能是巧合。

玫瑰糠疹的病因尚不清楚，但许多人认为这是对轻微病毒感染的反应。近来，人类疱疹病毒 6 型和 7 型被认为是病因，而且已显示阿昔洛韦可以缩短病程[43,44]。紫外线暴露有效，局部皮质类固醇也可用于减少瘙痒。玫瑰糠疹是自限性的，一般持续 2 个月左右，但可复发。

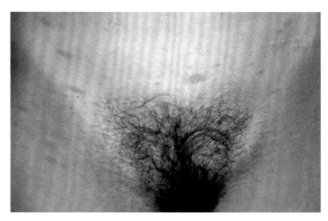

图 6.61　玫瑰糠疹通常由椭圆形、粉红色、细鳞状的丘疹组成，位于躯干的皮肤。但通常延伸到肛门生殖器皮肤和近端大腿

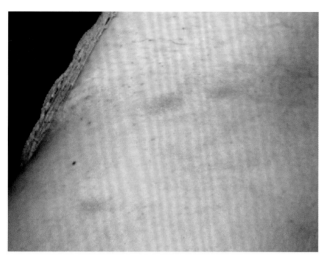

图 6.62　伴随非典型粉红色椭圆形丘疹以及轻微鳞片，可以明确诊断为典型躯干玫瑰糠疹

花斑糠疹（花斑癣）

花斑糠疹虽然在过去被称为花斑癣，但这种真菌感染不是由皮肤癣菌（癣）造成的，而是由酵母菌导致的。花斑糠疹通常不影响生殖器皮肤，常见部位为躯干上部，但有时可延伸到下部和角化的生殖器皮肤，包括阴茎。花斑糠疹多见于青少年和年轻人，通常是症状性的。皮损为粉红色、棕褐色或色素减退，因此名为"花斑"。单个丘疹界限清晰，于上胸和背部最常见，2 ～ 10 mm 丘疹可融合形成较大的斑块（图 6.63 和图 6.64）。表面有细小鳞屑，必须搔刮皮肤表面方可看见细小鳞屑。

花斑糠疹的病因是各种马拉色菌感染。这是一种普遍存在的微生物。这种感染一般不会在人与人之间传播，而是由免疫系统低下的宿主从环境中感染的。这些患者在临床上没有明显的免疫抑制，但花斑糠疹治疗后经常复发。

治疗包括局部使用唑类药物，包括克霉唑、咪康唑或益康唑，每天 1 ～ 2 次。对于广泛的花斑糠疹最好口服药物治疗，如 200 mg/d 伊曲康唑，持续 5 或 7 天，300 mg/w 氟康唑，治疗 2 周。最近的试验表明，局部使用阿达帕林也有效[45,46]。定期使用唑乳膏预防复发或者及时治疗新病灶都是常规治疗方法。

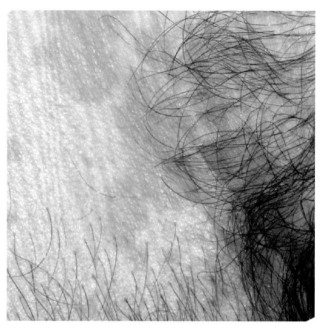

图 6.63　男性比女性稍多见，呈边界清晰、融合的花斑癣样丘疹（股癣），无明显鳞屑。然而，搔刮皮肤表面会出现细小的白色鳞片，在显微镜下可见短菌丝和芽生酵母。丘疹可以是粉红色的、色素减退的或棕色的，因此命名"花斑"

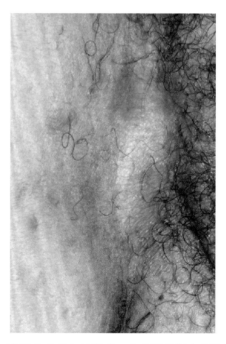

图 6.64　该患者表现出易激惹、非典型的细小斑块样鳞屑。一种评价股癣部分治疗效果的真菌制剂可以在显微镜下显示花斑糠疹的图像。对于几乎所有的粗糙或鳞状斑块，均应检测是否有真菌感染

浆细胞性黏膜炎（浆细胞性外阴炎和龟头炎、佐恩黏膜炎、外阴炎和局限性龟头炎、浆细胞性局限性滑膜炎）

这是一种罕见、鲜为人知的生殖器皮肤疾病。口腔黏膜疾病更为少见，由其形态学表现和组织学来定义。

临床表现

浆细胞性黏膜炎的患病率尚不清楚。虽然罕见，但实际上可能比已知的更常见。比如，很少有女性患有浆细胞性黏膜炎的报道。然而，本文作者在过去的 15 年中，以自己的经验治疗了超过 25 位患有此病的女性，并观察了患者浆细胞性外阴炎的发展情况。这种疾病在青春期后的所有年龄都有，而且似乎没有种族倾向。浆细胞性黏膜炎在男性中比女性更常见。

浆细胞性黏膜炎为发亮但不泛白、深红、锈红到棕色、边界清晰、通常为孤立的斑块，易糜烂并可出血（图 6.65 至图 6.69）。皮损通常持久存在，不会自行增长、消退或转移到其他区域。当出现在龟头部位时，只在未行包皮环切术的男性身上看到。浆细胞性黏膜炎病变无明显的鳞屑，以瘙痒、酸痛或灼伤为特征，但通常无症状。这种情况与其他皮肤或全身性疾病无关。

诊断

浆细胞性黏膜炎的诊断主要依据典型的深红色、边界清晰的皮肤颜色变化和组织学表现。需要通过活检来排除其他红斑和糜烂。活检的特征是表皮变薄变平，由角质形成细胞组成，呈菱形，有时伴有坏死，并被细胞间水肿分隔。上部真皮有浆细胞浸润[17,18]。

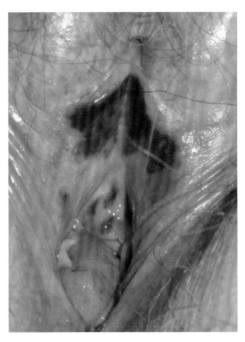

图 6.66　浆细胞外阴炎深红色、紫色斑块存在的典型位置为小阴唇前内侧

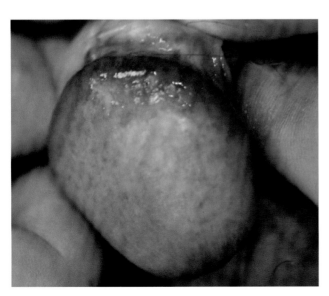

图 6.65　浆细胞性龟头炎（佐恩龟头炎）在黏膜或部分角化皮肤上呈境界清晰、有光泽的棕红色斑块。棕橙色来自真皮中的含铁血黄素

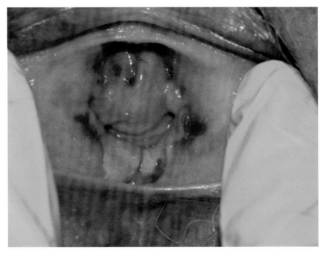

图 6.67　前庭和口腔黏膜上也见亮红色、边界清晰的斑点和斑块

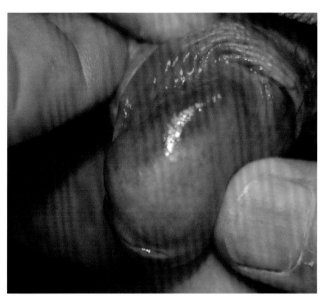

图 6.68　浆细胞性龟头炎几乎全部发生在未割包皮的男性龟头和包皮腹侧

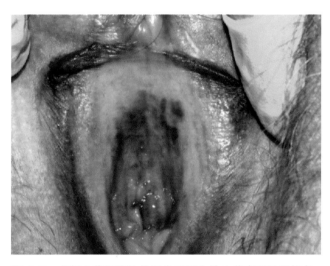

图 6.69　老年人浆细胞性外阴炎可因含铁血黄素而呈现棕色

对于任何红色、境界清晰的斑块都应该考虑，包括扁平苔藓、湿润皮肤上的银屑病、念珠菌病和分化良好上皮内瘤变（原位鳞状细胞癌）。

浆细胞性黏膜炎
（佐恩龟头炎 / 外阴炎）　　治疗

- 黏膜上或修复黏膜上存在边界清晰的深红、锈红或棕色斑块。
- 活检证实，在由椭圆角质细胞组成的薄而扁平的表皮下，可见浆细胞在真皮层浸润。有时有坏死，由细胞间水肿分隔。

病理生理学

浆细胞性黏膜炎的病因尚不清楚，有人认为这不是一种实体的病变，而是一种非特异性炎症反应。然而，浆细胞性黏膜炎的这一术语是有意义的，以表明这种非常典型的表现。

有人认为浆细胞性黏膜炎与扁平苔藓有关，而有趣的是，恰好两位患有外阴扁平苔藓的女性患者在作者成功治疗后发展为浆细胞性黏膜炎。

治疗

目前还没有令人满意的疗法，也没有评估治疗方法的研究。包皮环切术是未割包皮男性浆细胞性龟头炎的首选治疗方法[47]。报道显示局部使用皮质类固醇是有用的，可能清除病变。据报道，咪喹莫德和钙调神经磷酸酶抑制剂他克莫司软膏和吡美莫司乳膏具有不同的疗效，也有报道称 0.1% 戊酸倍他米松与 2% 融合酸混合在一些患者中有效[48]。一篇关于消融铒的报道称用铒：YAG 激光治疗 20 例男性浆细胞性龟头炎，成功 17 例[49]。光动力疗法不太成功。在 6 名男性浆细胞性龟头炎患者中仅有 1 名病情改善，但还有其他证明其有效的病例报告[50,51]。CO_2 激光也已被使用[52]。由氯倍他索、土霉素和制霉菌素组成的复合局部治疗已被发现有效，但是没有支持数据（私下探讨，Lynne Margesson，MD）。有 1 例佐恩龟头炎和阴茎已分化上皮内瘤变，因此建议继续监测[53]。

浆细胞性黏膜炎

- 局部使用皮质类固醇（0.05% 丙酸氯倍他索 2 次 / 日，使用频率可调）；或者局部注射氟羟泼尼松龙 3～5 mg/ml，真皮中也予小剂量注射。
- 其他少有报道的治疗包括局部使用他克莫司、吡美莫司、咪喹莫特，以及 CO_2 激光和铒：YAG 激光。

前庭痛（外阴前庭炎综合征，前庭腺炎）

前庭痛是一种局部疼痛综合征，尤其是进入性性交困难，主要在第十三章讨论。这种情况被定义为疼痛的感觉，包括烧灼感、刺痛感、酸痛、刺激感和撕裂感，并且没有客观病变和实验室异常指标发现下的疼痛。无或仅有轻微的瘙痒症状。但大多数患者都会描述发红和肿胀。这些异常通常显示为不同程度的红色，很难量化评估。

前庭痛的典型表现是毗邻处女膜外的前庭腺开口周围界限不清的红斑（图 6.70）。但在活检中，轻微慢性非特异性炎症与在正常无痛的前庭中的发现相同。

这种综合征的诊断是排他性诊断，需要排除任何感染、雌激素缺乏、皮肤异常和特定的神经病变综合征，如疱疹后神经痛。诊断性检查只需大致正常的外观、阴道分泌物正常以及真菌培养阴性。治疗包括口服治疗神经痛的药物，对骨盆肌功能障碍进行骨盆底的物理治疗，以及对包括焦虑、抑郁和性功能障碍在内的心理方面的关注。最明确有效的、也是最后的手段是前庭切除术。但是它通常是不必要，让人痛苦，恢复时间较长，且较为昂贵。当在已实施口服药物和物理治疗时，手术最有效。当疼痛完全局限于前庭时，切除疼痛的皮肤是有效的。

红色阴囊综合征

红色阴囊综合征是指阴囊灼伤感或粗糙感，除了不同程度的红斑，没有客观的皮肤病变。这也不是公认的条件。一些临床医生认为这与类固醇性皮炎相同，而另一些医生却认为这是与阴囊疼痛综合征相关的红肿，类似于外阴痛，这将在第十三章中讨论 [54]。相关报道很少，描述也不同，说明临床医生报道的过程也不同 [55]。在这种情况下患者描述烧灼感和发红，但检查者通常看不到或者只能看到正常的外观（图 6.71）。

由于该综合征可能与前庭痛 / 外阴疼痛类似，后者是一种与盆底肌功能障碍、神经痛和焦虑 / 性功能障碍相关的疾病，一些临床医生认为红色阴囊综合征特别受焦虑和抑郁的影响，并且可能是性功能障碍的主要表现。作者认为，这些患者存在范围广泛的功能障碍，其中一些人对口服治疗神经病变药物的治疗反应迅速，而另一些人要么不愿意接受这种诊断和治疗，要么对治疗没有反应。

类固醇性皮炎（激素成瘾）

这种对局部皮质类固醇的特征性反应只发生在生殖器和面部皮肤上，并且只发生在长期使用强效制剂上。

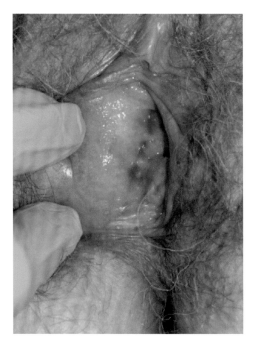

图 6.70　前庭腺开口周围的红斑可以没有症状，但也可能伴有前庭痛。首诊时常被误诊为由这些开口的炎症造成的外阴痛。与糜烂性扁平苔藓或浆细胞性外阴炎相比，红斑的边界更不清楚，也不明显

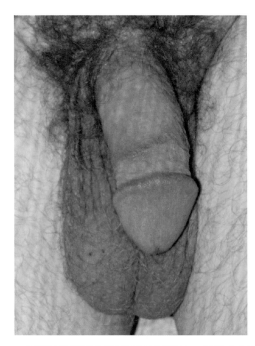

图 6.71　非鳞屑性阴囊红斑有时是正常的，但这也与阴囊痛有关，是一种阴囊疼痛综合征

临床表现

类固醇性皮炎有时被称为类固醇成瘾综合征，主要发生在女性的生殖器或面部皮肤上，包括红肿、刺痛和灼烧感，是长期使用强效类固醇的结果[56]。有两种主要类型——丘疹脓疱型和红斑水肿型。作者最常见的是红斑水肿型。

这种病变可逆但不适感较强，发生在干燥、角质化的皮肤上，并且主要在大阴唇和小阴唇，并导致边界不清的暗红色无鳞屑的斑块（图 6.72 和图 6.73）。仔细检查，通常会发现毛细血管扩张。

诊断

皮质类固醇皮炎的诊断是长期使用皮质类固醇后，皮肤出现界限不清的红色伴有灼烧感的皮损，最常见的部位是大阴唇或阴囊。有时临床医生遇到的难题是区分红肿和自觉不适症状是原发性红皮病治疗不足的结果，还是由于过度使用皮质类固醇而发展为类固醇性皮炎。然而，原发性皮肤疾病，如湿疹、LSC、硬化性苔藓、接触性皮炎和银屑病，这些最常见的需要用局部皮质类固醇治疗的疾病，常产生瘙痒，而类固醇性皮炎常产生灼烧感。由于使用皮质类固醇的患者在停用皮质类固醇或有时甚至

漏服一剂时红肿和灼烧感会加重，因此，停药后的改善不能作为诊断标准。

除了治疗不足的红皮病外，鉴别诊断还应考虑念珠菌病。类固醇性皮炎可能与阴囊痛或外阴痛混淆或共存。这些疾病也表现为红斑，并也使用局部皮质类固醇治疗。

病理生理学

皮质类固醇性皮炎的病因尚不清楚，通常皮损局限于面部和生殖器皮肤的原因也不清楚。

治疗

类固醇性皮炎的治疗包括暂停类固醇类药物和对症支持治疗。典型表现是停药后症状突然发作，需要 1 个月或更长时间才能好转。红斑和水肿常有一过性加重，丘疹和脓疱如前所述。

使用药物可以直接完全中断，也可用 1% 或 2.5% 低效氢化可的松替代使用，作为患者使用的有效制剂的过渡。也可使用润肤剂如凡士林冷浸。作者认为必要时可麻醉止痛，夜间睡眠时可采用镇静。如果患者被充分告知会出现红斑并且将会淡化，就可耐受增加的不适感。经过 1 个月的随访发现，皮

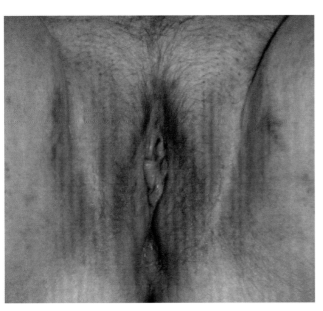

图 6.72 类固醇性皮炎也称类固醇依赖，由界限不清的深红斑组成。皮肤鳞片不明显，是局部皮质类固醇过度使用导致的。皮损发生在干燥角化的肛门生殖器皮肤表面上

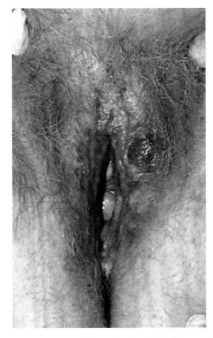

图 6.73 类固醇性皮炎一般没有明显的鳞片。区别应用皮质类固醇不足的红皮病与过多应用皮质类固醇造成的类固醇皮炎比较困难

肤大部分变为正常。

乳腺外佩吉特病

佩吉特病是一种发生在生殖器或乳腺皮肤的罕见腺癌。当发生在乳腺皮肤上时，佩吉特病提示存在潜在的乳腺癌。在其他部位，乳腺外佩吉特病（extramammary Paget disease，EMPD）是异质性的，表现为原发于表皮的恶性肿瘤，或继发于泌尿生殖道或胃肠道的潜在恶性肿瘤。虽然乳腺上佩吉特病通常提示潜在乳腺癌，EMPD可能与原发或潜在癌相关，主要发生在上皮。

临床表现

EMPD最常见于50岁以上的人群，女性远多于男性。然而，在过去40年中，男性的发病率以每年3.2%的速度增长，具有非洲遗传背景的男性佩吉特病的发病率是白种人男性的1/4，亚洲/太平洋岛民男性的发病率是白种人男性的4倍[57]。瘙痒是大多数患者最常见的首发症状。疼痛和渗出是少见的主诉。一般来说，EMPD不是生长迅速或快速变化的疾病，而且对局部皮质类固醇反应不良。

乳腺外佩吉特病最常见的部位在外阴，包括角化皮肤和修复黏膜表面，以及肛周皮肤。会阴、阴囊、阴阜和阴茎不常见。乳腺外佩吉特病表现为界限清晰的红色斑块，表面湿润，有鳞屑，通常有白色的上皮（图6.74至图6.76）。糜烂也很常见，有时

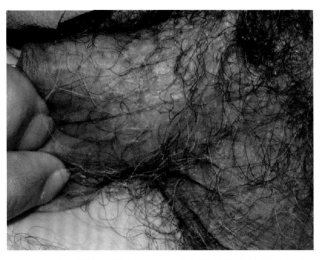

图6.74　位于阴茎近端的EMPD易与慢性单纯性苔藓混淆，表现为发炎、增厚的斑块，伴有浅表糜烂和色素减退

斑块也表现为色素沉着。

对于EMPD患者与潜在恶性肿瘤的相关性，不同的报道之间存在巨大差异。通常报道15%～30%的EMPD与恶性肿瘤相关，而大样本的报告只有

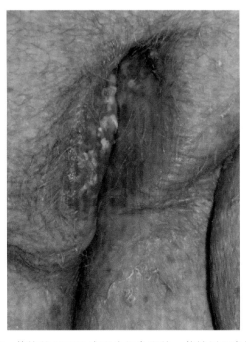

图6.75　传统的EMPD表现为红色斑块，伴鳞屑和糜烂，内含角化过度的白色病变区

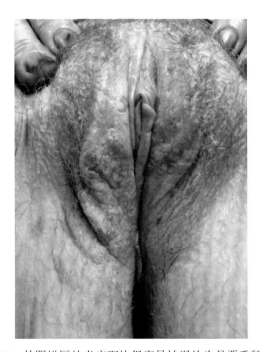

图6.76　外阴增厚的炎症斑块很容易被误认为是严重硬化的单纯慢性苔藓，伴随增厚、表面湿润的色素减退上皮。当然，如果长期使用皮质类固醇治疗的效果不佳，应当进行活检以除外EMPD（Courtesy of Dr. Deanna Funaro）

4%[58]。一项大样本研究报道在亚洲男性 EMPD 患者中，8% 的男性伴有恶性肿瘤[59]。虽然原发性 EMPD 通常是一种发病缓慢的疾病，但也可以浸润和转移。斑块内的结节浸润和淋巴结受累无疑是预后不良的征象。潜在的恶性肿瘤患者预后较差。

诊断

对于临床怀疑的佩吉特病的诊断需要经活检证实。因为其外观与几种良性皮肤疾病相似，大多数患者没有及时诊断。佩吉特病的皮肤活检显示表皮有散在的核异型的大透明细胞，常见于毛囊和汗腺导管中。通常伴有潜在的慢性炎症浸润。

佩吉特病与湿疹、LSC、湿疹癣、接触性皮炎或银屑病非常相似，也可类似于非典型鳞状上皮病变，如 HSIL 和分化的上皮内瘤变，曾称为原位鳞状细胞癌、鲍恩病、鲍恩样丘疹病、凯拉增生性红斑和外阴上皮内瘤变等。色素沉着佩吉特病可与浅表性黑色素瘤相近。

乳腺外佩吉特病	治疗

- 表面粗糙的红色斑块，中心常呈糜烂或白色、增厚，多见于角化的生殖上皮。
- 活检是主要的诊断方法，显示表皮有散在的核不典型的大透明细胞。这些细胞常见于毛囊和汗腺导管中。通常伴有潜在的慢性炎症浸润。

病理生理学

EMPD 是一种恶性肿瘤，其病因是有争议的。原发者起源于表皮；可能来自表皮中汗腺细胞、附属器细胞，或者来自外阴乳腺样腺体的 Toker 细胞[60]。继发者起源于潜在腺癌细胞。除了引起继发性佩吉特病的原位腺癌之外，没有导致佩吉特病的其他已知病因。

治疗

关于 EMPD 的治疗没有足够证据[61]，手术切除是被最广泛接受的治疗选择。手术不仅可以切除肿瘤，而且可以评估侵犯皮肤的整个病灶情况；浸润小于 1 mm 的患者很少死于本病或发生转移。对于组织学显示大于 1 mm 的皮肤浸润，需要评估淋巴结。

但最新的研究表明，即使有微小病变的患者，也显示出淋巴结转移的显著风险，因此应考虑行前哨淋巴结活检[62]。即使切除大量组织或行莫氏手术，局部复发也是常见的，并可进展为浸润性和原位佩吉特疾病。近期辅助放疗甚至光动力治疗已有报道[63,64]。单独放疗也被报道过[65]。如复发，可再次使用保守手术切除治疗。CO_2 激光治疗已经被投入使用，局部使用氟尿嘧啶也可有效。越来越多的报道称局部应用咪喹莫特是有效的，特别是在贫困者或早期复发性患者[66]。

EMPD 向真皮内浸润超过 1 mm 即可迅速进展和转移。与表皮下腺癌相关的疾病的预后也取决于这种恶性肿瘤的状态。应对患者进行泌尿生殖道或胃肠道恶性肿瘤的筛查评估，因为如果不充分检测和治疗这些疾病，肯定会导致患者死亡。免疫组织化学研究有助于区分原发性和继发性佩吉特病。

乳腺外佩吉特疾病	治疗

- 表皮下腺癌的评估。
- 切除术，伴或不伴辅助放疗，光动力或咪喹莫特治疗。
- 评估复发与进一步治疗。

分化型上皮内瘤变（鲍恩病，原位鳞状细胞癌，凯拉增生性红斑，外阴、阴茎和肛门上皮内瘤变Ⅲ、VINⅢ、PINⅢ、AINⅢ）

分化型上皮内瘤变不是 HPV 感染引起的表皮非浸润性全层异型增生。上皮内瘤变有多种不同的形态学表现，鲍恩病是指一个或多个红色斑块的形态学变异。这种情况在第五章有更详细的讨论。

临床表现

虽然鳞状上皮内瘤变通常与人乳头瘤病毒（HPV）感染有关，但在年轻患者中多见，最常表现为多个小丘疹，呈肤色、红色或白色。这些年轻患者的性传播疾病风险较高。非 HPV 相关 d-VIN、分化型阴茎上皮内瘤变（d-PIN）和分化型肛门上皮内瘤变（d-AIN）在老年患者中多见，表现为较大斑块。这种界限清楚的斑块通常是孤立的，有鳞屑、过度角化或渗出表面（图 6.77 和图 6.78）。偶可发生色素沉着，提示黑色素瘤的诊断。好发部位是肛周区域、会阴、阴茎龟头（这种情况下通常叫凯拉增生性红斑）和外阴。

诊断

对于临床上可疑的分化型上皮内瘤变需经皮肤活检证实。皮肤活检显示上皮全层异型增生，但是没有突破基底膜侵入真皮。如有浸润，即浸润性鳞状细胞癌。

分化型上皮内瘤变很难与佩吉特病和接触性皮炎相鉴别。银屑病、LSC、股癣和念珠菌病通常更广泛并对称分布。

上皮内瘤变（D-VIN、D-PIN、D-AIN 和鲍恩病）	诊断

- 角质皮肤上边界清晰的湿润红斑和鳞屑。
- 活检是主要的诊断方法，显示全层鳞状细胞异型增生，无真皮浸润。

病理生理学

分化型上皮内瘤变是由一些慢性皮肤病所致，尤其是硬化性苔藓和扁平苔藓，多年控制欠佳。在角化皮肤上，与慢性潜在皮肤病无关的非 HPV 相关的上皮内瘤变被称为鲍恩病，并且通常与这些因素无关。虽然长期砷暴露，如饮用受污染的井水，可导致鲍恩病，但在大多数患者中没有明确导致这种异常增生的病因。在身体其他部位，长期日光暴露会产生鲍恩病。

治疗

通过外科手术切除治疗分化性上皮内瘤变，有利于组织学评估整个病变的浸润或消融情况。最近，小样本研究已显示局部使用咪喹莫特乳膏在一定程度上可清除病变，适用于无法手术者。

上皮内瘤变（D-VIN、D-PIN、D-AIN、鲍恩病）	治疗

- 切除。
- 激光消融。

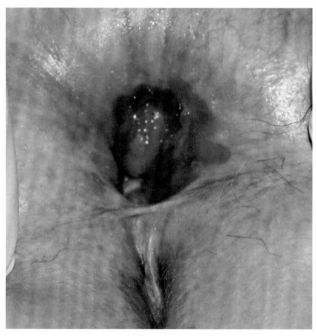

图 6.77　该老年女性的外阴扁平苔藓发展成分化型外阴上皮内瘤变，表现为红色、界限清楚的内膜斑块

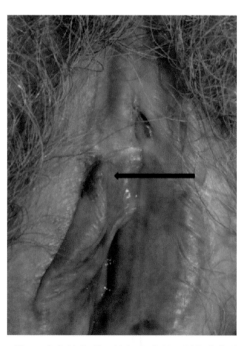

图 6.78　该 57 岁女性有明显的色素减退、硬化苔藓肿胀以及阴蒂紫癜，在右前小阴唇和阴唇间皱褶处显示出一个界限清楚、扁平的小红色丘疹（箭头）。皮损对治疗反应不良，活检显示分化的外阴上皮内瘤变

高级别鳞状上皮内病变（HSIL，原位鳞状细胞癌，曾称为外阴、阴茎和肛门上皮内瘤变Ⅲ级、VINⅢ、PINⅢ、AINⅢ，鲍恩样丘疹病）

HSIL 是 HPV 感染导致的全层异型增生，通常表现为丘疹而不是斑块。但随着病变的进展，可发生融合（图 6.79 至图 6.81）。红色、肤色、白色和棕色均可有，主要在第五章讨论。HSIL 通常伴有典型的疣状病变。HSIL 通常较分化型肿瘤发展得更为缓慢，但有时也可发生浸润和转移。位于宫颈和肛门的病变更可能转移，因此，在患有肛门生殖器皮肤 HSIL 的患者中，监测宫颈和肛门很重要。

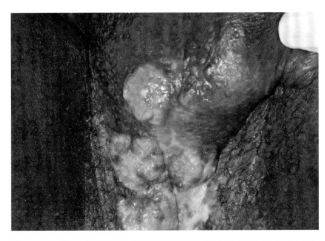

图 6.81 该免疫抑制患者的阴囊和阴茎近端生殖器疣进展为 HSIL，现在已有发展为鳞状细胞癌的区域

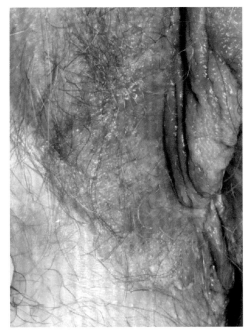

图 6.79 由人乳头瘤病毒感染演变而来的 HSIL，已经发展成这种伴有疼痛的红色浸润性大斑块

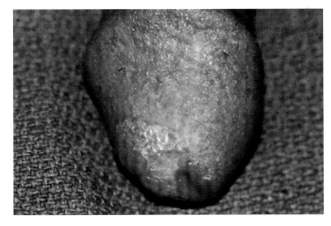

图 6.80 阴茎龟头上红色、带有鳞片、界限不清的斑块是非特异性的，但活检证明是 HPV 相关的上皮内瘤变（HSIL）。
（Courtesy of Dr. Chris Teigland）

参考文献

1. Lynch PJ, Moyal-Barracco M, Bogliatto F, et al. 2006 ISSVD classification of vulvar dermatoses: pathologic subsets and their clinical correlates. *J Reprod Med.* 2007;52:3–9.
2. Schmitt J, Langan S, Deckert S, et al. Assessment of clinical signs of atopic dermatitis: a review and recommendation. *J Allergy Clin Immunol.* 2013;132:1337–1347.
3. Rajalakshmi R, Devinder MT, Telanseri JJ, et al. Lichen simplex chronicus of anogenital region: a clinico-etiological study. *Indian J Dermatol Venereol Leprol.* 2011;77:28–36.
4. Koca R, Altin R, Konuk N, et al. Sleep disturbance in patients with lichen simplex chronicus and its relationship to nocturnal scratching: a case control study. *South Med J.* 2006;99:482–485.
5. Yano C, Saeki H, Ishiuji Y, et al. Impact of disease severity on sleep quality in Japanese patients with atopic dermatitis. *J Dermatol Sci.* 2013;72:195–197.
6. Lynch PJ. Lichen simplex chronicus (atopic/neurodermatitis) of the anogenital region. *Dermatol Ther.* 2004;17:8–19.
7. van Smeden J, Bouwstra JA. Stratum corneum lipids: their role for the skin barrier function in healthy subjects and atopic dermatitis patients. *Curr Probl Dermatol.* 2016;49:8–26.
8. McKenzie AN. Type-2 innate lymphoid cells in asthma and allergy. *Ann Am Thorac Soc.* 2014;11(suppl 5):S263–S270.
9. Liao YH, Lin CC, Tsai PP, et al. Increased risk of lichen simplex chronicus in people with anxiety disorder: a nationwide population-based retrospective cohort study. *Br J Dermatol.* 2014;170:890–894.
10. Bauer A, Oehme S, Geier J. Contact sensitization in the anal and genital area. *Curr Probl Dermatol.* 2011;40:134–141.
11. Lifschitz C. The impact of atopic dermatitis on quality of life. *Ann Nutr Metab.* 2015;66(suppl 1):34–40.

12. Cury Martins J, Martins C, Aoki V, et al. Topical tacrolimus for atopic dermatitis. *Cochrane Database Syst Rev.* 2015;7:CD009864. doi: 10.1002/14651858.CD009864.pub2.

13. Lauffer F, Ring J. Target-oriented therapy: emerging drugs for atopic dermatitis. *Expert Opin Emerg Drugs.* 2016;21:81–89.

14. Chang YS, Chou YT, Lee JH, et al. Atopic dermatitis, melatonin, and sleep disturbance. *Pediatrics.* 2014;134:e397–e405.

15. Ständer S, Böckenholt B, Schumeyer-Horst F, et al. Treatment of chronic pruritus with the selective serotonin re-uptake inhibitors paroxetine and fluvoxamine: results of an open-labeled, two-arm proof-of-concept study. *Acta Derm Venereol.* 2009;89:45–51.

16. Juan CmK, Chen HJ, Shen JL, et al. Lichen simplex chronicus associated with erectile dysfunction: a population-based retrospective cohort study. *PLoS One.* 2015;10(6):e0128869.

17. Warshaw EM, Furda LM, Maibach HI, et al. Anogenital dermatitis in patients referred for patch testing. *Arch Dermatol.* 2008;144:749–755.

18. Schlosser BJ. Contact dermatitis of the vulva. *Dermatol Clin.* 2010;28:697–706.

19. Ponyai G, Hidvegi B, Nemeth I, et al. Contact and aeroallergens in adult atopic dermatitis. *J Eur Acad Dermatol Venereol.* 2008;22:1346–1355.

20. Davis MDP. Unusual patterns in contact dermatitis: medicaments. *Dermatol Clin.* 2009;27:289–297.

21. Bajardeen B, Melendez J, Yoong W. Human seminal plasma hypersensitivity: an unusual indication for in vitro fertilization. *Eur J Obstet Gynecol Reprod Biol.* 2010;153:226–227.

22. Metin A, Dilek N, Duriye DD. Fungal infection of the folds (intertriginous areas). *Clin Dermatol.* 2015;33:437–447.

23. Zani MB, Soares RC, Arruda AC, et al. Ketoconazole does not decrease fungal amount in seborrheic dermatitis patients. *Br J Dermatol.* 2016;175:417–421. doi: 10.1111/bjd.14501.

24. Hay RJ. Malassezia, dandruff and seborrheic dermatitis: an overview. *Br J Dermatol.* 2011;165(suppl 2):2–8.

25. Kasterinen H, Okokon EO, Verbeek JH. Topical anti-inflammatory agents for seborrheic dermatitis of the face or scalp: summary of a Cochrane review. *JAMA Dermatol.* 2015;151:221–222.

26. Okokon EO, Verbeek JH, Ruotsalainen JH, et al. Topical antifungals for seborrheic dermatitis. *Cochrane Database Syst Rev.* 2015;5:CD0081138. doi: 10.1002/14651858.CD008138.pub3.

27. Cook BA, Warshaw EM. Role of topical calcineurin inhibitors in the treatment of seborrheic dermatitis: a review of pathophysiology, safety and efficacy. *Am J Clin Dermatol.* 2009;10:103–118.

28. Simpkin S, Oakley A. Clinical review of 202 patients with vulval lichen sclerosus: a possible association with psoriasis. *Australas J Dermatol.* 2007;48:28–31.

29. Ryan C, Kirby B. Psoriasis is a systemic disease with multiple cardiovascular and metabolic comorbidities. *Dermatol Clin.* 2015;33(1):41–55.

30. Gulliver WP, Randell S, Gulliver S, et al. Do biologics protect patients with psoriasis from myocardial infarction? A retrospective cohort. *J Cutan Med Surg.* 2016;20:536–541. pii: 1203475416650430.

31. Adamzik K, McAleer MA, Kirby B. Alcohol and psoriasis: sobering thoughts. *Clin Exp Dermatol.* 2013;38(8):819–822.

32. D'Epiro S, Marocco C, Salvi M, et al.Psoriasis and bone mineral density: implications for long-term patients. *J Dermatol.* 2014;41:783–787.

33. Boffetta P, Gridley G, Lindelöf B. Cancer risk in a population-based cohort of patients hospitalized for psoriasis in Sweden. *J Invest Dermatol.* 2001;117(6):1531–1537.

34. Smith RL, Warren RB, Griffiths CE, et al. Genetic susceptibility to psoriasis: an emerging picture. *Genome Med.* 2009;22(1):72.

35. Wolk K, Mallbris L, Larsson P, et al. Excessive body weight, and smoking associates with a high risk of onset of plaque psoriasis. *Acta Derm Venereol.* 2009;89:492–497.

36. Wang C, Lin A. Efficacy of topical calcineurin inhibitors in psoriasis. *J Cutan Med Surg.* 2014;18:8–14.

37. Jacobi A, Rustenbach SJ, Augustin M. Comorbidity as a predictor for drug survival of biologic therapy in patients with psoriasis. *Int J Dermatol.* 2016;55(3):296–302. doi: 10.1111/ijd.12879.

38. Tohid H, Aleem D, Jackson C. Major depression and psoriasis: a psychodermatological phenomenon. *Skin Pharmacol Physiol.* 2016;29(4):220–230.

39. van Zuuren EJ, Fedorowicz Z, El-Gohary M. Evidence-based topical treatments for tinea cruris and tinea corporis: a summary of a Cochrane systematic review. *Br J Dermatol.* 2015;172:616–641.

40. Avci O, Tanyildizi T, Kusku E. A comparison between the effectiveness of erythromycin, single-dose clarithromycin and topical fusidic acid in the treatment of erythrasma. *J Dermatolog Treat.* 2013;24:70–74.

41. Heath C, Desai N, Silverberg NB. Recent microbiological shifts in perianal bacterial dermatitis: Staphylococcus aureus predominance. *Pediatr Dermatol.* 2009;26:696–700.

42. Olson D, Edmonson MB. Outcomes in children treated for perineal group A beta-hemolytic streptococcal dermatitis. *Pediatr Infect Dis J.* 2011;30:933–936.

43. Rebora A, Drago F, Broccolo F. Pityriasis rosea and herpesviruses: facts and controversies. *Clin Dermatol.* 2010;28(5):497–501.

44. Ganguly S. A randomized, double-blind, placebo-controlled study of efficacy of oral acyclovir in the treatment of pityriasis rosea. *J Clin Diagn Res.* 2014;8:YC01–YC04.

45. Gupta AK, Lane D, Paquet M. Systematic review of systemic treatments for tinea versicolor and evidence-based dosing regimen recommendations. *J Cutan Med Surg.* 2014;18:79–90.

46. Shi TW, Ren XK, Yu HX, et al. Roles of adapalene in the treatment of pityriasis versicolor. *Dermatology.* 2012;224(2):184–188.

47. Kumar B, Narang T, Dass Radotra B, et al. Plasma cell balanitis: clinicopathologic study of 112 cases and treatment modalities. *J Cutan Med Surg.* 2006;10(1):11–15.

48. Virgili A, Borghi A, Minghetti S, et al. Comparative study on topical immunomodulatory and anti-inflammatory treatments for plasma cell vulvitis: long-term efficacy and safety. *J Eur Acad Dermatol Venereol.* 2015;29(3):507–514.

49. Wollina U. Ablative erbium:YAG laser treatment of idiopathic chronic inflammatory non-cicatricial balanoposthitis (Zoon's disease)—a series of 20 patients with long-term outcome. *J Cosmet Laser Ther.* 2010;12(3):120–123.

50. Calzavara-Pinton PG, Rossi MT, Aronson E, et al.; Italian Group for Photodynamic Therapy. A retrospective analysis of real-life practice of off-label photodynamic therapy using methyl aminolevulinate (MAL-PDT) in 20 Italian dermatology departments. Part 1. Inflammatory and aesthetic indications. *Photochem Photobiol Sci.* 2013;12(1):148–157.

51. Pinto-Almeida T, Vilaça S, Amorim I, et al. Complete resolution of Zoon balanitis with photodynamic therapy—a new therapeutic option? *Eur J Dermatol.* 2012;22(4):540–541.

52. Retamar RA, Kien MC, Chouela EN. Zoon's balanitis: presentation of 15 patients, five treated with a carbon dioxide laser. *Int J Dermatol.* 2003;42:305–307.

53. Starritt E, Lee S.Erythroplasia of Queyrat of the glans penis on a background of Zoon's plasma cell balanitis. *Australas J Dermatol.* 2008;49(2):103–105.

54. Narang T, Kumaran MS, Dogra S, et al. Red scrotum syndrome: idiopathic neurovascular phenomenon or steroid addiction? *Sex Health.* 2013;10(5):452–455.

55. Wollina U. Red scrotum syndrome. *J Dermatol Case Rep.* 2011;5(3):38–41.

56. Hajar T, Leshem YA, Hanifin JM, et al.; the National Eczema Association Task Force. A systematic review of topical corticosteroid withdrawal ("steroid addiction") in patients with atopic dermatitis and other dermatoses. *J Am Acad Dermatol.* 2015;72(3):541–549.e2.

57. Herrel LA, Weiss AD, Goodman M, et al. Extramammary Paget's disease in males: survival outcomes in 495 patients. *Ann Surg Oncol.* 2015;22(5):1625–1630.

58. Fanning J, Lambert HC, Hale TM, et al. Paget's disease of the vulva: prevalence of associated vulvar adenocarcinoma, invasive Paget's disease, and recurrence after surgical excision. *Am J Obstet Gynecol.* 1999;180(1 Pt 1):24–27.

59. Kang Z, Zhang Q, Zhang Q, et al. Clinical and pathological characteristics of extramammary Paget's disease: report of 246 Chinese male patients. *Int J Clin Exp Pathol.* 2015;8(10):13233–13240.

60. Willman JH, Golitz LE, Fitzpatrick JE. Vulvar clear cells of Toker: precursors of extramammary Paget's disease. *Am J Dermatopathol.* 2005;27:185–188.

61. Edey KA, Allan E, Murdoch JB, et al. Interventions for the treatment of Paget's disease of the vulva. *Cochrane Database Syst Rev.* 2013;10:CD009245.

62. Kusatake K, Harada Y, Mizumoto K, et al. Usefulness of sentinel lymph node biopsy for the detection of metastasis in the early stage of extramammary Paget's disease. *Eur J Dermatol.* 2015;25(2):156–161.

63. Jeon MS, Jung GY, Lee JH, et al. Extramammary Paget disease of the vulva: minimal excision with adjuvant radiation treatment for optimal aesthetic results. *Tumori.* 2016;102(suppl 2). doi: 10.5301/tj.5000394.

64. Gao Y, Zhang XC, Wang WS, et al. Efficacy and safety of topical ALA-PDT in the treatment of EMPD. *Photodiagnosis Photodyn Ther.* 2015;12(1):92–97.

65. Itonaga T, Nakayama H, Okubo M, et al. Radiotherapy in patients with extramammary Paget's disease—our own experience and review of the literature. *Oncol Res Treat.* 2014;37(1–2):18–22.

66. Machida H, Moeini A, Roman LD, et al. Effects of imiquimod on vulvar Paget's disease: a systematic review of literature. *Gynecol Oncol.* 2015;139(1):165–171.

建议读物

Al-Niaimi F, Felton S, Williams J. Patch testing for vulval symptoms: our experience with 282 patients. *Clin Exp Dermatol.* 2014;39(4):439–442.

Atzmony L, Reiter O, Hodak E, et al. Treatments for cutaneous lichen planus: a systematic review and meta-analysis. *Am J Clin Dermatol.* 2016;17(1):11–22.

Cohen JM, Granter SR, Werchniak AE. Risk stratification in extramammary Paget disease. *Clin Exp Dermatol.* 2015;40(5):473–488.

Duffin KC. Identifying and managing complications and comorbidities in patients with psoriasis. *Semin Cutan Med Surg.* 2015;34(2S):S30–S33.

Edey KA, Allan E, Murdoch JB, et al. Interventions for the treatment of Paget's disease of the vulva. *Cochrane Database Syst Rev.* 2013;10:CD009245.

Kalb RE, Bagel J, Korman NJ, et al.; National Psoriasis Foundation. Treatment of intertriginous psoriasis: from the Medical Board of the National Psoriasis Foundation. *J Am Acad Dermatol.* 2009;60:120–124.

Kapila S, Bradford J, Fischer G. Vulvar psoriasis in adults and children: a clinical audit of 194 cases and review of the literature. *J Low Genit Tract Dis.* 2012;16:364–371.

O'Gorman SM, Torgerson RR. Allergic contact dermatitis of the vulva. *Dermatitis.* 2013;24(2):64–72.

Virgili A, Corazza M, Minghetti S, et al. Symptoms in plasma cell vulvitis: first observational cohort study on type, frequency and severity. *Dermatology.* 2015;230(2):113–118.

Voiculescu VM, Lupu M, Papagheorghe L, et al. Psoriasis and metabolic syndrome—scientific evidence and therapeutic implications. *J Med Life.* 2014;7(4):468–471.

Warshaw EM, Furda LM, Maibach HI, et al. Anogenital dermatitis in patients referred for patch testing: retrospective analysis of cross-sectional data from the North American Contact Dermatitis Group, 1994–2004. *Arch Dermatol.* 2008;144(6):749–755.

Weichert GE. An approach to the treatment of anogenital pruritus. *Dermatol Ther.* 2004;17(1):129–133.

第七章

红色丘疹和结节

Peter J. Lynch 著，张 琳 译 黄向华 审校

以红色丘疹或结节为表现的生殖器皮肤异常最常见于肿瘤或炎性病变。血管肿瘤呈鲜红色、暗红色或紫色的丘疹和结节，边界清晰。非血管性肿瘤也表现为边界清晰，但往往呈浅红色。炎性丘疹和结节大多数边界不清，病变中心呈暗红色，并向边缘褪色为亮红色或粉红色。本章讨论的病变大多没有形成粗糙的表皮，因此表面光滑。有时因为继发炎症或血管增生，许多皮肤颜色的丘疹和结节呈粉红色或红色。这在浅肤色的患者中尤为明显。因此，当遇到粉红色或红色丘疹或结节时，临床医生可能还需要考虑第五章的皮损。本章第一部分讲述小皮损（红色丘疹），后面的部分讲述大皮损（红色结节）。但请注意，因为部分病灶可能同时存在丘疹和结节，因此，这并不是一个硬性的区别。

毛囊炎

细菌性和皮肤真菌性毛囊炎均可表现为红色小丘疹（图7.1 和图7.2）。丘疹常常多发，且呈聚集性。至少部分丘疹病变的顶端表现为白色或黄白色脓点。这一显著特征可以对部分合适的病例进行准确的诊断。详见第十章。

毛发角化病

临床表现

毛发角化病（keratosis pilaris，KP）是一种非传染性毛囊炎，为常见的常染色体显性遗传病，在女性中发病率略高。儿童的患病率约为10%，成人的

患病率约为2%或3%[1]。毛发角化病的患病率随着年龄的增长而逐渐降低，40岁以上较少见。临床表现为微小（1～2 mm）、紧密的簇状丘疹。部分丘疹顶端可生长出细小的毛发。所有的皮损大小大致相同。当病变大量出现时，会出现一个皮损簇。簇内各皮损之间的距离相同（图7.3），导致整个过程出现单一形态。有趣的是，毛发角化病常常是应用RAF抑制剂如维莫非尼和达拉菲尼治疗黑色素瘤患者的不良反应[2]。

对于病情较轻的患者，丘疹表现为肤色或粉红色，但在大多数患者，丘疹及其周围狭窄的红晕均

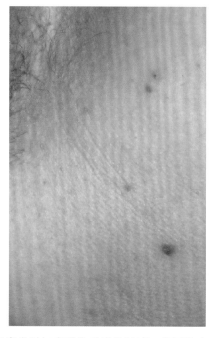

图 7.1 毛囊炎最初表现为毛囊性脓疱，但因为它非常微小、脆弱且破裂迅速，因此脓疱常常不可见。最常表现为红色圆顶状丘疹，有时有坚硬的外皮

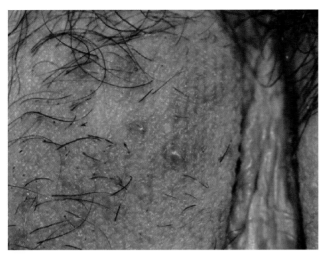

图 7.2 剃过的短毛发卷曲回皮肤，导致毛发向内生长，出现假性毛囊炎

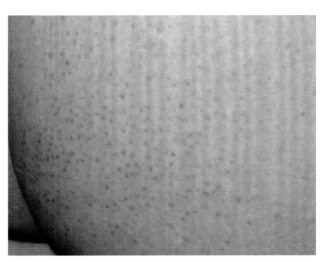

图 7.3 毛发角化病表现为单一的毛囊丘疹，带有角质栓，皮肤呈磨砂感。虽然有时皮肤有颜色，但是许多患者在臀部出现红斑。这些患者在腹外侧、上臂和大腿前侧也有典型的毛发角化病

表现为明显的红色。一些较大的皮损可覆盖一个坚实、白色的顶部（假性脓疱），由保留在毛囊孔内的致密的角蛋白组成。如果把这个白色角蛋白球刮掉，有时里面会有一团卷曲的毛发。最常见的累及部位是上肢外侧、大腿外侧和臀部。当用指尖轻轻触碰毛发角化病的成簇丘疹时，常有砂纸样、粗糙的触感。毛发角化病通常是无症状的，有时会有轻微瘙痒。

诊断

毛发角化病是在临床基础上诊断的。主要特征包括：①大量排列紧密的均匀丘疹；②位于外侧、上臂、大腿和臀部；③病程较长，外观很少或没有改变；④抗生素治疗无效。

毛发角化病	诊断

- 簇状小的（1～2 mm）红色丘疹。
- 一些丘疹的顶部出现毛发。
- 手臂、大腿和（或）臀部的位置。
- 触诊时表现为粗糙、磨砂感。
- 抗生素治疗无效。

病理生理学

毛发角化病是由毛囊最外层过度角化（角蛋白堵塞）引起的。造成角蛋白积累的原因尚不清楚，

但可能与角化细胞分化异常有关，因为毛发角化病好发于寻常型鱼鳞病和特应性皮炎。这两者几乎总是与纤聚蛋白基因突变继发的角化细胞分化异常有关。

治疗

无须对毛发角化病进行医学治疗，也没有某种治疗方法是非常有效的。存在瘙痒或者被病变外观所困扰的患者可以定期进行长时间盆浴，之后使用丝瓜瓤海绵或软刷轻轻擦拭。润滑剂，特别是含有尿素或 α-羟基酸保湿剂的产品，可改善皮肤质感。局部使用维甲酸虽然在理论上可行，但往往会加剧炎症，因此其在常规治疗中并不起作用。

毛发角化病	治疗

- 20 min 盆浴。
- 用软刷或丝瓜瓤海绵轻擦。
- 浸泡和擦洗后使用保湿霜。
- 慎用外用维甲酸。

结节性疥疮

本章主要讨论感染性结节，疥疮主要在第十四章详细讨论。结节性疥疮是对螨蛋白的超敏反应，它发生在首次发现疥疮初始病变后的数周或数月，

并且经常在成功地治疗了其他全身性疾病之后发病。皮损不包含活的生物体，因此不会传播给他人。

结节性疥疮主要发生于男性，尤其好发于阴茎龟头、阴茎体和阴囊，偶可见于耻骨区、腹股沟、臀部和腋窝。好发部位及好发性别的原因目前不明。结节性疥疮的皮损可能是丘疹或结节，也可能两者皆有。这些红色至棕红色圆顶状皮损的直径通常为5～20 mm（图7.4至图7.6）。有些病变表面表皮脱落可导致糜烂。临床特征与结节性瘙痒病灶同时发生。正确的诊断通常建立在临床特征的基础上，但

当存在不确定性时，活组织检查可能不一定提示螨虫、卵或粪便的存在，但确实表现出大量嗜酸性粒细胞的浸润[3]。

结节性疥疮若不进行治疗，皮损可能持续数月，但最终会自愈。假设患者已经成功地治疗了更广泛的感染，那么重复应用杀疥螨剂并没有帮助。局部使用高效皮质类固醇对症状的改善收效甚微。然而，在每个皮损内注射0.2～0.4 ml曲安奈德（Kenalog）10 mg/ml可改善瘙痒和皮损的外观。

各种叮咬和感染

昆虫叮咬生殖器并不常见，因为这个部位通常有衣服保护。然而，这类咬伤确实发生在露营者和徒步旅行者中。当他们在排尿、排便或性交暴露生殖器区域时，这些咬伤最常见的是由恙螨引起的。恙螨也叫收获螨，叮咬后虫体掉落，而不是像疥螨一样钻入皮肤。对于不敏感者，恙螨叮咬后表现为微小的红色丘疹，症状轻微并迅速消退。但是，对恙螨蛋白过敏的患者会出现瘙痒性粉红色无鳞屑的圆顶状大小为0.5～1.5 cm的丘疹，偶尔有中央囊泡（图7.7）。这样的叮咬好发于紧贴衣服的皮肤，如腰带和腹股沟褶皱处。恙螨咬伤的病灶可在2周

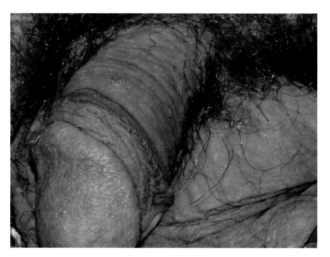

图7.4　阴茎上典型的疥疮病灶是质硬、粉红色的圆顶状结节

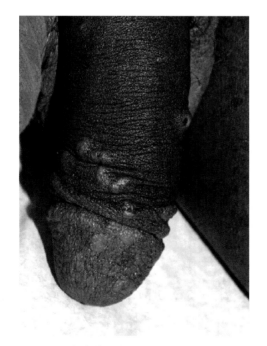

图7.5　阴茎上极度瘙痒的结节是典型的结节性生殖器疥疮，并在治疗成功后持续数周

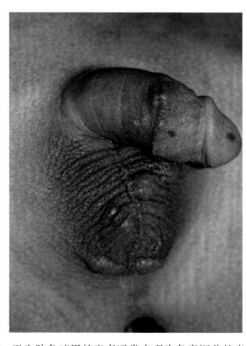

图7.6　天生肤色暗黑的患者通常表现为色素沉着的炎症性皮损而不是红色皮损，如儿童的疥疮结节

左右自然消退。一般可通过口服抗组胺药和局部应用皮质类固醇改善症状。避免恙螨叮咬最好的方法是使用标准驱虫剂。

其他昆虫叮咬引起的皮损也表现为瘙痒性红色丘疹（图7.8）。虽然没有任何临床证据可以确定是由哪种昆虫引起的，但通过活检标本炎性浸润物中存在大量嗜酸性粒细胞，可以确定红色丘疹是由哪一种昆虫叮咬引起的可能性。

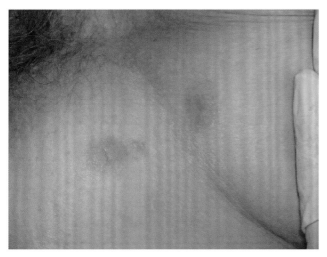

图7.7 恙螨咬伤极度瘙痒，周围有粉红色斑的红色丘疹，在内裤线附近最常

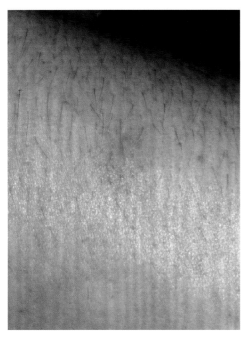

图7.8 因为衣服保护，在生殖器皮肤昆虫叮咬罕见。叮咬表现为圆顶形分散的粉红色边界不清的丘疹

樱桃状血管瘤

樱桃状血管瘤（Cherry angiomas，Campbell de Morgan 斑）是由毛细血管聚集形成的一种良性肿瘤。本病首发在青年人中，并随着年龄的增长而增加。血管瘤表现为鲜红色、暗红色甚至是紫罗兰色边缘清晰的圆顶状丘疹（图7.9）。血管瘤本身大小各异，从近乎扁平针尖尖皮损到 3 ~ 6 mm 丘疹。大多数浅肤色的人在 40 岁时至少有 1 个樱桃状血管瘤，平均每个成年人有 30 ~ 50 个散在的皮损。樱桃状血管瘤最常见于躯干和四肢近端，但偶尔也会见于耻骨区和生殖器。

樱桃状血管瘤的病因尚不明确，尽管家族发病的频率提示其遗传易感性。血管瘤的诊断是基于临床表现，鉴别诊断是血管角化瘤，两者都是无症状和良性的病变，因此区分这些病变并不是必要的。本病不需要治疗，经常因外伤出血的病变可以切除，也可以通过电外科手术或激光消融来治疗。

血管角化瘤

血管角化瘤是由扩张的表皮血管簇组成的。这些无症状的丘疹有时被称为 Fordyce 丘疹，但不应与 Fordyce 斑相混淆。Fordyce 斑是指嘴唇或生殖器上突出的皮脂腺。

血管角化瘤非常常见，是一种正常变异，而并

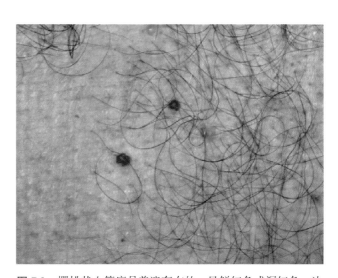

图7.9 樱桃状血管瘤是普遍存在的，呈鲜红色或深红色、边界清晰的散在丘疹，可发生于身体任何部位，最常见于中年和老年白人的躯干部。本图为发生在阴阜的血管瘤

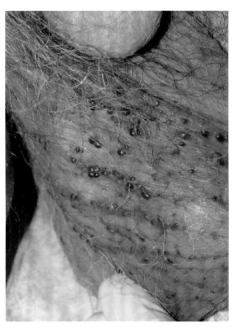

图 7.10　血管角化瘤是紫色、界限清楚的小丘疹，主要位于阴囊和大阴唇被覆毛发的地方。位于阴囊上的丘疹有时会覆盖于静脉曲张之上

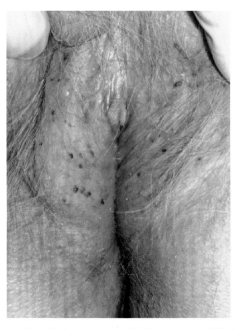

图 7.11　血管角化瘤呈暗红色至紫色，发生于外阴黏膜组织和有毛发的皮肤

非疾病。流行病学尚不明确，但根据我们经验，大约 10% 的男性和少于 1% 的女性会在成年早期发病。在男性中，血管角化瘤表现为直径 1 ～ 2 mm 红色至紫罗兰色表面光滑的圆顶状丘疹，主要分布在阴囊上，很少发生在阴茎体。有时阴囊病变排成微小的（串珠状）沿线性毛细血管扩张的出血点（图 7.10）。通常有 10 ～ 30 个丘疹。在女性，发生在大阴唇的病变数量较少（通常为单发）、直径较大（3 ～ 8 mm）且颜色较深（呈暗红色、紫罗兰色或蓝色）（图 7.11）。无论男女，血管角化瘤均无症状。

　　本病的诊断是基于临床表现。在男性病变可能类似于良性樱桃状血管瘤（Campbell de Morgan 斑）。弥漫性躯体血管角化瘤（Anderson Fabry 综合征）是一种极为罕见的血管角化瘤，与本病外观相似。但在这种危及生命的系统性疾病中，皮损的数量更多，分布在躯干下部和大腿上部。在女性，颜色较深的病变可能与痣甚至黑色素瘤相混淆。如果活检明确诊断，真皮上层可见聚集、扩张的血管。上覆的表皮稍厚，细长的网状突起常延伸到浅表血管周围的真皮，有时甚至完全包围它们。病因尚不清楚，但是，病变在男性中多见扩张的血管，在老化、薄壁毛细血管中它们可能会发展为囊状静脉曲张。

结节性痒疹（Picker 结节）

临床表现

　　结节性痒疹（Prurigo Nodularis）发生在长期搔抓一小块皮肤的患者。这就产生了一种类似愈伤组织的反应，类似于手掌和脚底。在慢性创伤的反应中，上皮细胞增殖并产生大量角蛋白。病变直径为 0.5 ～ 1.5 cm，为粉红色、红色或棕红色丘疹，通常伴有被覆表皮脱落（图 7.12）。由于存在紧实的上皮，表面明显粗糙。这些病变通常发生在以前正常的皮肤上，但偶尔也会与毛囊炎共存，并成为搔抓的焦点。结节性痒疹可能发生在身体的任何部位，但常见于女性的大阴唇、男性的阴囊以及两性的阴阜。搔抓可能是皮肤瘙痒的结果，但潜意识里习惯性搔抓在这些病变的持续存在中起着重要作用。

诊断

　　诊断基于临床表现和搔抓的病史。如果进行活检，组织学特征是表皮角化过度，伴有棘皮病和不规则的突起向下增生。常有继发性非特异性炎症和神经末梢增生。本病需要与发生于男性的结节性疥疮以及皮肤假疣相鉴别。

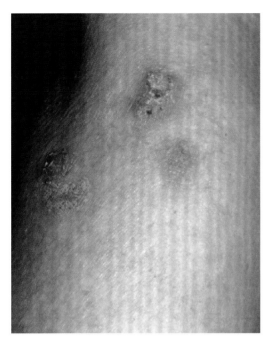

图 7.12 痒疹结节在搔抓所致暗色红斑和表面糜烂里十分典型

结节性痒疹	诊断

- 脱皮，表面粗糙的丘疹或结节。
- 有习惯性搔抓病史。
- 有些患者认为"皮肤中有东西需要去除"。
- 必要时活检确诊。

病理生理学

这些结节是上皮细胞对搔抓和摩擦等慢性创伤产生的保护性、类似愈伤组织的反应。这个过程类似于瘙痒–搔抓循环而导致的苔藓样变（见第二章），但仅限于小面积的皮肤。患者经常存在一定程度的心理功能障碍。搔抓的强度和重复性具有强迫症的许多特征。

治疗

治疗包括识别和消除任何潜在的瘙痒症状，如引起搔抓的毛囊炎。焦虑或抑郁是一种常见现象。患者应该解决这些心理问题。个别病灶可以通过皮损内注射 0.2 ~ 0.5 ml 10 mg/ml 曲安奈德得到相当有效的治疗。液氮冷冻可能暂时有效，因为低温在引起其他类型的组织损伤之前可选择性地破坏神经末梢。通常采用高效局部皮质类固醇治疗，但若单

独使用效果欠佳。使用多虑平或阿米替林等三环类抗抑郁药进行夜间镇静可以减少睡眠时的搔抓。口服选择性 5- 羟色胺再摄取抑制药（selective serotonin reuptake inhibitor，SSRI）用于治疗强迫症的推荐剂量非常有效（见第三章）。在最严重的情况下，可以尝试使用一种非典型抗精神病药物。其他帮助打破瘙痒 - 搔抓循环的方法见第六章"湿疹性疾病"。

结节性痒疹	治疗

- 皮损内注射皮质类固醇，10 mg/ml 曲安奈德，每个病变注射 0.2 ~ 0.5 ml。
- 光照射、液氮疗法。
- 睡前 2 h 给予 25 mg 羟嗪或多虑平，必要时增加至 75 mg。
- 给予 SSRI，如西酞普兰，如果日间治疗是必须的。

化脓性肉芽肿

这种反应性肿瘤最常见于儿童和孕妇。生殖器不是好发部位，但也有一些涉及这些部位的病例报道（图 7.13 和图 7.14）。临床上，化脓性肉芽肿呈红色丘疹或小结节，通常有蒂（靠近基底部收紧）。

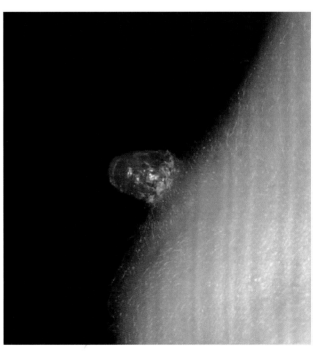

图 7.13 有时化脓性肉芽肿被称为妊娠肿瘤，表现为有蒂、红色发亮的结节

由于病灶表面上皮明显变薄，因此受到轻微创伤后容易导致表面出血。诊断通常基于临床检查，本章讨论的许多其他病变应该列入鉴别诊断。重要的是，无黑色素黑色素瘤的外观非常接近化脓性肉芽肿。因此，组织学确诊是临床诊断的保证。

化脓性肉芽肿是一种良性反应性肿瘤。出血是这些病变唯一重要的并发症。尚不清楚化脓性肉芽肿的病因，但在许多情况下，它们是在创伤后出现的，可能是由于正常的血管生成修复紊乱所致。由于这些病变在怀孕期间和青春期前发生的频率增加，因此，激素可能在发病机制中发挥作用。

治疗方法是刮切病变周围的皮肤，这为组织学检查提供了标本。应采用电外科手术切除，否则复发率非常高。

尿道肉阜

尿道肉阜（urethral caruncle）好发于中老年女性，表现为尿道口孤立的红色丘疹（图 7.15 和图 7.16）[4]。这些肉阜的直径小于 1 cm，通常为有蒂或圆顶形病变。大多数肉阜位于尿道后唇，表面质脆，因此，通常会因为轻度血尿或擦拭后的卫生纸带血而引起患者的注意。尿道肉阜不同于尿道脱垂，前者是局灶性的，而后者是环周性的。镜下特征包括血管扩张和疏松结缔组织间质的中性粒细胞浸润。原因尚不清楚，但由于它们几乎完全发生在绝经后女性，考虑与雌激素缺乏相关。对于无症状的小病变可不治疗。如果需要治疗，可尝试局部使用雌激素。如果局部治疗有效后停止使用，很容易复发。如果局部治疗无效，可以从基底部切除病变。为了止血和防止复发，采取光电外科治疗是必要的。对取出的标本应进行组织学检查，以排除其他类型的尿道肿瘤。

尿道脱垂

尿道脱垂（urethral prolapse）仅见于女性，主要发生在非洲和非裔美国黑人的初潮前女孩和白人

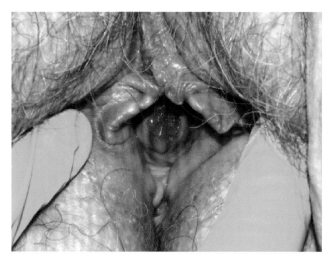

图 7.15　尿道肉阜通常很小，从尿道口发出，表现为不同程度的红色

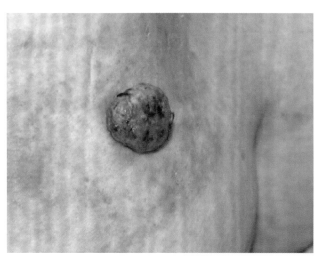

图 7.14　这种化脓性肉芽肿发生在大腿上，与摩擦所致的苔藓样变无关

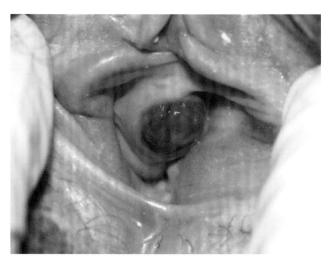

图 7.16　尿道肉阜偶尔可以很大很红

的绝经后女性[5]。表现为红色、水肿的袖口状病变，通常完全包围尿道口（图7.17）。在儿童中可能无症状，但在成人女性中常常表现为排尿困难和局部不适的症状（特别是走路时）。在明显水肿的情况下，患者可能有排泄困难。该病极少需要活检。但如果活检，组织学特征为正常尿道上皮伴有不同程度的潜在炎症。尿道脱垂的病因不明，但因其主要发生在青春期前女孩和绝经后女性，考虑可能与雌激素缺乏有关。它极少作为先天性异常发生，但在大多数情况下，它似乎与盆腔张力大有关，尤其是超重者。局部雌激素治疗和手法复位往往有效[5]，但复发常见，有时手术切除、结扎或电外科手术破坏病灶是必须的。

外阴和会阴部子宫内膜异位症

临床表现

皮肤子宫内膜异位症是一种罕见的疾病，表现为大小和颜色不等的丘疹或结节。通常只有一个孤立的病变，极少数可能有多个病变。这些病变通常位于阴道前庭（可能被误认为是巴氏腺囊肿）、大阴唇角化上皮和曾行外阴切开术的女性患者的会阴部[6]。较小的浅表病变表现为粉红色、红色、紫罗兰色、棕色或肤色表面光滑的丘疹或结节。病灶平均直径约为2 cm，较大和较深的病灶通常呈肤色、蓝色或紫罗兰色（图7.18）。

诊断

因为这些结节在经期特征性地扩大且有疼痛，因而诊断通常很容易，在月经后恢复。活检可证实临床可疑病变的诊断。鉴别诊断应包括乳头状汗腺腺瘤、化脓性肉芽肿、血管肿瘤和炎性囊肿，其他继发性炎性肿瘤也可能类似于外阴子宫内膜异位症。

外阴子宫内膜异位症	诊断

- 通常为位于外阴的孤立病变。
- 颜色可变。
- 表面完整。
- 经期增大、疼痛，经后恢复。

病理生理学

外阴子宫内膜异位症发生于分娩时或在外科手术过程中子宫内膜组织意外植入外阴。更罕见的是，如果经期外阴糜烂，也可发生植入。临床可见的外阴子宫内膜异位症可能滞后于子宫内膜植入数月至数年。

治疗

扩大的手术切除通常适合较小的病变，但复发和更大或更广泛的子宫内膜异位症病变可能需要激素来抑制排卵治疗。

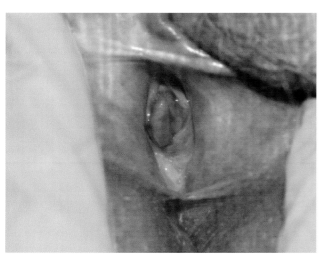

图7.17 尿道脱垂类似于尿道肉阜，但尿道脱垂的红色结节是围绕尿道口，因此形成了以尿道口为中心的环形病变

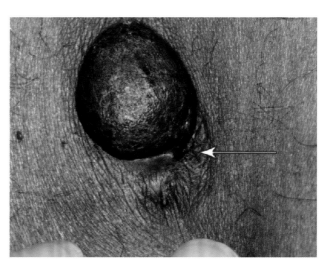

图7.18 该慢性子宫内膜异位症结节是柔软的。因为患者肤色黑，所以病变呈褐色而不是红色。病变部位（箭头处）月经期出血提示该病诊断

外阴子宫内膜异位症	治疗

- 手术切除。
- 活检后可进行激光消融。
- 预期复发率很高。
- 采取激素抑制排卵，用于广泛病变。

血肿

血肿（hematoma）是指血液包裹性聚集，较易发生在外阴和阴囊，因为这些生殖器的部位具有疏松、扩张的结缔组织。通常发生在意外、偶然或性创伤之后（图 7.19）。它们最常发生在骑跨伤之后。外阴血肿可能发生于阴道分娩后或会阴切开术后[7]。临床表现为急性或亚急性肿胀，界限不清，病灶呈紫色。几天后，紫色被黄色、绿色和棕色所取代。

根据创伤的性质和严重程度，需要考虑尿道破裂和盆腔内组织损伤的可能性。另一种形式的血肿为非创伤性阴道积血，在处女膜闭锁患者经血积聚于阴道而无法排出。生殖器血肿的治疗通常是采取期待和保守治疗。坐浴和镇痛是有效的。对于血肿迅速扩大的病例，手术切开和清除凝血块可能是必要的。

乳头状汗腺腺瘤（乳腺样腺瘤）

乳头状汗腺腺瘤（hidradenoma papilliferum）是一种罕见的发生在女性肛门生殖器区的肿瘤[8]。它主要见于中老年女性，临床上为单发，表现为小的（15 ～ 30 mm）半球形结节，通常位于阴唇间沟。病变常呈粉红色、红色或肤色（见第五章）。有些呈囊性，有些呈实性。病灶表面是光滑的，但约 1/3 的溃疡伴出血和疼痛（图 7.20）。多数完整的病变是无症状的。通过临床表现可考虑该疾病，但确诊需要活检。

最初乳头状汗腺腺瘤被认为是一种顶浆分泌腺肿瘤，但最近的研究表明它是源自肛门生殖器乳腺样的腺体[9]。乳头状汗腺腺瘤是一种良性肿瘤，虽然许多病例有癌基因相关突变，一些病例活检为导管癌[8]。治疗方法是手术切除，切除后复发罕见。乳头状汗腺腺瘤应该与主要好发于头面部的类似命名的附属器肿瘤和乳头状汗管囊腺瘤相鉴别。

卡波西肉瘤

卡波西肉瘤是一种起源于血管的低度恶性肿瘤。卡波西肉瘤的病灶为圆顶状暗红褐色或紫色的丘疹、结节或斑块（图 7.21 和图 7.22）。卡波西肉瘤有几种形式，所有这些似乎都是由卡波西肉瘤相关的疱疹

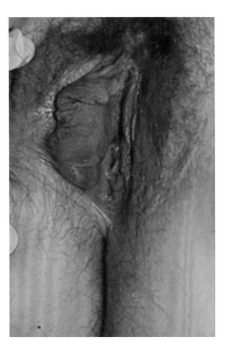

图 7.19 该患者在撞到男士自行车上后在右侧阴唇形成紫色血肿，创伤相对较小

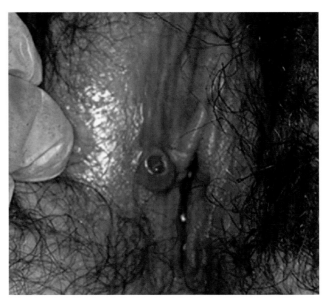

图 7.20 典型的乳头状汗腺腺瘤呈伴中央溃疡的红色结节（Courtesy of Raymond Kaufman.）

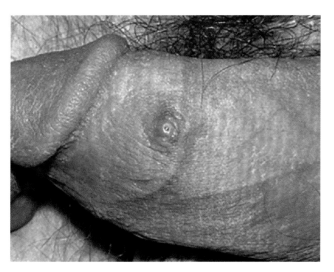

图 7.21　虽然卡波西肉瘤是一种血管恶性肿瘤，但它常表现为暗红紫罗兰色甚至是棕色结节。在本图中病变位于阴茎体

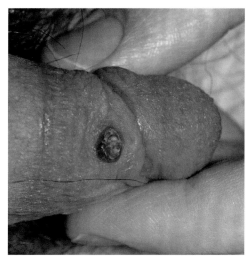

图 7.22　在白种人卡波西肉瘤患者中，紫色是最常见的颜色。HIV 感染有助于该病的诊断

病毒引起的，也称人类疱疹病毒 8 型。西方国家最常见的卡波西肉瘤类型与严重的免疫抑制相关，特别是在艾滋病患者中。自高效抗逆转录病毒药物出现以来，卡波西肉瘤的患病率已减少约 90%。

卡波西肉瘤好发于躯干和口腔黏膜表面，偶尔也会发生在生殖器部位。只有少数关于女性生殖器的病例报告。大概因为卡波西肉瘤常见于男性中，所以阴茎受累更常见。事实上，在 6 年的时间里，加利福尼亚州共确诊了 132 例卡波西肉瘤[10]。小的肿瘤不需要治疗。如需治疗，对单个病灶可以用冷冻疗法、手术切除、病灶内注射长春花碱或长春新碱治疗。放疗也非常有效。卡波西肉瘤的全身化疗不在本书赘述。

假疣（Jacquet 尿布皮炎，婴儿臀部肉芽肿）

本标题中列出的疾病以及其他如糜烂性尿布皮炎和假疣性丘疹可能是单一疾病的轻微变种[11]。病变呈紧密平顶或圆顶形、粉红色、红色或紫罗兰色的丘疹和结节，位于被尿布覆盖的肛门生殖器区域。大多数病变直径约为 1 cm，但是较大病变也很常见。由于病变表面由增厚的角质层组成，因此具有明显的亲水性，在湿润和浸湿时甚至可能会出现白色。通常一些病变表面被侵蚀。这种情况可能是由于持续存在的水分对慢性刺激产生的一种类似于愈伤组织样的保护性反应。因此，病变几乎只发生于穿尿布的婴儿和大小便失禁的（通常是使用尿布和卧床）老年人[12]。应将 HPV 感染（疣）、扁平湿疣和结节性痒疹等情况应列入鉴别诊断。继发性定植或感染假丝酵母菌很常见。

治疗需要改善局部环境，特别是减少尿液、汗液或粪便的滞留量和持续时间。氧化锌软膏或硫糖铝等护肤产品对治疗也有一定帮助。关于局部使用皮质类固醇存在争议。一些临床医生认为实际上这些药物使问题恶化，甚至可能在其病因学中发挥作用。然而，作者发现在有限的时间内使用高效局部皮质类固醇是有帮助的。极少数情况下，口服或肌内注射全身性皮质类固醇是有必要的，通常需要同时进行抗念珠菌治疗。

疖

疖是细菌性毛囊炎发展的深层形式，通常表现为孤立的红色圆顶状结节（图 7.23 和图 7.24）。大多数病变直径为 2 ~ 4 cm，有触痛，皮温高。触诊时质硬或中心有波动感的软区。"脓肿"一词用于描述类似感染，表现为相似的外观，发生于非毛囊部位。未经治疗的病变可能发生坏死，穿透皮肤表面并流脓。

疖病和脓肿几乎都是由金黄色葡萄球菌感染引起的。至少在美国，这些细菌几乎都是耐甲氧西林

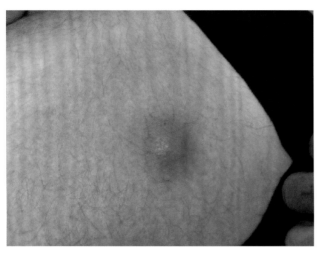

图 7.23　疖的典型外观是柔软的、周围有扁平红斑的红色结节

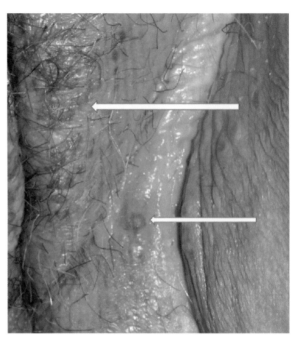

图 7.24　突然出现的红色痛性结节（细箭头）和金黄色葡萄球菌大量生长可区分的疖和较大的化脓性汗腺炎病变（粗箭头）

金黄色葡萄球菌（*methicillin resistant Staphylococcus aureus*，MRSA）。而且在美国，这些葡萄球菌几乎都携带杀白细胞素（*Panton-Valentine leukocidin*，PVL）致病因子。该因子可导致中性粒细胞溶解和溶酶体酶释放，从而加速了组织的坏死[13]。肛门生殖器区温暖、潮湿的环境促进了病变发展，性生活和其他形式的摩擦也起促进作用。虚弱、免疫力低下、糖尿病、酗酒、个人卫生不良、局部和全身应用皮质类固醇可能是病因的辅助因素。金黄色葡萄球菌的慢性鼻腔携带者往往频发和复发。鼻腔中携带慢性金黄色葡萄糖球菌的人往往频发和复发。

化脓性汗腺炎（hidradenitis suppurativa，HS）的炎性结节经常与疖混淆，但前者存在多个结节，沿乳腺分布在多个部位，培养时超过一种细菌，不能迅速、充分地对抗生素治疗有反应。这些特征都可以帮助正确识别化脓性汗腺炎。炎性囊肿在外观上也类似于疖。这些囊肿通常在同一部位有非炎性结节病史。通过这一病史加上对抗生素治疗的不良反应，可以正确地识别炎性囊肿。应将藏毛囊肿和克罗恩病列入鉴别诊断。如果病变范围大，还应考虑蜂窝织炎和早期坏死性筋膜炎。

诊断通常是基于临床。如果病变有波动感，可以切开或抽吸，通过细菌培养确诊。相对无症状的小病变可自行消退。对于较大病变，应使用对MRSA有效的口服抗生素治疗。抗生素的敏感性因地区而异，所以不可能对特定产品进行全面推荐。坚硬的小病变不能从切开和引流中获益，但较大的

波动病变可以。虽然经常推荐湿热敷，但几乎没有事实证据支持它们的使用。

炎性囊肿

发生在肛门生殖器区域的大多数囊肿无炎症，因此呈肤色且无症状。对这些病变的讨论主要在第五章。然而，有时这些囊肿会疼痛和发炎。在这种情况下，患者可能首先出现红色触痛结节。囊壁渗液或破裂，释放囊内容物至周围结缔组织，从而在囊内或其周围发生炎症。这些囊内容物随后诱发异物型炎症反应。值得注意的是，许多临床医生认为这些炎性囊肿是感染形成的，但事实上，对完整的囊肿来说，感染是非常不可能发生的。然而，感染可以发生在囊肿发生坏死和坏死物排出皮肤表面之后。

非炎性囊肿通常无症状，但是炎性囊肿通常有触痛。当患者最初出现炎性囊肿时，通常首先考虑是疖或蜂窝织炎。然而，炎性囊肿诊断通常可能基于之前存在的无触痛肤色病变这一病史。综合这种观察结果，加上10天或更长时间病变大小不变以及对抗生素治疗反应不迅速、不完全，可以正确地识别该病。最容易发炎的囊肿类型包括表皮样（"皮脂腺"）囊肿（图7.25）、藏毛囊肿和巴氏腺囊肿（图

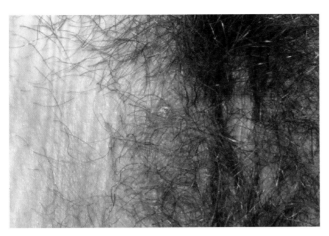

图 7.25　在形态学上炎性表皮囊肿难以与疖区分，但有结节病史。炎性囊肿通常是孤立性病变

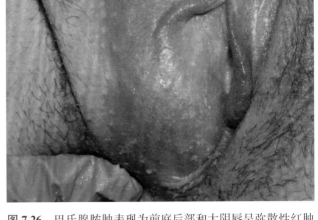

图 7.26　巴氏腺脓肿表现为前庭后部和大阴唇呈弥散性红肿（Courtesy of Raymond Kaufman）

7.26）。其他鉴别诊断包括皮肤克罗恩病和化脓性汗腺炎。

炎性囊肿的治疗部分取决于囊肿类型。但在大多数情况下，理想的第一步是切开引流和对内容物进行细菌培养。如果囊腔很大，可用无菌碘仿纱条填塞。即使完整的囊肿很少出现感染，也经常使用抗生素治疗。抗生素通常会有一些效果，但这可能与大多数抗生素的抗炎效能而不是直接的抗菌作用相关。通常建议温水浸泡和坐浴，但很少有数据支持它们的使用。

并非所有的囊肿都需要完全的切除，尽管不切除的复发率是相当高的。在任何情况下，最好推迟到最初的炎症已经消退后最后彻底地切除囊肿。因为病变有所缩小，便于切除。切除藏毛和巴氏腺囊肿时需要特殊的专业知识，本教材不再赘述。

化脓性汗腺炎（反常性痤疮）

化脓性汗腺炎是一种难治性慢性毁容性疾病，经常伴有疼痛、排液和异味。因此，它可能极大地降低了患者的生活质量。最近发表了几篇关于这种疾病非常深入的综述，包括 2015 年出版的《美国皮肤学会杂志》（*Journal of the American Academy of Dermatolog*）88 页的增刊和 2016 年 1 月出版的 128 页的《皮肤病学临床杂志》（*Dermatology Clinics*）[14,15]。此外，尽管标题中强调了治疗，但也是一篇很好的关于化脓性汗腺炎各个方面的综述[16]。

临床表现

化脓性汗腺炎是一种相对常见的疾病，估计在不同的国家患病率为 1% ~ 4% 或以上[17]。它对女性的影响明显大于男性。但当它发生在男性时可能更为严重。女性最常发生于月经初潮后，通常在 20 ~ 30 岁。绝经后新发病例不常见，并且随着时间的推移，疾病的活动性趋于缓慢下降。吸烟和肥胖是疾病发展的诱因。大多数临床医生认为化脓性汗腺炎在非洲人和非裔美国人中更为常见，但缺乏支持这种假设的数据。在少数患者发现存在化脓性汗腺炎（或面部类似的结节性痤疮）的阳性家族史。

化脓性汗腺炎起初发病时表现为疼痛的红色结节，其中许多结节最后破裂形成慢性引流窦道（图 7.27 至图 7.31）。炎症性结节非常类似于疖，并且最初常常被误诊。慢性溃疡较少发生。窦道和溃疡都会趋向愈合，形成较厚的绳状瘢痕。炎性病变周围经常发现黑头粉刺[18]。这些粉刺比平常大。疾病特异性的表现是两个黑头粉刺被 1 ~ 2 mm 的正常皮肤分开（"双胞胎"黑头粉刺）。双黑头是解剖学上分叉的毛囊开口，表明先天毛囊解剖学异常在疾病的发展中起作用。

化脓性汗腺炎的炎性病变几乎只发生在具有顶浆分泌腺的毛囊部位。由于乳腺与顶浆分泌腺之间的关系，几乎所有的化脓性汗腺炎病变都会沿着"乳腺线"分布，从腋窝至乳腺，延伸到耻骨、腹股沟、生殖器、会阴和肛周区域。臀部和大腿也可能发现孤立的病变（推测可能与异位顶浆分泌腺相关

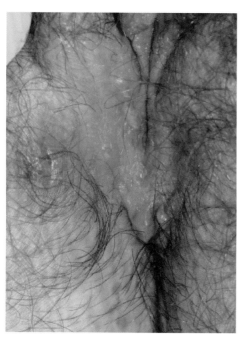

图 7.27 有时化脓性汗腺炎被称为反常性痤疮，是由炎性粉刺型囊肿组成的，它逐渐发展成慢性引流窦道

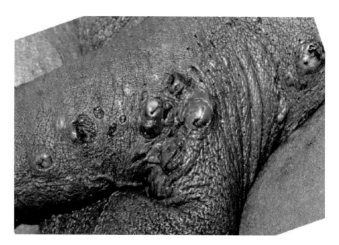

图 7.29 化脓性汗腺炎的这些丘疹可能被误诊为疖病。然而，多病变和培养物为多种细菌感染，提示化脓性汗腺炎的诊断

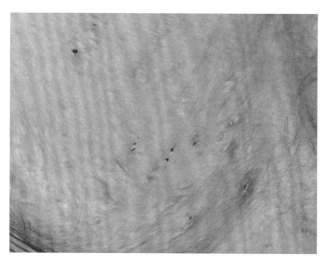

图 7.28 化脓性汗腺炎可通过细微或显著黑头粉刺、对抗生素治疗不敏感和非诊断性培养与疖相鉴别

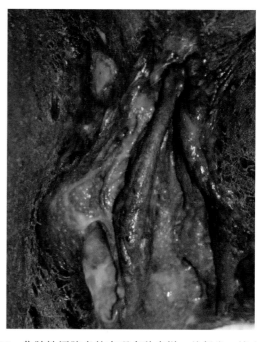

图 7.30 化脓性汗腺炎的表现多种多样，从偶发、恼人的炎性囊肿到频繁排液、疼痛的脓臭结节、窦道和溃疡

毛囊有关）。腋窝是最常受累的部位，并且在许多情况下代表进一步传播之前的初始受累部位。有两种用于判断化脓性汗腺炎严重程度的系统：Hurley 和 Sartorius 分期系统[19]。这两者对临床研究都很有用，但在常规临床实践中通常不使用。

诊断

化脓性汗腺炎的诊断是基于临床。确诊的临床

特征包括：①存在多个成对病变；②病变沿"乳腺线"分布；③在同一部位复发；④个别病变持续时间长（数周至数月）；⑤细菌培养为阴性或证实多种细菌存在；⑥对抗生素治疗不能快速且彻底反应。以前述特征为依据的诊断方法目前已经存在[19]。活组织检查很少被提及，并且由于是非特异性炎症，活检通常没有帮助。

进行鉴别诊断时应考虑两种常见疾病。疖最常与化脓性汗腺炎相混淆。一些临床特征在鉴别疖上

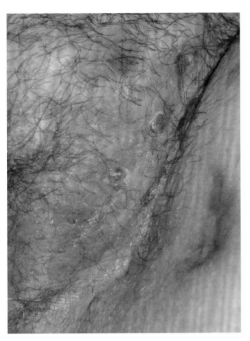

图 7.31 严重的化脓性汗腺炎产生残毁性瘢痕，应监测持续性炎症反应的恶变

是有用的：①任何时候通常只有一个或两个结节；②如果发生额外病变，则位置是随机的，而不是主要在"乳腺线"内；③培养时只显示单一细菌，即金黄色葡萄球菌；④在 7 ～ 10 天内对抗生素治疗完全反应。肛门生殖器克罗恩病看起来非常像化脓性汗腺炎。通过存在肠道症状和体征、缺乏腋窝病变、肛瘘、缺乏双胎黑头粉刺以及活检中独特的组织学发现可确诊为克罗恩病。然而，应注意的是，尽管它们似乎是两个完全独立的疾病，但有几份报告表明这两种疾病共存的概率高于偶然发生[20]。化脓性汗腺炎也可与聚合性痤疮和头皮蜂窝织炎有关。这三种疾病形成了毛囊潴留三联体。可获得与化脓性汗腺炎相关的其他罕见疾病的广泛列表[21]。可能与类似炎性囊肿的化脓性汗腺炎病变一起出现的其他病变包括深部真菌感染（特别是免疫抑制患者）、分枝杆菌感染、腹股沟肉芽肿和各种类型的炎性囊肿。

化脓性汗腺炎	诊断

- 多发病变。
- 病变位于乳腺线内。
- 同一部位病灶复发。
- 持续时间长，自发消退少。
- 培养为无菌或有多种细菌。
- 抗生素治疗缓慢且不完全。

病理生理学

尽管化脓性汗腺炎的炎性病变发生在顶浆分泌腺相关的毛囊中，但是化脓性汗腺炎不是顶浆分泌腺本身的疾病。相反，病变的发生是由于顶浆分泌腺和（或）毛囊的解剖学或角质性堵塞[19]。一旦阻塞，顶浆分泌腺的活动使囊泡扩张，最终导致腺泡渗漏或破裂。囊泡内容物外渗到周围结缔组织中，诱发异物炎症反应。由中性粒细胞、淋巴细胞和巨噬细胞组成的这种炎症反应会形成无菌脓肿。如果脓肿相关坏死突破皮肤表面，可能发生继发性细菌定植和（或）感染。这个过程被视为类似于囊性痤疮的病理生理学过程，因此，化脓性汗腺炎也称反常性痤疮。

环境因素，如肥胖症伴随的皮肤摩擦和汗液滞留可能会引起顶浆分泌腺相关腺泡的闭塞。家族性病例频发最好的解释是：顶浆分泌腺相关毛囊解剖畸形的遗传模式。在化脓性汗腺炎患者中黑头粉刺的常见性也表明这种畸形的类型。激素因素无疑起一定的作用，证据有：女性的发病率较高，常于月经初潮后发病，妊娠期改善，绝经后女性病情逐渐减轻，以及对抗雄激素治疗有反应[22]。然而，应该注意的是，各种性激素水平没有持续性异常。

化脓性汗腺炎患者常常出现与代谢综合征（肥胖、高甘油三酯血症、低水平的高密度脂蛋白、高胆固醇血症和高血糖）相关的异常[22]。炎症介质的异常可能与免疫相关，如白细胞介素（IL-1b、IL-17、IL-23 和 TNF-α）水平升高，在化脓性汗腺炎患者中尤为明显[23]。最后，吸烟与化脓性汗腺炎的发展也有明确的相关性。造成这种相关性的机制仍然未知，戒烟似乎对疾病的进程几乎没有益处。

治疗

化脓性汗腺炎是一种进展非常缓慢的疾病，可持续数年甚至数十年。如果化脓性汗腺炎不治疗或治疗不充分，非引流脓肿最终会在数月内自行消退，但同一位置复发很常见。引流窦持续的时间更长，有时甚至长达几年。当然，这种病变的瘢痕通常伴有挛缩，会持续终生。总的来说，在未经治疗的情况下，该过程有局部扩展的趋势，这可能是由于炎性细胞因子释放导致邻近滤泡炎症相关的破坏。最终，经过多年的活动，瘢痕会导致大汗腺相关毛囊的闭塞，这个过程会逐渐消耗殆尽。

化脓性汗腺炎患者的生活质量受到严重影响，可能比其他任何常见皮肤病的患者更为严重[16]。由于气味和排液，患者的社交和工作受到阻碍。对许多患者来说，性行为变得不可能。有些患者甚至被医生拒绝治疗。患者会产生严重的心理障碍，大多数中重度疾病患者会有抑制性焦虑和（或）抑郁。

长期病变的临床后遗症包括组织肥厚、绳状瘢痕、受累组织（特别是外生殖器）的结构变形，以及肢体活动的中重度受限。还可能发生巨大、持续的外阴和阴囊水肿。此外，与长期存在的静息性溃疡（马乔林溃疡）中癌症的发病类似，已在近 100 名化脓性汗腺炎患者中报告发生了皮肤鳞状细胞癌，主要发生在肛门与生殖器区域[24]。这类患者的预后很差。

药物治疗尽管有局限性，但代表了几乎所有患者的初始治疗。最近发表了一篇关于这种治疗的优秀讨论，其中包括治疗原则[17]。尽管难以实现，但通过减少汗液滞留和减轻体重来改善局部环境是有一定益处的。对于非引流性脓肿患者可以采用长期局部抗生素治疗，如 1% 克林霉素或 2% 红霉素。个别脓肿可以用曲安奈德（Kenalog）病变内注射，浓度为 5 ~ 10 mg/ml。对于小结节需要 0.1 ~ 0.5 ml，较大结节需要 0.5 ~ 1.0 ml。

病变较多的患者应长期口服抗生素治疗。这种治疗及前述局部抗生素治疗均利用了抗生素的抗炎特性，而非直接的抑菌作用。最常用的产品同样有效，包括四环素 250 mg 每日 4 次，强力霉素 100 mg 每日 2 次，和米诺环素 100 mg 每日 2 次。抗生素疗法通常导致轻中度的改善，停药后通常会复发。

对于化脓性汗腺炎女性可考虑激素治疗，尽管关于疗效仅有少量数据公布。首先是口服避孕药（特别是使用屈螺酮或环丙孕酮作为孕激素制剂的药物），然后在必要时添加螺内酯或非那雄胺。化脓性汗腺炎患者患 2 型糖尿病和多囊卵巢综合征（polycystic ovarian syndrome，PCOS）的可能性增大。即使在没有这些症状的化脓性汗腺炎患者中，将二甲双胍的剂量逐渐增加至 1.5 mg /d，似乎也有惊人的效果[25]。

口服维生素 A 类药物在化脓性汗腺炎治疗中的价值非常有限[17]，但它们对囊性痤疮非常有益，这有些出乎意料。对化脓性汗腺炎疗效相对欠缺的原因可能是维生素 A 对大汗腺活动的影响很小。目前人们对抗炎生物制剂的使用热情很高[26]。事实上，在最近的 Cochrane 系统评价中，英夫利昔单抗和阿达木单抗是仅有的两种具有中等质量证据的有效治疗方法[27]。然而，这种疗效必须与它们的高成本以及这些药物已知和未知的副作用相平衡。此外，值得注意的是，有零星报道显示，在一些其他炎症性疾病患者中，这些生物制剂似乎可引起化脓性汗腺炎[28]。其他报道过的支持疗法包括氨苯砜、环孢菌素、葡萄糖酸锌和全身皮质类固醇[17]。

鉴于药物治疗的显著局限性，许多临床医生认为手术是化脓性汗腺炎的最佳治疗方法。多种手术方法已被应用[29]。对单个病变进行切开引流几乎没有长期价值，不再常规推荐。虽然袋形缝合术（去顶术）相当有效，但这是一个长期愈合和一些手术相关瘢痕形成的过程，不像几年前那么常用了。然而，对病变范围而言，一期缝合的手术切除非常有效。但是，对于在切除边缘出现新病变且频率较高的广泛性病变，它的成功率较低。对于广泛性病变的切除手术，最佳术式存在争议。有些医生偏向移植手术，有些医生认为可通过二次手术进行治疗，还有一些医生更倾向用一期缝合术进行分期切除。

然而，由于担心以下两个问题，许多外科医生对化脓性汗腺炎患者的手术犹豫不决。首先，因为手术区域内和周围引流的脓液，他们担心伤口感染。其次，他们将手术切缘处新病变的发生视为手术失败。在回答这些问题时，应该注意的是，化脓性汗腺炎患者的脓液通常是无菌的，并且没有报告显示其切口感染情况超过"清洁"区域。此外，在手术切缘处发生的新病变通常代表"新发"病变而不是"复发"，并且这些病变可在以后"必要时"切除。最重要的是，患者对化脓性汗腺炎外科手术的满意度确实非常高，并且在一系列报告中，几乎总是高于外科医生认为的满意度。激光疗法，无论是消融还是精准的毛囊破坏，都有一些衷心的支持者，这一疗法在本书不再赘述[30]。

化脓性汗腺炎	治疗

- 病灶内皮质类固醇注射可用于体积小或数量少的病灶。
- 因具有抗炎作用，所以可长期口服抗生素。
- 女性可考虑激素治疗。
- "生物制剂"如阿达木单抗或英夫利昔单抗可用于治疗严重病例。
- 尽可能手术切除相关区域。

其他红色丘疹和结节

朗格汉斯细胞组织细胞增生症

这种情况发生两种变异。播散型（Letterer-Siwe病）更常见，发生在婴儿期并且常累及肛门生殖器区域。该病在第十四章讨论。成人型不太常见，在生殖器区域可见丘疹、结节和斑块，通常具有线性"刀切样"溃疡。它们可能出现在已经存在全身性疾病的情况下，也可能作为皮肤的原发疾病发生。然而，一些报告病例中认为是原发性随后发展成为全身性疾病。在原发于生殖器区域的大约 30 个病例中，25 个病例病变发生在外阴[31]，5 个病例病变发生在阴茎。病变的外观形态非常多样。这种疾病的评估和治疗不在本章赘述。

结节病

大约 25% 的全身性结节病患者有或将会出现皮肤病变。不足为奇的是，据报道少数病例发生在生殖器上[32]。结节病的皮肤病变可以表现为表面光滑的丘疹、结节和斑块，很少发生溃疡。病变可能是肤色、红色、棕红色，甚至是深色。据报道，对于生殖器外的部位，结节病在皮肤中作为原发性病变发生，没有全身受累，但发生在生殖器上的病例似乎继发于全身性疾病的播散。然而，特发性生殖器水肿伴肉芽肿形成的形式（Melkersson-Rosenthal病），如第十二章所述，有可能是局限于皮肤的未被识别的结节病的一个例子[33]。

克罗恩病

肛门与生殖器区域的克罗恩病通常表现为溃疡

（常为线性）、瘘管和水肿（图 7.32 和图 7.33）。然而，可能有肛周皮肤标志性红斑和易碎的红色丘疹和结节与这些病变混杂存在。该病变的外观与化脓性汗腺炎相似，因此，必须对两者进行鉴别。该疾病的主要内容见第十一章溃疡部分。

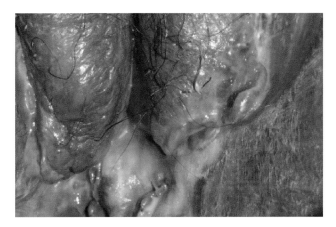

图 7.32 13 岁女孩右侧大阴唇的克罗恩病表现为无痛、增大、硬化的病变。在接下来的几年里，她出现了肛周的标志性皮肤纤维化和肛周瘘管

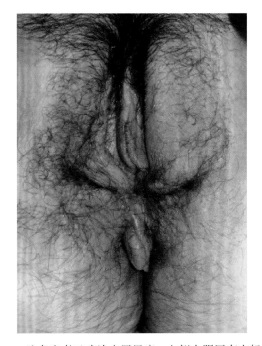

图 7.33 这名患者已确诊克罗恩病，左侧大阴唇存在轻度无症状水肿，活检结果与皮肤克罗恩病一致

参考文献

1. Hwang S, Schwartz RA. Keratosis pilaris: a common follicular hyperkeratosis. *Cutis.* 2008;82:177–180.

2. Macdonald JR, Macdonald B, Golitz LE, et al. Cutaneous adverse effects of targeted therapies. Part II: inhibitors of intracellular molecular signaling pathways. *J Am Acad Dermatol.* 2015;72:221–236.

3. Suh KS, Han SH, Lee KH, et al. Mites and burrows are frequently found in nodular scabies by dermoscopy and histopathology. *J Am Acad Dermatol.* 2014;71:1022–1023.

4. Chiba M, Toki A, Sugiyama R, et al. Urethral caruncle in a 9-year-old girl: a case report and review of the literature. *J Med Case Rep.* 2015;9:71–74.

5. Olumide A, Olusegun AK, Babatola B. Urethral mucosa prolapse in an 18-year-old adolescent. *Case Rep Obstet Gynecol.* 2013;Article ID 231709:3 pages.

6. Li J, Shi Y, Zhou C, et al. Diagnosis and treatment of perineal endometriosis: review of 17 cases. *Arch Gynecol Obstet.* 2015;292:1295–1299.

7. Ernest A, Knapp G. Severe traumatic vulva hematoma in a teenage girl. *Clin Case Rep.* 2015;3:975–978.

8. Goto K, Maeda D, Kudo-Asabe Y, et al. PIK3CA and AKT1 mutations in hidradenoma papilliferum. *J Clin Pathol.* 2017;70(5):424–427.

9. Scurry J, van der Putte SC, Pyman J, et al. Mammary-like gland adenoma of the vulva: a review of 46 cases. *Pathology.* 2009;41:372–378.

10. Woldrich JM, Silberstein JL, Saltzstein SL, et al. Penile Kaposi sarcoma in the state of California. *Can J Urol.* 2012;19:6178–6182.

11. Maruani A, Lorette G, Barbarot S, et al. Re-emergence of papulonodular napkin dermatitis with use of reusable diapers: report of 5 cases. *Eur J Dermatol.* 2013;23:246–249.

12. Isogai R, Yamada H. Factors involved in the development of diaper-area granuloma of the aged. *J Dermatol.* 2013;40:1038–1041.

13. Demos M, McLeod MP, Nourii K. Recurrent furunculosis: a review of the literature. *Br J Dermatol.* 2012;167:725–732.

14. Alavi A, Jemec GBE, eds. Hidradenitis Suppurativa (HS): advances in diagnosis and treatment. *J Am Acad Dermatol.* 2015;73(suppl 1):A1-A-A8, S1–S188.

15. Jemec GBE, ed. Hidradenitis suppurativa. *Dermatol Clin.* 2016;34:1–128.

16. Zooboulis CC, Desai N, Emtestam L. European S1 guideline for the treatment of hidradenitis suppurativa/acne inversa. *J Eur Acad Dermatol Venereol.* 2015;29:619–644.

17. Woodruff CM, Charlie AM, Leeslie KS. Hidradenitis suppurativa: a guide for the practicing physician. *Mayo Clin Proc.* 2015;90:1679–1693.

18. Micheletti RG. Natural history, presentation and diagnosis of hidradenitis suppurativa. *Semin Cutan Med Surg.* 2014;33(3 suppl):S51–S53.

19. Alikhhan A, Lynch PJ, Eisen DB. Hidradenitis suppurativa: a comprehensive review. *J Am Acad Dermatol.* 2009;60:539–561.

20. Kamal N, Cohen BL, Buche S, et al. Features of patients with Crohn's disease and hidradenitis suppurativa. *Clin Gastroenterol Hepatol.* 2016;14:71–79.

21. Scheinfeld N. Diseases associated with hidradenitis suppurativa: part 2 of a series on hidradenitis. *Dermatol Online J.* 2013;19:18558.

22. Karagiannidis I, Nikolakis G, Zouboulis CC. Endocrinologic aspects of hidradenitis suppurativa. *Dermatol Clin.* 2016;34:45–49.

23. Kelly G, Prens EP. Inflammatory mechanisms in hidradenitis suppurativa. *Dermatol Clin.* 2016;34:51–58.

24. Pena ZG, Sivamani RK, Koiaa TH, et al. Squamous cell carcinoma in the setting of chronic hidradenitis suppurativa; a report of a patient and update of the literature. *Dermatol Online J.* 2015;21(4).

25. Verdolini R, Clayton N, Smith A, et al. Metformin for the treatment of hidradenitis suppurativa: a little help along the way. *J Eur Acad Dermatol Venereol.* 2013;27:1101–1108.

26. Lee R, Eisen DB. Treatment of hidradenitis suppurativa with biologic medications. *J Am Acad Dermatol.* 2015;73:S82–S88.

27. Ingram JR, Woo PN, Chua SL, et al. Interventions for hidradenitis suppurativa: a Cochrane systematic review incorporating GRADE assessment of evidence quality. *Br J Dermatol.* 2016;174(5):970–978. doi:100.1111/bjd 14418.

28. Faivre C, Villani AP, Aubin F, et al. Hidradenitis suppurativa (HS): an unrecognized paradoxical effect of biologic agents (BA) used in chronic inflammatory diseases. *J Am Acad Dermatol.* 201674(6):1153–1159.

29. Janse I, Bieniek A, Horvath B, et al. Surgical procedures in hidradenitis suppurativa. *Dermatol Clin.* 2016;34:97–109.

30. Saunte DM, Lapins J. Lasers and intense pulsed light hidradenitis suppurativa. *Dermatol Clin.* 2016;34:111–119.

31. Zudaire T, Guarch R, Valcavo A, et al. Primary Langerhans cell histiocytosis of the vulva: case report and review of the literature. *Int J Gynecol Pathol.* 2017;36:111–114.

32. Pereira IB, Khan A. Sarcoidosis rare cutaneous manifestations: Vulval and perianal involvement. *J Obstet Gynecol.* 2017;37(4):539–540. doi:10.1080/01443615.2016.1256964.

33. Al-Hamad A, Porter S, Fedele S. Orofacial granulomatosis. *Dermatol Clin.* 2015;33:433–446.

第八章

外阴白色病变

Libby Edwards 著，蒋诗阳　赵　峻译，张　岱审校

白色皮肤可以在几种不同的情况下出现，并具有不同的含义。在过去，黏膜的白色变色称为"白斑"，并被认为是一种癌前病变。虽然鳞状细胞癌和鳞状细胞不典型增生通常是白色的病变，但绝不是所有的白色病变都具有恶变风险。

皮肤变白可由皮肤黑色素减少导致。另一个常见原因是由于厚的表皮中含有厚层水化的鳞屑/角蛋白。就好像手掌和脚掌长时间接触水后会变白一样，皮肤厚疣或苔藓样变在潮湿时也常常会变白。有时厚皮的丰富角蛋白并不在皮肤表面而是被困于皮下，如表皮囊肿，也表现为白色。溃疡底部的渗出物有时也为白色。

白斑和斑块

白癜风

白癜风是唯一的后天获得的皮肤色素脱失，即皮肤色素的完全丧失，而不是色素减退（即部分颜色丧失）。有时这种区别很难判断。通过伍德灯（Wood's light）可鉴别这两种状态：与周围正常皮肤相比，色素脱失表现为亮白色，而色素减退则几乎无差异。白癜风较为常见，在世界人口中有1%～2%的人可发生，在自然肤色较深的人群中更易辨认。除了美容方面的问题外，由于汉森病（麻风病）也可表现为白斑，因此在某些文化中，白斑往往给患者带来巨大的耻辱。

临床表现

白癜风的特点是皮肤呈乳白色，不伴有任何皮肤纹理的变化，如皱纹、粗糙、鳞屑、苔藓样变、平滑或发亮（图8.1至图8.3）。脱色皮肤的边缘有时伴有色素沉着。患者通常表现为生殖器外病变。在夏季，当局部出现晒伤或由于周围正常皮肤晒黑而变得更明显。该病好发于皮肤经常受到刺激或损伤的部位（称为 Köebner 现象），如外生殖器、掌骨关节和嘴周围的皮肤。色素缺失可呈片状或大面积融合。受损区域的毛发也可出现色素缺失，并在受损皮肤自然恢复后仍然保持白色。

最后消失的以及最先重新出现的黑色素细胞均位于毛囊底部，故而斑块内可见到皮肤色泽、相对

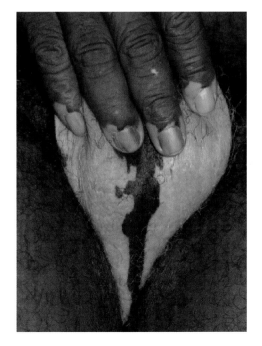

图 8.1　患者患有阴囊白癜风，其指尖上也存在色素脱失。病变斑块分界清晰，仅有颜色改变

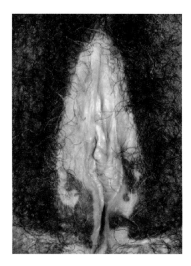

图 8.2 当病变涉及化生黏膜时，应考虑硬化苔藓。但白癜风不会出现皮肤纹理改变、结构丧失或瘙痒、疼痛的症状

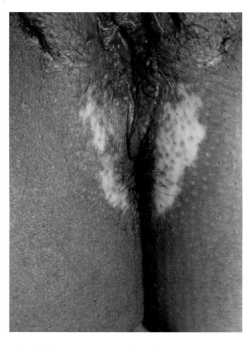

图 8.4 该乳白色斑块上可见来自毛囊底部褐色的斑点，即最后受累和最先恢复的黑色素细胞

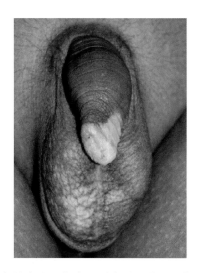

图 8.3 白癜风常见于儿童，图中可见阴茎斑块和阴囊融合斑点

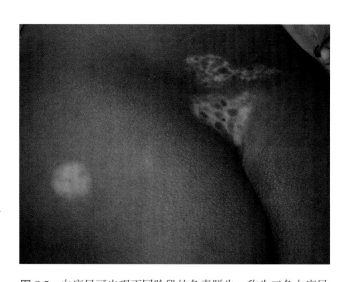

图 8.5 白癜风可出现不同阶段的色素脱失，称为三色白癜风

呈褐色的斑点（图 8.4）。在活动性白癜风中，色素脱失、正常皮肤颜色、色素减退和色素沉着都可能发生，产生三色白癜风（图 8.5）。广泛性白癜风难以与色素沉着相区分（图 8.6）。

白癜风分为两种——节段性白癜与非节段性白癜风。节段性白癜风好发于年轻患者，单侧发病。非节段性白癜风即广泛性白癜风，常累及双侧，呈慢性病程且进展难以估计。广泛性白癜风患者伴发其他自身免疫性疾病的概率亦升高，尤其是甲状腺疾病，并通常伴有循环自身抗体升高。

病理生理学

虽然关于白癜风的起源有各种各样的理论，但其中自身免疫学病因学说是最突出的，并与遗传因素相关。白癜风的发生与所有自身免疫性症状相关联，包括自身免疫性甲状腺功能减退、斑秃、硬化性苔藓、晕痣以及更高的自身抗体水平等情况。也有学者提出了其他病因学理论，包括来自神经递质的细胞毒作用，甚至是维生素 D 缺乏[1,2]。

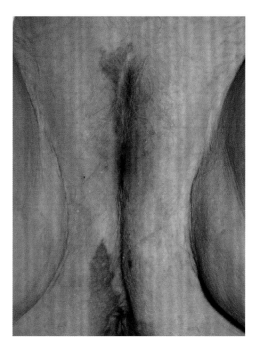

图 8.6　白癜风的色素脱失范围过大，以至于剩余的正常颜色的皮肤可能与色素沉着相混淆

职业性白癜风可发生在男性生殖器部位，这是由黑色素细胞暴露于对叔丁基苯酚导致的。对叔丁基苯酚是一种在树脂中发现的物质，在汽车工业中用作黏合剂。

诊断

白癜风通过临床上出现色素脱失而不伴有皮肤纹理变化进行诊断。在某些情况下需要通过活检病理确诊。

在组织病理学上，白癜风病变表皮中缺乏黑色素细胞及黑色素。这在常规的苏木精和伊红染色中很难识别，但在 0.01% 3,4- 二羟苯丙氨酸（3,4-dihydroxyphenylalanine，DOPA）的孵育下，基底层酶活性黑色素细胞呈黑色，在电镜下即可见到黑色素细胞的缺失。在一些病灶边缘也有轻至中度真皮淋巴细胞浸润。该区域的黑色素细胞往往体积较大，并有较长的含有黑色素的树突。

白癜风的早期病变可能与炎症后色素沉着相混淆，特别是在黑人患者中。当原始炎性病变为湿疹和银屑病这类以色素减退为炎症后遗症的病变时，两者的鉴别尤为困难。有时，皮肤病的炎症和摩擦、划伤可在易感患者中诱发白癜风，使皮肤病的诊断更加困难。肛门生殖器区域最主要的鉴别诊断为硬化性苔藓。硬化性苔藓具有与白癜风相似的大理石白色，但硬化性苔藓所具有的皮肤纹理变化有助于区分这两种情况。另外，硬化性苔藓与白癜风可同时发生。麻风病中感觉缺失、色素减退的皮肤斑块也与白癜风斑块相似，但白癜风患者的患处皮肤感觉是正常的。用于治疗生殖器疣的外用免疫调节乳膏咪喹莫特可引起白癜风样改变 [3]。

白癜风	诊断

- 白色、分界良好的色素脱失斑块。
- 没有任何鳞屑、表面变化或皮肤纹理变化。
- 通常不需要活检，且常规组织学检查通常正常；可需要 DOPA 染色来确认黑色素细胞的缺失。

治疗

患者一般不要求对生殖器上的白癜风进行治疗，而且成功地对生殖器进行色素再生并不多见。促进白癜风皮损色素再生的治疗方法包括药物和手术治疗。药物治疗包括外用强效皮质类固醇治疗（即丙酸氯倍他索或丙酸乌倍他索），一个疗程不超过 8 周 [4]。当使用这种疗法后出现色素沉着时，可以周期性使用皮质类固醇，如每周期用药 6 周，停药 6 周。对皮肤的护理必须十分小心，尤其是生殖器皱褶、大腿内侧和阴囊，因为这些区域容易发生皮质类固醇萎缩。许多医师也使用外用钙调磷酸酶抑制剂，他克莫司（tacrolimus，普特彼）或匹美克莫司（Pimecrolimus，爱宁达）一天 2 次，通常与外用皮质类固醇联合使用。这些昂贵药物的这一用途通常不包括在保险内，但并无萎缩或皮质类固醇皮炎的副作用 [5]。应用药物后可出现疼痛，而且由于鳞状细胞癌和淋巴瘤等不太可能发生的问题，它们被美国食品和药品管理局（FDA）冠以黑框警告。钙铂三醇是一种维生素 D 类似物，有时也同时使用 [6]。其他更加激进、不常使用的疗法包括负压吸引水疱表皮移植 [7]、皮肤磨削术 [8]（但由于 Köebner 现象的存在，有恶化白癜风的风险）和光疗法 [4]（增加了光化诱导皮肤癌的风险）。已使用 308 nm 准分子激光器，但似乎不如钙调磷酸酶抑制剂有效 [9]。Cochrane 综述显示数据来源于设计较差的试验，并且只有皮质类固醇和光疗表现出实际获益 [4]。

　　白癜风患者有时会有严重的心理问题，他们往往会从心理咨询中受益。对泛发性白癜风或化妆遮盖效果差的患者可以进行脱色治疗，20%的单苄基醚氢醌用于脱色正常皮肤。支持和安慰通常是治疗生殖器白癜风最有效的方法。

白癜风	治疗

- 没有令人满意的治疗方法使患病生殖器区域色素再生，但以下方法单独或结合应用可能有效：
  - 外用强效的皮质类固醇软膏每日2次，每6～8周脉冲式应用。
  - 他克莫司或匹美克莫司每日2次持续应用。
  - 使用钙铂三醇（钙化甘油三烯）乳膏。
  - 紫外线对生殖器病变不实用或不安全，并有致癌风险。
- 当身体大面积受到影响时，将20%单苄基醚氢醌每天2次均匀地涂抹在皮肤上，可使剩余的正常皮肤永久脱色。

炎症后色素减退

临床表现

　　皮肤的损伤或炎症会引起色素沉着或色素减退。色素减退可表现轻微或明显，且通常伴有前期损伤事件。前期炎症或损伤的部位可出现分界不清的色素减退（图8.7）。色素的减退通常是非常轻微的，通常没有相关的边界色素沉着。当皮损严重时，边界较易辨认。

诊断

　　诊断通常可以通过与过去或现在存在的皮肤疾病或损伤有关的色素减退来确定。然而，患者往往要么忘记了之前的疾病，要么没有意识到，因此常常缺乏连续的病史。仅有小部分患者需要活检，病理显示基底角化细胞黑色素含量下降，但黑色素细胞存在。真皮下层可能存在含有色素的巨噬细胞。

　　硬化性苔藓、扁平苔藓和单纯苔藓的苍白色可能与炎症后色素减退相似，并与炎症后色素减退共存，但其结构变化和瘢痕形成有助于鉴别诊断。白癜风的色素脱失可与炎症后色素减退表现相似，通过伍德灯检查通常可以区分两者。

病理生理学

　　任何炎症性皮肤病或损伤都会在受影响区域留下残留的色素减退或色素沉着。炎症后色素减退的根本原因是黑色素细胞的损伤或破坏。一般来说这是暂时性的，黑色素细胞可恢复，但有时也会出现瘢痕或永久性的皮肤颜色变化。永久性色素减退也是破坏性治疗的后遗症。在这种治疗中，黑色素细胞可能更容易受到损伤，就像在冷冻疗法或放疗后看到的那样。

炎症后色素减退	诊断

- 与过去已知或常见的炎症或损伤（如尿布皮炎、慢性苔藓和疣体治疗创伤等）有关的色素减退。
- 苍白、色素减退的斑块。
- 没有鳞屑或表面变化，除非与进展中的潜在病因性炎症并存。
- 诊断时通常不需要活检，病理染色显示存在黑色素细胞。

治疗

　　除了治疗或预防进一步的皮肤病或损伤外，没有治疗炎症后色素减退的方法。随着时间的推移，正常的皮肤色素大部分会自动恢复。

炎症后色素减退	治疗

- 控制任何进展的潜在炎症过程。
- 除非等待自然恢复，没有任何疗法能加速色素再生。

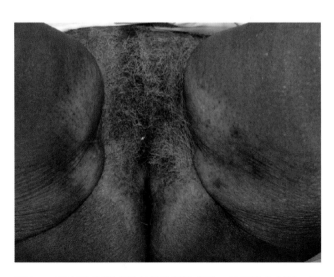

图8.7　炎症后色素减退表现为颜色较浅，并不像白癜风一样表现为色素缺失。该患者的患病区域与此前外用皮质类固醇治疗慢性单纯苔藓的区域一致，由此引出外用皮质类固醇导致色素减退的额外可能性

硬化性苔藓

硬化性苔藓是一种比较常见的疾病，尤其好发于绝经后女性的肛门生殖器皮肤。最近一项对退休人员开展的小型调查发现 2.3% 的人患有硬化性苔藓[10]。术语"外阴干皱"（kraurosis vulvae）和"闭塞性干燥性龟头炎"（balanitis xerotica obiterans）过去常用于描述晚期硬化性苔藓。

临床表现

硬化性苔藓的发病高峰期是儿童期和老年期，尤其是绝经期后。最典型的症状是瘙痒。这种瘙痒可令人非常痛苦，通常由摩擦和抓伤或其他微小的无关紧要的创伤（包括性活动）造成的脆弱皮肤糜烂而引起。通常情况下，硬化性苔藓是无症状的，直到出现酵母菌感染等而产生刺激症状，从而导致摩擦和抓伤，使炎症和损伤持续。

便秘是青春期前女性患者常见的症状，由于肛管周围的硬化性苔藓而导致肛裂和排便疼痛，从而导致肛门滞留。男性患者极少发生肛周受累。

硬化性苔藓的典型表现包括白色丘疹和斑块，通常分界较好（图 8.8 和图 8.9）。在女性中，硬化性苔藓通常最先并最显著地影响阴蒂区域和会阴体（图 8.10）。在一些女性中，整个化生黏膜和肛周皮肤受累，许多临床医生将此病变视为"8"形。在男性中，病变发生在阴茎的龟头和包皮上，较少发生在阴茎干上（图 8.11 和图 8.12），偶尔可累及阴囊（图 8.13）。虽然色素减退在许多皮肤病中都有发生，但硬化性苔藓的纹理是一个强有力的诊断线索。皮肤表面表现为典型的细皱，是硬化性苔藓的可靠征象（图 8.14）。有时皮肤可能是光滑的，并且存在光泽、蜡状或角化过度和粗糙，但总是有纹理的变化（图 8.15 至图 8.17）。当见到瘀斑时则强烈提示为硬化性苔藓，因为真皮上部被透明质化的物质所取代。

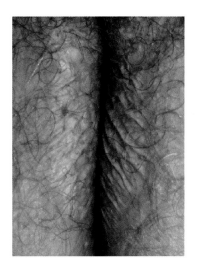

图 8.9 在女性中，肛周硬化性苔藓十分典型，但在男性中并不常见。皱缩的纹理经典且具有诊断意义

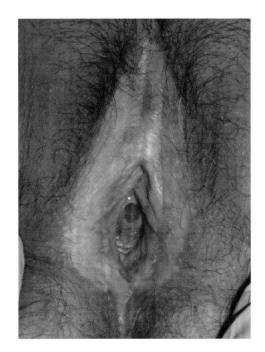

图 8.8 硬化性苔藓斑块分界清楚，呈典型的白色，有光泽，皮肤起皱，小阴唇消失，阴蒂包皮肿胀

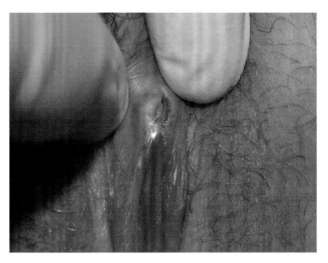

图 8.10 硬化性苔藓常最先发病于阴蒂包皮和会阴周围，常造成阴蒂包皮瘢痕

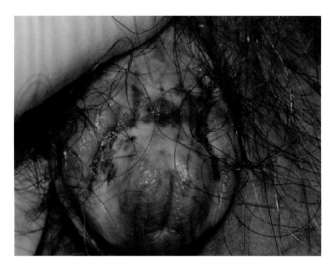

图 8.11　龟头是男性硬化性苔藓最常见的部位，变白和紫癜是其病理特征

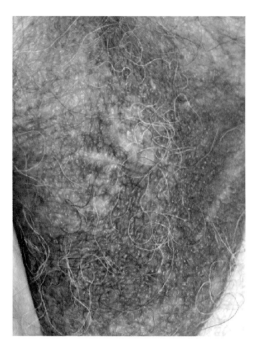

图 8.13　硬化性苔藓有时影响阴囊。但与女性不同的是，在男性肛周皮肤很少受累

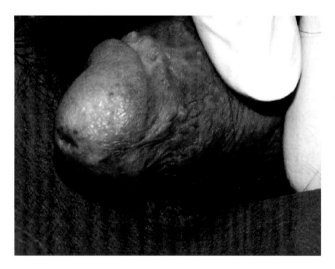

图 8.12　不太严重的硬化性苔藓可能很轻微，但色素减退和皮肤皱纹是这种疾病的特征

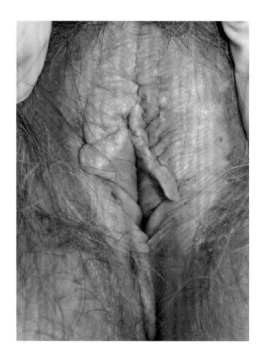

图 8.14　硬化性苔藓的典型特征是色素减退和细皱。这名女性还存在因摩擦和抓伤引起的慢性单纯性苔藓增厚的苔藓样变。这是一种常见现象

这种物质很脆弱，对血管没有保护作用（图 8.18）。这些瘀斑可能被误认为是年轻女孩遭受虐待的证据。其他症状包括由于硬化性苔藓的脆性而引起的糜烂或溃疡。过度角化斑块有时发生，部分是由摩擦和抓挠引起的，部分为自发性。对于自发性过度角化斑块，要警惕早期的分化型外阴上皮内瘤变（d-VIN或原位鳞状细胞癌）（图 8.19）。

　　在年轻男孩中，硬化性苔藓病通常表现为包茎，是行包皮环切术的主要原因。硬化性苔藓通常在切除包皮进行组织学检查后才被发现。男性硬化性苔藓几乎只发生在未行包皮环切术的患者中。表现为

在龟头和腹侧包皮上出现白色丘疹，形成可衬出瘀斑的白色脆弱斑块。阴茎干也可受累，肛周皮肤一般不受累。

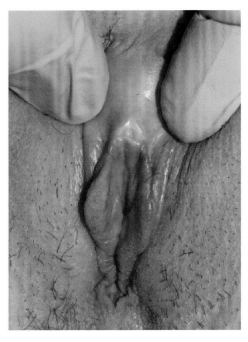

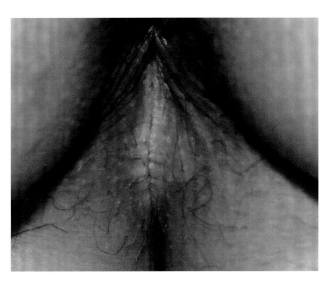

图 8.17　有时硬化性苔藓表现为厚的角化过度的皮肤。这种厚且脆弱的皮肤不易弯曲而易破碎，产生裂缝

图 8.15　硬化性苔藓的纹理变化有时呈蜡状，均一平滑

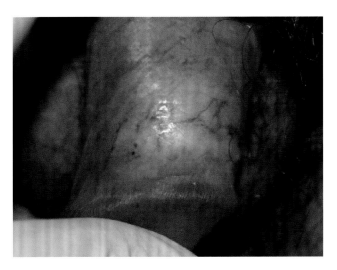

图 8.16　对某些硬化性苔藓患者来说，变薄且有光泽的皮肤是另一种特征性纹理改变

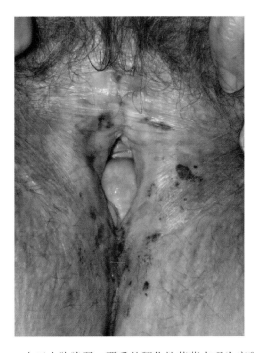

图 8.18　由于皮肤脆弱，严重的硬化性苔藓表现为瘀斑。外阴结构的退化表现为小阴唇缺失和阴蒂包皮瘢痕化

　　瘢痕在晚期疾病中很常见。在女性中表现为小阴唇粘连回缩以及阴蒂包皮瘢痕形成，最终导致阴蒂或阴茎包皮封闭，将阴蒂或龟头隐藏其内（图8.20）。有时，阴蒂包皮下形成的囊腔被上皮角质细胞产生的角蛋白碎屑填满，而形成假性囊肿（图8.21）。虽然这些假性囊肿通常无症状，但由于阴蒂与皮肤表面之间的角蛋白累积，会因局部膨胀而产生不适，并降低阴蒂的敏感度。最后，假性囊肿破

裂会产生快速的异物反应，导致痛性红色结节。结节可能会破裂并流出角蛋白和脓液。

　　中线粘连会引起生殖道狭窄，但显著的生殖道狭窄并不常见。硬化性苔藓不累及阴道黏膜或非角化的复层上皮，但有时累及交界区（如前庭）的化生黏膜。在过去，硬化性苔藓被认为从不会累及阴

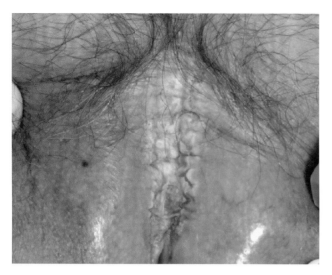

图 8.19 局部的白色角化过度常见于长期的硬化性苔藓，有时是鳞状细胞癌的前兆

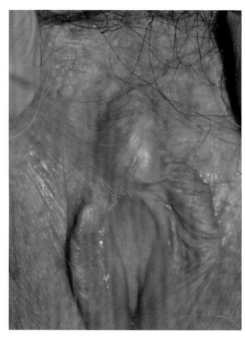

图 8.21 阴蒂包皮的外缘已经融合，在包皮下积存角蛋白碎片，仅在极小的开口处剩余一小孔

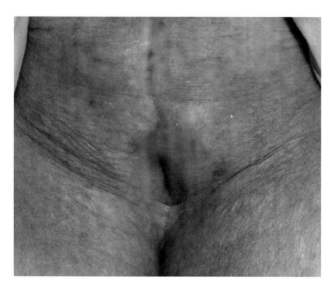

图 8.20 未经治疗的硬化性苔藓时间较长后常产生瘢痕。从本图中可见此外阴上没有既往小阴唇、阴蒂包皮或阴蒂残留的迹象。坚持进行硬化性苔藓治疗可以防止这种情况的发生

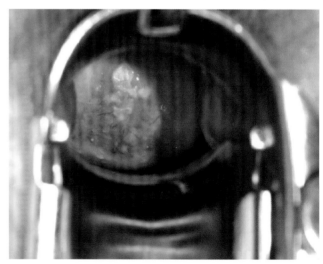

图 8.22 阴道硬化性苔藓非常少见，但通常发生在直肠脱垂或膀胱脱垂暴露出的表面

道。然而，除了文献报道 1 例外，笔者还曾见 6 例临床及组织学证实的阴道硬化性苔藓（图 8.22）。这通常（但并不总是）发生在膀胱脱垂或直肠脱垂处暴露突出的鳞状上皮化生区。

硬化性苔藓更容易影响未行包皮环切术的男性。瘢痕会导致包皮逐渐紧缩，最终导致包茎，冠状沟也会因粘连而消失（图 8.23）。硬化性苔藓有时会累及尿道口周围和尿道下段的角化上皮。

生殖器外硬化性苔藓在男性中极为少见，但在

女性中的发病率却高达 1/3。然而，在一篇包含 250 名患硬化性苔藓女性的综述中，全部患者接受了全身皮肤检查，仅有 6% 的患者发现了生殖器外硬化性苔藓。这与笔者的临床总体印象相符。生殖器外病变部位最常发生在上背部、腋窝和手腕掌侧，也常发生在肩部和乳房下等易受摩擦的部位。Köebner 现象可部分解释损伤分布在易受摩擦部位的原因。

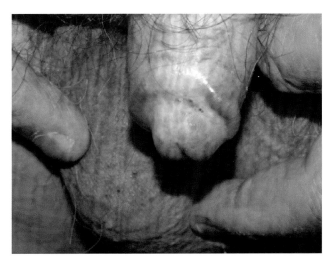

图 8.23　在男性硬化性苔藓也有瘢痕形成，最常见的是包茎和尿道狭窄。可见该男性患者白色僵硬收缩的龟头，已无冠状沟界限

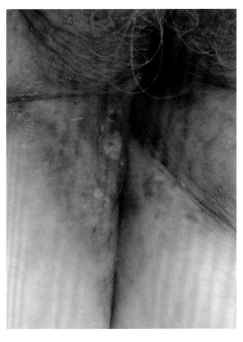

图 8.24　已证实在硬化性苔藓背景中溃疡、糜烂的斑块是浸润性鳞状细胞癌

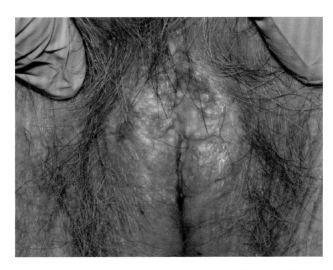

图 8.25　对强效皮质类固醇治疗无反应的白色高角化性丘疹或斑块，应进行活检以排除 d-VIN 和鳞状细胞癌。此处活检显示 d-VIN

其他非常罕见的例子如脸、头皮、指甲和嘴部都有报道。口腔硬化性苔藓的发生极为罕见，笔者对所有外阴患者的口腔进行了检查，从未见过口腔硬化性苔藓。这些黏膜病变大多涉及摩擦部位，如颊黏膜、舌背侧及附着牙龈。这些摩擦部位可发生角化[11,12]。

有时硬化性苔藓可伴发其他淋巴细胞介导的疾病如扁平苔藓或硬斑病，有些患者会出现三种疾病同时存在。白癜风也可伴发硬化性苔藓。

在长期未治疗的硬化性苔藓中，有 4% 或更低的风险发展为瘤样变或鳞状细胞癌（图 8.24 和图 8.25）。

诊断

虽然典型的硬化性苔藓可以直接做临床诊断，但扁平苔藓或其他糜烂性、瘢痕性皮肤病，或慢性单纯苔藓有时表现与硬化性苔藓相仿，对这些患者应做活检以确诊。然而，如果使用了有效的外用皮质类固醇，硬化性苔藓的透明样变就会消失。出现细皱或紫癜瘀斑的皮肤是活检的理想部位，那些没有典型皮肤病变的患者通常显示不确定的活检结果。有典型病变的患者不需要活检，但建议留存照片记录，以防止后续的医师不相信诊断和停止治疗。

在非复杂性硬化性苔藓中，活检显示表皮角化过度、变薄和消失。表皮覆于真皮上部透明质化带之上，其下为混合淋巴细胞浸润（图 8.26）。在某些区域，在与真皮和表皮交界相邻的浸润处可以发现

苔藓样改变的小灶。表皮极少表现出鳞状细胞增生的组织学特征，即变厚（呈棘皮样）。这一点很重要，因为这种改变似乎与鳞状细胞癌的发展有关。

与硬化性苔藓相关的苍白、萎缩和正常解剖特征丧失需要与其他有共同终末期表现的疾病进行鉴别诊断。最值得注意的是扁平苔藓、良性黏膜（瘢痕性）类天疱疮和硬斑病。儿童肛周瘙痒伴单纯苔

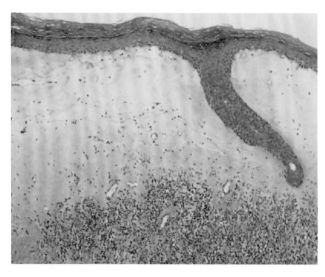

图 8.26 典型的硬皮性苔藓活检显示上皮薄而扁平，真皮上层苍白而均匀。慢性炎症细胞存在于真皮下部

藓也增加了蛲虫感染的可能性。

硬化性苔藓	诊断

- 白色、有皱纹或有光泽的斑块。
- 女性小阴唇、大阴唇内侧皮肤、会阴体、肛周皮肤、男性龟头及腹侧包皮受累。
- 瘢痕经常突出。
- 活检证实为上层真皮慢性炎性浸润、透明化，基底膜破坏。

病理生理学

硬化性苔藓是一种慢性淋巴细胞介导的炎性皮肤病。越来越多的证据表明它是一种自身免疫介导的疾病。这与其他自身免疫性疾病，尤其是女性甲状腺疾病和循环自身抗体有很强的相关性[13]。感染性病原体伯氏疏螺旋体（*Borrelia burgdorferi*）在生殖器外疾病中的病因学角色尚存争议，但大量证据表明这不是一个重要因素[14]。有些家庭表现出很强的遗传倾向。病变所在的皮肤位置很重要。对肛门生殖器区进行硬化性苔藓切除并移植生殖器外皮肤与被移植皮肤复发相关。但是，移植到背部的外阴硬化性苔藓显示出硬化性苔藓的消退。一些假说认为这是激素相关的，因为女性在青春期前和绝经后发病最为常见，因此，该病的发生可能与雌激素缺乏有关。

治疗

首要的干预措施应当是进行患者教育，内容包括疾病、预后、治疗预期和硬化性苔藓的慢性特征。避免使用肥皂或刺激性内裤等刺激物对许多人来说很重要。对于有严重瘙痒的人，应该在睡眠时接受镇静，以减少在睡眠时的摩擦和抓挠。对于有阴道内症状和雌激素缺乏的女性，应接受某种类型的雌激素替代，每周 2 ~ 3 次应用 0.5 g 雌二醇或结合雌激素软膏是一种耐受良好且安全的选择。

在历史上，对男性硬化性苔藓的特定治疗手段一直是包皮环切术，且被认为是有疗效的。近年来，人们记录到包皮环切术失败的案例，因此，建议将包皮环切术用于药物治疗失败的患者[15]。

女性硬化性苔藓明确的一线治疗方案是外用强效皮质类固醇软膏（0.05% 丙酸氯倍他索、0.05% 丙酸乌倍他索、0.05% 丙二酸倍他米松或 0.05% 氟罗松）（图 8.27A、B）。尽管民间经验和常识表明（但肯定不能证明）任何外用强效皮质类固醇都是有益的，但所有仅对女性进行的随机对照试验都只检验了丙酸氯倍他索的效果。因此，也没有数据支持某一种强效皮质类固醇优于另一种。

与其他生殖器皮肤病一样，软膏是首选，因为它的刺激性较小，尤其是针对痛性裂缝和糜烂。初始用量应非常小，剂量远小于豌豆大小，每天使用 1 ~ 2 次。患者对药物的反应速度不同，外阴和肛周皮肤不同部位的改善速度也不同。因此，治疗应个体化，每 4 ~ 6 周重新评估疾病改善和药物的副作用，并在病灶消失后降低使用频率。对疾病的治疗不应基于症状，而应基于疾病的临床证据。硬化性苔藓的不适感在皮肤病变恢复前很久即可消失，症状导向的治疗导致瘢痕增多以及更高的向鳞状细胞癌转化的风险。一般情况下，用药 3 ~ 4 个月后可减少每日用量为长期维持治疗量。初始治疗时，15 g 药膏应可持续应用 6 个月。

当症状减轻或皮肤恢复正常时，不应停止治疗。过早停止治疗通常会导致复发，有时会造成隐匿的进行性瘢痕形成，并增加癌变的风险[16]。

尚没有关于维持治疗的方案和频率的数据。大多数外阴外科医生通过每日使用中效皮质类固醇软膏或每周使用 1 次、3 次（如周一、周三、周五，早

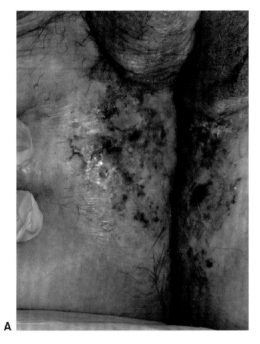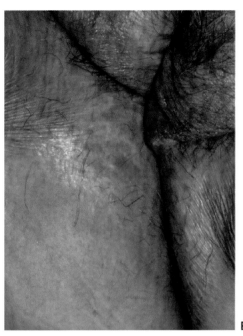

图 8.27　（A）硬化性苔藓的外阴皮肤为白色，伴有瘀斑和充血的大疱。（B）每日外用强效皮质类固醇 1 个月后，不仅患者感到舒适，且瘀斑和大疱已消失

上或晚上）强效皮质类固醇软膏来抑制复发。

对未能改善的患者应进行评估，以确保他们正确地使用药物并应用在正确的区域。许多肥胖或老年患者不能很好地看到或触摸到患处，无法在正确的位置用药。那些已经发展成相关分化型上皮内瘤变（组织学为鳞状细胞原位癌）的患处药物反应差。萎缩的阴道有时会产生刺激或疼痛的症状。接触性皮炎通常是由刺激物引起的，也可以造成类似于硬化性苔藓的症状。

其他药物治疗

外用丙酸睾酮已不再用于硬化性苔藓的治疗。外用钙调磷酸酶抑制剂如他克莫司和比美莫司可用于对外用皮质类固醇耐药或出现类固醇副作用的硬化性苔藓，但这些药物应谨慎使用[17]。这些药物在大多数患者身上出现烧灼感，价格昂贵且通常不进入保险。而且由于鳞状细胞癌和淋巴瘤等不太可能发生的事件，它们被美国 FDA 冠以黑框警告。其对硬化性苔藓的改善较联合皮质类固醇应用要慢得多[18]。然而，对于不能按正确的剂量在正确的位置使用药物的患者，钙调磷酸酶抑制剂可能很有用，因为患者可以在整个区域使用任意剂量的钙调磷酸酶抑制剂。

外用维 A 酸[19] 可能有效，但患者通常由于刺激而不能耐受。罕见的病例报告报道示维生素 D 类似物有帮助。光疗也曾被尝试使用[20]，但是由于存在鳞状细胞癌的危险，因而并不推荐用于生殖器硬化性苔藓。光动力疗法也很有前景[21]。

最近，干细胞治疗作为一种具有潜力的疗法而受到了广泛的关注。但目前还没有任何试验，并且具体细节被少数使用这些疗法的临床医生严格保密[22]。

包皮环切术是男性的首选治疗方式，但通过手术并不能全部治愈，且约有 1/5 的男孩在包皮环切后发生尿道狭窄[23]。一项新的试验表明，局部注射多脱氧核糖核酸有治疗的希望[24]。有证据表明，有时尿道内应用皮质类固醇可成功地治疗尿道狭窄[25]。尿道狭窄往往需要手术治疗[26]，若女性的手术结果可以推及男性，那么在进行尿道狭窄手术前控制皮肤病的发生可以降低复发可能。女性通常不需要手术治疗，例外的情况包括：药物治疗效果佳但仍有阴道狭窄并影响性生活，有症状的阴蒂假性囊肿，或偶见的阴蒂包皮过长且希望阴蒂暴露的患者[27]。当然，对于鳞状细胞癌或上皮内瘤变需要及时采取手术。

过去曾认为青春期前的女性患者在青春期时会出现硬化性苔藓的自然消退。我们现在知道，尽管硬化苔藓的症状可能由于雌激素的出现而通常会改善，但仅偶尔能够痊愈。最近的一项前瞻性研究表明，在 25% 的女孩中存在自然缓解[28]。作者建议对症状消失的女孩在青春期终止治疗，并进行为期 2 年的季度随访。在这些青春期症状消失的女性中，没有绝经期硬化性苔藓复发的相关情况。

对于大多数控制良好的硬化性苔藓患者，建议进行每年两次的长期随访，以评估疾病是否持续得到控制、治疗的不良反应和早期恶变的迹象。硬化性苔藓的患病时间越长，继发鳞状细胞癌的风险就越高。一项大型研究显示，在患有 24 个月硬化性苔藓的女性中有 1.4% 的人发展为鳞状细胞癌，而在患病 300 个月的女性中有 36.8% 的人发展为鳞状细胞癌[29]。然而，本研究并没有报道硬化性苔藓的治疗和控制情况。因此，医师对多年来控制良好的女性也不应持有虚假的安全感。

硬化性苔藓	治疗

- 纠正感染、局部雌激素缺乏以及刺激性接触性皮炎等。
- 对男性采取包皮环切术通常是可治愈的，否则治疗同女性，见下文。
  - 外用强效皮质类固醇软膏（0.05% 丙酸氯倍他索等），每天 1～2 次，直到纹理恢复正常。
  - 然后每周用药 1 次或 3 次，或者每天使用中效皮质类固醇（0.1% 曲安奈德等）来维持控制。
- 二线治疗是他克莫司或匹美克莫司 1～2 次应用。
- 每月 1 次仔细随访，直到疾病得到控制。然后每年 2 次，评估药物的副作用、疾病控制和恶化情况。

扁平苔藓

扁平苔藓已在第九章进行了介绍，在第六章和第十五章也有提及。本章只围绕其表现为白色形态的病变进行讨论。扁平苔藓是一种炎症性、自身免疫淋巴细胞介导的疾病，形态多样。黏膜病变通常由糜烂或白色网状条纹组成，但其白色病变有时是更均匀的白色上皮。

临床表现

扁平苔藓白色病灶的形态为暗红色、平顶丘疹上覆白色细纹，称为 Wickham 纹、黏膜上的 lacy 纹、环形丘疹（图 8.28 至图 8.30）。典型的白色蕨样和蕾丝样丘疹是口腔扁平苔藓最常见的形态，但在

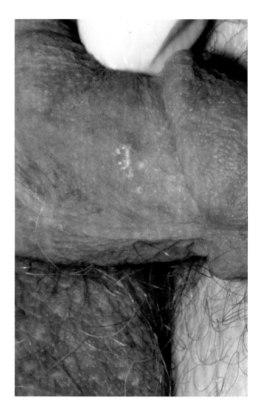

图 8.28　一般情况下，表现为白色条纹的扁平苔藓较糜烂的扁平苔藓症状少，易治疗

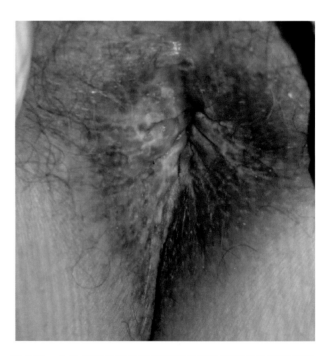

图 8.29　白色交错条纹是扁平苔藓具有诊断意义的病理表现，不必进行活检

肛门生殖器区域皮肤不常见（图 8.31）。扁平苔藓也可出现类似于硬化性苔藓均匀融合的白色上皮（图

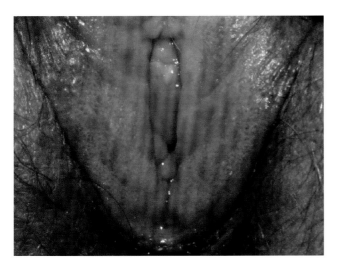

图 8.30　这些微小、白色、离散、环状和交织的丘疹是黏膜或化生黏膜上扁平苔藓的典型表现。其内可见微小的糜烂，女性扁平苔藓的白色病灶往往与更加不适的糜烂性疾病相关

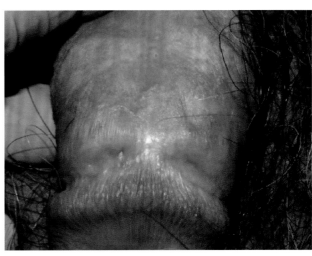

图 8.32　生殖器扁平苔藓的另一种形态是类似硬化性苔藓的实性白色丘疹或斑块

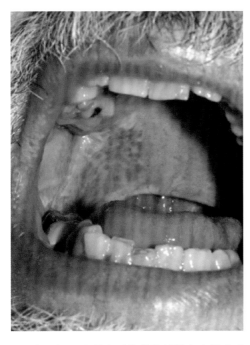

图 8.31　患有肛门生殖器扁平苔藓的男性和女性普遍也患有口腔扁平苔藓

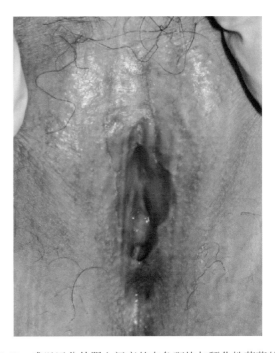

图 8.33　难以区分外阴上闪亮的白色斑块与硬化性苔藓的光滑斑块。通过存在口腔扁平苔藓、浅表糜烂以及与病理结果符合扁平苔藓，可得出正确的诊断

8.32 和图 8.33），但不伴有皱褶和瘀斑。瘢痕通常未见或特别小，但扁平苔藓的白色病灶通常与能产生瘢痕的糜烂性疾病有关。

在第十一章中介绍的糜烂性病变主要影响黏膜表面，通常与邻近的白色病变有关（图 8.34）。在 Hewitt-Pelisse 综合征（即外阴 - 阴道 - 牙龈综合征）中，受影响的部位是牙龈、阴道和阴道前庭。受累

部位存在典型的釉面红斑，或患处明显受侵蚀、边缘伴有白色的角化过度上皮。此边缘为进行活检的最佳部位。釉面红斑区域，尤其在前庭处，通常不显示扁平苔藓的病理特征，许多报告为浆细胞黏膜炎。

肛门生殖器扁平苔藓可能无症状，但患者通常主诉性交不适、疼痛和瘙痒。

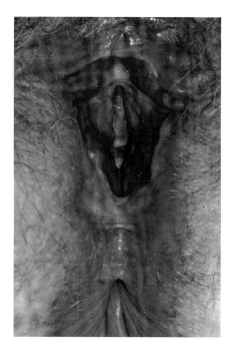

图 8.34　该患者存在化生黏膜和前庭糜烂，其周围有色素减退的上皮环绕，很容易考虑到扁平苔藓的诊断

诊断

当见到网状或蕨样条纹时，可以进行临床诊断，不需要活检。然而，对表现为实性白色上皮的患者，通常需要活检来与硬化性苔藓以及慢性单纯苔藓相鉴别。典型的扁平苔藓表现为表皮变薄，不规则的棘层增厚呈锯齿状突起。颗粒层明显，沿真皮与表皮交界处有致密的淋巴细胞浸润，浸润基底层。基底膜区空泡化，形成角化不良的细胞，亦称为胶质体，见于下层表皮，有时也见于上层真皮。也可能有一定程度的色素异常进入下层真皮。慢性肥厚型病变和黏膜病变往往缺乏特征性组织学特征，诊断困难。

不伴有白色条纹扁平苔藓的白色丘疹有时被认为是念珠菌病，或在莱特尔病（Reiter disease）的化生黏膜上看到的白色丘疹。红斑狼疮在肛门生殖器皮肤上很少见，但其病灶与扁平苔藓非常相似。通过免疫荧光检查有助于两者的鉴别。当扁平苔藓表现为均匀的白色上皮丘疹或斑块时，必须将扁平苔藓与单纯苔藓、硬化性苔藓、浸渍银屑病或湿疹、家族性良性慢性天疱疮、真菌感染和白癜风区分开来。在长期病程中，尤其是外阴结构完全丧失的肥厚型扁平苔藓，与终末期硬化性苔藓、硬斑病及瘢痕性天疱疮难以区分。

扁平苔藓（白色病变）	诊断

- 女性：白色网状条纹，或白色上皮，通常包绕糜烂灶；阴道糜烂和阴道炎症分泌物常见。
- 男性：白色网状或环形纹，平顶白色丘疹，最常见于龟头。白色上皮环绕的糜烂灶较少见。
- 在男性和女性，伴有白色条纹的口腔扁平苔藓，伴或不伴颊黏膜或牙龈糜烂。
- 经活检证实，真皮上部慢性炎性浸润、毗邻并破坏基底膜和角化不良细胞。通常病理结果被解释为非特异性"苔藓样皮炎"，因此，诊断需结合临床确定。

治疗

扁平苔藓的一线治疗为外用皮质类固醇，较常用丙酸氯倍他索或丙酸乌倍他索等强效软膏。这些药物通常疗效较好。当治疗效果欠佳时可使用外用钙调磷酸酶抑制剂，如他克莫司或匹美克莫司，其用药的相关注意事项与上述硬化性苔藓和白癜风相同 [301]。更顽固的糜烂性疾病和口腔、阴道侵犯的治疗在第十一章进行讨论。

扁平苔藓（白色病变）	治疗

- 纠正感染及局部雌激素缺乏。
- 男性：若病情严重，行包皮环切术，否则治疗与女性相同。
- 女性：外用强效皮质类固醇软膏（如 0.05% 丙酸氯倍他索等）每日 1～2 次，直至皮肤质地正常。此后尽可能降低用药频率以维持。
- 他克莫司或匹美克莫司每日应用为二线治疗。如有需要，可与皮质类固醇一起使用以增加疗效。
- 仔细随访，每月一次评估药物的副作用、疾病控制情况和恶变。

慢性单纯性苔藓

慢性单纯性苔藓最常见的表现为红色苔藓样斑块，这部分主要在第六章与其他红色斑块一同讨论。

这种由摩擦和抓挠引起的皮肤病通常以皮肤发炎、变厚、常伴皮肤脱屑为特征。肛门生殖器区域相对密闭且潮湿，因此会使角化过度的苔藓化皮肤发白（图 8.35 至图 8.37）。此外，摩擦和抓挠的损伤有时会导致炎症后色素减退。这种损伤可在有易感倾向的患者中诱发白癜风。

诊断通常是基于强烈的瘙痒和抓挠带来的愉悦、

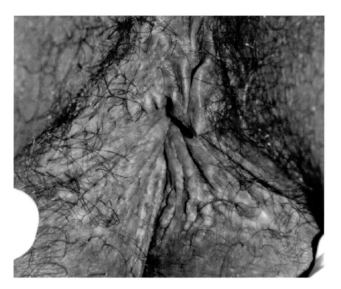

图 8.35 由于皮肤湿润，慢性单纯性苔藓斑块变厚、变白

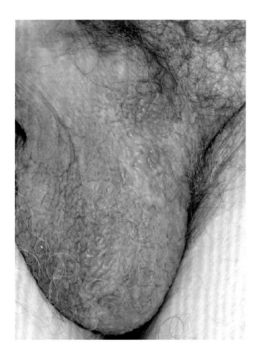

图 8.36 由慢性单纯性苔藓引起的皮肤变白在阴茎和阴囊并不常见，因为与女性外阴和肛周皮肤相比它们更加干燥

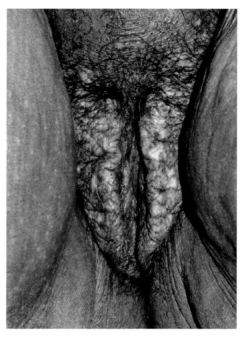

图 8.37 在自然肤色较黑的患者中，非常厚的慢性单纯性苔藓的色素减退更为明显，与周围皮肤形成鲜明对比

皮，伴有明显的颗粒细胞层。血管周围有淋巴细胞和嗜酸性粒细胞浸润，常见真皮乳头层状纤维化。

家族性良性天疱疮（Hailey-Hailey 病）、银屑病、乳腺外佩吉特病以及扁平苔藓和硬化性苔藓的肥厚形态均可与慢性单纯性苔藓表现相似。

治疗包括使用外用皮质类固醇，避免接触刺激物，以及在睡眠期间镇静以防止夜间摩擦和抓挠，帮助打破瘙痒 - 抓挠循环。当患者病情好转时，可替换低效力的外用皮质类固醇或降低使用强效制剂的频率。

念珠菌病

虽然念珠菌病的主要病灶是红色斑块和糜烂，但黏膜型或糜烂型可表现为白色上皮或表面白色渗出物附着，尤其是严重时，可刮除（图 8.38 和图 8.39）。其他患者表现为融合的白色丘疹，即有浸渍顶端的脆弱脓疱（图 8.40），这种情况在第六章（红色斑块）和第十五章（阴道炎和龟头炎）中有更详细的讨论。念珠菌病白色病灶的病原体通常是白念珠菌或热带念珠菌。虽然其他菌株如光滑念珠菌和近平滑念珠菌也可引起外阴阴道症状，但这些念珠菌通常只对阴道和阴道口的黏膜皮肤产生刺激，而

苔藓样变的存在以及生殖器瘢痕的缺乏。然而，严重叠加的慢性单纯性苔藓可以掩盖其下的硬化苔藓，较少见的情况下也可出现银屑病和接触性皮炎。若怀疑这种情况，则应进行活检。虽然硬化性苔藓经常可在慢性单纯性苔藓下发现，但是慢性单纯性苔藓的叠加混淆了形态学诊断，也混淆了组织学图像。在显微镜下，慢性单纯性苔藓穿刺活检显示明显的角化过度，其上覆盖着不规则的银屑病样的增生上

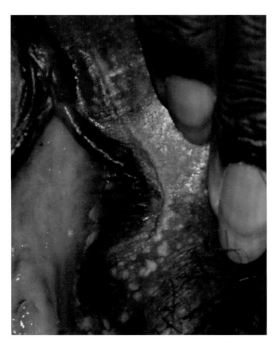

图 8.38 这些念珠菌病的白色病变可通过纸巾或棉签温和地擦除

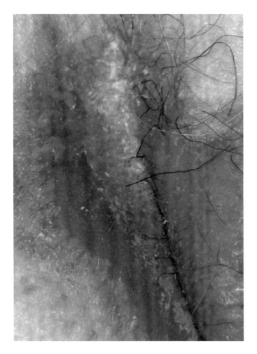

图 8.39 擦烂念珠菌病通常是擦烂皮炎的一部分，浸渍的死皮呈白色

不会使角质化的皮肤出现白色病变。

外阴或阴茎念珠菌病的白色病变常见于肥胖、糖尿病或免疫抑制的患者。

大多数念珠菌性外阴炎合并有阴道念珠菌病，

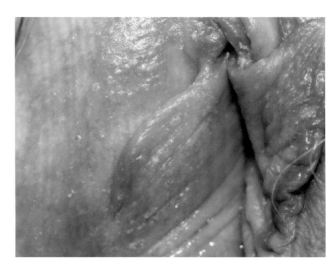

图 8.40 有时念珠菌病表现为脆弱的脓疱。这些水疱的顶端呈白色

"外阴阴道炎"（vulvovaginitis）一词更能准确地描述这一情况。

未行包皮环切术的男性可通过与受感染的性伴侣接触或通过肠道内定植念珠菌而获得生殖器念珠菌病，尤其是有潜在皮肤病、肥胖或失禁时更易患病。最常受累的部位是包皮内表面和龟头。虽然斑块通常表现为红斑和糜烂样，但最初皮损可能是与一些女性患者类似的脓疱或白色浸渍的上皮。通常可通过直接显微镜或真菌培养鉴定念珠菌假菌丝和芽孢来诊断。

许多皮肤病可被误认为是念珠菌性外阴炎，尤其是银屑病、湿疹／慢性单纯性苔藓和家族性良性天疱疮（图 8.41）。由增殖性天疱疮引起的软性水化上皮和角化过度皮肤会类似于念珠菌感染表现。有时，单纯疱疹病毒感染导致的白色糜烂与念珠菌病表现几乎没有区别。

念珠菌病	诊断

- 红斑，有时伴有白色渗出物，尤其是易出现在外阴黏膜或化生黏膜、龟头、包皮或皮肤皱褶上。
- 真菌检查或培养发现念珠菌。
- 无须活检。

治疗

外用抗真菌制剂，包括任何唑类乳膏和制霉菌

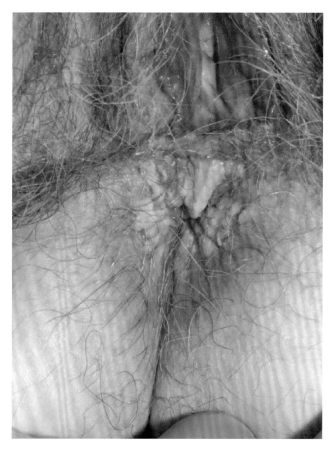

图 8.41 家族性良性天疱疮常呈白色，因为微破裂的囊疱水化后呈白色。这些短天而线性的、表面的裂缝强烈提示这种情况

素软膏，都是有效的治疗方法，但应用乳膏后常产生灼烧感。此外，应对女性阴道进行评估或治疗，因为大多女性患者同时伴有阴道念珠菌病。口服氟康唑也是有效的。因为擦烂念珠菌病常由于肥胖、糖尿病和失禁等易感因素而复发，因此，患者可能需要接受外用药物治疗，用于复发后治疗或日常使用以防止念珠菌病的复发。

念珠菌病	治疗

- 口服氟康唑或任何外用唑类药物、制霉菌素。
- 控制任何潜在的易感因素（抗生素、免疫抑制和失禁）。

生殖器疣

生殖器疣通常表现为肤色或褐色肿瘤，主要在第五章讨论。然而在潮湿的皮肤上，疣体过度角化的表面由于水化作用往往呈白色（图 8.42 和图 8.43）。

肛门生殖器疣（尖锐湿疣）是由几种人乳头瘤病毒（HPV）导致的良性表皮肿瘤。HPV 6 型和 11 型是大多数肛门生殖器疣的罪魁祸首。由于很少发生恶变，因此它们被认为是低危型病毒。HPV 16 型、

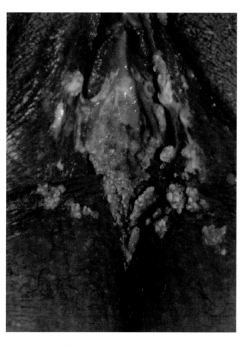

图 8.42 虽然大多数生殖器疣是肤色的，但这些尖锐的角化过度的病变由于暴露于生殖器湿润的环境而呈白色

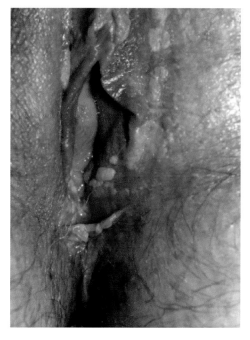

图 8.43 这些扁平的疣在黏膜和化生黏膜上呈规则的白色

18 型、31 型和 33 型是高危型病毒，与上皮内瘤变和鳞状细胞癌的发生有关。治疗方法包括物理破坏如液氮、电灼术和激光，化学破坏如三氯乙酸和聚氯乙稀，以及应用咪喹莫特等免疫调节乳膏促进局部皮肤免疫。

现有的新疫苗是一种有效的预防措施。

高级别鳞状上皮内病变

高级别鳞状上皮内病变（HSILs），以前称为上皮内瘤变、鲍恩样丘疹病和原位鳞状细胞癌，由 HPV 感染所产生的上皮全层发育不良构成，主要在第五章讨论。与肛门生殖器疣相同，也是由于角化过度的皮肤水化使潮湿皮肤上发生的高级别鳞状上皮内病变呈白色（图 8.44）。

分化型上皮内瘤变

目前将与硬化性苔藓和扁平苔藓相关的而不是与 HPV 感染相关的全层上皮发育不良称为分化型上皮内瘤变。这部分内容主要在第五章讨论。分化型上皮内瘤变表现为界限分明的白色、红色或肤色平顶丘疹和斑块（图 8.45）。上皮内瘤变的诊断依靠病

理活检证实的形态学表现，即全层发育不良。白色上皮内瘤变的鉴别诊断包括扁平苔藓、硬化性苔藓和基底细胞癌。

乳腺外佩吉特病

乳腺外佩吉特病（见第六章）是一种非常少见的肛门生殖器皮肤恶性肿瘤，最常见的表现是在色素减退、过度角化的皮肤基础上出现分界不清的红色斑块（图 8.46）。本病常被误认为湿疹、慢性单纯性苔藓或分化型外阴上皮内瘤变，诊断依靠活检。

白色丘疹和结节

表皮（表皮样，表皮包涵体）囊肿和粟粒

表皮囊肿是毛囊梗阻导致的常见良性结节，毛囊上皮脱落的细胞在毛囊深层累及而使其逐渐膨胀（见第五章）。这些是非常常见的表现。然而，偶尔能发现患者在阴囊或大阴唇出现大量囊肿。

表皮囊肿可发生在任何年龄，但最常发生于中年，主要出现在大阴唇、小阴唇、阴茎体、阴囊和肛周。表皮囊肿不发生在阴道前庭，一般也不发生在龟头。囊肿表现为圆顶状白色、黄色或肤色丘疹或结节，通常伴有中央栓。囊肿通常是无症状的，但当囊肿破裂时，会由于角蛋白产生的异物反应而发炎、变软。真正的感染并不常见。极小的 1 ~ 2 mm 丘疹

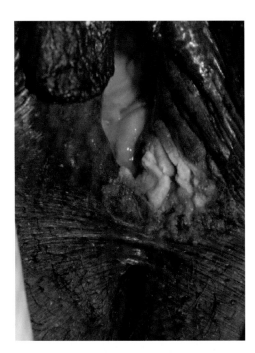

图 8.44　不仅生殖器疣有时是白色的，高级别鳞状上皮内病变也可能是白色的，很难与疣进行区分。对于非常大或不规则的白色疣，应该进行活检

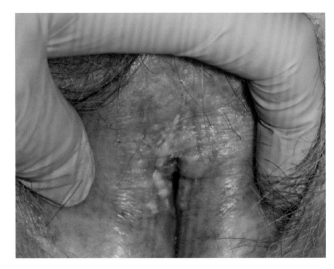

图 8.45　分化型外阴上皮内瘤变可以是白色、棕色或红色。当病变为白色时，通常会变厚

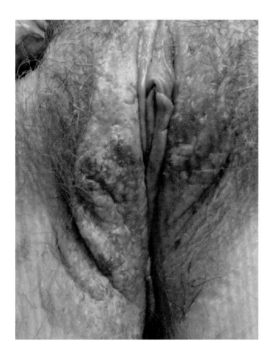

图 8.46　佩吉特病表现为红色斑块，通常与白色增厚的上皮相邻，典型表现为白色增厚皮肤的"小岛"

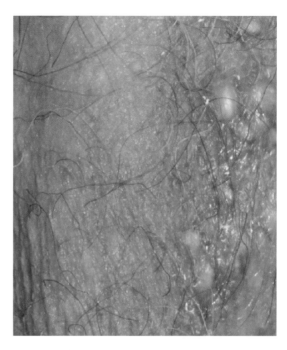

图 8.47　表皮囊肿由储存在滤泡中的角蛋白组成，水化的角蛋白呈白色

称为粟粒（图 8.47）。时间较长的皮损可发生钙化。

　　诊断依靠临床表现。若出现干酪样物质，则容易确诊。组织学特征是由层状鳞状上皮细胞组成的囊壁。囊腔内含有层状双折射角蛋白和毛发。

　　与表皮囊肿相似的白色结节包括 Fordyce 斑、皮脂囊肿、毳毛囊肿和传染性软疣，也应与前庭大腺囊肿鉴别。但这些囊肿通常为浅蓝色、肤色或更多地为黄色，且位于阴道前庭。

　　大多数情况不需要治疗，但对于较大的令人烦恼的病变可以切除，对于较小的囊肿和粟粒可以切除、烧灼或腐蚀。

传染性软疣

　　传染性软疣是由痘病毒引起的皮肤损伤，发生在成人生殖器上时通常是由性接触传播的。这些内容主要在第五章讨论。传染性软疣可表现为肤色、粉红色或白色圆顶状丘疹（图 8.48）。通常至少某些病灶有中央凹陷。病变发生于角化的皮肤，并且在免疫力强的人身上是自限性且可自愈的。这些病灶在任何损伤后都会自动消失，包括用锋利的器械刮除、光冷冻疗法、除痣和斑蝥素。外用免疫调节乳

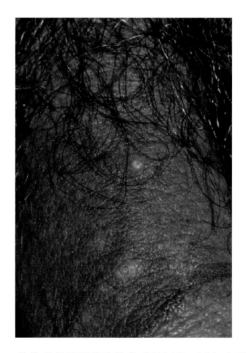

图 8.48　传染性软疣通常为肤色或粉红色，可与水疱相似。然而，有时它们为白色，很难与粟粒，即微小的白色表皮囊肿相区分。阴茎体皮损中央凹陷是典型的传染性软疣

膏咪喹莫特（艾达乐）也能有效地治疗大面积病变，尤其适用于不能耐受其他方法的儿童。

疣状癌

临床表现

这种不常见的肿瘤好发于老年患者，通常发生在 80 ～ 90 岁，但在较年轻的患者也有发生。皮损表现为生长缓慢的疣状或乳头状瘤性结节，最常见于大阴唇（图 8.49）、龟头或肛周皮肤。疣状癌也见于阴道、宫颈、阴茎、阴囊、直肠和膀胱，也见于生殖器外部位（包括鼻咽和食管）。

诊断

因疣状癌的组织学表现无特异性，因此诊断往往很困难，特别是与大型的尖锐湿疣难以区分。组织病理学改变无特征，包括明显的角化过度和棘层增厚，伴有深穿透、饱满且生长迅速的表皮突。基底层完整，界限清楚，整个上皮明显缺乏细胞异型性。肿瘤周围和下方有非特异性炎性浸润，常可见到突出的颗粒层与明显的营养不良细胞。

除了大型疣外，主要需要与疣状癌相鉴别的疾病是典型的鳞状细胞癌。通过组织学检查可区分这两种疾病。

疣状癌	诊断

- 为疣状或乳头状瘤性结节。
- 最常见于大阴唇、龟头和肛周皮肤。
- 活检是必要的，但通常是非特异性的，需要高度怀疑且进行经验性诊断和治疗。

病理生理学

现在疣状癌被认为是分化良好的鳞状细胞癌的变体。虽然肿瘤外观看似良性，但其生长却是具有破坏性和浸润性的。在一些病例中同时伴有 HPV 感染的证据，或有生殖器疣的病史，有时有硬化性苔藓的基础。HPV 在这些病变中并不常见[31]。

治疗

手术切除是一种治疗选择，但很少建议淋巴结切除，因为淋巴结转移非常罕见。由于许多肿瘤对放射不敏感，所以不采用放疗。有一例成功应用口服维 A 酸治疗的报道。

疣状癌	治疗

- 外科切除。

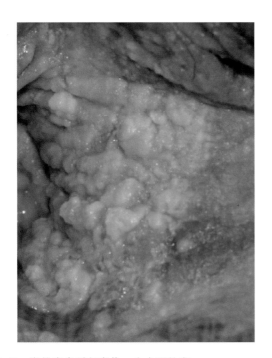

图 8.49　疣状癌常看起来像一个大型的疣

参考文献

1. Falabella R, Barona MI. Update on skin repigmentation therapies in vitiligo. *Pigment Cell Melanoma Res.* 2008;22:42–45.
2. Upala S, Sanguankeo A. Low 25-hydroxyvitamin D levels are associated with vitiligo: a systematic review and meta-analysis. *Photodermatol Photoimmunol Photomed.* 2016;32(4):181–190.
3. Serrao VV, Paris FR, Feio AB. Genital vitiligo-like depigmentation following use of imiquimod 5% cream. *Eur J Dermatol.* 2008;18:342–343.
4. Whitton M, Pinart M, Batchelor JM, et al. Evidence-based management of vitiligo: summary of a Cochrane systematic review. *Br J Dermatol.* 2016;174(5):962–969.
5. Sisti A, Sisti G, Oranges CM. Effectiveness and safety of topical tacrolimus monotherapy for repigmentation in vitiligo: a comprehensive literature review. *An Bras Dermatol.* 2016;91:187–195.
6. Sharma CK, Sharma M, Aggarwal B, et al. Different advanced therapeutic approaches to treat vitiligo. *J Environ Pathol Toxicol Oncol.* 2015;34:321–334.
7. Jeong HS, Vandergriff T, Pandya AG. Use of suction blisters for noncultured epidermal suspension grafting in patients with vitiligo. *Dermatol Surg.* 2016;42:688–691.
8. Ashique KT, Kaliyadan F, Iqbal S. Dermabrasion of the eyelids in vitiligo surgery. *Dermatol Surg.* 2016;42:691–692.

9. Bae JM, Hong BY, Lee JH, et al. The efficacy of 308-nm excimer laser/light (EL) and topical agent combination therapy versus EL monotherapy for vitiligo: a systematic review and meta-analysis of randomized controlled trials (RCTs). *J Am Acad Dermatol.* 2016;74:907–915.

10. Deo MS, Kerse N, Vandal AC, et al. Dermatological disease in the older age group: a cross-sectional study in aged care facilities. *BMJ Open.* 2015;5(12):e009941.

11. Liu Y, Hua H, Gao Y. Oral lichen sclerosus et atrophicus—literature review and two clinical cases. *Chin J Dent Res.* 2013;16:157–160.

12. Chaudhry SI, Morgan PR, Neill SM. An unusual tongue. *Clin Exp Dermatol.* 2006;31:831–832.

13. Kreuter A, Kryvosheyeva Y, Terras S, et al. Association of autoimmune diseases with lichen sclerosus in 532 male and female patients. *Acta Derm Venereol.* 2013;93:238–241.

14. Zollnger T, Mert KD, Schmid M, et al. Borrelia in granuloma annulare, morphea and lichen sclerosus: a PCR-based study and review of the literature. *J Cutan Pathol.* 2010;27:571.

15. Bunker CB, Shim TN. Male genital lichen sclerosus. *Indian J Dermatol.* 2015;60:111–117.

16. Lee A, Bradford J, Fischer G. Long-term management of adult vulvar lichen sclerosus: a prospective cohort study of 507 women. *JAMA Dermatol.* 2015;151:1061–1067.

17. Chi CC, Kirtschig G, Baldo M, et al. Systematic review and meta-analysis of randomized controlled trials on topical interventions for genital lichen sclerosus. *J Am Acad Dermatol.* 2012;67: 305–312.

18. Funaro D, Lovett A, Leroux N, et al. A double-blind, randomized prospective study evaluating topical clobetasol propionate 0.05% versus topical tacrolimus 0.1% in patients with vulvar lichen sclerosus. *J Am Acad Dermatol.* 2014;71: 84–91.

19. Borghi A, Corazza M, Minghetti S, et al. Topical tretinoin in the treatment of vulvar lichen sclerosus: an advisable option? *Eur J Dermatol.* 2015;25:404–409.

20. Terras S, Gambichler T, Moritz RK, et al. UV-A1 phototherapy vs clobetasol propionate, 0.05%, in the treatment of vulvar lichen sclerosus: a randomized clinical trial. *JAMA Dermatol.* 2014;150:621–627.

21. Criscuolo AA, Schipani C, Cannizzaro MV, et al. New therapeutic approaches in the treatment of anogenital lichen sclerosus: does photodynamic therapy represent a novel option? *G Ital Dermatol Venereol.* 2017;152:117–121.

22. Giuseppina Onesti M, Carella S, Ceccarelli S, et al. The use of human adipose-derived stem cells in the treatment of physiological and pathological vulvar dystrophies. *Stem Cells Int.* 2016;2016:2561461. doi: 10.1155/2016/2561461.

23. Homer L, Buchanan KJ, Nasr B, et al. Meatal stenosis in boys following circumcision for lichen sclerosus (balanitis xerotica obliterans). *J Urol.* 2014;192:1784–1788.

24. Zucchi A, Cai T, Cavallini G, et al. Genital lichen sclerosus in male patients: a new treatment with polydeoxyribonucleotide. *Urol Int.* 2016;97(1):98–103.

25. Potts BA, Belsante MJ, Peterson AC. Intraurethral steroids are a safe and effective treatment for stricture disease in patients with biopsy proven lichen sclerosus. *J Urol.* 2016;195(6): 1790–1796. doi: 10.1016/j.juro.2015.12.067.

26. Patel CK, Buckley JC, Zinman LN, et al. Outcomes for management of lichen sclerosus urethral strictures by 3 different techniques. *Urology.* 2016;91:215–221.

27. Flynn AN, King M, Rieff M, et al. Patient satisfaction of surgical treatment of clitoral phimosis and labial adhesions caused by lichen sclerosus. *Sex Med.* 2015;3:251–255.

28. Smith SD, Fischer G. Childhood onset vulvar lichen sclerosus does not remit at puberty: a prospective case series. *Pediatr Dermatol.* 2009;26:725–729.

29. Micheletti L, Preti M, Radici G, et al. Vulvar lichen sclerosus and neoplastic transformation: a retrospective study of 976 cases. *J Low Genit Tract Dis.* 2016;20:180–183.

30. Samycia M, Lin AN. Efficacy of topical calcineurin inhibitors in lichen planus. *J Cutan Med Surg.* 2012;16:221–229.

31. del Pino M, Bleeker MC, Quint WG, et al. Comprehensive analysis of human papillomavirus prevalence and the potential role of low-risk types in verrucous carcinoma. *Mod Pathol.* 2012;25:1354–1363.

推荐阅读

Bunker CB, Shim TN. Male genital lichen sclerosus. *Indian J Dermatol.* 2015;60:111–117.

Chi CC, Kirtschig G, Baldo M, et al. Systematic review and meta-analysis of randomized controlled trials on topical interventions for genital lichen sclerosus. *J Am Acad Dermatol.* 2012;67:305–312.

Gawkrodger DJ. Guideline for the diagnosis and management of vitiligo. *Br J Dermatol.* 2008;159:1051–1076.

Iannella G, Greco A, Didona D, et al. Vitiligo: pathogenesis, clinical variants and treatment approaches. *Autoimmun Rev.* 2016;15:335–343.

Lee A, Bradford J, Fischer G. Long-term management of adult vulvar lichen sclerosus: a prospective cohort study of 507 women. *JAMA Dermatol.* 2015;151:1061–1067.

Whitton M, Pinart M, Batchelor JM, et al. Evidence-based management of vitiligo: summary of a cochrane systematic review. *Br J Dermatol.* 2016;174(5):962–969. doi: 10.1111/bjd.14356.

第九章

深色皮损：褐色、蓝色、灰色与黑色皮损

Peter J. Lynch 著，阳艳军 译，凌 斌 审校

　　色素沉着皮损在女性生殖器皮肤中占10%～12%，在男性所占比例稍低。按病因学色素沉着皮损可包括生理性色素沉着、炎症后色素沉着、某些感染和良恶性肿瘤。褐色、棕色和黑色是黑色素沉积的结果。黑色素是位于上皮基底膜上的黑色素细胞中的细胞质细胞器（黑色素体）内形成的。正常皮肤的颜色和各种皮损的颜色由几个因素决定：黑色素细胞的密度、每个黑色素细胞产生的黑色素量，以及黑化后的黑色素体向每个黑色素细胞周围大约30个角质形成细胞的转移速率。令人惊讶的是，黑色素细胞的密度在不同种族背景的人群中并没有明显的变化，但在不同的部位会有所不同。例如，生殖器组织单位面积内的黑色素细胞比躯干皮肤多50%。色素沉着的发展部分依赖于遗传因素（种族群体的变异性），部分依赖于后天因素，如紫外线、炎症的存在（特别是涉及基底层损伤的炎症）、某些类型的感染（尤其是生殖器和生殖器周围的 HPV 感染）以及女性的激素状态。当正常黑化的角质形成细胞（上皮细胞增生）数量增加，和（或）角质层中正常黑化的角质形成细胞留存增加时，也会出现色素沉着增加。对于本章中的少数疾病，是血红素而不是黑色素与病变呈深色有关。

生理性色素沉着

　　生理性色素沉着是指皮肤呈对称、扁平、光滑、无症状的深色。最常见的部位包括男性患者的阴囊、女性患者的大阴唇和小阴唇外缘（图9.1）。两性的肛周皮肤通常表现出一定程度的生理性色素沉着（图9.2）。明显的色素变化跨越种族，也可出现在某

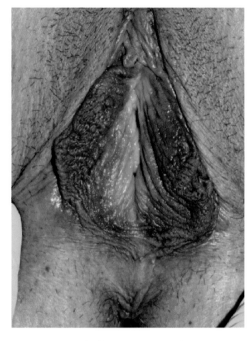

图 9.1　外阴的生理性色素沉着最明显的部位是小阴唇，有时也会出现在后联合和会阴体

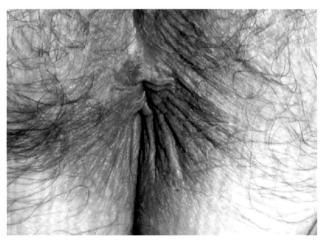

图 9.2　肛周皮肤常表现为分界较差的生理性色素沉着

个特定的种族内的人与人之间。色素沉着的程度可能很浅，几乎看不出来；也可能很深，几乎是黑色的。

生理性色素沉着的诊断是临床诊断，鉴别诊断包括炎症后色素沉着，但后者往往是斑块性的，往往不对称分布。如果患者或临床医生担心，对生理性色素沉着进行活检，会发现排列在上皮基底层的黑色素细胞和角质形成细胞中黑色素增加。生殖器色素沉着是由于与周围皮肤相比，生殖器中的黑色素细胞密度更大。在内源性和外源性性激素的影响下，这些色素沉着的区域会进一步变暗。这一现象在怀孕期间尤为明显。在新生儿和患艾迪生病等疾病的患者中，由于垂体 - 肾上腺轴功能明显紊乱，使促黑色素细胞激素（melanocyte-stimulating hormone，MSH）增加使色素沉着。

不必要进行治疗，甚至是不可取的。然而值得注意的是，一些对肛门 – 生殖器色素沉着的强迫观念导致执业医生和非执业医生提供漂白服务。

黑棘皮病

黑棘皮病（acanthosis nigricans，AN）的发病率随皮肤颜色而变化，大约发生在 13% 的非裔美国人、5% 的西班牙裔和 1% 的高加索人[1]。肥胖和肥胖相关胰岛素抵抗也会影响患病率[2]。在 50 年前黑棘皮病是一种罕见的疾病，但近年来由于肥胖的显著增加，尤其是儿童肥胖的增加，黑棘皮病变得更为常见。2012 年巴西的一项研究显示，在肥胖中心的儿童和青少年中分别有 58% 和 43% 的肥胖者同时患有黑棘皮病和胰岛素抵抗[3]。虽然黑棘皮病最常见于肥胖人群，但也发生于患有各种内分泌疾病、恶性肿瘤以及使用某些药物如烟酸的患者中。

黑棘皮病表现为颈部周围、腋窝和脚部皱褶处浅棕色到深棕色界限不清的病变（图 9.3 和图 9.4）。它很少出现在身体其他皱褶部位和生殖器官。色素沉着的背景可能是平的，但其特征是有隆起的线状凸起彼此平行。病灶表面有轻微的"凹凸不平"，触诊时通常呈天鹅绒状或非常轻微的粗糙。黑棘皮病通常无症状或有轻微瘙痒，但患者常因为外观肮脏的皮肤而感到烦恼。根据临床表现确定诊断。主要的鉴别诊断是炎症后色素沉着形成的慢性单纯性苔藓。

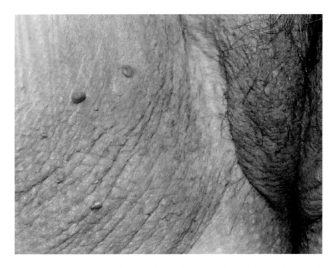

图 9.3 黑棘皮病表现为皮肤皱褶色素沉着，常呈天鹅绒状或线状，类似苔藓样硬化。皮赘常伴黑棘皮病

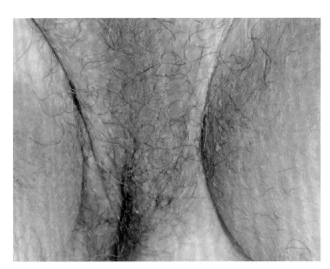

图 9.4 黑棘皮病的乳头瘤状外观通常出现在摩擦区域，如本图男子的会阴，以及肥胖患者肤色深的地方

黑棘皮病的治疗效果是不确定的。可以尝试外用维 A 酸和三氯乙酸，但通常副作用比疾病本身更严重。然而，对于外观可以通过减肥或治疗相关内分泌疾病来改善。由于黑棘皮病患者常合并胰岛素抵抗、糖代谢异常、高血压和胆固醇升高等相关疾病，因此对黑棘皮病患者进行评估通常是可取的[1]。黑棘皮病很少与恶性肿瘤的发展有关，尤其是涉及胃肠道的恶性肿瘤。在没有内分泌病、不肥胖和（或）最近无意减肥的成年人中要考虑到这种关联。

炎症后色素沉着

炎症可以通过两种方式影响黑色素细胞。当严重受损的黑色素细胞停止产生黑色素而导致色素减退时，轻度受损的黑色素细胞会生成更多的黑色素，并产生色素沉着反应。在先前炎症部位会形成炎症后色素沉着。轻度晒伤后晒黑就是炎症后色素沉着的例子。炎症可能是皮肤病的固有成分，也可能发生在创伤部位，如持续抓挠、使用液氮或三氯乙酸（图 9.5）。炎症后色素沉着在临床上表现为浅褐色至深褐色不高于皮面的斑疹和斑块，偶尔可表现为灰色、蓝色或黑色。色素沉着的分布、位置和严重程度取决于原发病。

与其他炎症性疾病相比，在硬化性苔藓和扁平苔藓等疾病中，炎症更优先损害上皮的基底层，会形成更深的色素沉着（图 9.6 和图 9.7）。不出所料，肤色较深的患者更容易出现严重的炎症后色素沉着。同样，由于生殖器的正常颜色通常比周围皮肤暗，因此生殖器组织的炎症特别容易引起炎症后色素沉着。

既往外伤史或既往炎症史是重要的诊断线索，但有时此类病史不易被想起。这一点在肛门 - 生殖器的扁平苔藓和硬化性苔藓中尤其明显。在炎症消

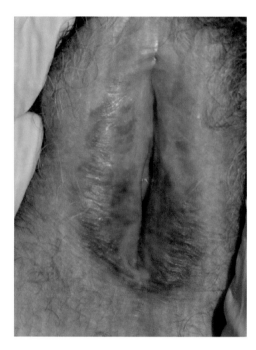

图 9.6　有时硬化性苔藓由于基底层损伤而导致色素沉着分界不清，使真皮巨噬细胞吞噬黑色素颗粒

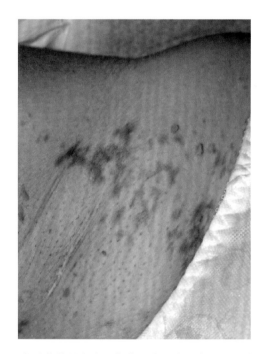

图 9.7　扁平苔藓是炎症后色素沉着的常见病因，活动的红色丘疹很明显，以及病变留下的棕色色素沉着

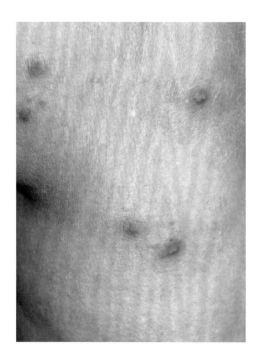

图 9.5　炎症后色素沉着可发生在创伤后。该患者因慢性搔抓而产生表皮脱落瘙痒性结节及增厚的丘疹

失很长时间后才会注意到异常持久的色素沉着。在某些情况下不能得到既往的炎症病史，有必要进行活检，以确认炎症后色素沉着的诊断。这尤其适用于色素密度有所变化或呈灰色或黑色的斑疹或斑块

（见本章关于生殖器黑变病和黑细胞痣一节）。

　　因为炎症后色素沉着通常会在几个月后消失，所以不需要治疗。然而，色素沉着的存在有时会掩盖持续的轻度炎症。因此，如果色素沉着持续的时间超过预期，应进行活检，以确定是否存在亚临床炎症。如有亚临床炎症，应给予抗炎治疗，如局部类固醇。局部退色剂，如对苯二酚，可改善上皮浅层色素沉着，但对深层真皮中噬黑色素细胞的色素不起作用。

脂溢性角化病

　　脂溢性角化病是非常常见的良性增生。大多数40岁以上的人至少有一两个皮损，经常会有50～100个皮损。大多数皮损位于躯干，偶尔也见于近端肢体和肛门区。脂溢性角化病表现为边界清、宽平、棕褐色或黑色丘疹，宽 10～15 mm，高 2～10 mm（图9.8和图9.9）。这些特征使皮疹看起来像"粘在"皮肤上。皮损表面常有可见的鳞片，触诊时通常粗糙。然而在某些情况下，皮肤表面有一种光滑的"蜡"感，就像皮肤表面的一滴蜡。然而在这些光滑的皮损中，如果用刀片垂直于皮损顶部轻轻刮擦病灶表面，就可以发现鳞片的存在。

　　鳞片的存在对于区分脂溢性角化病与痣、雀斑样痣和黑色素瘤非常有用。在检查过程中使用放大镜时，可能会发现小的有特征的表面凹坑。皮肤镜

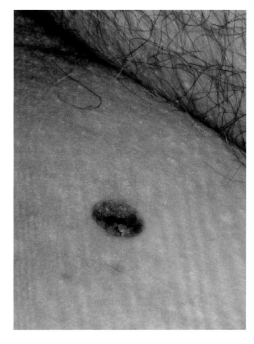

图 9.9　脂溢性角化病与黑色素细胞痣和生殖器疣相似

检查在鉴别诊断时可能会有所帮助[4]。可能很难将生殖器脂溢性角化病与色素性生殖器疣和 HPV 相关上皮内瘤变进行鉴别。病变的数量是一个有用的线索。生殖器脂溢性角化病通常是单发的，而 HPV 相关上皮内瘤变通常是多发的。也需要将脂溢性角化病与色素沉着的基底细胞癌相鉴别。由于脂溢性角化病与所有这些病变的鉴别非常重要，因此对大多数生殖器脂溢性角化病都应该进行活检。

　　脂溢性角化病的病因尚不清楚，但频繁的家族模式包括发病年龄和皮损数量提示遗传和衰老因素均有影响。非常有趣的是，在80%的脂溢性角化病中可以发现癌基因突变[5]。这些突变也见于恶性肿瘤的其他皮损，但实质上脂溢性角化病从不发展为恶性肿瘤，原因尚不清楚，但可在相同地方找到相关资料[5,6]。人乳头瘤病毒（HPV）是否在肛门-生殖器脂溢性角化病的发生过程中起作用仍存在许多争议，但我们和其他人认为是不起作用的。之所以产生争议，仅仅是因为临床上难以将脂溢性角化病与肛门-生殖器疣及 HPV 相关的上皮内瘤变进行鉴别[7]。

　　在任何诊断不确定的情况下都可进行活检。对于临床典型的或组织学证实的脂溢性角化病不需要治疗。对由衣物引起的以及对患者造成困扰的皮损，

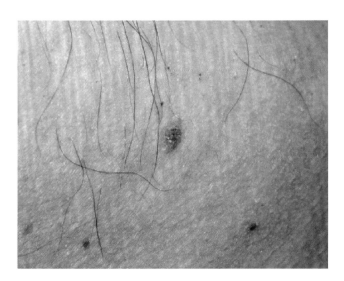

图 9.8　脂溢性角化病的皮肤颜色从棕褐色到深褐色不等，但它们的表面几乎都是略粗糙或呈"疣状"

可以采用液氮或薄层切除来治疗。

主要在第五章讨论。

色素疣

平顶型的生殖器疣通常为棕褐色或黑色（图9.10和图9.11）。第五章对这些病变及其他形态类型的疣一并说明。

生殖器上皮内瘤变

HPV相关外阴、阴茎和阴囊上皮内瘤变常呈褐色、棕色或黑色（图9.12至图9.14）。对于这些病变

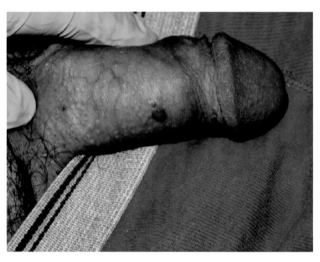

图9.10　这种孤立的色素疣与脂溢性角化病在临床上难以区分，靠活组织检查诊断

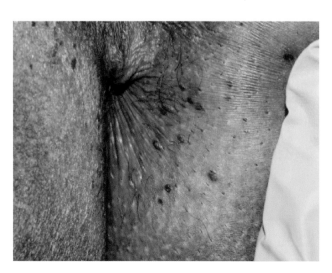

图9.11　天生黑皮肤的人通常长出棕色疣

色素性基底细胞癌

基底细胞癌通常呈肤色，但也有一小部分因

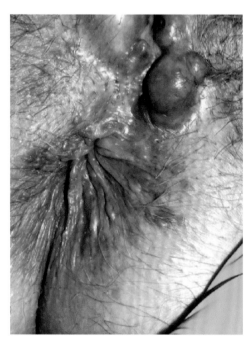

图9.12　肤色浅的人长出的扁平棕色疣很可能代表疣的异型性。这些疣活检表现为高级别鳞状上皮内病变（HSIL），以前称为外阴上皮内瘤变3级（VIN 3），其中一些已经发展成为会阴和外阴较大的浸润性鳞状细胞癌

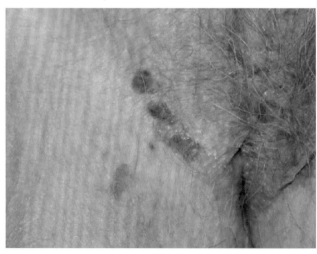

图9.13　这些平坦的黄褐色丘疹在活检中显示为HSIL。如果某个白皮肤的人出现棕色、平坦的丘疹和集群模式，提示需要活检

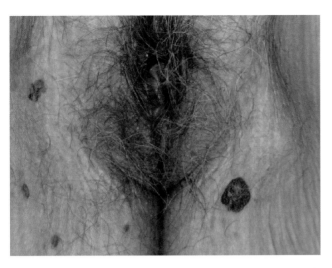

图 **9.14**　并非所有平坦或轻微隆起、色素过多的 HPV 相关病变都是危险的。该患者活检仅显示良性生殖器疣

含有足够的黑色素，至少部分为棕色、蓝色或黑色（图 9.15）。这些病变主要在第五章介绍。

血管角化瘤

　　生殖器血管角化瘤的颜色通常是从浅红到暗红，发生在外阴者有时也可呈蓝色、紫色或黑色（图 9.16 和图 9.17）。对于这些病变主要在第七章介绍。

卡波西肉瘤

　　发生在躯干和生殖器的卡波西肉瘤的结节和斑

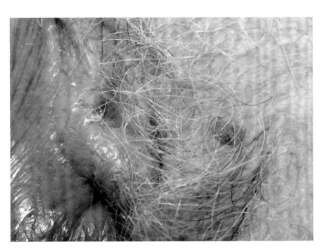

图 **9.15**　虽然基底细胞癌多为深褐色或粉红色，但有时也会出现黑斑或蓝灰色，如放疗后的女性多发性基底细胞癌

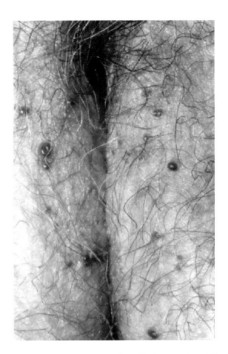

图 **9.16**　血管角化瘤是一种血管状有光泽的圆顶状丘疹，但通常是深紫色的，看起来是黑色

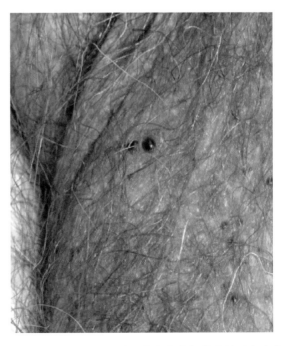

图 **9.17**　孤立存在时，应将血管角化瘤与结节性黑色素瘤相鉴别。皮肤镜是一个很简单的鉴别和评估方法。幸运的是，这名男子的病变尚小

块通常为中等红色到暗红色。在较少情况下颜色较深，可能有蓝色、紫色甚至黑色（图 9.18）。对于卡波西肉瘤主要在第五章讨论。

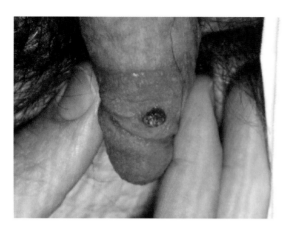

图 9.18 卡波西肉瘤是另一种血管肿瘤，表面检查呈褐色

外阴静脉曲张

静脉曲张可大可小。较大的病灶通常为蓝色（图 9.19 和图 9.20）。部分孕妇外阴出现较大的静脉曲张，分娩后可能会消失，也可能不会[8,9]。阴茎和阴囊的静脉曲张并不常见。非常小的扩张血管（"蜘蛛状血管"）更有可能是黝黑或暗红色的。这种毛细血管扩张通常发生在阴囊。通常微小的血管角质瘤是由红色毛细血管过度扩张形成的。对于静脉曲张通过玻片压迫后消失来确诊（玻片压诊法）。本病无

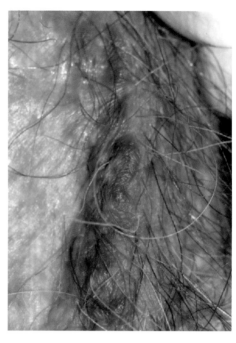

图 9.20 线状、曲线形的静脉曲张容易诊断

须常规治疗，但如果发生外伤后出血，通常需要电灼术甚至手术切除。

生殖器黑变病（着色斑病）

临床表现

生殖器黑变病和生殖器着色斑病在临床上曾被混为一谈，但严格说来，后者仅适用于活检时表现为斑点样组织学类型的病变。由于并非所有病例都存在这种情况，因此我们更倾向于使用"生殖器黑变病"这一术语。黑色素细胞型的色素沉着病变常见于生殖器，男女发病率均为 10% ~ 15%[4,10]。在女性中，60% ~ 70% 的外阴色素沉着病变是外阴黑变病[4,11]，在男性中比例也相当[4]。

生殖器黑变病包括触诊阴性、平坦的斑疹和色素沉着斑块（图 9.21 至图 9.23）。这种色素沉着常见于黏膜或化生黏膜，也可发生在角质化的皮肤上。生殖器黑变病很可能起源于硬化性苔藓（图 9.24）。皮损可能是单发的，也可能是多灶的，后者的发生率更高。色素沉着的大小和颜色有很大差别。病灶可小至 5 mm，但大多数病灶的直径可达 2 cm 以上。皮损在分布上通常不对称，有时在结构上非常有棱

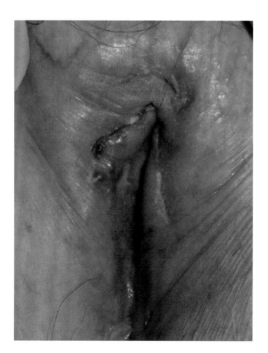

图 9.19 静脉曲张通常呈紫色，但也可呈蓝色，提示诊断为黑色素细胞病变，而非血管病变

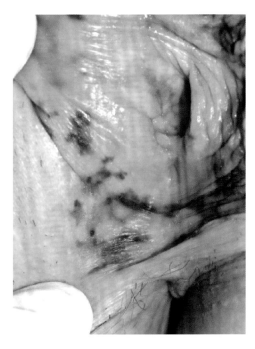

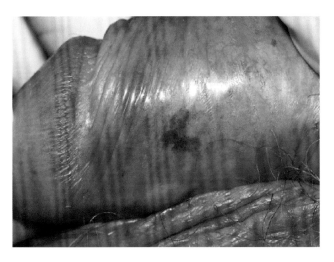

图 9.23　黑变病发生在阴茎的龟头和阴茎轴上。尽管照片上的黑变病很平常，但它有时会表现出明显的颜色和形状不规则

图 9.21　生殖器黑色素沉着病的特征是棕色斑块，通常是多发的，形状不规则，如有杂色色素沉着和黑色，提示黑色素瘤

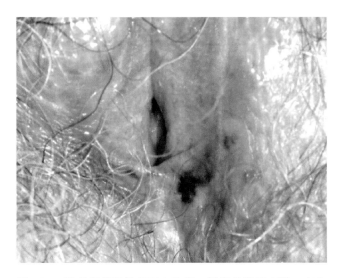

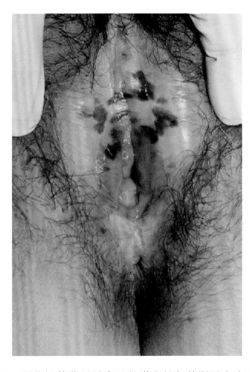

图 9.22　黑变病并不总是引人注意，但病灶数量有限，在女性往往发生于后联合附近

图 9.24　硬化性苔藓是最常见的潜在的与外阴黑变病有关的病变

角。颜色可能是棕褐色、棕色、蓝色或黑色，皮损经常有多种颜色。边界可能不清晰，也可能边界清楚。在男性，由于阴茎的易显露特点，因而容易发现病灶通常在很长一段时间在外观上几乎没有变化。但对于女性来说，关于持续时间通常是未知的。在女性中，色素沉着片最常见于小阴唇[11]，大阴唇受累较少，阴道和会阴病变也很少发生。在男性中，

大多数病变发生在龟头和包皮内侧面，但阴茎体和尿道口受累也是有可能的[4]。

大多数生殖器黑变病发生在成年后，女性的平均发病年龄约为 40 岁。由于在男性病变更易被发现，因而男性发病稍早[4]。当年轻患者出现生殖器黑变时，应检查口腔黏膜是否有类似的色素沉着。

如果有，应考虑以下几种罕见情况之一的可能性，如 Peutz-Jeghers 综合征、Laugier-Hunziker 综合征、Bannayan-Riley-Ruvalcaba 综合征、LEOPARD 综合征以及伴有雀斑样痣和心皮黏液瘤的几种综合征。

诊断

许多病例可以靠临床进行诊断，但除非有长期稳定的病史，否则必须进行活检，以排除炎症后色素沉着、色素沉着的上皮内瘤变、发育不良痣、恶性雀斑样痣、恶性雀斑样痣黑色素瘤和浅表播散性黑色素瘤。对于接受过培训的人来说，皮肤镜和反射共聚焦显微镜可能有助于无创临床诊断[12]。

黑变病	诊断

- 深色（通常是黑色）、平坦、光滑、5~25 mm 的斑块。
- 不对称或角构形。
- 主要位于非角化（黏膜）组织上。
- 如果患者之前发现皮损，外观无变化。
- 切开活检，以鉴别发育不良和恶性肿瘤。

在组织学上大部分生殖器黑变病标本表现为基底层内轻度增生的良性黑色素细胞呈现网脊样的缓慢伸长，但并不是所有皮损都有如此表现。色素吞噬细胞常见于真皮。

病理生理学

大多数情况下，尚不清楚生殖器黑变病的原因。通常患者没有任何病史，但少数情况下，在已存在硬化性苔藓的背景下出现生殖器雀斑样痣。如前所述，生殖器雀斑样痣可能发生在许多遗传性疾病中。

治疗

生殖器黑变病被认为是一种良性疾病，没有发展成黑色素瘤的趋势，尽管一些病变有不好的临床预兆。一旦组织学上确诊为生殖器黑变病，不需要进一步治疗。基本上所有报道的患者在随诊过程中没有发生恶性肿瘤。但由于病例数少，且报道的随访时间相对较短，所以尚不清楚这些病变的自然转归[13]。对于生殖器硬化性苔藓内发生的黑变病的患者尤其如此，因为硬化性苔藓与黑色素瘤之间可能存在某种关系[13,14]。应对患者进行长期随访，除非患者或医生发现外观改变，否则不需要定期活检。

从这方面来说，第一次诊断时就留存临床照片可能会有所帮助。

黑变病	治疗

- 根据活检结果
  - 如为发育不良或黑色素瘤，则完整切除。
  - 如果不是发育不良或黑色素瘤，则观察。
- 良性病程，微小变化或没有变化。
- 由于缺乏自然转归的资料，因此应定期观察。

黑色素细胞痣（痣，色素痣）

生殖器色素病变的发生率在男性和女性中均为 10%~15%[4,10,11]，其中 25%~50% 是黑色素细胞痣[4,15]。这些痣可分为四类：常见痣、发育不良痣、不典型生殖器痣和硬化性苔藓痣。

临床表现

常见痣

常见痣约占生殖器痣的 90%，女性比男性更常见[4]。典型的良性黑色素细胞痣表现为对称的斑疹（交界痣）或丘疹（混合痣和皮内痣），直径小于 7 mm，边界分明，呈均匀的棕褐色（图 9.25 至图 9.27）。较少情况下，真皮内型丘疹痣可能呈肤色。在触诊时丘疹痣相当柔软，这一特征有助于将其与其他恶性肿瘤区分开来。有时会出现单个不典型特

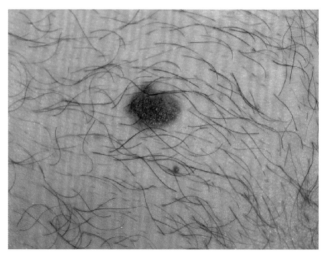

图 9.25　良性痣表现为棕色丘疹或斑疹，体积小，色素沉着均匀，边界规则、清晰

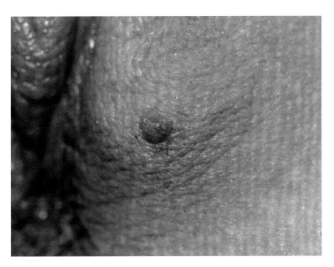

图 9.26　良性痣可以是非常外生的。只要痣不太大，颜色一致，边界规则，对于凸起的病变不需要担心

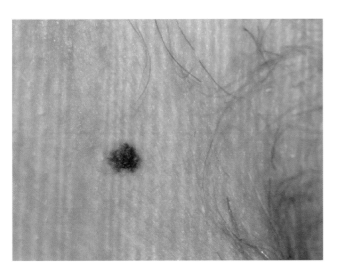

图 9.27　许多良性痣表现出轻度不典型特征，如这个小病变的杂色色素沉着

征，如锯齿状边缘或轻微的色素斑。常见痣可能位于黏膜或毛发皮肤上，可能在出生时就存在，也可能在出生后获得。有一种有趣的常见痣亚型，称为分裂痣（亲吻痣），在身材匀称的男性中较为少见。这种痣出现在龟头，而在包皮下侧有镜像痣[16]。

发育不良痣

发育不良痣在男性和女性均有发生，占肛门-生殖器区域痣的 5% 左右。值得注意的是，几乎所有病变都位于生殖器周边，而不是生殖器。在大多数情况下，这些症状发生在患有发育不良痣综合征

的患者身上，其家族中多个家庭成员有大量（大于 60 个）临床典型特征的痣。这些痣扁平或略高于皮肤，特征是有一定程度的不对称，边缘模糊，色素密度变化不一。它们可能呈棕色或黑色，也可呈红色、白色和蓝色（图 9.28 至图 9.30）。最严重的发育不良病变较大（7 ~ 15 mm）。

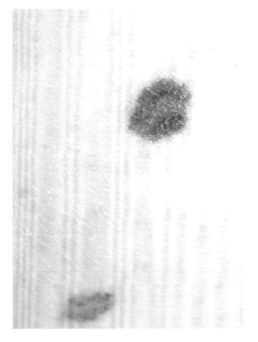

图 9.28　该丘疹符合发育不良痣的描述，也称为非典型痣，体积大，边界不规则，颜色不规则，但与黑色素瘤相比，异常不明显

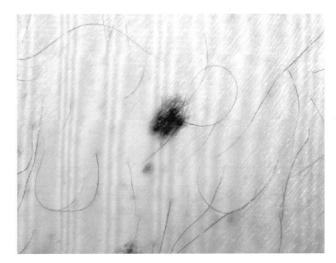

图 9.29　斑点虽小，但有明显的不规则色素沉着和不规则边界，这是发育不良痣的特征

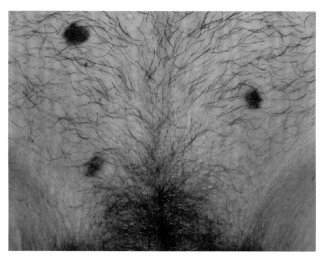

图 9.30 发育不良痣常表现为较大的痣和多发病变，定期进行全身皮肤检查是有必要的

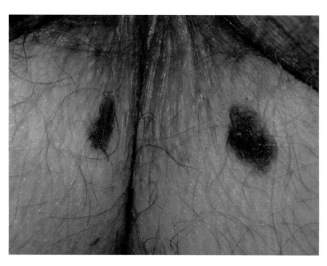

图 9.31 左侧会阴 / 臀部大的棕色丘疹，表面呈息肉样，边缘不规则，是 AMNGT 的典型表现

生殖器型非典型黑色素细胞痣

生殖器型非典型黑色素细胞痣（atypical melanocytic nevus of genital type，AMNGT）在大约 40 年前被认定为痣的一个特殊亚型。以前这种病变经常被误认为黑色素瘤，直到现在有些还被误诊为黑色素瘤[17]。尽管名字叫生殖器型非典型黑色素细胞痣，但 AMNGT 并不局限于生殖器，可能发生在所有的解剖乳线上，最常发生在女性腋窝和乳腺上。这些病变仅限于女性，也有少数男性病例报道[4]。2008 年发表了一篇关于 56 例 AMNGT 患者的大系列研究。该报告阐明了 AMNGT 的许多临床和组织学特点[18]。AMNGT 几乎只在年轻女性中出现，从儿童期开始，一直持续到大约 30 岁。病变往往比普通痣大（平均直径为 6 mm）。病变通常是丘疹性的，可能有息肉样表面（图 9.31）。经常出现轻度非典型的临床特征，如前文提到的发育不良痣。病变发生在黏膜表面和毛发皮肤。大多数 AMNGT 位于小阴唇和大阴唇，但病变也可能发生在阴阜、阴蒂和会阴。

硬化性苔藓痣

据报道痣与生殖器硬化性苔藓有关，其中大多数伴有外阴硬化性苔藓，少数也发生在男性。大多数病灶被描述为小的（3 ~ 6 mm）黑色疹斑，也有一些较大（图 9.32）。病变呈暗黑色，组织学异型性（与 AMNGT 相似或相同）常提示黑色素瘤的可能，

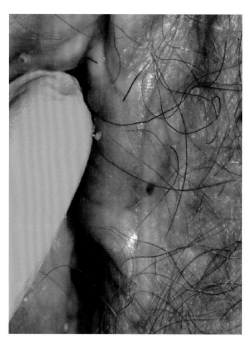

图 9.32 在硬化性苔藓中出现的痣的特征是病灶小，病变颜色深，伴斑块内色素减退和皮肤光亮

因此，必须行切除活检[19]。这一点尤为重要，硬化性苔藓与黏膜型黑色素瘤的发展之间似乎存在联系[13,14]。

诊断

虽然常见的良性痣在临床上是可以识别的，但是对于色素沉着性生殖器病变是否需要活检还存在争议。皮肤科专家倾向于对没有临床非典型特征的

病变进行临床诊断，而缺乏经验的临床医生通常更倾向于对所有色素病变进行活检。对这两种类型的临床医生来说，对于任何表现为不典型特征的病变以及所有表现为硬化性苔藓区域内色素病变的患者而言，活检可能是强制性的。对于有使用皮肤镜和反射共聚焦显微镜经验的医生来说，这两种检查可能有助于决定是否进行活检[4,15]。

常见痣和发育不良痣的组织学特征为大多数病理学家所熟知，因此，对病变进行活检能得到正确的诊断。然而，在生殖器型非典型黑色素细胞痣和起源于硬化性苔藓的痣中情况有所不同。AMNGT的组织学表现出许多在黑色素瘤中经常出现的变化，如明显的交界性黑色素细胞增生（以斑片状模式或形成异常较大的椭圆形巢状），佩吉特样细胞扩散到中真皮，以及可察觉的非典型细胞。类似的情况也发生在生殖器硬化性苔藓痣患者中。在这种情况下，通常存在与 AMNGT 相似的组织学异型性，并且很容易被误诊为黑色素瘤[19]。痣的鉴别诊断包括黑色素瘤、色素沉着的上皮内瘤变、黏膜黑色素沉着和炎症后色素沉着。

黑色素细胞痣	诊断

- 普通痣。
  - 呈棕褐色，表面光滑，3 ~ 10 mm 的斑疹或丘疹。
  - 边框锐利，色彩均匀，形状匀称。
- 发育不良痣
  - 呈褐色，表面光滑，6 ~ 20 mm 的斑疹或丘疹。
  - 一个或多个典型特征：弥散边缘；斑纹的颜色；额外的红色、白色或蓝色色调；不对称。
- 生殖器型非典型痣
  - 与普通痣相似，但更大（6 ~ 15 mm）。
  - 表面可能为息肉样（乳头状，"凹凸不平"）。
- 硬化性苔藓痣
  - 黑色，光滑表面，5 ~ 20 mm，斑点、小片状或丘疹。

病理生理学

痣被认为是发育性错构瘤或黑色素细胞的良性增殖，与正常黑色素细胞相比具有一定的生长优势。然而，尚不清楚其形成的确切原因。遗传因素似乎在痣的发展中起作用，因为痣的临床特点和数量往往存在家族模式。紫外线照射在外露表面的痣中起着重要作用，但生殖器痣显然不是。激素因素可能

是重要的，尤其是对 AMNGT 的发展来说，因为这些皮损几乎全部发生在女性，只发生在乳线以内。BRAF 突变常见于黑色素瘤和暴露于阳光照射后的痣，出现在阳光照射下的皮肤，但很少出现在非阳光照射的痣和女性生殖器黑色素瘤[20]。令人惊讶的是，这种突变经常发生在生殖器痣和 AMNGT 类型的生殖器痣中[20]。女性生殖道黑色素瘤中 BRAF 突变的缺失及 AMNGT 中突变的存在可能有助于区分这两种显微镜下相似的实体。

治疗

对于活检时组织学良性者无须治疗，因为进展为黑色素瘤的可能性很小或没有。是否切除组织学鉴定为非典型的发育不良痣是有争议的[21]。今天看来，发育不良痣与黑色素瘤之间的联系更有可能仅仅基于在这些个体中存在大量痣，而不是基于任何一种发育不良痣演变为黑色素瘤的可能性[21]。AMNGT 虽然具有可疑的组织学表现，但复发率低，似乎不进展为黑色素瘤[18]。然而，考虑到随访信息的缺乏，建议对其完整切除。由于上述提及的原因，应完整切除硬化性苔藓中出现的痣。

黑色素细胞痣	治疗

- 普通痣
  - 如果临床没有不典型特征，无须活检。
- 发育不良痣
  - 如果病灶小，则切除活检；如病灶大，则切开活检。
- 不典型痣，生殖器型
  - 如临床诊断考虑此病，则完整切除活检。
- 硬化性苔藓中出现的痣
  - 如发生在儿童和年轻女性，必须行切除活检。
  - 如发生在老年人，也最好行切除活检。

黑色素瘤

肛门 - 生殖器黑色素瘤的发病率非常低。在美国，外阴黑色素瘤的发病率约为每 100 万人 1.2 例，而阴茎黑色素瘤的发病率更低，约为每 100 万人 0.1 例，阴囊黑色素瘤更为罕见。无论男性还是女性，肛门直肠黑色素瘤的发病率约为每 100 万人 0.4 例，是唯一发病率逐渐上升的肛门 - 生殖器黑色素瘤[22-24]。然而，之所以在此处讨论黑色素瘤，是因为如果早

期识别，则预后良好，否则结局很差。

　　肛门-生殖器黑色素瘤与皮肤黑色素瘤有许多不同之处。第一，肛门-生殖器黑色素瘤中除了肛门黑色素瘤外，其发病率呈下降趋势而非上升趋势；第二，肛门-生殖器黑色素瘤患者的发病年龄较大；第三，肛门-生殖器黑色素瘤与紫外线导致的DNA损伤无关；第四，肛门-生殖器黑色素瘤与相邻痣的联系较少；第五，非黑色素的肛门-生殖器黑色素瘤的比例更高；第六，在大样本中，肛门-生殖器黑色素瘤发生在无毛（黏膜）表面，因此，其组织学模式更多的是黏膜类型的黑色素瘤，并且与发生在肢端雀斑样痣性黑色素瘤非常相似；第七，肛门-生殖器黑色素瘤因为诊断时间晚，预后更差；第八，皮肤黑色素瘤中BRAF突变率更高，而黏膜黑色素瘤C-KIT突变率最高，而无BRAF高突变；第九，多中心的研究发现肛门-生殖器黑色素瘤的比例远高于皮肤黑色素瘤的比例。

　　不幸的是，由于肛门-生殖器黑色素瘤发生的频率较低，所有已发表的报告都将发生在黏膜上的肿瘤（黏膜黑色素瘤）和发生在角质化皮肤上的肿瘤（皮肤黑色素瘤）考虑在一组之内。这两种类型的肛门-生殖器黑色素瘤似乎有很大的区别，但目前尚不能很好地证实这一假设。

临床表现

外阴黑色素瘤

　　黑色素瘤是外阴第二常见的恶性肿瘤，但它只占所有恶性外阴肿瘤的5%左右，占所有女性黑色素瘤的3%~5%。外阴黑色素瘤的发生率较为稳定，略呈下降趋势。该病在白人人群中异常普遍，主要发生在65岁以上的老年女性（23岁）。重要的是，少数报道的发生在儿童和非常年轻的女性外阴黑色素瘤几乎完全起于硬化性苔藓[14]。然而，一些专家认为后者存在生殖器型非典型黑色素细胞痣，易误诊为黑色素瘤。

　　大多数外阴黑色素瘤的外观与不典型痣和发生在其他皮肤部位的黑色素瘤相似。可疑特征包括体积大，深黑色色素沉着，较亮背景下的黑色斑点，有红、白、蓝三种颜色的组合，边界不清，形状不对称（图9.33和图9.34）。与皮肤黑色素瘤相比，约

20%的外阴黑色素瘤是多灶性的，25%是非黑色素瘤（图9.35和图9.36），75%发生在无毛（黏膜）表面。大多数外阴黑色素瘤是无症状的，但出现症状和体征时，最常见的表现包括瘙痒、可触及的病灶、出血和病变发生肉眼可见的变化。肿瘤最常见于大、小阴唇，但位于阴蒂和阴蒂旁者也较常见[11]。由于发现前病变较大，持续时间较长，因此病灶表面常

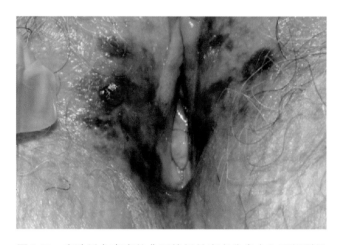

图9.33　皮肤黑色素瘤的典型特征是病变非常大和不规则的色素沉着（Courtesy of Hope Haefner，MD.）

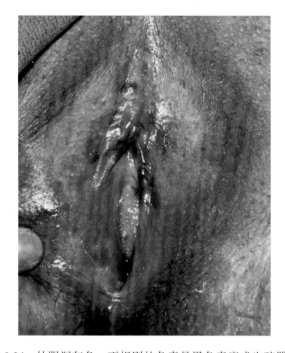

图9.34　外阴深灰色、不规则的色素是黑色素瘤或生殖器着色斑病的典型症状。这一病例为黑色素瘤。这张照片显示了外阴黑色素瘤的多中心特征。这一特征在生殖器外的黑色素瘤中并不典型（Courtesy of Ron Jones，MD.）

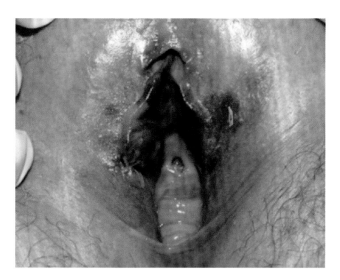

图 9.35　黑色素瘤的主要表现为一种不规则的色素沉着斑块，但在右侧阴唇上有一个非黑色素瘤结节（Courtesy of Sophie Berville-Levy，MD.）

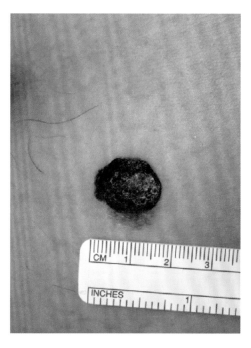

图 9.37　结节性黑色素瘤几乎不被认为是脂溢性角化病，因为它具有明显的角化表面。可见结节外的黄斑色素"出血"，以及对于脂溢性角化病来说不常见的穹状结构，这提示需要活检。活检提示一个很厚的黑色素瘤

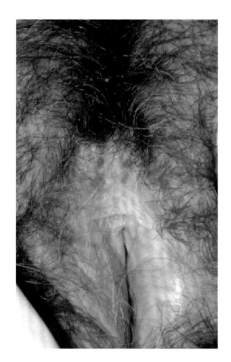

图 9.36　硬化性苔藓患者表现为一顽固性增厚区域，伴有少量色素沉着。活检显示梭形细胞，多为无黑色素的黑色素瘤

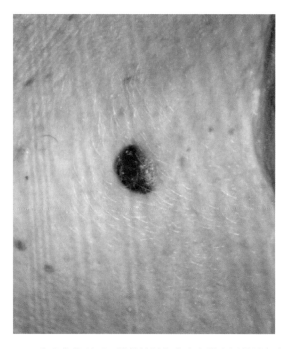

图 9.38　大多数情况下，结节性黑色素瘤有带光泽的黑色表面

有溃疡形成[25]。在诊断时，大约 50% 的女性有局部疾病，没有证据表明存在区域或远处转移[23]。其他皮肤部位的黑色素瘤常出现浅表扩散，而在外阴黑色素瘤中结节型和雀斑型较多（图 9.37 和图 9.38）。

阴茎和阴囊黑色素瘤

如前所述，阴茎黑色素瘤非常罕见，平均发病年龄为 60 ～ 65 岁。大多数病变发生在龟头和内包皮，但也可能累及阴茎干或尿道[26]。病变可能是扁平或隆起的，许多是息肉样病变。大约 40% 发生溃疡。正如外阴黑色素瘤一样，阴茎黑色素瘤无黑色素型的发病似乎比预期的要多。大多数患者在诊断时病变较局限[23]。阴囊黑色素瘤更罕见。在最近的一项大型综述中，阴囊黑色素瘤的发病率只有阴茎黑色素瘤的一半[23]。

肛门黑色素瘤

肛门黑色素瘤的发病率低，但文献中报道的肿瘤数量是不确定的，因为大多数已发表的系列文章将肛门黑色素瘤患者和直肠黑色素瘤患者归为肛门直肠黑色素瘤的单一类别。很可能，其中 1/3 发生在肛门或肛管，因此，可能会引起使用这本教科书的临床医生的注意[24]。与皮肤黑色素瘤的情况相反，女性肛门直肠黑色素瘤多于男性[24]。与生殖器黑色素瘤一样，肛门直肠黑色素瘤主要发生在年龄较大的人群中，诊断时平均年龄约为 70 岁[24]。如前所述，肛门直肠黑色素瘤是唯一发生在肛门 - 生殖器且发病率不断上升的黑色素瘤[23]。

最常见的症状和体征是直肠出血、肛门疼痛和肿块[27,28]。在较少的情况下，患者会出现瘙痒或排便习惯的改变。正如生殖器黑色素瘤一样，相当大比例（约 20%）的黑色素瘤是无黑色素型的。其他信息，如临床表现、肿瘤大小、溃疡的比例等，在最近发表的综述中并不容易获得。只有 1/3 的患者在发病时有病灶局限，另外 2/3 有淋巴结或远处转移[24]。

诊断

肛门 - 生殖器黑色素瘤可以是扁平的、斑块状的、结节状的或息肉样的。临床诊断主要靠深杂色的色素沉着，主要有蓝色、灰色、红色和白色。然而，非色素性肿瘤占肛门 - 生殖器黑色素瘤的 20%，更容易漏诊。鉴别诊断应考虑的疾病包括不典型痣、痔疮、血管血栓形成、着色斑病、脂溢性角化病、色素沉着型基底细胞癌，以及色素沉着型和非色素

沉着型的鳞状细胞癌。

临床可疑黑色素瘤时，必须靠活检确诊。推荐切除活检。但如果病灶较大，则切除部分活检。诊断依靠 HE 染色就很明显。然而，在某些情况下，尤其是对于无黑色素型黑色素瘤，必须使用特殊的技术，最常见的是 S100、HMB-45、MITF 和 Mar-1 的免疫染色[29]。可能由于识别延迟，通常肛门 - 生殖器黑色素瘤的深度大于 3 mm[22]。有趣的是，与皮肤黑色素瘤不同，在对黏膜黑色素瘤的显微镜检查中根本没有发现连续的痣。

黑色素瘤	诊断

- 年龄大（50 ～ 80 岁）。
- 非典型特征：基本为黑色、一些混杂色（红色、白色或蓝色）。如果是粉红色或红色，考虑无黑色素的黑色素瘤。
- 表面脆或有溃疡形成。
- 症状（瘙痒或疼痛）和体征（可触及肿块，快速增长史）可能存在，也可能不存在。
- 只要可疑，就进行活检。

病理生理学

关于肛门 - 生殖器黑色素瘤发生的原因，我们知道的并不多。当然，本病与阳光损伤无关，而阳光损伤显然是皮肤黑色素瘤的主要原因。事实上，发生在无毛（黏膜）组织上的肛门 - 生殖器黑色素瘤属于完全不同的黑色素瘤家族——被称为"黏膜型黑色素瘤"（mucosal-type melanomas，MTM）的一部分。然而，一些遗传因素与普通皮肤黑色素瘤有共同之处，而另一些则没有。下面描述的关于遗传因素的大部分数据来自于 2013 年 Cazenave 等优秀而重要的研究[30]。

黏膜型黑色素瘤与皮肤型黑色素瘤的相似之处有：两组多原发性黑色素瘤的发生率相同；在两组中发生的其他原发性黑色素瘤均为皮肤黑色素瘤类型；在两组中，皮肤痣的总数和非黑色素瘤皮肤癌的发病率是相同的。不同之处包括 MTM 中有黑色素瘤家族史者更多（18% vs 7.5%），以及在 MTM 中女性占多数（88% vs 66%）。其他非遗传差异也存在[30]，包括 MTM 的发病年龄更晚（59 岁 vs 46 岁），诊断 MTM 时区域淋巴结的阳性率更高（23%

vs 4%），MTM 病变的 Breslow 厚度更大（5.8 mm vs 1.9 mm）。在组织学上，与浅表扩散模式相比，MTM 在组织学上更容易出现雀斑样黑色素瘤（32% vs 10%）。

关于皮肤黑色素瘤的基因突变已经得到了相当详细的研究，但对肛门 - 生殖器黑色素瘤的突变知之甚少。此外，目前的研究表明外阴黏膜黑色素瘤的突变可能不同于其他部位的黏膜黑色素瘤，包括阴道和肛门直肠。KIT 突变是外阴黑色素瘤中最常见的基因突变，20% ~ 30% 的患者发生这种突变[22,31,32]。然而，它们在其他形式的黏膜黑色素瘤，如阴道和肛门直肠黑色素瘤中并不常见[31,32]，在皮肤黑色素瘤中也很少被发现[33]。另一方面，在 50% ~ 60% 的皮肤黑色素瘤中发现 BRAF 突变[33]，而在外阴黑色素瘤患者中只有 0 ~ 6% 出现 BRAF 突变[31,32]。NRAS 突变在外阴和皮肤黑色素瘤中大致相同，为 10% ~ 20%[31]。家族型黑色素瘤患者和多发原发性黑色素瘤患者 CDKN2A 和 CDK4 基因突变的可能性为 10% ~ 20%[34]。

众所周知，慢性炎症在鳞状细胞癌的发生过程中起着重要作用。这已经在扁平苔藓和硬化性苔藓中充分得到了证实。在外阴硬化性苔藓患者中，尤其是儿童，黑色素瘤的发生率似乎比预期的要高，所以这对黑色素瘤也是一样。HPV 感染似乎在肛门 - 生殖器黑色素瘤的发生中不起作用。

治疗

肛门 - 生殖器黑色素瘤的治疗通常由专门从事黑色素瘤治疗的临床医生实施。然而，关于预后和治疗的一般性讨论是有必要的。通过分期是管理的第一步，能及时确定癌症的状态，并对发病率的风险和严重程度进行分层。分期还能提示预后，有助于确定最佳治疗方法[35]。使用三个阶段系统分期：（a）局部疾病，（b）区域淋巴结受累；（c）远处转移。此分期非常简单、实用。但这是一个相当粗糙的工具，包含的变量数量不足，无法提供完整和准确的方法。

对于黑色素瘤，最根本的方法是使用非常详细的美国癌症联合委员会（AJCC）的黑色素瘤分期系统[35]。在这里对其进行详细讨论对于部分读者来说可能过于晦涩难懂，但对于那些专门从事癌症治疗

的医生来说却是适当和必要的。这种分期系统结合了肿瘤、结节和转移（TNM）方法，并结合了肿瘤成分（肿瘤厚度 Breslow 级别、核分裂和肿瘤溃疡程度）的信息。这些信息最直接影响局部疾病（Ⅰ期和Ⅱ期）的预后和治疗。

多项研究表明，对所有类型的肛门 - 生殖器黑色素瘤进行局部扩大切除，其效果至少与以往采用根治性手术所获得的效果一样好。淋巴结定位和前哨淋巴结活检已几乎完全取代治疗区域淋巴结的预防性淋巴结切除术。

近年来，利用各种免疫疗法和靶向生物制剂治疗皮肤黑色素瘤取得了显著进展[36]。值得注意的是，此治疗针对的是 BRAF 突变黑色素瘤的治疗，而肛门 - 生殖器黑色素瘤缺乏 BRAF 突变[20]，因此这类药物可能无效。

尽管进行了所有治疗，肛门 - 生殖器黑色素瘤的结局仍然很差。对于女性外阴黑色素瘤患者，5 年总体生存率为 25% ~ 60%[11]，但对于病变局限的患者，可能高达 70% ~ 75%。存活率随着时间的推移而降低。在一项研究中，1 年生存率为 85%，5 年生存率为 51%，10 年生存率为 30%[25]。肛肠黑色素瘤患者的存活率甚至更糟。2012 年发表的一篇对 2652 例肛肠黑色素瘤患者的综述显示，Ⅰ期（局限性）患者的 5 年生存率为 5% ~ 33%，Ⅱ期（区域性淋巴结转移）患者的 5 年生存率为 10% ~ 23%，Ⅲ期患者的 5 年生存率为 0。由于发病率较低，关于男性阴茎和阴囊黑色素瘤的数据有限。然而，与外阴和肛门直肠黑色素瘤患者相比，这些男性患者的存活率似乎更好。在一项广泛的回顾性综述中，一般（皮肤和黏膜）阴茎和阴囊黑色素瘤患者的 5 年生存率为 69%[23]。在另一项相当大的综述中，仅局限于龟头黏膜和包皮表面的黑色素瘤患者的 5 年生存率为 83%[37]。

黑色素瘤	治疗

- 实施分期。
- 如病变深度超过 1 mm，则考虑前哨淋巴结活检。
- 局部扩大切除。
- 已很少采用根治性手术。

参考文献

1. Kutlubay Z, Engin B, Bairamov O, et al. Acanthosis nigricans: a fold (intertriginous) dermatosis. *Clin Dermatol.* 2015;33:466–477.

2. Napolitano M, Megna M, Monfrecola G. Insulin resistance and skin diseases. *Sci World J.* 2015;2015:479354. doi: 10.1155/2015/479354.

3. Kluczynik CE, Martz LS, Souza LC, et al. Acanthosis nigricans and insulin resistance in overweight children and adolescents. *An Bras Dermatol.* 2012;87:531–537.

4. Cengiz FP, Emiroglu N, Wellenhof RH. Dermoscopic and clinical features of pigmented skin lesions of the genital area. *An Bras Dermatol.* 2015;90:178–183.

5. Neel VA, Todorova K, Wang J, et al. Sustained Akt activity is required to maintain cell viability in seborrheic keratosis, a benign epithelial tumor. *J Invest Dermatol.* 2016;136:696–705.

6. Kato S, Lippman SM, Flaherty KT, et al. The conundrum of genetic "drivers" in benign conditions. *J Natl Cancer Inst.* 2016;108(8):Pli: djw036. doi: 10.1093/jnci/djw036.

7. Reutter JC, Geisinger KR, Laudadio J. Vulvar seborrheic keratosis: is there a relationship to human papillomavirus? *J Low Genit Tract Dis.* 2014;18:190–194.

8. Gearhart PA, Levin PJ, Schimpf MO. Expanding on earlier findings: a vulvar varicosity grew larger with each pregnancy. *Am J Obstet Gynecol.* 2011;204(1):89.e1–e2.

9. Verma SB. Varicosities of vulva (vulvar varices): a seldom seen entity in dermatologic practice. *Int J Dermatol.* 2012;51:123–124.

10. Jairath V, Jindal N, Sehrawat M, et al. Benign penile melanosis: a linear variant. *Indian J Dermatol Venereol Leprol.* 2015;81:655.

11. Murzaku EC, Penn LA, Hale CS, et al. Vulvar nevi, melanosis and melanoma: an epidemiologic, clinical, and histopathologic review. *J Am Acad Dermatol.* 2014;71:1241–1249.

12. Debarbleux S, Perrot JL, Erfan N, et al. Reflectance confocal microscopy of mucosal pigmented macules: a review of 56 cases including 10 macular melanomas. *Br J Dermatol.* 2014;170:1276–1284.

13. Haugh AM, Merkel EA, Zhhang B, et al. A clinical, histologic, and follow-up study of genital melanosis in men and women. *J Am Acad Dermatol.* 2016;76(5):836–840. pii: S0190-9622 (16)31044-1; doi: 10.1016/jaad.2016.11.003.

14. Turnbull N, Shim T, Patel N, et al. Primary melanoma of the penis in 3 patients with lichen sclerosus. *JAMA Dermatol.* 2016;152:226–227.

15. Agozzino M, Buccini P, Catricala C, et al. Noninvasive assessment of benign pigmented genital lesions using reflectance confocal microscopy. *Br J Dermatol.* 2015;173:1312–1315.

16. Wang S, Zhou M, Qiao J. Kissing nevus of the penis. Report of two cases and review of the literature. *An Bras Dermatol.* 2014;89:329–331.

17. Quddus MR, Rashid LB, Sung CJ, et al. Atypical melanocytic nevi of genital type: a distinctive pigmented lesion of the genital tract often confused with malignant melanoma. *Dermatol Online J.* 2010;16(2):9.

18. Gleason BC, Hirsch MS, Nucci MR, et al. Atypical genital nevi. A clinicopathologic analysis of 56 cases. *Am J Surg Pathol.* 2008;32:51–57.

19. Pinto A, Mclaren SH, Poppas DP, et al. Genital melanocytic nevus arising in a background of lichen sclerosus in a 7-year-old female: the diagnostic pitfall with malignant melanoma. A literature review. *Am J Dermatopathol.* 2012;34:838–843.

20. Yelamos O, Merkel EA, Sholl LM, et al. Nonoverlapping clinical and mutational patterns in melanomas from the female genital tract and atypical genital nevi. *J Invest Dermatol.* 2016;136:1858–1865.

21. Rosendahl CO, Grant-Kels JM, Que SKT. Dysplastic nevus: fact and fiction. *J Am Acad Dermatol.* 2015;73:507–512.

22. Tacastacas JD, Braay J, Cohen YK, et al. Update on mucosal melanoma. *J Am Acad Dermatol.* 2014;71:366–375.

23. Sanchez A, Rodfiguez D, Allard CB, et al. Primary genitourinary melanoma: epidemiology and disease-specific survival in a large population-based cohort. *Urol Oncol.* 2016;34:166e7–166e14.

24. Callahan A, Anderson WF, Patel S, et al. Epidemiology of anorectal melanoma in the United States: 1992 to 2011. *Dermatol Surg.* 2016;42:94–99.

25. Tcheung WJ, Selim MA, Herndon JF, et al. Clinicopathologic study of 85 cases of melanoma of the female genitalia. *J Am Acad Dermatol.* 2012;67:598–605.

26. Papeš D, Altarec S, Arsiani N, et al. Melanoma of the glans penis and urethra. *Urology.* 2014;83:6–11.

27. Falch C, Stoiadinovic A, Han-von-Weyhern C, et al. Anorectal malignant melanoma: extensive 45-year review and proposal for a novel staging classification. *J Am Coll Surg.* 2013;217(2):324–335.

28. Nam S, Kim CW, Baek SJ, et al. The clinical features and optimal treatment of anorectal malignant melanoma. *Ann Surg Treat Res.* 2014;87:113–117.

29. Xia J, Wang Y, Li F, et al. Expression of microphthalmia transcription factor, S100 protein, and HMB-45 in malignant melanoma and pigmented nevi. *Biomed Rep.* 2016;5:327–331.

30. Cazenave H, Maubec E, Mohamdi H, et al. Genital and anorectal mucosal melanoma is associated with cutaneous melanoma in patients and in families. *Br J Dermatol.* 2013;169:594–599.

31. Omholt K, Grafström E, Kanter-Lewensohn L, et al. KIT pathway alterations in mucosal melanoma of the vulva and other sites. *Clin Cancer Res.* 2011;17(12):3933–3942.

32. Aulmann S, Sinn HP, Penzel R, et al. Comparison of molecular abnormalities in vulvar and vaginal melanomas. *Mod Pathol.* 2014;27:1386–1393.

33. Xia J, Jia P, Hutchinson KE, et al. A meta-analysis of somatic mutations from next generation sequencing of 241 melanomas: a road map for the study of genes with potential clinical relevance. *Mol Cancer Ther.* 2014;13:1918–1928.

34. Potrony M, Badenas C, Aquilera P, et al. Update in genetic susceptibility in melanoma. *Ann Transl Med.* 2015;3(15):210.

35. Boland GM, Gershenwald JE. Principles of melanoma staging. *Cancer Treat Res.* 2016;167:131–148.

36. Luke JJ, Flaherty KT, Ribas A, et al. Targeted agents and immunotherapies: optimizing outcomes in melanoma. *Nat Rev Clin Oncol.* 2017 Apr 4. doi: 10. 1038/nrclinonc.2017.43. [Epub ahead of print].

37. Mehra T, Grözinger G, Mann S, et al. Primary localization and tumor thickness as prognostic factors of survival in patients with mucosal melanoma. *PLoS One.* 2014;9(11):e112535.

第十章

水疱和脓疱性疾病

Libby Edwards 著，张　娜　程香江　范晓东　陈　雯　石杏先　彭　艳 译，
曲芃芃　余立群 审，赵　丹 校

　　水疱是充满液体的皮肤损害，它们可以是大疱（含有清亮、淡黄色液体的大水疱）、小疱（含有清亮液体的小水疱）或脓疱（含有脓液的水疱）。然而，当水疱出现在脆弱的皮肤上时，如生殖器皮肤，水疱会迅速脱壳，形成糜烂，导致在生殖器皮肤上发生各种糜烂性和水疱性疾病时，往往在形态学上难以区分。本章讨论的是水疱或脓疱引起的水疱和糜烂性疾病。

　　水疱造成的糜烂通常呈边界分明的圆形病灶，或者当水疱在侵蚀前融合时，会产生弧形糜烂病灶。通常情况下，这些周围或生殖器外皮肤的水疱为水疱的性质提供了线索。

感染性疱疹

单纯疱疹病毒感染

　　单纯疱疹病毒（HSV）感染是一种常见的性传播疾病，表现为反复发作、疼痛以及小水疱融合，迅速形成浅表侵蚀而致糜烂。

临床表现

　　HSV 感染在年轻人中最常见，尤其在一生中性伴侣较多的人群中感染风险较高。在美国，1999—2010 年这种常见的性传播疾病感染率无变化[1]。在世界范围内，估计有超过 4.17 亿人被感染，非洲的感染率最高，东南亚和西太平洋地区也有大量感染人群[2]。HSV 有原发性感染和复发性感染。原发性 HSV 感染往往是亚临床性和不被识别的，但经典的原发性 HSV 感染比复发性感染严重得多。原发性生

殖器 HSV 感染发生在暴露 2～7 天后，通常伴有发热、不适、头痛和其他全身症状。通常有局部淋巴结肿大。疼痛和水肿可能引起尿潴留。病变开始时较小（1～3 mm），小疱分散成团，主要发生在龟头或阴茎体部或外阴黏膜及化生黏膜部分，有时延伸至角质化皮肤（图 10.1 至图 10.9）。由于小疱易碎易破，因此，除了完整的小疱外，还经常可见界限清楚、不连续的圆形和弧形侵蚀（这是圆形侵蚀融合），尤其在化生的黏膜皮肤上。在焦虑患者，由于过度冲洗或经验性使用局部药物而引起继发性感染和刺激，可能会使愈合复杂化。

　　发生原发性感染后，HSV 仍潜伏于神经节的神经元细胞中。随后，病毒间歇性地重复激活，产生复发性疾病，通常病情较轻，局限性强，病程短。与原发性疾病相比，生殖器 HSV 复发感染与发热、

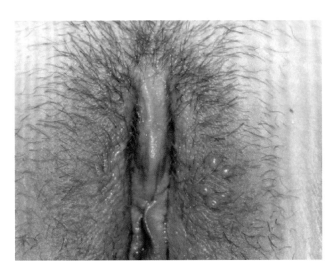

图 10.1　复发性 HSV 感染的典型症状是聚集性小疱，下面的水疱具有典型的疱疹中央陷凹

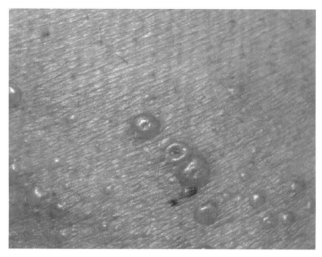

图 10.2　原发性 HSV 感染显示小疱分散，比复发性疾病更广泛。此外，这些带有中央凹陷的小疱是疱疹感染的特征，无论是单纯疱疹还是带状疱疹

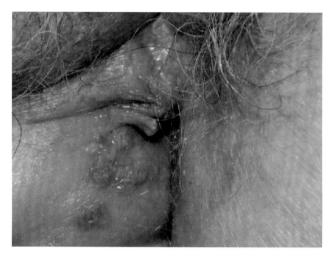

图 10.5　HSV 感染的聚集性小疱显示白色脆弱上皮

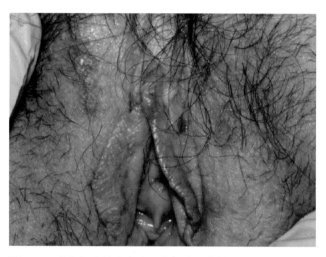

图 10.3　这些松弛的小水疱正在侵蚀至糜烂的过程中

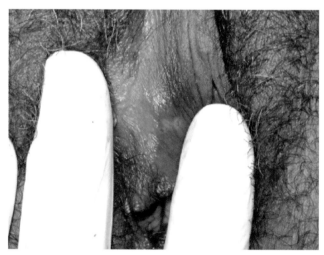

图 10.6　微小、成团、聚集的糜烂是 HSV 在黏膜或化生的黏膜上最常见的表现

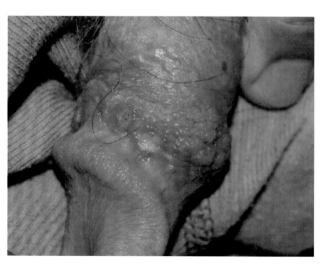

图 10.4　生殖器表面的圆形糜烂几乎总是由 HSV 感染引起的

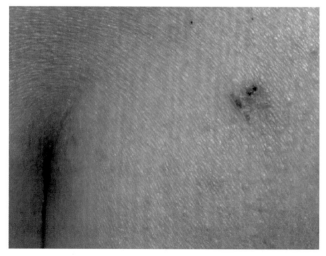

图 10.7　骶骨 HSV 感染通常有瘙痒，摩擦和抓痕使其呈湿疹而不是水疱状外观。只有通过复发的性质和位置表明诊断。当疱疹水疱破裂时，原来水疱的本质可以通过圆形、聚结性糜烂被认识

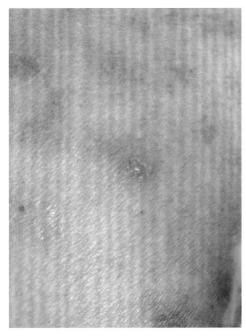

图 10.8　反复发作的骶骨 HSV 留下界限不清的炎症后色素沉着斑块

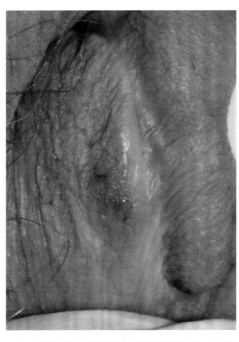

图 10.9　有时这些浅表的糜烂会有浸渍的表现，失去 HSV 特征性的圆形、边缘锐利的特点

关节痛和头痛的关系也较少。大多数患者在皮肤损伤发生前会出现局部刺痛、烧灼或感觉异常。复发性 HSV 最常发生于阴茎的龟头和体部、外阴黏膜和化生黏膜部分，但也可发生于任何上皮表面，包括臀部、骶区、阴囊、肛周皮肤及大阴唇。复发的特征是成群的小疱迅速发展为界限分明的圆形或弧形侵蚀。在干燥角质化的皮肤上，如阴茎体或生有毛发的大阴唇，圆形硬皮可能是主要病变。线状裂纹也可能是 HSV 感染的一种表现形式，最常发生在皮肤皱褶中，如外阴唇间沟或阴茎体正常的皮肤皱褶内。

　　许多患者的原发性 HSV 感染是亚临床性的，这些人并不知道自己感染了 HSV。因此，他们的首次临床感染表现为聚集的小水疱和糜烂，复发性 HSV 感染的临床病程较轻。由于这一非原发性但首次临床发作延迟的出现，我们无法确定传播的时间和情况。有时这种拖延会持续数年之久。

　　HSV 感染通常在免疫抑制患者中有显著的发病率（见第十六章）。在细胞免疫功能改变的患者，如 HIV 患者和接受免疫抑制剂治疗的患者，发生溃疡性和慢性 HSV 感染的风险增加（图 10.10 和图 10.11）。此外，HSV 与 HIV 有协同作用，HSV 感染与 HIV 急速进展有关 [3]。

　　此外，HSV 感染已被证实是女性细菌性阴道病的危险因素 [4]。过去，有人担心 HSV 可能与某些 HPV 共同导致宫颈癌，这一点尚未得到证实 [5,6]。然而，HSV 感染与抑郁症、自卑和羞耻感之间的关系是众所周知的。

诊断

　　虽然通常可以根据皮损的外观和病史进行诊断，但由于该病对患者及其伴侣的心理影响，通过实验

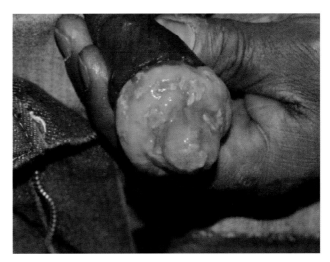

图 10.10　免疫抑制患者的 HSV 感染并不是自限的，而是不断扩大，失去了原有起水疱的特性

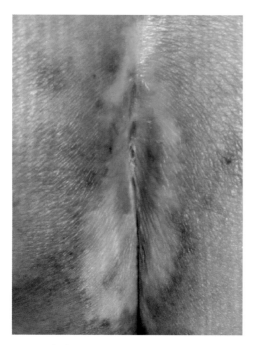

图 10.11　HSV 偶尔表现为裂缝，一般在皮纹内通过仔细检查后会发现一个更大、模糊、椭圆形糜烂，提示为一个无顶的小疱

室检查确诊生殖器 HSV 感染是可取的。在新鲜侵蚀的基底部用拭子取材进行病毒培养是一种常见的方法，但绝不是检测 HSV 最敏感的方法。特别是在发病后获取样本较晚或将样本交给实验室有所延迟时，假阴性结果在许多实验室中经常发生。因此，培养结果为阴性并不能排除临床医生的可疑诊断。蛋白质印迹和聚合酶链反应技术现在已被广泛应用，而且价格合理，所以这些都是检测的选择。

尽管刮削活检并不舒服，然而从糜烂边缘或者完整水疱取样是确认 HSV 感染的敏感试验，但活检并不能区分 HSV 和水痘 – 带状疱疹病毒（VZV）。Tzanck 试验虽然非常迅速，但不太可靠，即使是在经验丰富的人手中。直接荧光抗体可用于 HSV 1 和 HSV 2 的快速诊断，然而有足够的样本是非常重要的[8]。通常用 15 号刀片刮除溃疡底部足以获得足够的细胞样本。血清学并不是诊断 HSV 发作的充分手段。不同国家的 HSV IgG 阳性差异很大，高达 80% 的成人出现这种情况。阴性意味着曾经暴露，但这不是当前活跃的疾病。血清学阴性表明无既往感染，但不排除原发性发作，因为转阴需要大约 6 周。

HSV 的组织学表现包括表皮内囊泡性皮炎，由皮肤棘层松解形成。单个角质细胞表现为细胞内水肿（气球状）和网状变性（细胞内水肿导致细胞壁破裂），可能存在嗜酸性核内包涵体。多核角化细胞是疱疹病毒感染的病理特征，但不能区分单纯疱疹病毒和水痘 – 带状疱疹病毒感染。

必须把 HSV 与其他几种水疱和脓疱性疾病区分开来。有时生殖器 HSV 感染与带状疱疹感染很难区分，因为两者都表现为成群的小疱或糜烂。然而，生殖器带状疱疹感染通常发生在老年患者，皮损覆盖皮肤，而且影响单侧大腿内侧或臀部皮肤。带状疱疹感染在具有免疫能力的患者中只发生一次，而不像 HSV 感染那样常常复发。另一种可能与生殖器 HSV 感染相混淆的疾病是外阴黏膜念珠菌病或未割包皮的龟头黏膜念珠菌病。在这种疾病中，当表面的脓疱破裂时，酵母菌会导致合并糜烂。在这种情况下，真菌涂片呈阳性。滤泡炎是刺激性或葡萄球菌感染的疾病，可产生类似 HSV 的红色小丘疹和脓疱。多形红斑和斯蒂文斯 - 约翰逊综合征都与 HSV 感染相似，有时随后也发生 HSV 感染。复发性多形性红斑最常见的原因是复发性 HSV 感染，患者对该病毒的免疫反应增强。患者通常表现为口腔内和生殖器糜烂，界限不清，而 HSV 除了最初的原发性暴发外，并不发生在口腔内。此外，手掌、脚底，有时还有其他角质化表面出现红色无鳞片平的丘疹也是常见的。最后，固定药疹可与 HSV 感染相似，产生相同部位的复发性水疱或糜烂，但病灶一般较大，而不是小的凝聚性小水疱或糜烂。

单纯疱疹病毒感染	诊断

- 形态：
  - 原发性，首次发作 HSV，小疱分散成团，生殖器和肛周皮肤圆形糜烂。
  - 复发时，小疱或糜烂成团。
- 通过活检、聚合酶链反应技术或直接荧光抗体确认

病理生理学

HSV 1 和 HSV 2 是双链 DNA 病毒（人类疱疹病毒），能够造成水疱和侵蚀性黏膜疾病。口腔黏膜及眼部疾病多由 HSV 1 引起，生殖器 HSV 感染多由 HSV 2 引起。生殖器皮肤上出现 HSV 1 的比例在增加，可能是由于口交活动的增加。事实上，在加拿

大的某个地方，最近的一份报告发现生殖器 HSV 感染培养出与 HSV 1 相关的个体多于 HSV 2 [9]。幸运的是，由 HSV 1 引起的生殖器疾病不像 HSV 2 引起的生殖器疾病那么严重和频繁复发，并且感染 HSV 1 女性分娩的新生儿很少出现 HSV 感染问题。

有证据表明雌二醇可能通过增强 CD4$^+$ T 细胞抗病毒免疫而对生殖器 HSV 和 HIV 感染具有一定的预防作用 [10]。另一方面，一些激素避孕药可能增加了黏膜通透性，提高了 HSV 获得的风险 [11]。

治疗

HSV 感染的治疗首先要对患者进行敏感性和无偏见的教育。应告知患者该病的感染性、复发性以及在出现开放性损伤时避免性交的重要性。已证明包皮环切术和避孕套能适当地防止感染。患者应注意，在没有 HSV 感染活动性证据的情况下，病毒会发生间歇性脱落，即使没有水疱和糜烂，感染也可传播。事实上，大多数 HSV 感染是在无症状发作期间发生的。这种脱落也出现在接受长期抑制抗病毒药物治疗的患者中。因此，使用避孕套是明智的。即使没有明显的损伤，避孕套也能提供有效的保护 [12]。尽管大多数新生儿 HSV 感染是由母体原发性感染引起的，但仍应讨论通过分娩将 HSV 传播给新生儿的可能性，以确保未来婴儿免受母体感染。

对于原发性和复发性 HSV 感染，经迅速口服抗病毒药物治疗可缩短病程。目前复发性 HSV 感染治疗的三种选择为：200 mg 阿昔洛韦，每天 5 次，连服 5 天（或者原发性 HSV 感染，服用 10 天）；125 mg 泛昔洛韦，每日 2 次，500 mg 伐昔洛韦，每日 2 次，连续 10 天（原发性 HSV 感染 1 g，每日 2 次，连续 10 天）。这些疗法具有同等的疗效，其选择依据是成本和用药的方便性。每种药物的副作用都很小。局部用阿昔洛韦无益。与安慰剂相比，局部喷阿昔洛韦在缩短 HSV 感染病程方面的优势是最小的 [13]。

如果疾病严重，特别是患者存在免疫抑制或胃肠道吸收存在较大问题（这种情况可见于 HIV 阳性患者），有时需要静脉注射阿昔洛韦。HSV 对目前可用的口服药物的耐药性仅在免疫抑制患者中偶尔发生，并且始终存在（见第十六章）。膦甲酸钠是一种替代疗法，但是它只能用于静脉注射。对于对阿昔洛韦耐药的 HSV 感染，据报道其他几种制剂是有益

的，包括静脉注射和外用西多福韦，外用三氟胸苷，外用含二甲亚砜的 α- 干扰素和咪喹莫特。

对于经常或严重发作 HSV 感染的患者，长期预防性应用阿昔洛韦 400 mg，每日 2 次，或泛昔洛韦 250 mg，每日 2 次，或伐昔洛韦，每日 500 ～ 1000 mg。这是一种安全、有效的预防大多数复发的方法。抑制性口服抗病毒治疗也能减少无症状脱落，但无症状脱落的病毒并未被消除，因此可能具有传染性。单纯疱疹病毒感染的传播仍然发生在服用这些药物的患者中，没有发生临床暴发。

目前正在研究针对有问题的 HSV 感染患者的治疗性疫苗，并显示出一定的希望 [14,15]。

对肛门生殖器 HSV 感染治疗的关键是心理咨询和支持。这些患者表现出明显的焦虑、抑郁、恐惧和自尊问题。甚至有证据表明，压力和抑郁会增加病毒排出和疾病发作的频率 [16,17]。

一些患者错误地认为 HSV 感染后可能会出现带状疱疹后神经痛。幸运的是，这不是这种感染的结局。它只发生在带状疱疹感染之后。原发性 HSV 感染可导致不适和发热，有时暴发可引起神经根痛。HSV 极少引起 HSV 脑炎。

单纯疱疹病毒感染	治疗

- 患者教育
- 抗病毒疗法：
  - 400 mg 阿昔洛韦每日 3 次，或 200 mg 每天 5 次 ×5 天（复发性 HSV）或 7 ～ 10 天（原发性）。
  - 500 mg 伐昔洛韦每日 2 次 5 天（复发性 HSV），或 1 g 每日 2 次 7 ～ 10 天（原发性）。
  - 125 mg 泛昔洛韦每日 2 次 5 天（复发性 HSV），或 250 mg 每日 2 次 7 ～ 10 天（原发性）。
- 长期抑制：
  - 400 mg 阿昔洛韦每日 2 次。
  - 500 mg 伐昔洛韦 1 g 每日 1 次。
  - 250 mg 泛昔洛韦每日 2 次。

带状疱疹感染

VZV 会引起两种疾病——带状疱疹和水痘。两者都影响生殖器，但表现非常不同。水痘的首发表现为分散的红色丘疹、小水疱和硬皮的广泛分布，但好发于生殖器皮肤和阴道。带状疱疹的第二阶段是局部的，通常非常痛苦，并且体征很少。希望随

着水痘和带状疱疹疫苗的出现，这些情况将变得不常见。

临床表现

带状疱疹主要发生在因年龄、疾病或药物治疗引起的免疫缺陷患者中，但偶尔也发生在年轻和健康的人群中。近期随着越来越多的老年人接种疫苗，这种令人痛苦的疾病的患病率应该会下降。

许多患者会出现疼痛、瘙痒、灼烧或疼痛的局部前驱症状，然后在 1 天或几天内症状区会出现单侧皮区分布的粉红色无鳞片丘疹和斑块（图 10.12 和图 10.13）。覆盖在这些红色斑块上的成团小疱随后迅速附着，然后合并成更大的水疱。通常，由于出血进入水疱，因此水疱变成紫色或灰色。在接下来的 3 周内，水疱结痂愈合。发生在黏膜上和化生的生殖器黏膜上的水疱由于在这种潮湿和非常薄的皮肤上的摩擦而迅速脱落，因此糜烂通常占主导地位。同样，皮肤和衣服上的褶皱经常会撕破水疱的表皮，甚至在角质化程度较高的生殖器皮肤上也是如此。带状疱疹在免疫抑制的患者中可发展为播散性、溃疡性、慢性或角化过度（见第十六章）。

有时患者伴有轻度头痛、不适和低热。然而，带状疱疹感染的主要并发症是带状疱疹后神经痛的发展并伴有急性发作缓解后的慢性疼痛。这种情况在 60 岁以上的人和免疫抑制人群中更有可能发生。一些临床医生推测，这可能是某些生殖器疼痛综合征的原因，如外阴痛和阴囊痛，但前述造成生殖器带状疱疹病毒感染的患者几乎从不发生生殖器疼痛综合征。与生殖器单纯疱疹病毒不同，水痘 - 带状疱疹病毒在具有免疫能力的患者中不复发。

由于水痘疫苗的应用，水痘现在很罕见，但会出现发热和全身性症状，然后全身暴发小水疱。开始时皮疹是小的红色丘疹，然后演变成小疱，中间有凹陷，然后形成中央硬痂，常累及黏膜（图 10.14）。

诊断

对于带状疱疹通常是根据表现和形态学做出确切诊断。必要时，可以通过阳性培养或 PCR 技术鉴定病毒 DNA 来确认。病毒的培养比较复杂，所以培养有时出现假阴性，但 PCR 技术是非常敏感的，现在也很容易做到。Tzanck 试验可以在显微镜下观察到从水疱或糜烂的基底部刮除的上皮细胞，可见巨细胞，但其有效性极其依赖于检测结果，其结果具有主观性。活检非常灵敏，但不能区分 HSV 感染和带状疱疹。通常可以从临床角度来对这两者进行区分。带状疱疹病毒感染的组织学表现与 HSV 感染相同。可见角质细胞膨胀和破裂，一些上皮细胞形成巨细胞。偶尔，这些上皮细胞改变是造成白细胞破

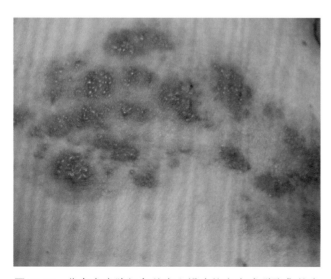

图 10.12　分布在皮肤红色基底上沿皮纹方向成群聚集的小疱，这是带状疱疹的特征

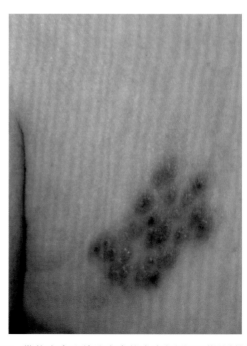

图 10.13　带状疱疹比单纯疱疹的小疱起源于更深层的红色基底部，出血进入带状疱疹的囊泡后有时会呈灰色或紫色

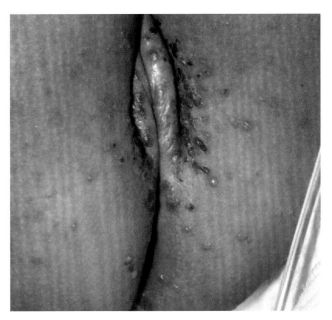

图 **10.14**　水痘在肛门与生殖器皮肤好发，表现为不连续、分散的小疱

坏性脉管炎的基础，但这并不表明血管炎是原发性的或可能存在全身性血管炎问题。

对生殖系统带状疱疹感染与 HSV 感染进行鉴别可能是困难的。HSV 是一种复发性疾病，而带状疱疹除了严重免疫抑制的患者外，一般只得一次。带状疱疹是单侧的，但在这两种疾病的早期，小疱可能被侵蚀。有时大疱性脓疱病和大疱性类天疱疮可与带状疱疹相似，但它们通常是双侧的，并不特别痛。大疱性类天疱疮一般表现为远端的病损，不能诊断为带状疱疹，对脓疱病可以通过培养加以鉴别。

带状疱疹病毒感染	诊断

- 沿皮纹分布的集簇性疱疹组成的斑块形态。
- 必要时通过 PCR 进行确认。

病理生理学

带状疱疹感染是一种水疱性疾病。发生水痘以后，水痘 - 带状疱疹病毒一直潜伏在神经节中，很久以后水痘 - 带状疱疹病毒重新激活。这种情况常见于免疫系统功能低下的老年人或免疫缺陷患者。

治疗

对于大多数带状疱疹患者来说，疼痛控制是护理最重要的方面。通常前几周需要麻醉药物镇痛。早期诊断和口服抗病毒药物治疗（72 h 内，尤其是 48 h 内）在一定程度上缩短了急性感染的持续时间。这种改善并不显著，因此在年轻、健康的患者可选择治疗。这一时间段之后的治疗并不会影响病程的长短。然而，存在免疫抑制或非常年长的人应该接受治疗。一些研究表明，在早期治疗的患者中，疱疹后神经痛显著减轻。

治疗选择包括 800 mg 阿昔洛韦每日 5 次，500 mg 泛昔洛韦每日 3 次，以及 1 g 伐昔洛韦每 8 h 1 次。更贵一些的伐昔洛韦和泛昔洛韦的优点是不需要频繁给药。

对于经历过带状疱疹后神经痛的患者，应该给予治疗神经性疼痛的药物，包括阿米替林、加巴喷丁、普瑞巴林、文拉法辛或多洛西汀（见第五章）。有时有必要转诊到疼痛门诊。

另外，当前最好的治疗就是预防。一种预防带状疱疹的疫苗现已上市。该疫苗已获美国食品和药品监督管理局（FDA）的批准，可用于 60 岁以上的人群。

带状疱疹病毒感染	治疗

- 患者教育。
- 抗病毒疗法：
  - 800 mg 阿昔洛韦每天 5 次，7 ～ 10 天。
  - 1 g 伐昔洛韦每 8 h 1 次，7 ～ 10 天。
  - 500 mg 福昔洛韦每日 3 次，7 ～ 10 天。
- 疼痛控制。

脓疱病

脓疱病是一种浅表表皮的细菌感染，可以产生水疱和糜烂。一些不同类型的金黄色葡萄球菌噬菌体产生角质层分离，并迅速失去这个脆弱的小疱。典型的表现是界限清楚的颈圈状圆形糜烂（图 10.15）。当由 α- 溶血性链球菌感染所致时，糜烂和结痂而不是水疱普遍发生。脓疱病通常与细菌性毛囊炎有关。这种感染已蔓延到附近的毛囊，产生不

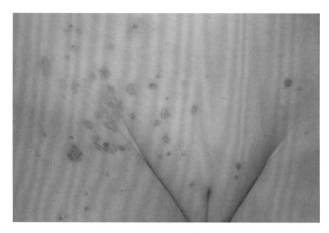

图 10.15　大疱性脓疱病表现为极其脆弱且很快破裂的小疱和小水疱。由于水疱由一种毒素产生，在破裂前水疱内液体呈稻草色且清亮。这种毒素会导致皮肤裂开，而不是直接感染产生脓疱

连续的红色丘疹、脓疱、小的糜烂和结痂。通过形态学、细菌培养和对治疗的反应证实诊断。治疗方法包括对金黄色葡萄球菌和链球菌都有效的抗生素，如头孢氨苄、红霉素、双氯西林、克林霉素和甲氧苄啶 - 磺胺甲噁唑。不幸的是，耐药金黄色葡萄球菌已变得很常见，因此经验性治疗往往无效，敏感性的培养变得更重要。尽管皮损对治疗反应迅速，但有时在治疗后仍会复发，通常大多数发生在鼻内携带金黄色葡萄球菌的患者中。这些患者可从鼻腔内使用莫匹罗星软膏的治疗中受益，每天 4 次，每个月 1 周，连续几个月，以最大限度地降低这种带菌状态。

非感染性疱疹

非感染性起疱疾病主要包括自身免疫反应或超敏反应，或者化学创伤或热创伤。它们引起皮肤和黏膜表面（包括生殖器）起疱和糜烂。

在自身免疫性起疱疾病中，自身抗体的靶抗原参与帮助上皮细胞相互黏附或黏附基底膜。这种抗体固定在靶抗原上，并通过经典路径触发补体激活。与其他起疱过程一样，黏膜损伤和化生黏膜十分脆弱，以至于起疱过程十分短暂而不被注意，通常表现为糜烂。然而，大多数患者在角质化的皮肤表面也会出现水疱，表明仍然属于大疱性皮肤病。

组织学是正确诊断的基础。可以从水疱或糜烂

边缘的皮肤或黏膜部位取得活组织样本，用于常规组织学检查，并从邻近的正常上皮组织取样进行直接免疫荧光研究。

天疱疮

临床表现

天疱疮影响中老年人群的皮肤和黏膜（平均年龄为 60 岁）。儿童病例很罕见。

寻常型天疱疮（常见天疱疮）占所有天疱疮患者的 80%。其中 60% 表现为可引起广泛糜烂的口腔病变，发展数月后可形成角化性皮肤病变。超过 90% 的寻常型天疱疮患者在患病过程中出现黏膜受累。生殖器受累也很常见，约有 41% 的患者发生，35% 的女性在巴氏涂片检查中显示与天疱疮一致的皮肤棘层松解和炎症，但仅靠这些发现尚不能确诊[18]。报告的黏膜部位包括鼻、咽、食管、结膜、宫颈、阴道和直肠，化生黏膜会影响外阴。这些部位出现的天疱疮水疱会迅速糜烂，因此，第一次发现的病变通常是边界清楚、平淡、非特异性、均匀的糜烂（图 10.16 至图 10.18）。虽然天疱疮通常是一种非瘢痕性疾病，但受累严重的外阴会出现大阴唇被吸收以及阴蒂被瘢痕覆盖。未割包皮的阴茎可能会出现包茎（图 10.19）。

阴茎上的寻常型天疱疮不像外阴天疱疮那么常见。一旦发生，最常出现在龟头，但体部远端和冠

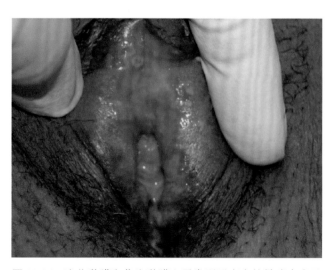

图 10.16　这些黏膜和化生黏膜上寻常型天疱疮的易碎水疱已经侵蚀皮肤，发生浅表性糜烂。由于水疱边缘开始浸渍上皮边界，因此糜烂呈环形和弧形

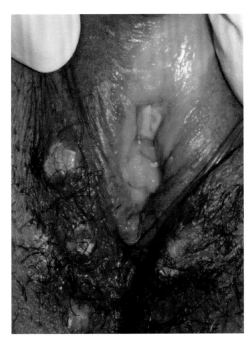

图 10.17　寻常型天疱疮更大的糜烂表现为浅黄色纤维蛋白底部，延伸至干燥角化皮肤的病灶被白色坏死水疱顶部覆盖

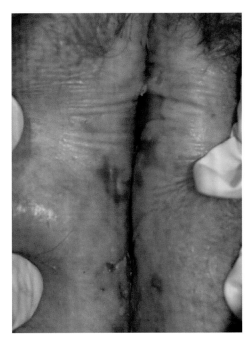

图 10.19　虽然寻常型天疱疮被认为是一种非瘢痕性起疱疾病，但发生在生殖器皮肤上时出现瘢痕是典型表现。患病女性会出现小阴唇萎缩和阴蒂包皮瘢痕，在未割包皮的男性可能出现包茎

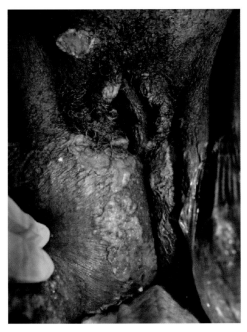

图 10.18　寻常型天疱疮的典型表现是大片松弛性水疱和蜕皮

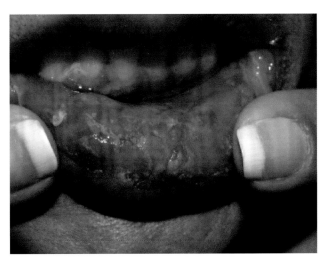

图 10.20　在许多起疱疾病中，生殖器上的寻常型天疱疮通常伴有口腔疾病，表现为嘴唇糜烂

状沟也是受累部位。两性的口腔黏膜通常都受到影响（图 10.20）。

非黏膜性皮肤上的水疱产生于未发炎皮肤，属于浅表松弛性水疱。温和地牵引水疱时，上表皮与皮下组织的细微粘连使水疱扩张（尼氏征）。即使在角质化皮肤上，这些非常浅表的水疱也很容易破裂，留下大面积糜烂区，但通常痊愈后不会留下瘢痕。然而，外阴寻常型天疱疮糜烂会产生小阴唇和阴蒂包皮的萎缩，未割包皮的阴茎龟头天疱疮会引起包茎。也有天疱疮与甲状腺功能减退和糖尿病共病的报告 [19]。

增殖型天疱疮是一种变异型，其特征是疾病早期出现糜烂伴外周脓疱，随后出现增生性几近疣状的大斑块（图 10.21 和图 10.22）。

落叶型天疱疮在老年患者中表现为浅表结痂斑块，常出现在躯干中央和皮肤皱褶处。通过仔细的观察者可以通过分界良好的弧形边界识别起疱的性质，并意识到结皮往往是起疱的标志。这种形式的天疱疮通常不侵犯黏膜，所以干燥、角化的生殖器皮肤比湿润的黏膜皮肤更容易受到影响。

诊断

诊断方法为常规显微镜下活检以及直接免疫荧光的特征性组织学改变。皮肤活检显示表皮内水疱。寻常型天疱疮和早期增殖型天疱疮表现为位于基底细胞层上方的水疱。基底细胞黏附在基底膜上，但不相互黏附，也不与上层细胞黏附，形成一幅类似一排墓碑的图像。此外，水疱腔内有脱落的表皮细胞。这些细胞由于不再凝聚周围细胞而呈圆形，称为棘层松解细胞。从水疱或糜烂处附近看起来正常的皮肤直接获得的免疫荧光活检显示，免疫球蛋白 G（IgG）沉积于表皮细胞间质。此外，患者血清的间接免疫荧光检查显示，本病的特点是抗体与表皮细胞表面结合。患者的血清中含有针对复层鳞状上皮桥粒中糖蛋白类桥粒芯糖蛋白和桥粒芯胶黏蛋白的免疫球蛋白 G 自身抗体。

另外，增殖型天疱疮活检通常显示，中性粒细胞炎症产生上皮内脓肿。在晚期过度角化形态下，除了特征性基底上水疱外，增殖型天疱疮的组织活检显示鳞状细胞增生和假性表皮瘤样增生。落叶型

天疱疮表现为上表皮棘层松解形成的一种非常浅表的水疱。

天疱疮可与大多数其他起疱性疾病相混淆。寻常型天疱疮通常开始于与糜烂性扁平苔藓难以区分的黏膜糜烂。通过常规活检通常可以区分这两种疾病。寻常型天疱疮会发展到在角化皮肤上产生水疱和糜烂，而扁平苔藓则不同。寻常型天疱疮也可能与黏膜类天疱疮类似，两者均可产生非特异性黏膜侵蚀。固定性药疹的皮损温和、间断地发生，在多形性红斑、Stevens-Johnson 综合征和中毒性表皮坏死松解症（TEN）疱疹则呈暴发式出现。这是这些疾病与天疱疮不同的地方。

病理生理学

天疱疮是一组由自身抗体对表皮细胞表面产生的自身免疫性表皮内大疱性疾病。疾病最终导致这些细胞失去黏附，使表皮内出现浅表性水疱。寻常型天疱疮是最常见也是最危险的一种天疱疮，是由上表皮基底细胞丧失黏附引起的。与寻常型天疱疮一样，增殖型天疱疮由位于基底细胞层之上的表皮分裂产生，但其特征是后来皮肤变厚和角化过度。落叶型天疱疮是上表皮细胞脱落形成的一种浅表水疱，临床上常被误诊为鳞屑或结痂。

关于药物诱导型天疱疮和副肿瘤性天疱疮都有报道。最常涉及的药物是青霉胺和血管紧张素转换酶抑制剂——卡托普利和依那普利 [20,21]。有时损伤也会诱发天疱疮 [22,23]。还有一种天疱疮是家族性良

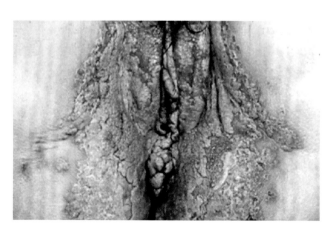

图 10.21　增殖型天疱疮在之前糜烂和起疱部位产生增厚的过度角化斑块

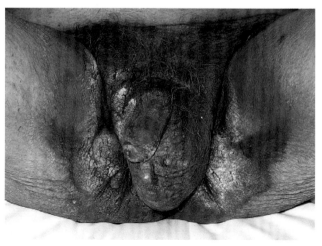

图 10.22　增殖型天疱疮表现为较厚的苔藓样过度角化斑块

性天疱疮（也称海利 - 海利病），是常染色体显性疾病，而不是自身免疫性疾病，将在本章后面讨论。

治疗

局部治疗一般无法控制生殖器天疱疮。这种通常很普遍的疾病主要靠系统治疗。天疱疮的主要治疗方法是全身用糖皮质激素——泼尼松或其等价物，初始剂量为每天 60 ~ 80 mg。

由于长期全身用糖皮质激素存在危险性，因此辅助的不含皮质类固醇的疗法在天疱疮治疗中具有重要作用，至少在降低复发风险方面是如此。目前使用的药物包括硫唑嘌呤、吗替麦考酚酯、环磷酰胺、环孢霉素、静脉注射免疫球蛋白、血浆交换和英夫利昔单抗[24]。

最新、最令人兴奋和迄今为止最昂贵的是静脉注射利妥昔单抗、静脉注射免疫球蛋白以及将两者结合使用。这些治疗方法使一些患者出现长期缓解[25-27]。

对于生殖器区域，确保局部舒适和防止瘢痕很重要。局部使用皮质类固醇治疗加上全身治疗可能有用。据报道，皮损内使用利妥昔单抗是有效的[28]。预防细菌和念珠菌继发感染的措施也很重要。与许多男性皮肤病不同，天疱疮不能通过包皮环切术清除，需要药物治疗。对于阴道受损伤的女性应定期插入扩张器以防止阴道粘连。对于未割包皮的男性，应每天将包皮推上去涂抹凡士林，以防止包茎。

自应用皮质类固醇后，寻常型天疱疮的预后有明显改善。过去，该病本身或暴发性继发性感染无情地导致大多数病例死亡。目前的治疗方法已将死亡率降低到 10%，最常见的死亡是由于药物不良反应所致。一般来说，在天疱疮得到控制后，可以逐渐减少药物剂量。少数病例甚至可以停药。不过，复发很常见，甚至可能在缓解数年后复发。

天疱疮	治疗

- 40 ~ 60 mg/d 泼尼松起始。
  - 不含皮质类固醇的辅助治疗。
  - 环磷酰胺、硫唑嘌呤、氨甲蝶呤和霉酚酸酯。
  - 英夫利昔单抗、利妥昔单抗和静脉注射免疫球蛋白。
- 局部护理预防瘢痕。

大疱性类天疱疮

临床表现

大疱性类天疱疮是最常见的自身免疫性起疱疾病，可发生在任何年龄，但最常见于 60 岁以上的成年人。男性和女性同样受到影响。生殖器受累相对少见，约有 10% 的患者受累。角化上皮比黏膜更易受影响。

本病瘙痒强烈，且可能比水疱早出现几个月。此外，在临床上出现明显水疱之前，许多患者会出现类似荨麻疹的粉红色斑块。随后，发炎的斑块中出现小疱和大疱。临床上皮肤受累可能轻微，也可能非常广泛。最容易受累的部位是大腿内侧长毛区域、腹股沟褶皱和会阴。水疱的张力很高，内部充满稻草色、偶尔出血的液体（图 10.23 至图 10.25）。在没有继发性感染等复杂事件的情况下不会出现瘢痕，因为大疱性类天疱疮不会影响黏膜。

已经有人描述过大疱性类天疱疮与神经系统疾病（尤其是痴呆和帕金森病）之间的关系[29]。大疱性类天疱疮与潜在恶性肿瘤之间是否有联系存在争议[30]。最近的一项调查报告显示，与对照组相比，大疱性类天疱疮患者的血液恶性肿瘤患病率增加（$P < 0.000\,1$）[31]。其他报告没有发现与恶性肿瘤相关[32]。

诊断

大疱性类天疱疮可根据病变形态及老年患者特

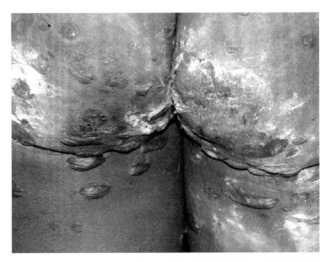

图 10.23　大疱性类天疱疮表现为张力高的水疱，可合并成更大的撕裂损害，遗留裸露部位

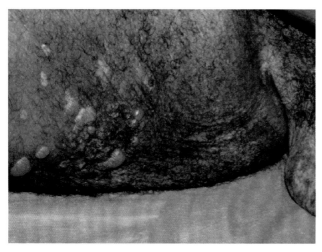

图 10.24 大疱性类天疱疮影响角质化皮肤，一般不会影响黏膜和生殖器化生黏膜

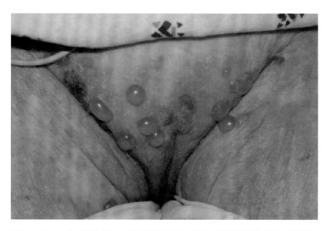

图 10.25 大疱性类天疱疮发生于表皮下更深的皮肤裂隙，造成张力高的稻草色水疱，而不是松弛性病变（Credit Errol Craig，MD.）

征性的起病特点进行临床诊断。如要确诊，则必须进行常规组织活检和直接免疫荧光检查。一个完整新水疱的活组织检查可显示其组织学特征，常见表皮下起疱伴包括嗜酸性粒细胞在内的真皮炎性浸润。对皮损周围皮肤进行直接免疫荧光活检显示，IgG 和补体成分沿基底膜区（BMZ）在体内沉积。盐裂皮肤直接免疫荧光检查显示从表皮到水疱顶部的结合。这是大疱性类天疱疮与获得性大疱性表皮松解症的差别，在后者是结合到水疱的基底或真皮侧。对大疱性类天疱疮患者的血清进行间接免疫荧光研究显示，在基底膜区透明层中存在针对大疱性类天疱疮靶抗原的 IgG。

对大疱性类天疱疮的鉴别诊断可以考虑大多数

其他起疱疾病。有时 Stevens-Johnson 综合征和中毒性表皮坏死松解症很难区分，但这些疾病基本上总是表现为黏膜病变，发病通常更为突然。除了没有瘢痕外，大疱性类天疱疮在临床上和组织学上都与获得性大疱性表皮松解症难以区分。要绝对区分这两种疾病，需要行盐裂皮肤直接免疫荧光检查。寻常型天疱疮与大疱性类天疱疮的差异在于通常对黏膜有明显影响，其特点是糜烂和松弛性大疱，而不是张力高的水疱。更少见一些的大疱性脓疱病也与大疱性类天疱疮有相似之处，不过水疱的数量通常很少，是新近出现的松弛性水疱，并且黏膜不会受累。

病理生理学

当自身抗体被导向基底膜区的一部分时，这种自身免疫性起疱疾病就发生了，最终导致表皮脱离真皮。虽然大疱性类天疱疮通常是自发发生的，没有可识别的沉淀因子，但有时也与某些特定药物有关，如呋塞米、青霉素、补骨脂素、布洛芬和一些血管紧张素转换酶抑制剂。此外，一些全身性疾病似乎是相互关联的，如糖尿病（可能由于基底膜区组分糖基化增加造成）、多发性硬化和类风湿性关节炎。建立这种联系很困难，因为大疱性类天疱疮很少见，并且影响老年人，而老年人本就更容易并发疾病。虽然过去曾报道大疱性类天疱疮与内脏恶性肿瘤有关联，但最近的研究显示，与年龄和性别匹配的对照组相比，恶性肿瘤没有或几乎没有增加。

治疗

对于局限性和大疱前疾病，有时使用强效皮质类固醇局部治疗就够了，特别老年人和全身使用皮质类固醇特别危险的人群[33]。对于广泛性大疱性类天疱疮，治疗时通常选择皮质类固醇全身用药，需要剂量为 40～60 mg/d，根据反应逐渐减少。通常添加不含皮质类固醇的免疫抑制剂，其作用较缓，包括硫唑嘌呤、环磷酰胺或米诺环素与烟酰胺。氨甲蝶呤也被用作不含皮质类固醇的抑制剂。最近，也有治疗方案采用包括奥马珠单抗在内的生物药物[34]。对于寻常型天疱疮，使用静脉注射用丙种球蛋白和利妥昔单抗，两者结合的效果明显优越[35]。由于成本高昂，因而限制了这种未经美国 FDA 批准因而往往保险不报销的治疗方法的使用。

除了这种对大疱性类天疱疮的特异性治疗外，对受累生殖器的局部护理也很重要。控制感染和局部使用皮质类固醇可以减轻不适。因为黏膜很少受到影响，所以不会发生阴道粘连。

大疱性类天疱疮病灶无瘢痕形成，病程自限，治疗 2 ~ 6 年后缓解。部分原因是大疱性类天疱疮的患者主要是老年人，由于治疗毒性，确诊后前一两年大疱性类天疱疮的总死亡率为 15% ~ 20% [36]。虽然治疗并没有显著降低死亡率，但它可以改善可能被顽固而痛苦的瘙痒所破坏的生活质量。该病可能复发，但复发时通常比最初的发作轻。

黏膜类天疱疮（瘢痕性类天疱疮）

临床表现

黏膜类天疱疮远不如大疱性类天疱疮常见，但这种形式的类天疱疮更容易影响生殖器黏膜，而且往往更难诊断，因为许多患者在黏膜外皮肤上没有完整的水疱。黏膜类天疱疮的发病年龄多为中老年，女性也更常见，女 : 男发生比例为 1.5 : 1。

黏膜类天疱疮主要影响黏膜，造成瘢痕。它只在大约 30% 的病例中影响角质化皮肤。由于在生长毛发的皮肤上没有完整的水疱，因此诊断很困难，可能会延误或有时会错过。黏膜类天疱疮开始时通常会出现刺激、轻微水疱以及口腔、眼睛和生殖器糜烂。50% 的黏膜类天疱疮累及生殖器。男性患者诉有阴茎病变、排尿困难以及难以收回包皮。女性有疼痛、瘙痒和排尿困难。在形态学上，生殖器黏膜天疱疮以疼痛的糜烂和瘢痕为特征（图 10.26 至图 10.29）。前期的水疱通常存在时间很短，因而疾病潜在的起疱性质易被忽略。黏膜糜烂可能进展迅速，产生瘢痕，发病率相当高。最初非特异性的扩大糜烂在疾病晚期产生瘢痕。男性可能会出现尿道口狭窄和包茎，女性可能会出现尿道狭窄、阴唇融合、阴蒂埋藏和阴道口狭窄。

口腔常出现疼痛性糜烂。牙龈的红斑、糜烂可能导致瘢痕形成和挛缩，从而继发口腔的疾病。鼻腔黏膜、喉部和咽部也可能受到影响，并可能导致喘鸣或吞咽困难。早期眼部虽然可有干燥和砂砾感，不影响视力，但眼科检查可以发现早期的异常：泪腺分泌减少或眼球与睑结膜粘连。随后，更广泛的

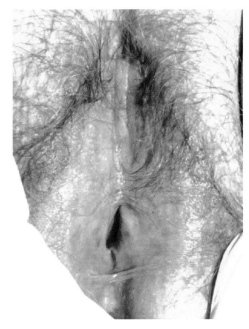

图 10.26 糜烂和外阴结构丧失是黏膜类天疱疮的典型表现，但这些表现和周围皮肤色素减退及皮肤变厚是非特异性的。需要通过常规和直接免疫荧光活检进行诊断

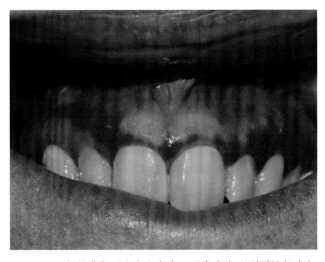

图 10.27 在黏膜类天疱疮患者中，通常会发现剥脱性龈炎与寻常型天疱疮难以区分，在某些病例中，也与扁平苔藓侵蚀难以区分

瘢痕形成可能导致严重粘连、睑内翻和角膜瘢痕甚至失明。

非黏膜病变的出现是对潜在发生的疱状疾病自然病程的提示，非黏膜病变的病灶很小，呈淡黄色，有可能形成瘢痕。

诊断

眼、口、生殖器刺激性症状和溃疡糜烂对诊断

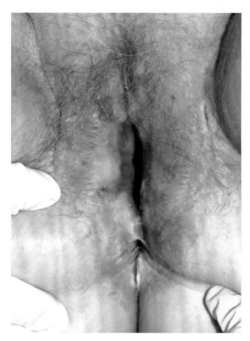

图 10.28　发生糜烂后出现显著瘢痕和外阴结构缺失是黏膜类天疱疮、扁平苔藓和寻常型天疱疮的特征

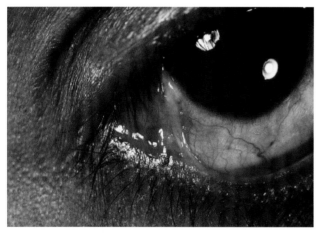

图 10.29　黏膜类天疱疮的病理特征是眼结膜瘢痕形成，在眼睑与球结膜之间形成早期虹膜粘连

有提示作用，确诊需要对水疱或糜烂组织行病理学检查，以除外其他临床上类似黏膜天疱疮的疾病。也可以通过经典的荧光免疫检验法来确诊。组织学表现为表皮下水疱、混合性炎性浸润和真皮瘢痕。直接免疫荧光活检可能为阴性，但阳性表现与大疱类天疱疮相同。BMZ 可见 IgG、IgA 和 C3 线性沉积。对盐裂皮肤进行的免疫荧光研究显示，多数抗体位于水疱的顶部（表皮）部分，也有一些抗体位于水疱的底部（真皮）部分。对口腔和结膜标本进行多次活检可提高阳性率。

对于所有黏膜糜烂性疾病，必须首先考虑黏膜类天疱疮的诊断。类似黏膜类天疱疮的起疱性疾病包括寻常型天疱疮和获得性大疱性表皮松解症。尽管这两种疾病的临床表现不同，但黏膜类天疱疮与大疱类天疱疮的组织学表现完全相同，而且一些靶抗原在黏膜类天疱疮（BP 180 和 BP 200）中与大疱类天疱疮是相同的，但还有其他包括黏连蛋白 -5、β_4 - 整合蛋白以及其他未知抗原是否一致尚未知。由于黏膜类天疱疮患者往往不表现出明显的水疱，因而对于其他瘢痕性疾病，如糜烂性扁平苔藓或糜烂性硬化性苔藓，则需要与生殖器部位黏膜类天疱疮进行鉴别诊断。

黏膜类天疱疮	诊断

- 水疱，黏膜糜烂。
- 在干燥角质化的皮肤上常见饱满的水疱。
- 通过常规活检或者直接免疫荧光活检确诊。

病理生理学

黏膜类天疱疮是一类免疫化学特性明显的自身免疫性疾病，主要表现为真皮下水疱。其与大疱类天疱疮密切相关的是，抗体直接作用于包括层蛋白 5 在内的基底膜成分，导致表皮与真皮失去黏附后形成水疱。

治疗

通常治疗起来比较困难，其中一些亚型非常顽固。疾病的病程会出现大波动，大多数治疗方法只能对疾病起到调节作用，但达不到根治。治疗的主要目的是避免眼部瘢痕形成和失明。强的松全身性用药，50 ～ 80 mg/d，根据反应酌情减量，可能对皮肤病变有效，但对黏膜的病变效果有限。小剂量皮质类固醇治疗是标准疗法，联合氨苯砜、口服或静脉给予环磷酰胺和氮唑嘌呤则是经典疗法。近来，静脉注射免疫球蛋白在治疗上也显示出了一定疗效 [37]。抗 CD20 抗体的利妥昔单抗（rituximab）对部分患者有效，尤其是配合经典的标准治疗方案时效果更明显 [38]。有病例报道利用真菌酸酯和血浆置换获得了成功 [39,40]。

局部外用皮质类固醇可以缓解外生殖器部位的病变，有时还可以与四环素等抗生素联合应用进行抗炎治疗。据报道他克莫司溶液（即 1 g 胶囊溶解于 500 ml 水中）对局部病变经济有效，可作为系统治疗的辅助用药 [41]。此外，进行局部专业的黏膜护理和预防继发性感染也是必不可少的。当皮肤症状得到控制时，根据情况需要采取手术和分解粘连来减轻瘢痕。

尽管黏膜类天疱疮会有活跃期波动，但它还是属于一种慢性疾病，需要持续性治疗。目前还没有证据表明其与内脏恶性肿瘤有关，但也有癌症的相关报道，可能与慢性糜烂和免疫抑制治疗有关。

黏膜类天疱疮	治疗

- 强的松 40 ～ 60 mg/d。
- 环磷酰胺、氮唑嘌呤、氨甲蝶呤和霉酚酸酯。
- 强力霉素或米诺环素 100 mg，每日 2 次。
- 英夫利昔单抗。
- 利妥昔单抗。
- 丙种球蛋白。
- 进行局部护理，防止瘢痕形成。

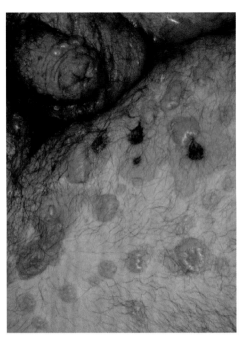

图 10.30 线性 IgA 病的单个病灶类似于大疱性天疱疮，会形成饱满的淡黄色水疱

线状 IgA 大疱性皮肤病

流行病学与临床形态学

线状 IgA 大疱性皮肤病（linear IgA bullous dermatosis，LAD）在任何年龄均可发病，发病高峰在 60 岁以上。约有 1/3 的病例发生在儿童，以前称为"儿童慢性大疱性疾病"。

LAD 最初表现为环状红斑，无表皮角化，红斑外周有水疱形成（图 10.30 和图 10.31）。这些斑块逐渐蔓延，累及黏膜后可能形成瘢痕。如儿童出现生殖器和口周水疱，提示性虐待的可能性。斑块愈合后呈现炎症后的色素沉着。

在过去，LAD 被报道与许多自身免疫性疾病有关，尤其是甲状腺疾病、白癜风、类风湿性关节炎、系统性红斑狼疮和恶性贫血。然而，对大量 LAD 成人的研究表明，自身抗体的发生率较高，而自身免疫性疾病的发生率并不高。LAD 患者淋巴增生性疾病的发生率明显增加。

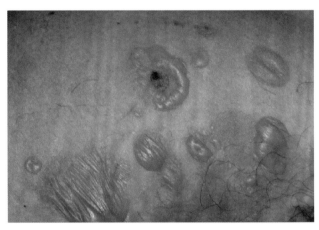

图 10.31 线性 IgA 病的特征性水疱为环状，表现为斑片周边的水疱

诊断

本病是根据皮损形态做出初步诊断，通过常规活检、直接免疫荧光活检以及间接免疫荧光血清检验确诊。然而，对于尤其是药物导致的 LAD，免疫荧光检测可能是阴性的 [42]。对氨苯砜治疗迅速反应是一种相对简单的治疗性诊断。组织学表现为表皮下水疱伴中性粒细胞浸润。活组织检查直接免疫荧光可显示 BMZ 处 IgA 呈线性条带沉积。盐裂皮肤免疫荧光研究显示 IgA 沉积在表皮，血清间接免疫荧光

分析显示所有儿童和大多数成人体内有 IgA 抗体存在。

在症状出现早期，环状粉红色斑块可与荨麻疹相混淆。一旦出现水疱，则必须考虑大疱类天疱疮、Stevens-Johnson 综合征和 TEN 的诊断。然而，经典的环形水疱斑块是 LAD 特征性的病变。

病理生理学

LAD 是一种获得性自身免疫的水疱性疾病，对多种靶抗原起反应，导致组织损伤[43]。已证明胺碘酮、抗生素万古霉素和阿莫西林／克拉维酸以及锂和非甾体抗炎药可诱导 LAD 的发生。虽然妊娠可使 LAD 得到缓解，但也容易在产后 3 个月复发。一些疾病、药物和激素的变化可能影响 IgA 结合抗原的能力。有时，局部 LAD 可能发生在皮肤外伤如烧伤的部位。感染或使用抗生素可能导致 LAD 的发病率增加。另外，工龄在 3 个月以上的建筑工人 LAD 的发病率明显高于一般人群。

治疗

对于 LAD 需要给予系统性治疗。氨苯砜或磺胺类药物可在 48 h 内改善 LAD 患者的预后。

对磺胺类药物过敏的患者可常规使用全身皮质类固醇。据报道秋水仙碱、沙利度胺、环孢霉素和烟酰胺有时有效。也试用过米诺环素和烟酰胺，或阿扎硫嘌呤和氨苯砜，可能对病情顽固的患者，或氨苯砜联合全身皮质类固醇治疗不满意的患者是有效的。黏膜的护理、继发性感染的预防和局部皮质类固醇的使用在治疗中也很重要。

60% 的成年人通常在 3 年内症状得到缓解，免疫沉淀物会逐渐从皮肤消失。在儿童该病是自限性的。大多数孩子的症状在青春期前得到缓解，但是黏膜的病变可能会比较持久。

病情比较严重的患者很可能患有抗表蛋白型疾病。这一点是比较重要的，因为用于黏膜类天疱疮的免疫抑制剂可能会促进潜在腺癌的活性。该类腺癌的症状与类天疱疮相似。

家族性良性天疱疮（Hailey-Hailey 病）

临床表现

家族性良性天疱疮在年轻人中为常染色体显性遗传。在患该病的家庭中，大约一半的家庭成员会发病，其严重程度各不相同。家族性良性天疱疮的皮肤病变以红斑基底部反复出现的较小的、通常是细微的水疱和硬皮糜烂为特征，主要发生在易摩擦区域和肛周皮肤（图 10.32 至图 10.34）。这些病变最终形成增厚、浸渍的红色斑块，表现出典型的短的而不规则的线状裂隙。分泌渗出较为常见，小水疱可能会发展成脓疱。腋窝、腹股沟和会阴部位可能

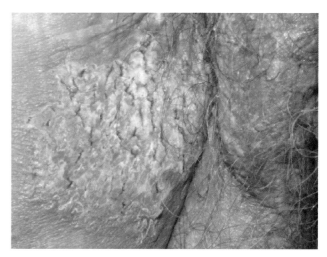

图 10.32　家族性良性天疱疮使皮肤变硬、粗糙，皱褶处的皮肤增厚、发白，表面小疱破裂而出现短小线状裂隙，并有伴有浸渍

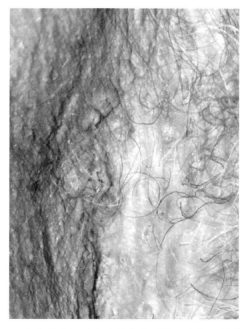

图 10.33　家族性良性天疱疮的水疱质软、表浅、塌陷、表皮潮湿，呈典型的白色。这是由坏死上皮细胞水化引起的

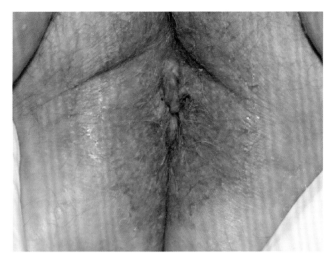

图 10.34　家族性良性天疱疮常发展为皮肤表面侵蚀的红色斑块，类似湿疹或慢性单纯性苔藓。需要通过活检确诊

出现进展的红色斑块，伴有表皮鳞化，类似真菌感染。黏膜出现皮损。

诊断

根据形态学、家族史和常规活检做出诊断。组织学表现为水疱上部皮肤棘层溶解和表皮内分离。免疫荧光检测呈阴性。

最常见的形态学表现为充血渗出、鳞片状斑块形成，类似于股癣、湿疹和银屑病。有脓疱出现时，应考虑诊断念珠菌病，或合并念珠菌感染。此外，HSV 感染也可以在斑块内形成类似的微小病变。

有时 HSV 感染可继发感染家族性良性天疱疮（卡波西水痘样疹），在病情比较顽固性时应考虑到此种情况。然而，念珠菌病和 HSV 的侵蚀通常是多发的水疱形成的圆形或弧形病变，而家族性良性天疱疮的表浅侵蚀具有线状和成角状的特点。

家族性良性天疱疮	诊断

- 常表现为湿润的、皮肤皱褶中有短的线状裂隙的白斑，如肛周皮肤和足部的皱褶处。
- 有相关的家族病史。
- 无家族史者可经过活检确诊。

病理生理学

家族性良性天疱疮是一种常染色体显性遗传疾病，导致角质细胞之间的正常黏附缺陷。这种情况与 ATP2C1 基因的各种突变有关[44]。摩擦、发热、出汗、细菌和念珠菌在皮肤皱褶中的繁殖和感染造成的影响最为明显。它们促使表皮与真皮分离，从而产生侵蚀。有时 HSV 感染也有一定的作用。

治疗

目前尚无令人满意的治疗家族性良性天疱疮的特效药。支持性治疗很重要，包括及时治疗继发性感染。通过长期使用外用抗生素（如克林霉素或红霉素溶液）或口服药物（如脱氧土霉素或克林霉素）来抑制皮肤细菌，以最大程度地降低起疱。此外，止汗药物可以减少因汗液浸渍引起的起疱和摩擦所导致的病变加重。然而，在被侵蚀或浸透的皮肤上使用止汗剂时，会产生明显的刺痛和刺激性，因此，这些止汗剂只能用于病情相对轻的皮肤病变的维持治疗。如果"临床强度"达 12% 的非处方类止汗剂效果欠佳，可以使用处方药氯化铝。据报道 A 型肉毒杆菌毒素对一些家族性良性天疱疮患者有效，可能是因为消除了汗液的原因[45]。然而，我觉得这种治疗方法的疗效并不确切。

局部应用皮质类固醇可对家族性良性天疱疮有一定的抑制作用，但需要强效类制剂，减量后常会出现症状反弹。他克莫司对某些患者有效，但对大多数疾病活动期患者是有刺激性的。氨甲蝶呤和氨苯砜已被成功地应用于部分患者。已证明 CO_2 激光疗法、光动力疗法、局部氟尿嘧啶和磨皮疗法对某些顽固性疾病患者有好处，这可能是因为表面损伤和瘢痕可能对汗腺造成破坏[46,47]。以上疗法并非最佳方法，不作为一线治疗方案。据报道 595 纳米脉冲染料激光器与口服糖苷罗酯（一种通常用于外科手术前的抗胆碱能注射药物）的治疗效果类似[48,49]。据报道电子束疗法也有一定疗效[50]。类维生素 A 如阿维他汀可以调节分化，使部分患者的症状得到改善。该病的病程表现为自发性加重和缓解。在炎热的夏季，出汗多会加重病情。该病没有随年龄增长而出现缓解的趋势。

家族性良性天疱疮	治疗

- 控制出汗。
  - 止汗剂。
  - 肉毒素 A。
  - 破坏汗腺的破坏性疗法,如 CO_2 激光和光动力疗法。
- 局部外用抗生素,如克林霉素,以减少细菌增殖的刺激。
- 局部外用皮质类固醇,如 0.1% 曲安奈德软膏或凝胶每日 2 次,需要时间。

看到完整的水疱。通常,由于水疱存在期非常短暂,因此临床上很难发现。即使通常在去除刺激物或治疗后皮肤损伤很快愈合,但生殖器和眼睛的瘢痕可能会出现比较严重的后果。如果病变发生在阴道,有时会导致阴道粘连,未行包皮环切术的男性可能因瘢痕挛缩而出现包茎和包皮嵌顿。

Stevens-Johnson 综合征,中毒性表皮坏死溶解症

临床表现

Stevens-Johnson 综合征(SJS)和 TEN 有时会对药物或复发性 HSV 感染出现非常严重的超敏反应。SJS 表现为出现散在的疱疹,而 TEN 表现为大面积表皮剥脱。此类反应常发生在黏膜和生殖器周围皮肤。SJS 表现为突发性红斑丘疹伴中央水疱,或单纯上皮坏死脱落,形成糜烂面(图 10.35 至图 10.37)。TEN 表现为广泛的疼痛,皮肤发红,并迅速进展为表皮剥脱(图 10.38 至图 10.41)。

通常病变是突然发生的,并广泛累及皮肤表面。偶尔情况下 SJS 会先累及手掌、脚底和黏膜。SJS/TEN 常常累及多处黏膜。这些娇嫩和新生的黏膜上的水疱在产生后马上破裂,形成糜烂,因而不容易

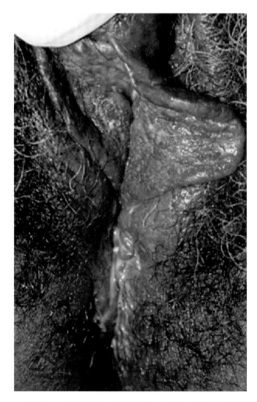

图 10.36　黏膜上不规则红斑顶部水疱常常会迅速形成非特异性浸渍

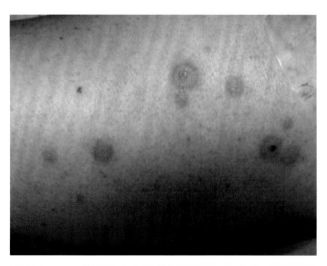

图 10.35　SJS 表现为中央起疱或溃烂的红色丘疹,以及黏膜糜烂

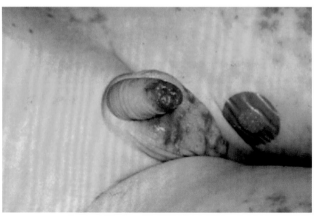

图 10.37　患儿患有 SJS,表现为皮肤散在侵蚀性病灶,并累及尿道口

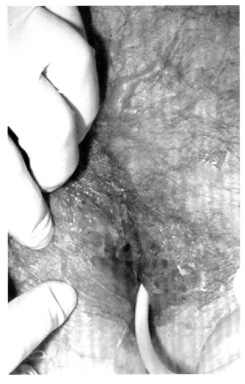

图 10.38 该女性 85 岁，因使用非甾体抗炎药而导致渐进性外阴黏膜糜烂而发展为 TEN

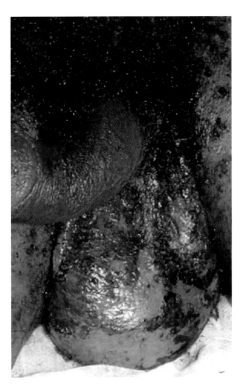

图 10.40 阴囊皮肤剥脱只是该患者对苯妥英起疱和糜烂超敏反应的全身表现的一小部分

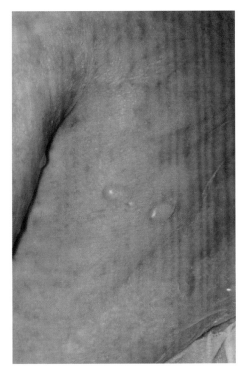

图 10.39 图 10.38 的患者同时也伴有大面积皮肤红斑和上皮剥脱

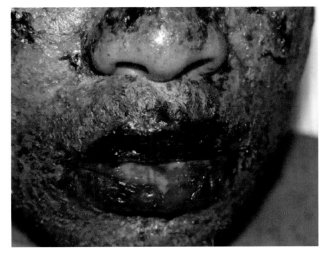

图 10.41 图 10.40 患者的面部和嘴唇出现结痂和糜烂

诊断

如果某个正在接受可能产生该反应药物治疗的患者突然发病，并且出现相应的临床表现时，应该考虑 SJS/TEN 的诊断。应通过活检确诊，并且要排除其他疾病，如寻常天疱疮或黏膜类天疱疮。这些疾病病程通常进展缓慢，但治疗方法完全不同。若病变面积大，致死率可达 40%。SJS/TEN 水疱形态最显著的组织学异常是在表皮。早期病变表现为坏死的角质形成细胞群，晚期病变表现为随着表皮的广泛坏死，基底细胞层液化变性。真皮内血管周围慢性单核细胞炎是常见的。

尽管寻常型天疱疮的病程比较缓慢，但它与广泛性 TEN 很难区分。大疱类天疱疮可能与寻常型天疱疮比较相似，但前者通常不侵犯黏膜，而黏膜类天疱疮的特征是在外生殖器产生类似的病变。特定的药疹可以出现类似症状，但一般来说病变的范围局限。

Stevens-Johnson 综合征 / 中毒性表皮坏死松解症	诊断

- 突然性发病。
- 出现黏膜糜烂。
- 红色扁平丘疹伴中央水疱（SJS）或广泛性表皮剥脱（TEN）。
- 必要时通过活检确诊。

SJS/TEN 是 SJS 患者对药物的过敏反应，或者复发性 HSV 感染患者自身的过敏反应（表 10.1）。尽管几乎每种可用的药物都有导致表皮疱状改变的报道，但是磺胺类、抗惊厥药物和拉莫三嗪是与 SJS/TEN 关联性最强的药物，HLA 基因型与 SJS/TEN 的风险显著相关。

表 10.1
导致 Stevens-Johnson 综合征和中毒性表皮坏死松解症的常见药物

抗生素
  青霉素类
  磺胺类
  喹诺酮类
抗癫痫药
  卡马西平
  巴比妥类
  苯妥英
  拉莫三嗪
心血管药物
  氢氯噻嗪
  呋塞米
  普鲁卡因胺
其他
  别嘌呤醇
  非甾体抗炎药

与其他药物反应不同，在出现疱状改变前，在罹患这些疾病的患者血清中可溶性 Fas 配体水平升高，与受影响的角质细胞的 Fas 相互作用。近年来，关于这些疾病的发病机制的研究进展为开发更有效的治疗方法提供了线索。

治疗

治疗包括禁止药物的不规范使用。对于出现 SJS 的复发性 HSV 感染患者，应继续使用抗病毒药物治疗以预防复发，例如，阿昔洛韦 400 mg 每日 2 次，泛昔洛韦 250 mg 每日 2 次，缬昔洛韦 500 mg 或 1 g/d。由于 SJS 伴随 HSV 感染出现，但只有在复发性 HSV 起病时立即使用抗病毒药物才有效，所以在 HSV 感染急性期使用抗病毒药物治疗往往并无益处。

第二个重要的治疗方式是支持治疗。及时判断和处理继发感染和体液丢失非常重要。对于许多病变广泛的人来说需要将其转诊到烧伤病房进行治疗。一些局部护理，如充分润滑以及定期回缩龟头，可以避免未行包皮环切术的男性患者的生殖器局部形成瘢痕。同样，对于病变累及阴道的女性患者，可以每天置入阴道扩张器，以避免局部瘢痕挛缩。在使用免疫抑制剂和抗生素的患者中局部酵母菌感染较为常见。

并没有关于治疗 SJS/TEN 的对照试验[51]。有报道指出静脉注射免疫球蛋白治疗 SJS/TEN 有明显疗效。使用皮质类固醇治疗存在很大争议。很多人认为应禁止使用皮质类固醇治疗。尽管很多临床医生认为早期使用皮质类固醇可以抑制水疱形成，但长期使用或者水疱形成以后使用皮质类固醇并不能改善病情，反而增加了对皮质类固醇的不良反应风险，从而使预后恶化。静脉注射免疫球蛋白治疗有时是有效的，但并非所有治疗都出现良好的效果。环孢霉素、英夫利昔单抗和血浆置换也曾被用于治疗。

Stevens-Johnson 综合征和中毒性表皮坏死松解症患者	治疗

- 禁止不规范使用药物。
- 控制感染、疼痛及体液。
- 清创并预防感染。
- 尽可能在水疱广泛形成前全身性使用皮质类固醇。
- 尽可能在水疱广泛形成前静脉注射免疫球蛋白。
- 尽可能在水疱广泛形成前使用环孢霉素。
- 严重时可转入烧伤病房。

固定性药疹

临床表现

固定性药疹是对药物的一种特殊反应，是药物导致的反复出现在同一部位的皮肤损伤，可以发生在任何敏感个体，与性别及年龄无关。使用致病药物后，患者会出现一个或多个病灶。在角化的皮肤上可见边界清楚的圆形水肿性红斑，有时可形成水疱。黏膜的病变，如口腔黏膜、外阴的皮肤、黏膜或龟头、阴茎，通常可出现水疱，但在发现起水疱前迅速侵犯周围组织（图 10.42 和图 10.43）。这种出现在薄层、湿润的上皮的病变往往形状不规则，常伴有烧灼感。继续暴露于致病性药物会在先前出现反应的部位产生继发性固定性药疹皮损，每次药物暴露也可能产生新的皮损。停用药物后皮损逐渐消失，但炎性色素沉着较为常见。

诊断

可通过以下方面诊断固定性药疹：口腔和（或）生殖器突然出现糜烂样皮损，常伴有水疱形成或角化上皮出现圆形的水肿斑块，并且近期服用过已知的可导致该皮疹的药物。通常既往会在相同部位反复出现病变。虽然固定性药疹的黏膜糜烂通常没有特异性，但既往病变后遗留在角化上皮的边界清楚的圆形且深在的炎性色素沉着有助于我们诊断的特征性改变。必要时可行活体组织检查，会有特征性

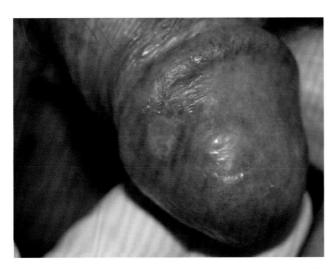

图 10.42　固定性药疹可表现为每次接触药物后出现单个或数个皮损，曾被误诊为复发性 HSV 感染

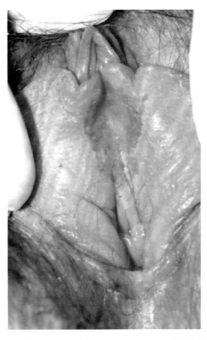

图 10.43　固定性药疹可反复出现在完全相同的位置，就像本图中发生在前庭的病变，虽然之后再次暴露于致病因素时也可能在新的区域出现病变

改变。组织学表现为基底细胞层液化变性，表皮上层色素失常。表皮角化不良并自真皮层分离产生大疱，并有特征性的表皮坏死伴中性粒细胞浸润。

生殖器及口腔相同部位反复出现的糜烂往往提示复发性 HSV 感染，但糜烂面的形态可以表明皮损并不是多个小的疱状糜烂的融和。皮损的大小与免疫性疱状疾病的程度或创伤密切相关。孤立的病变常提示多型性疱状红斑，病灶数目往往少得多。

固定性药疹	诊断

- 相同部位反复出现水疱或糜烂，常呈边界清楚的圆形病变。
- 可能的药物暴露。
- 必要时进行活体组织检查以明确诊断。

病理生理学

固定性药疹是机体对于某些药物产生的罕见、特殊的过敏反应，由于激活了病变部位表皮内有记忆作用的 T 淋巴细胞而产生了皮损。致敏药物包括四环素、磺胺类、镇痛药、镇静剂、口服避孕药、甲硝唑以及一些非处方泻药中"隐藏"的酚酞（表10.2）。一种药物与另一种药物之间的交叉反应会

表 10.2
常见的产生固定性药疹的药物
对乙酰氨基酚
别嘌呤醇
巴比妥酸盐
卡马西平
呋塞米
灰黄霉素
甲硝唑
非甾体抗炎药
口服避孕药
青霉素
酚酞
苯妥英
四环素
磺胺类药物

使诊断变得更加困难，而有时我们很难识别致病的药物。

治疗

最重要的治疗是识别并清除致病药物，否则治疗只能是支持性的。保湿、控制感染以及药物镇痛是主要治疗。

固定性药疹	治疗

- 停止使用致病药物。
- 使用温和的润肤剂和隔离膏。

创伤、医源性和人为损伤

临床表现

创伤所致水疱的形态、不适程度和持续时间往往取决于损伤的原因，一般会迅速感觉疼痛，渗出液多呈水滴样，水疱可导致圆形皮损。

诊断

因为创伤会即刻导致疼痛，因此通常很容易做出诊断。另外，皮损的形态也会提示我们做出正确的诊断。

有时自身免疫性疱病被误诊为创伤性病变，然

而系统的检查有利于发现其他证据以明确诊断，活体组织检查有助于疑难病例的诊断。

病理生理学

创伤性糜烂和水疱可由不同类型的损伤引起。引起生殖器糜烂面的一个常见原因就是化学灼伤，尤其是使用如足叶林、三氯乙酸和双氯乙酸以及氟尿嘧啶等药物治疗疣体时。比较少见的是患者使用普达非洛或咪喹莫特时会在局部产生糜烂。灼伤可导致这些病变但并不常见，采用冷冻疗法治疗疣体或上皮的异常增生时水疱及糜烂面的形成是治疗时较常见的反应。其他可以导致糜烂的医疗操作还有激光手术和电灼术。

治疗

使用温和的润肤剂、保湿、止痛药以及控制感染都很重要。预后取决于创伤的原因。

接触性皮炎

接触性皮炎可由刺激物或特定变应原引起（见第六章和第十一章）。刺激性接触性皮炎是致病物质对皮肤造成的直接性及非免疫性损害。这种足以产生糜烂或水疱的刺激性反应通常称为化学烧伤（见前文关于创伤的讨论）（图 10.44 和图 10.45）。

变应性接触性皮炎是一种发生在接触部位的细胞介导的 IV 型变态反应，常见变应原包括抗生素新霉素、防腐剂乙二胺、丙二醇、局部麻醉剂苯佐卡因和苯海拉明的局部乳膏，以及一些局部使用的皮质类固醇。患者之前已被致敏，在接触变应原 1 ~ 2 天后，皮疹就出现了。急性起病的比较强烈的变应

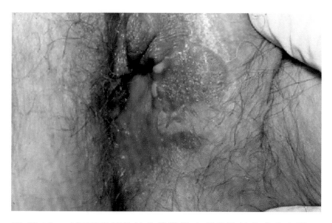

图 10.44　三氯乙酸导致的化学灼伤表现为软性水疱和糜烂

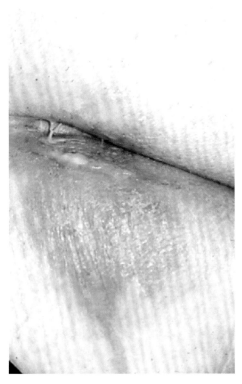

图 10.45　对于臀部渗出性炎症，即使未明确病因，也应该诊断为急性变应性皮炎

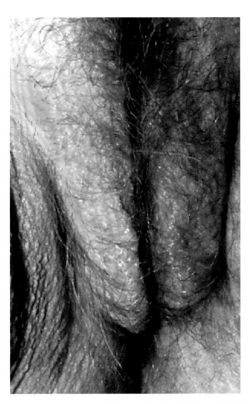

图 10.46　苯海拉明导致的急性变应性皮炎表现为小形态单一且异常瘙痒的小疱

性接触性皮炎常会出现体积较小、质地偏硬的小疱，瘙痒明显，可能会持续两个星期。外生殖器通常出现片状红斑，局部可出现糜烂和水疱（图 10.46）。可以通过使用疑似变应源在正常的皮肤做贴片实验进行测试来诊断。治疗包括消除引起变态反应的物质，使用温和的局部皮质类固醇和润肤软膏，用冰敷可以迅速缓解疼痛。对糜烂性变应性接触性皮炎，每天早上口服强的松 40 ～ 60 mg 共 5 ～ 10 天可得到很好的改善。

假性水疱样病变

传染性软疣

　　虽然传染性软疣大多呈现为白色或皮肤颜色的水疱样，但这些病灶柔软且有光泽，俗称"水疣"（图 10.47）。第五章主要讨论了这种情况。

乳头状汗腺腺瘤

　　这些外阴的小囊性肿瘤很典型，呈囊性，可间断排出清亮的黏液样物质（图 10.48）。皮损通常单

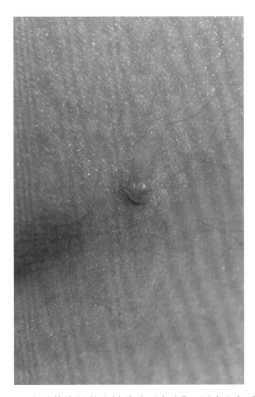

图 10.47　有时传染性软疣被称为"水疣"，因为它们看起来与水疱相似

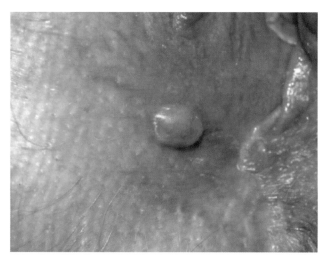

图 10.48 乳头状汗腺瘤是一种罕见的肿瘤，常发生在外阴，类似水疱

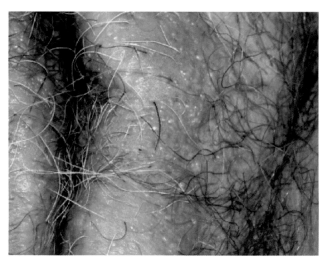

图 10.50 克罗恩病慢性水肿区域的淋巴管扩张导致大阴唇出现小而深在的水疱样改变

个出现，触摸时感觉坚实。见第十一章和第十二章。

淋巴管扩张和局限性淋巴管瘤

在水肿明显时阻碍淋巴回流，造成淋巴管扩张，通过菲薄的表皮很容易观察到（图 10.49 和图

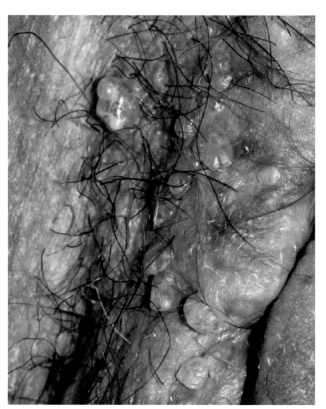

图 10.49 有时淋巴管扩张被称为继发性淋巴管瘤，多源于慢性水肿，除非触诊，否则很难与水疱区分。这种病灶质地较为硬实，不易破

10.50）。原发性局限性淋巴瘤与淋巴管畸形有相同的外观。深在的病灶可以广泛地分散在皮肤表面，外形呈不规则的多水疱样改变，凸起于皮肤表面。这些病灶的外观不仅与水疱类似，还与树莓状生殖器疣特别相似。

基底细胞癌

基底细胞癌通常与日晒有关，但 10% 发生在非日晒部位，占生殖器恶性肿瘤的 5%（见第五章）。与肤色较深的男性和女性相比，肤色白皙的人更容易出现病变。基底细胞癌随着年龄增长更为常见，通常伴有瘙痒，但疼痛轻微。病变常表现为典型的珍珠状卷边，伴中央凹陷或侵蚀样坏死（图 10.51），

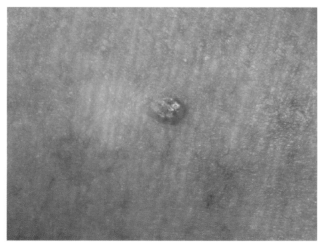

图 10.51 基底细胞癌外观呈现典型的珍珠样，与水疱相似

因此被称为"虫噬样溃疡"（rodent ulcer）。病变侵浸局部，几乎从不发生转移。尽管如此，未经治疗的肿瘤局部浸润和坏死仍会造成显著的组织损伤。

可行保守的病灶切除术以明确诊断并治疗，在切除困难的部位可考虑放射治疗。

脓疱与类脓疱

脓疱是充满脓液的小疱。有时脱落或液化的角质层清除受阻，或局部膨胀成粟粒样改变，内容物呈黄色，类似脓疱，或形成包含有黄色黏液的小疱。

真性脓疱性疾病

毛囊炎

毛囊炎是一种常见的由毛囊表面炎症或感染引起的脓疱性皮疹（图 10.52 至图 10.55）。致病原因有可能是细菌、真菌或刺激物。

临床表现

毛囊炎可发生在所有年龄组，受影响人群多存在潜在诱因。刺激性毛囊炎最常发生在剃除毛发的女性，以及有明显压力、与他人易发生分歧和湿气

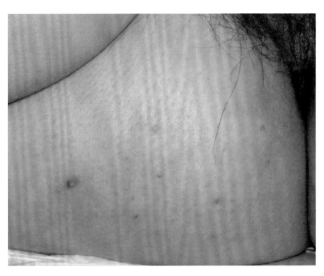

图 10.53　虽然典型的毛囊炎表现为围绕汗毛出现的小脓疱，但通常情况下并不特别明显

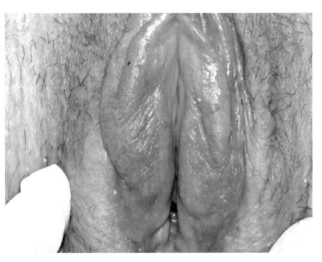

图 10.54　毛囊炎甚至发生在小阴唇，感染后可见界限不清的红色丘疹和脓疱

较重的超重人群中。葡萄球菌引起的毛囊炎并无特别的高危因素，而"热浴缸毛囊炎"常见于接触清洁不当的热浴盆，使用毛巾或海绵，但在两次使用之间未完全干燥的人。真菌性毛囊炎主要发生在中老年男性，尤其是患有指（趾）甲真菌感染的人。

非传染性刺激性毛囊炎大部分是没有症状的，但有时是美容问题。这些皮损几乎无处不在，主要出现在易受压及摩擦力比较大的大腿内侧和臀部，表现为分散的小脓疱或有红色薄边的丘疹。因为越来越多的女性喜欢剃除阴毛，"剃须毛囊炎"（也称为须周假毛囊炎）也成为一种常见的刺激性毛囊炎，表现为疱状丘疹。放大后经常可以看到毛发向后弯

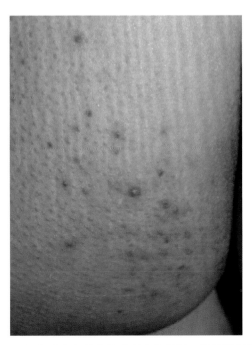

图 10.52　红色丘疹和脓疱是毛囊炎的特征，臀部是刺激性毛囊炎的常见部位，因坐姿而致阻塞

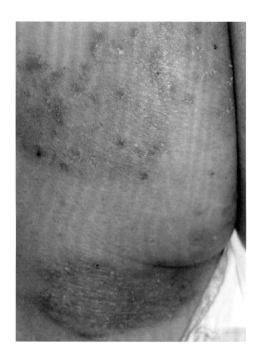

图 10.55 在真菌性毛囊炎患者通常发现鳞屑性癣斑内的结痂丘疹或脓疱

曲并刺入皮肤。

金黄色葡萄球菌引起的毛囊炎通常表现为轻度压痛和瘙痒。查体时可见红色丘疹或周围包绕红斑的 1～3 mm 黄色脓疱。脓疱常为一过性，会残留红色结痂或细碎皮屑。病灶一般于 7～10 天痊愈。一些毛囊更深部的感染表现为疖肿，病灶呈红色，质地较软，可见化脓及破溃，常见于耻骨、臀部和大腿。

假单胞菌毛囊炎一般为柔软、红色、无脱屑的丘疹，偶有脓疱，常集中出现在与污水接触的皮肤区域，比如容易因摩擦受损的皮肤或湿泳衣与皮肤相接触的区域。有时患者会出现发热、耳痛和咽喉痛等身体不适。

小腿癣鳞状环形粉红色斑块内的滤泡脓疱是真菌性毛囊炎的特征。然而，患有足癣的女性在剃腿毛时可将真菌接种到毛囊中，有时会在小腿和大腿上形成分散分布的真菌性毛囊炎性丘疹或脓疱。

诊断

毛囊炎通常是通过临床表现做出诊断。细菌或真菌培养物通常有助于鉴定致病微生物并指导治疗过程。有时氢氧化钾制剂可显示皮肤癣菌毛囊炎菌丝，病理组织学显示毛囊内有中性粒细胞和脓肿形成，特殊的染色改变会揭示致病微生物的种类。

毛囊炎可与疖疮、脓疱性粟疹、念珠菌感染、节肢动物咬伤、毛发角化病和 HSV 感染混淆。

毛囊炎	诊断

- 红丘疹、脓疱和硬皮的形态，有时可见毛发刺入皮损。
- 致病微生物的培养，或分枝菌丝的真菌试验会揭示感染的原因。

病理生理学

细菌性毛囊炎最常见的致病菌是金黄色葡萄球菌，但也可由革兰氏阴性菌引发，尤其是铜绿假单胞菌。它是引起热浴毛囊炎的原因。毛囊炎也可能由皮肤癣菌引起，最常见于患有股癣的男性。刺激性毛囊炎是由于挤压、摩擦和湿气造成的毛囊闭塞引起的，因此体重超重和穿不透气的衣物会加重这种状况。当剃过的、卷曲的短须发弯曲并穿透皮肤，产生炎症反应时，或被剃须刀剃过后的毛囊顶端再次受到刺激反应时会发生剃须毛囊炎。

治疗

毛囊炎的治疗取决于病因。对葡萄球菌性毛囊炎，可以口服和局部应用抗生素治疗。口服抗生素包括双氯西林和头孢氨苄 500 mg，每天 2 次，持续 7～10 天。现在，很大比例的社区获得性金黄色葡萄球菌对甲氧西林、二氯西林和头孢氨苄产生了耐药性。社区获得性金黄色葡萄球菌对甲氧西林的耐药性为从 4%（法国）到 76%（北卡罗来纳州）[1,2]。克林霉素每日 2 次 150 mg 更有效，而甲氧苄啶 - 磺胺甲噁唑复方制剂几乎总是有效的。利奈唑胺、达普霉素和替格霉素是几种先进的药物，可用于有时对较老的口服药物产生耐药性的感染。1% 克林霉素外用溶液（每日 2 次）与抗菌皂联合治疗也是有用的。莫匹罗星乳膏和软膏在使用第 1 周时非常有效，但迅速出现耐药性。最近的数据表明，未经过莫匹罗星治疗的金黄色葡萄球菌也对莫匹罗星出现了耐药。

葡萄球菌性毛囊炎的复发是常见的。慢性和复发性毛囊炎患者往往是鼻葡萄球菌的携带者。鼻葡萄球菌携带者用莫匹罗星软膏涂抹鼻孔每天 2 次、持续 5 天是有效的。由于携带者的鼻腔内经常有金黄色葡萄球菌的反复定植，因而一些临床医生建议这些患者每隔 1～6 个月应用莫匹罗星治疗 5 天，可以长期反复应用，以预防毛囊炎的复发。

假单胞菌毛囊炎（热浴毛囊炎）不需要治疗，因为该病会在停止环境暴露时消退。因此，识别病原菌的来源和避免再感染是最重要的。排空和清洁温泉或热水浴缸，以及适当应用杀菌化学品也很重要。然而，对于有全身症状的患者，如果口服环丙沙星 500 mg，每天 2 次，或左氧氟沙星 500 mg/d，可能症状改善得更快。建议患者在淋浴或沐浴时使用完全干燥的浴巾和海绵，以最大限度地控制假单胞菌的生长。

真菌性毛囊炎需要口服治疗。因为真菌进入毛囊，而局部抗真菌乳膏不能穿透毛囊。口服特比萘芬 250 mg/d，直到皮肤变得清爽才是有效的。这也是最便宜的方案。或者，可口服氟康唑或伊曲康唑 100 mg/d，持续 15 天，或直至完全清除。口服灰黄霉素 500 mg，同时辅以脂溶性食物，每天 2 次，直到皮疹消退也是有效的。治疗后，在腹股沟部位每天应用抗真菌霜或粉剂有助于防止复发。

对于刺激性毛囊炎，可通过减少刺激物的刺激而得到改善，避免刮除有毛囊炎的毛屑，激光脱毛可能更好。凉爽、透气的衣服、减肥和涂擦粉剂可以防止长期潮湿，减少挤压和摩擦，从而减少刺激性毛囊炎的发生。还可以通过持续应用抗生素，如强力霉素或米诺环素 100 mg 每日 2 次，或克林霉素 150 mg 每日 2 次可改善刺激性毛囊炎，通常需要持续用药 1 个月。

毛囊炎	治疗

针对以下病因治疗：
- 细菌性毛囊炎：根据培养结果进行治疗。对于疑似葡萄球菌毛囊炎，口服多西环素 100 mg 每日 2 次，克林霉素 150 mg 每日 2 次，加倍口服甲氧苄啶 - 磺胺甲噁唑每日 2 次。
- 真菌性毛囊炎：特比萘芬 250 mg/d，氟康唑 100～200 mg/d，伊曲康唑 200 mg/d，灰黄霉素 500 mg/d，直至完全清除。
- 刺激性毛囊炎：尽量减少刺激物的刺激，停止剃毛发；加入粉剂，以减少摩擦和潮湿。当需要时，可以长期服用抗炎性抗生素，如强力霉素 100 mg 每日 2 次。

疖

毛囊炎的特征是毛囊的表皮发生了炎症，而疖是细菌感染了更深层的毛囊，并产生了红色"疖子"。

临床表现

疖可发生在所有患者群体中。在免疫抑制患者、糖尿病患者以及可能有金黄色葡萄球菌定植的鳞状皮肤病患者中更为常见。

疖呈红色的结节，常有疼痛，会化脓并有脓液流出（图 10.56）。患者会经历病情的演变过程，疖不断出现和愈合。通常，疖的发生与葡萄球菌性毛囊炎有关，少数患者会出现发热和不适。

诊断

根据临床表现以及培养物培养出金黄色葡萄球菌来明确诊断。一般不需要做活检，除非发生了真皮及皮下脓肿的周围蜂窝织炎。特殊染色提示金黄色葡萄球菌感染。

发生在生殖器区域的疖与炎性的表皮（"皮脂腺"）囊肿是无法区分的。生殖器区域囊肿的复发是由于化脓性汗腺炎（hidradenitis suppurativa，HS）引起的。化脓性汗腺炎是皮肤深部囊性痤疮的一种形式。然而，疖并不像化脓性汗腺炎一样只发生于

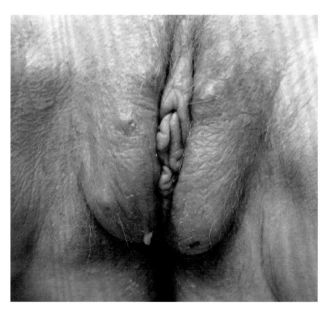

图 10.56　疖是由细菌感染引起的，几乎总是金黄色葡萄球菌感染，发生在毛囊的深部，形成脓肿和深部结节

生殖器和腋窝区域。化脓性汗腺炎通常也可以表现为粉刺和复发性引流脓肿的瘢痕。化脓性汗腺炎的培养物通常显示正常的皮肤组织或包括肠内微生物的大量细菌。此外，还应与其他炎性囊肿鉴别诊断，比如与发炎的前庭大腺管囊肿或前庭大腺囊肿进行鉴别。有时一些炎性肿瘤如基底细胞癌与疖相似。

疖	诊断

- 通过形态学和急性发作的红色疼痛结节来判断，常伴有脓肿破裂和脓液流出。
- 通过病原微生物的培养来明确诊断，可见单一病原体，治疗后完全有效。

病理生理学

疖表现为毛囊深部的细菌感染，通常为金黄色葡萄球菌感染，并形成感染性结节。

治疗

口服抗葡萄球菌抗生素对治疗疖是有效的。由于社区获得性金黄色葡萄球菌感染率的增加（见前文），先前的一线药物，如头孢氨苄、双氯西林和甲氧西林，常常无效。根据药敏实验结果，推荐使用三甲氧苄氨嘧啶 - 磺胺甲噁唑复方抗生素。但停药后往往会复发。个别患者需要长期口服药物治疗。在治疗的前 5 天，每天 2 次用莫匹罗星软膏涂抹前鼻腔，以减少细菌携带。用聚维酮碘溶液或氯己定等抗菌剂清洗鼻腔也可以降低复发率，但这样做经常会有刺激不适的感觉。

疖	治疗

- 进行培养，以排除耐甲氧西林金黄色葡萄球菌。
- 根据细菌培养和药物敏感实验选择口服抗生素。在药敏试验结果报告之前可以选择克林霉素 300 mg 每日 2 次、三甲氧苄啶 - 磺胺甲噁唑复方制剂每日 2 次。由于有较高的耐药性，头孢氨苄 / 二氯西林 / 甲氧西林 500 mg 每日 2 次，在大多数地区不再是一个好的选择。
- 用温热水湿敷，有波动感时切开引流。
- 对于复发性疾病，每月应用莫匹罗星软膏或乳膏涂抹鼻腔每天 2 次，连续 5 天，持续 3 ~ 6 个月，以消除携带的细菌。

化脓性汗腺炎（反常性痤疮）（主要讨论在第七章）

这种相对常见的疹子常常被误诊为疖，但实际上是皮肤皱襞的囊性痤疮，而不是感染过程。

临床表现

化脓性汗腺炎是皮肤皱襞的一种炎性疾病，其严重程度有显著差异。化脓性汗腺炎患者表现出的疾病范围较广，从偶发的粉刺到融合的紧致的痛性伤疤、溃疡结节、慢性窦道和瘘（图 10.57 和图 10.58）。本病与代谢综合征和坏疽性脓皮病有关[52,53]。

化脓性汗腺炎一般发生在青春期之后，体重超重者更容易发生，跟吸烟也有很强的相关性。疼痛、质硬、红色结节出现在腋窝和（或）生殖器区域，包括腹股沟、大腿内侧近端、阴囊、臀部和外阴，有时臀部和下腹部也会发生。这些结节会形成脓肿并排出，一些窦道会迁延不愈。仔细检查，通常会发现一些粉刺和毛囊有多个出口通到皮肤表面。

诊断

根据局限于腋窝和（或）腹股沟的慢性或复发性引流性结节的病史和存在粉刺作出诊断。活检病理显示一个扩张的毛囊，周围有由中性粒细胞、淋

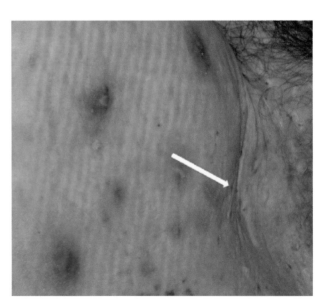

图 10.57 化脓性汗腺炎常被误诊为疖，为慢性发病，培养阴性，抗生素不敏感。此外，化脓性汗腺炎伴有粉刺（箭头）

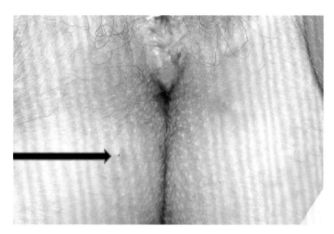

图 10.58 患者患有轻度化脓性汗腺炎，表现为炎性囊肿和粉刺（箭头）

巴细胞和组织细胞构成的炎症反应。脓肿形成并破坏皮脂腺单位，形成肉芽组织和上皮化的窦道。

葡萄球菌感染形成的疖是最容易与化脓性汗腺炎混淆的疾病。然而，疖是急性的，通常不局限于腋窝和腹股沟，培养后有病原菌生长，并且对恰当的抗生素迅速作出反应。此外，未发现与疖有关的粉刺。一个孤立的炎性表皮囊肿与轻度化脓性汗腺炎相似，事实上，可以称之为轻度化脓性汗腺炎。

化脓性汗腺炎	诊断

- 在形态学上表现为炎性结节、粉刺、生殖器和（或）腋窝的瘢痕；见于阴囊、外阴、腹股沟和肛周皮肤，有时大腿内侧和臀部也会发生。
- 位于腹股沟、臀部、大腿内侧、外阴、阴囊、下腹部、乳房和（或）腋窝。
- 病程慢性。
- 培养显示正常皮肤菌群或混合细菌并且革兰氏染色呈阴性。
- 对抗生素反应不佳。

病理生理学

化脓性汗腺炎有时称为反常性痤疮，或顶泌腺痤疮，表现为对真皮内角蛋白的异物炎症反应。最初的病变是黑头粉刺，其中毛囊被来自毛囊上皮脱落的角质层的角蛋白碎片阻塞。这主要发生在具有遗传特征的人身上。毛囊在顶泌腺的表面有几个出口。毛囊被阻塞后，角质从毛囊的深层部分脱落而膨胀，形成表皮囊肿。最终，拉长的薄薄毛囊壁破裂，使

角蛋白被挤出到周围的真皮中并产生炎症反应。

培养物常常显示出多种微生物，尽管一些医生认为细菌起致病作用，但其他人认为这些微生物起刺激作用。

荷尔蒙的影响也发挥作用，汗腺炎很少发生在青春期之前，有时在月经前期和产后发作。肥胖和吸烟也是诱发因素，化脓性汗腺炎与代谢综合征和死亡率增加有关[52]。

治疗

减肥对很多患者是有益的[54]，戒烟也是很重要的。

虽然切开和引流有张力和有波动感的病变会使患者更加舒适，但这种方法仅只对单个皮损提供暂时的改善。在急性感染的结节内注射曲安奈德 3 mg/ml 可以产生显著的作用，虽然是暂时的改善。

口服抗生素具有直接的抗炎作用，可抑制新结节的出现。这些抗生素包括多西环素或米诺环素 100 mg、克林霉素 150 mg 或复方甲氧苄啶 - 磺胺甲噁唑。所有药物都是长期口服，每日 2 次。最近有报道显示克林霉素和利福平的联合应用是有效的[55]。肿瘤坏死因子（tumor necrosis factor，TNF）和 α 阻滞剂对化脓性汗腺炎也是有效的，最近 FDA 批准每周可将 40 mg 阿达木单抗用于化脓性汗腺炎的治疗。在作者的治疗经验中，尚未证明这种药物对重症患者有显著的改善作用。具有讽刺意味的是，当将其用于其他治疗目的时，TNF-α 阻断剂可以引起化脓性汗腺炎的发生，就像用 TNF-α 阻断剂治疗银屑病一样，在某些患者可能会引起银屑病样的暴发。

其他治疗方法，包括口服维甲酸类药物如异维甲酸，主要用于治疗脸和躯干部位的囊性痤疮。应用 4 ~ 5 个月疗程的异维甲酸通常会使痤疮得到长期缓解，但化脓性汗腺炎清除不全和迅速复发也是比较常见的。

如果是顽固性疾病，可以考虑手术切除受影响的皮肤。事实上，手术切除的效果是最佳的，也是最常见的去除方法，但发生在腹股沟的化脓性汗腺炎因范围大，因而不适合切除。替代方法包括 CO_2 激光消融术及后续康复治疗[57]，仅切除病变涉及的区域以及个别瘘管。此外，有些人也在应用清除囊肿和窦道顶端的方法[58]。

患有汗腺炎的女性有时会得益于激素治疗。高雌激素口服避孕药，如炔雌二醇 0.035 mg 以上和抗雄激素药物如螺内酯有时也是有效的。至少有一个专家说奶制品可以应用于汗腺炎的治疗。

化脓性汗腺炎	治疗

- 轻度（通常多种药物联合）。
  - 改变生活方式：减肥、戒烟。
  - 代谢综合征的治疗。
  - 口服抗生素：强力霉素和米诺环素 100 mg 每日 2 次，克林霉素 150 mg 每日 2 次，复方甲氧苄氨嘧啶 - 磺胺甲口服每日 2 次。
  - 新发的炎症性囊肿内皮质类固醇注射。
  - 高雌激素口服避孕药（女）。
  - 抗雄激素药物，螺内酯 50 ~ 200 mg（女）。
    外用抗生素：克林霉素或红霉素溶液，每日 2 次。
  - 止汗剂。
- 严重疾病，增加
  - 手术：切除，消融。
  - 阿达木单抗，每周 40 mg 皮下注射。

皮肤黏膜念珠菌病（主要见第六和十五章）

皮肤念珠菌病发生在患有严重阴道念珠菌病的女性中，但也发生在以下情况的男性和女性中：超重，患有糖尿病，和（或）大小便失禁，因为后者的环境是温暖、潮湿的。免疫抑制也是一个主要的因素。

虽然通常皮肤念珠菌病被认为是一个红色斑块，周边环境卫星脓疱，但实际上很少能观察到脓疱（图 10.59 和图 10.60）。脓疱具有浅表性和脆弱

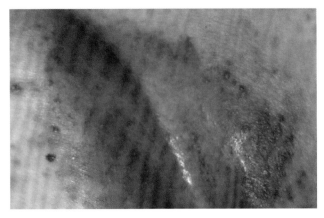

图 10.59   念珠菌性间擦疹表现为皮肤皱褶中潮湿的红色斑块。虽然偶尔会看到脓疱，但更常见的是脆弱的脓疱破裂，并留下脱屑的皮损

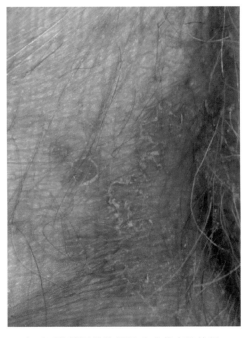

图 10.60   表面环状鳞屑是擦烂性念珠菌病的特征

性，覆盖部分外生殖器，导致脓疱破裂的速度几乎与它们形成的速度一样快。因此，常见的形态是浅表的红疹或圆形糜烂周围围绕着典型的湿疹样红斑。在女性念珠菌阴道炎通常伴有皮肤病。在男性，擦烂性念珠菌病表现为腹股沟处红色界限清楚的斑块，周围有多个 1 ~ 3 mm 丘疹、糜烂或红疹。最终，这种疾病可能会蔓延到阴囊及附近——大腿内侧。未割包皮的男性可能会出现龟头炎或龟头包皮炎，存在扁平、质嫩、白黄色、不连续的 1 mm 脓疱和龟头表面糜烂。

念珠菌病的诊断是用氢氧化钾通过直接镜检皮肤刮屑或化脓性渗出物，或通过真菌培养来确诊。

对于擦烂性念珠菌病，需要与反常性银屑病进行鉴别。其他可能与皮肤念珠菌病混淆的疾病包括脂溢性皮炎、股癣和毛囊炎。擦烂性皮炎可与念珠菌病相似并共存。

对于浸渍和渗出，最初可用冷水浸泡。自来水足以，价格低廉，且不含变应原或刺激物。最常用的治疗方案是局部应用唑类如咪康唑、克霉唑、特康唑、益康唑和酮康唑等抗真菌药物，但对于出现脓疱、糜烂，或有局部红肿结痂或有渗出的患者，在使用含乙醇的膏剂时会感到局部刺激。制霉菌素是一种舒缓且刺激性小的软膏，可在市场上购买到。

氟康唑胶囊 150 mg 是由美国 FDA 批准的治疗

念珠菌性外阴阴道炎的唯一口服药物。皮肤角化明显的患者可能需要不止一次剂量的治疗，每天100 mg，持续数天，直到治愈，口服氟康唑是可以代替局部治疗的一种常规方案。在治疗初期的两三天内，通过每天两次外用1% 或 2.5% 氢化可的松软膏，急性炎症和瘙痒可迅速得到改善。

治疗反复发作的擦烂性念珠菌病时需要尽量减少皮肤堵塞，使皮肤干燥，使用干燥抗真菌粉，并用柔软的布隔离开肥胖患者的皮肤褶皱。口服每周一次氟康唑也有助于控制复发。止汗剂有助于保持皮肤褶皱干燥，使用抗真菌粉末也可减少复发。

脓疱性银屑病

银屑病具有多种不同的形态，主要在第六章讨论。所有类型的银屑病的发病机制和治疗是相似的。

临床表现

当发生脓疱性银屑病时，脓疱内主要为中性粒细胞，临床特征是：小脓肿的形态特征有所改变，由经典的红色鳞片状界线分明的斑块变成脓疱性斑块。脓疱性银屑病可分为两大类：一类是局限性。这种类型有时可致残，也可能导致慢性病程；另一类是泛发性，急性，与系统症状有关。最有可能发生诊断和治疗问题的外阴部位脓疱性银屑病是局限性疾病，因为泛发性银屑病通常可为诊断提供更多的线索，并且需要系统性的治疗，同时也清除了外阴部位的疾病。

局限性脓疱性银屑病往往也会发生在手掌和脚掌，有时伴有生殖器受累。在明显可见的红色斑块内生长的脓疱会很快破裂，形成清晰、有鳞屑或痂皮的融合在一起的皮损（图 10.61 和图 10.62）。

泛发性脓疱性银屑病的特点是更广泛，具有融合性，在红色的银屑斑块上覆盖着脓疱破裂形成的鳞屑或结痂。在红色的皮肤内，针尖状脓疱成簇出现，成为黄色脓液的汇合湖。严重泛发性脓疱性银屑病是一种可危及生命的疾病，伴有虚弱、白细胞增多、体重减轻、肌痛、发热、寒战和低钙血症。

生殖器脓疱性银屑病表现为皮下脓疱，通常立刻破裂，留下圆形、融合的糜烂、鳞屑 / 结痂和红疹。单个脓疱或红疹的直径为 1 ~ 10 mm。在干燥、角质化皮肤上的脓疱破裂后形成黄色鳞屑的结痂斑块。浸

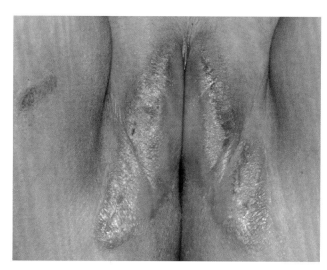

图 10.61　脓疱性银屑病是由覆盖在红色斑块上的鳞屑性脓疱组成的

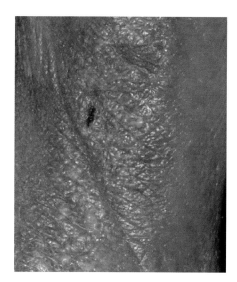

图 10.62　近距离观察脓疱性银屑病，凸显脓疱的本质

渍病变也发生在未割包皮的龟头，然而鳞屑病变发生在割除包皮的龟头。有时弧形的白色 / 黄色丘疹发生在龟头，类似于环形龟头炎，与之密切相关的疾病是反应性关节炎（赖特综合征）。在皮肤褶皱出现红色斑块，伴有卫星丘疹和类似念珠菌感染的脓疱。

银屑病与肥胖、焦虑和抑郁、酗酒、关节炎和代谢综合征有关，尤其是在患有广泛或严重疾病的人中。

诊断

通常通过临床表现疑似诊断，通过显微镜涂片、培养（涂片阴性时）和感染培养阴性，并且通过活

检确认。活检显示中性粒细胞聚集在真皮的顶端并迁移到表皮形成海绵状病变，并伴有大量中性粒细胞。中性粒细胞脓肿仅发在角质层下。银屑病型棘皮病是一种常见的疾病。

局限性脓疱性银屑病在形态学或组织学上与反应性关节炎密切相似，往往无法进行区分。它们的区别在于在反应性关节炎患者中关节炎更常见，常伴有眼炎和尿道炎。然而，这些异常也可能发生于脓疱性银屑病。这些密切相关的疾病存在于一个疾病谱。也必须将局限性脓疱性银屑病与伴随毛囊脓疱的股癣、脓疱病和急性念珠菌病相鉴别。急性脓疱性皮肤病与广泛型脓疱性银屑病在形态学上是一致的，但在应用药物（通常是抗生素）后会引起前者急性发作。角质层下脓疱性皮肤病类似于脓疱性银屑病，实际上可能代表一种银屑病。带有"脓湖"的分散的较大脓疱是角质层下脓疱性皮肤病的特征。

对于带有毛囊和念珠菌病的股癣，可以通过在显微镜涂片或真菌有机体培养进行鉴别，并通过治疗能否完全解决问题来鉴别。

病理生理学

尚不清楚银屑病的潜在病因，尽管已知免疫和遗传因素起作用（见第六章）。急性促发因素包括多种药物，如糖皮质激素、肿瘤坏死因子拮抗剂、地尔硫䓬、锂、非甾体抗炎药、β受体阻滞剂、特比萘芬和羟氯喹。众所周知，牙科和上呼吸道感染等急性感染，以及获得性免疫缺陷综合征（艾滋病）的慢性感染也可以引发银屑病。在有些患者，妊娠与银屑病的发生有关。

治疗

由于银屑病的治疗通常具有免疫抑制作用，会使未识别或未治疗的感染加重，所以应该在一开始就研究叠加感染的存在。另外，一些具有重度炎症、渗出性疾病的患者通常会从预防性口服抗生素治疗中受益，直到皮肤开始改善。氟康唑 150 mg/w，以及给予广谱抗生素如头孢氨苄，一般可以预防由于局部使用皮质类固醇治疗引起的继发感染。

对于局部轻度病变的患者，可以局部使用中效或高效皮质类固醇治疗，如 0.1% 曲安奈德或 0.05%

氟替卡尼，可快速改善症状。然而，在具有显著脓疱性银屑病患者中使用局部皮质类固醇的效果欠佳，通常需要给予特定的全身治疗。每日涂抹 2 次局部用卡泊三烯乳膏和卡泊三醇软膏可以改善皮肤，并且每日使用卡泊三烯结合倍他米松二丙酸酯软膏也是有效的。其他标准的银屑病局部治疗包括焦油、维生素 A 和蒽林用于生殖器部位时会过于刺激。

脓疱性银屑病有几种全身治疗方法。这些药物非常有效，但由于它们存在显著的不良反应，因此在使用时必须非常谨慎，并且要在熟知其使用方式的医生指导下使用。阿维 A（Soriatane）是一种口服芳香族类维生素 A，对于许多患有红皮病或脓疱性银屑病的患者非常有效。该药可以快速中止新的脓疱形成，并在几周内大量清除皮肤。然而，这种强效药物有几种主要的不良反应。它是一种很强的致畸胎剂，如果与酒精一同摄入，可以在体内脂肪中储存多年。另外，类视固醇可提高血清甘油三酯的水平，有时会产生外生骨疣。更常见并且有时会让人失去功能的症状是皮肤脆弱、干燥和关节痛，但是这些症状能逆转。阿维 A 的常用剂量是 0.5～1.0 mg/（kg·d），通常每天给 25～50 mg。

氨甲蝶呤是一种叶酸类似物，通常对脓疱型银屑病非常有效，但是症状改善开始得更晚。与阿维 A 相比，它具有改善而不是加重关节炎的优点。这种抗代谢物具有强的急性骨髓毒性，但是在用于银屑病的剂量或其他良好的个体中不会出现这种副作用。长期服用氨甲蝶呤时，主要是在长期饮酒或有其他肝病危险因素的患者，偶尔会产生纤维性肝病。偶尔会出现恶心和光毒性。氨甲蝶呤禁用于孕妇或哺乳期女性以及肝硬化、酗酒、慢性肾衰竭、肝炎或其他肝疾病，或某些患有血小板、白细胞或红细胞疾病的患者。

全身性皮质类固醇可快速和显著改善疾病，但是停用皮质类固醇可以引起疾病的发作。因此，这种药物的使用应当谨慎，并告知患者这种可能性。环孢菌素也被批准用于银屑病。这是一种可以快速改善症状的良好药物。然而，由于具有潜在的肾毒性，因此只有在发生严重的顽固性疾病时，或者在更安全、更缓慢的治疗开始时，为了临时控制，才可以使用该药物。较新的生物治疗包括英夫利昔单抗、依那西普和阿达木单抗都是免疫抑制药物，对银屑病具有强效作用。但是在美国，保险公司要求这些昂贵的药物作为二线或三线疗法。

紫外线 B 光或 A 光结合光敏剂补骨脂素对于生殖器部位的银屑病不是特别有用，这种情况下曝光是不现实的。另外，紫外线与阴茎癌的发病率增加有关。

广泛的脓疱性银屑病可能是危及生命的疾病。对于中毒的患者，应让其住院接受支持治疗，包括给予心电监护、抗生素治疗以及补充电解质和液体。由于钙、白蛋白和锌的含量可能会异常低，因此，需要一个完整的化学图谱。

赖特综合征（反应性关节炎）

反应性关节炎是一种炎性脊柱关节炎，发生在远处感染后，产生结膜炎、非淋菌性尿道炎和少关节炎三联征。这通常与脓疱性银屑病相同的皮肤损伤有关（另见第十五章）。

临床表现

反应性关节炎对男性的影响远远大于女性，男女比例为 20：1。通常发生在人类白细胞抗原（human leukocyte antigen，HLA）-B27 阳性的人身中，并且在患者 30 多岁时最常被诊断出来。关于评估发病率的研究很少[59]。

反应性关节炎的定义为至少持续 1 个月时间的非感性关节炎、尿道炎和结膜炎。然而，大部分患有反应性关节炎的患者最初并不具备这些所有的特征（不完全反应性关节炎）。随着时间的推移，症状才会完全表现出来。皮肤病变在形态上与银屑病无法区分。反应性关节炎患者在手掌和脚掌及干燥、有毛发、角化的生殖器皮肤上有界限清晰的红色、鳞片状、结痂状或脓疱型丘疹或斑块。随着手掌和足底斑块变成慢性，发生过度角化，导致脓溢性皮肤角化病的典型病变。

未行包皮环切术的龟头通常表现为环状龟头炎，伴有白色圆形且边界清楚的丘疹和浅表的红色糜烂（图 10.63）。在罕见的女性反应性关节炎病例中，小阴唇和前庭的水嫩皮肤可表现出类似糜烂或白色实性、环状或弓形丘疹。带有毛发的外阴皮肤和阴茎的干燥皮肤表现出界限分明、结痂的红色鳞状丘疹或斑块。其他泌尿生殖器特征包括尿道炎、前列腺

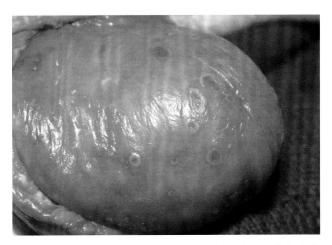

图 10.63 未行包皮环切术的男性反应性关节炎的环状龟头炎由小的环状白色丘疹组成

炎、精囊炎、出血性膀胱炎和尿道狭窄。宫颈可出现白色弓形交织的丘疹。

反应性关节炎的关节炎是大型负重关节如背部、膝盖或脚踝的非对称性关节炎。跟腱附着点部位的炎症引起的足跟疼痛也是特征性的。患者可能发生前葡萄膜炎、结膜炎和虹膜炎，需要进行密切的眼科治疗。

诊断

只有在高度怀疑的情况下才需要作出反应性关节炎的诊断，原因在于患者通常不会在一开始就发展出所有明确的临床特征。美国风湿病学学会（American Rheumatism Association，AHA）采用超过 1 个月的与尿道炎和（或）宫颈炎及炎性眼病相关的外周关节炎的诊断标准。必须排除症状相关的传染性因素，特别是淋病。X 线片可以显示关节周围骨质疏松和起止点病，可见肌腱和韧带附着部周围糜烂、骨透明和新骨形成包括骨刺。HLA 分型的血清研究通常揭示患有反应性关节炎的患者中存在 HLA-B27 抗原。皮损确立期的组织学特征类似于脓疱性银屑病的组织学特征。角质层厚且角化不全，并且下层表皮有银屑病样增生。中性粒细胞聚集在乳头状真皮中，迁移到表皮中，并形成角质层下脓肿。另外，潜在的慢性皮肤炎症是常见的。

与反应性关节炎相鉴别的皮肤病是念珠菌病和脓疱性银屑病。银屑病是一种密切相关的疾病，存在于具有反应性关节炎的疾病谱中，并且这两种疾

病通常不能被区分。不能单独通过皮损来诊断，临床医生必须遵循美国风湿病学会的诊断标准。可以通过培养或显微涂片，以及对治疗无响应来排除念珠菌。股癣、脓疱病和超级感染的湿疹也偶尔与反应性关节炎的生殖器病变相混淆。

反应性关节炎（赖特综合征）	诊断

- 鉴别手、脚和生殖器表面的红色斑块、鳞屑和结痂；在未行包皮环切术的龟头上有环状白色、聚集的丘疹。
- 伴有慢性关节炎、结膜炎、尿道炎或宫颈炎。显微镜检查和培养结果呈阴性。
- 需要时通过特征性活检进行确认。

病理生理学

反应性关节炎是由遗传易感个体引发的反应性免疫反应。报道显示导致反应性关节炎最常见的感染是引起痢疾或尿道炎的生物，如小肠结肠炎耶尔森菌、志贺菌、淋病奈瑟菌、沙眼衣原体、解脲支原体、弯曲杆菌以及最近的伯氏疏螺旋体和HIV。目前尚不清楚HIV是否直接引发疾病，或者与人类免疫缺陷综合征相关的免疫变化是否会导个体更易感反应性关节炎。

反应性关节炎和脓疱性银屑病具有许多共同的特征，并且存在于一个疾病谱中。偶有报道反应性关节炎综合征是家族性的，并且HLA-B27阳性是最常见的。

治疗

反应性关节炎是一种慢性和难治性疾病。任何诱发潜在感染的治疗都是至关重要的。所有患者都应接受HIV及衣原体检测，这些都是最明显的感染因素。当存在腹泻时，应当进行粪便培养，并且评估已知会导致反应性关节炎并产生腹泻的生物。应当培养阴道分泌物和白色黏附病变中的念珠菌，或通过显微镜下的氢氧化钾检测，以排除叠加的念珠菌感染。

氨甲蝶呤是反应性关节炎和脓疱性银屑病的治疗选择，特别是如果存在关节炎时（见前文）。口服阿维A也可以产生极好的效果。然而，它往往会加重关节炎，并且是一种致畸剂，对于有生育潜能的

女性应避免使用。

反应性关节炎（赖特综合征）	治疗

- 轻度疾病。
  - 对任何潜在感染的治疗。
  - 外用皮质类固醇软膏。
- 中重度疾病。
  - 添加口服氨甲蝶呤或环孢菌素，或：
  - 添加生物制剂（英夫利昔单抗，依那西普，阿达木单抗）。

有时出现脓疱的固体病变

毛发角化病

毛发角化病是一种常见的病症，是主要发生在侧臂和臀部的浅表角蛋白栓塞（见第七章）。然而，有时大腿前部甚至脸颊会受到影响。毛发角化病通常是无症状的，但是会使皮肤出现粗糙的砂纸质感。大多数情况下，个体皮损是肤色的尖锐小丘疹（图10.64）。然而，有些患者发生相关的滤泡性红斑，并且这种伴有角化栓的表现有时类似于脓疱。此外，有时患者会出现明显的继发性炎症和真实的脓疱（图10.65）。

对于毛发角化病不需要治疗，并且治疗效果也不令人满意。对于出于化妆品原因需要治疗的患者，可通过温水浸泡来软化角蛋白栓，然后用研磨海绵

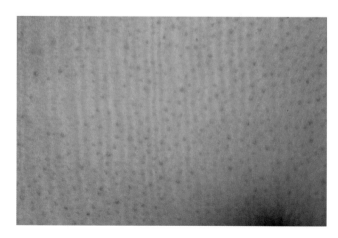

图10.64　由微小的滤泡性丘疹和中央角蛋白栓组成的毛发角化病，与脓疱类似

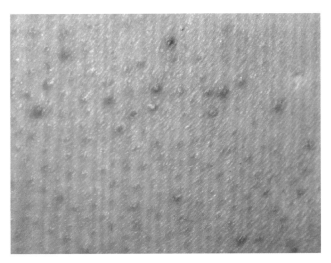

图 10.65　有时毛发角化病的个别病变可能会发炎并产生脓疱

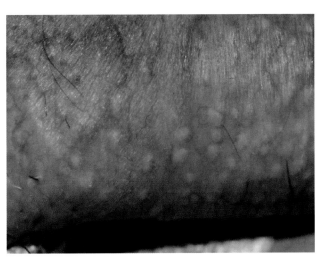

图 10.67　黄色皮脂腺出现在阴茎干和外阴上

来擦洗。12% 乳酸乳液、水杨酸乳液或 0.025% 维甲酸乳膏可能有助于溶解某些患者的栓塞，但这些措施也可能是刺激性的。

Fordyce 斑（异位皮脂腺）

大量异位皮脂腺出现在小阴唇内侧面，而在小阴唇外侧面、大阴唇、阴蒂包皮或包皮和阴茎上则不太常见。皮损看起来呈针尖状、小叶状和（或）扁平状，不规则，呈淡黄色，接近于离散或汇集的丘疹颜色（图 10.66 和图 10.67）。大量皮脂腺称为 Fordyce 病，是一种正常的变异并且无症状，尽管这一发现曾被认为会产生瘙痒症。

诊断是基于位置和外观形态进行的。很少需要

进行活检。如果无意间进行活检检查，Fordyce 斑在组织学上显示增大但正常的皮脂腺。通常皮脂腺与毛囊相关并分泌到毛囊中，但是在毛发较少的小阴唇上，它们在表面上自由打开。

Fordyce 斑可能很容易与尖锐湿疣、微小的表皮囊肿或者粟粒疹和传染性软疣相混淆。与疣不同，Fordyce 斑是黄色而不是肤色，并且对称分布。粟粒疹通常比黄色更白，更分散，数量更少，更硬。此外，与粟粒疹不同的是，单个 Fordyce 斑往往是很细微的多叶状。传染性软疣更分散，不那么对称，有光泽，呈结节或圆顶状。

这些异位皮脂腺是正常的结构。但如果尺寸较大，可能与激素影响有关。女性生殖器上可见的 Fordyce 斑很少发生在青春期之前或更年期之后。

异位皮脂腺是正常的解剖变异，药物和手术治疗是没有依据的。

炎性传染性软疣（见第五章讨论）

这种高度传染性疾病存在于两个主要人群中：幼儿和年轻的性活跃个体。儿童的任何皮肤表面都可存在皮损，但是发生在生殖器上时，皮损并不意味着存在性接触。成年人的传染性软疣通常是性传播疾病，病变发生在外阴、阴茎、阴囊、近端、大腿内侧和会阴部皮肤。单个软疣通常是肤色或白色圆顶状丘疹，一些软疣具有微小的中央凹陷。然而，偶尔会出现略带黄色甚至发炎和真实的脓疱（图 10.68）。虽然传染性软疣通常是无症状的，炎性、脓

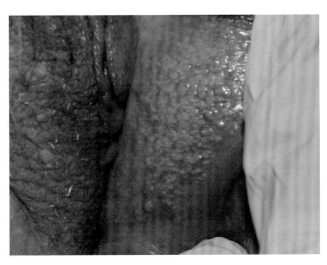

图 10.66　有时 Fordyce 斑（异位皮脂腺）可能与脓疱相混淆

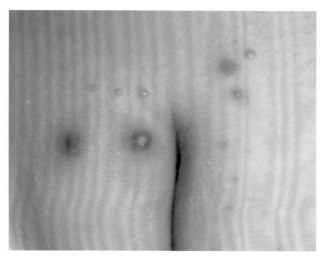

图 10.68　传染性软疣的炎症反应通常会产生红色脓疱，可能被误认为是感染

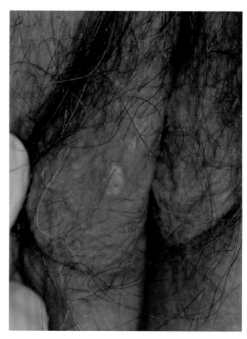

图 10.69　有时表皮囊肿会呈黄色并被误认为是脓疱

疱性病变经常会导致瘙痒。

通常是基于临床进行诊断，但当诊断不明确时，使用 Tzanck 涂片对刮出病灶进行显微镜检查，通常会显示典型的 Henderson-Patterson 包涵体，也称软疣小体。传染性软疣与肿瘤、Fordyce 斑、粟粒疹或生殖器疣极为相似。发炎时，软疣可能与毛囊炎混淆，但通常存在周围典型病变可明确诊断。

传染性软疣是由 DNA 痘病毒引起的。艾滋病中的细胞免疫缺陷与复发性大型顽固性病变有关（见第十六章）。

传染性软疣在具有免疫活性的人身上能自然消退。脓疱病变的存在可以表明宿主针对感染产生免疫应答，以清除病毒。如果软疣不能自然消退，已成功使用的疗法有冷冻疗法、刮除术、鬼臼毒素、三氯乙酸、斑蝥素和水杨酸制剂。据报道咪喹莫特也是有效的。甚至脉冲染料激光治疗也是有效的。许多临床医生认为每天使用 0.05% 维 A 酸霜有助于减少复发以及逐渐消除小病灶。

表皮囊肿

有时表皮囊肿被错误地称为皮脂腺囊肿，在大阴唇和阴囊上极为常见（另见第一、五和八章）。表皮囊肿来源于毛囊，因毛囊内角蛋白阻塞而变得扩张。囊肿内的水合角蛋白使病变呈黄白色（图 10.69）。水合角蛋白是一种油脂样、干酪样易碎而恶臭的物质。许多这些囊肿显示囊泡开口，表现为囊

肿表面中央的小点或黑点。如果囊肿受到创伤，角蛋白会通过其滤泡上皮的囊渗透到真皮中，从而产生活跃的炎症反应。由于这种情况属于异物反应而不是感染，从而使结节变得疼痛和化脓。有时，尤其是在外阴化生的黏膜上，可出现多个微小的表皮囊肿（粟粒疹）并可能经常反复发炎。

发炎的表皮囊肿常与疖病混淆。疖病是一种金黄色葡萄球菌感染的深层滤泡感染。然而，炎性囊肿通常是一个孤立的炎性病变。与细菌性疖不同，红斑通常仅限于结节，并不会延伸到周围皮肤上。多发慢性或反复发炎的囊肿表明患有化脓性汗腺炎。经常发生粟粒炎的女性很容易被误诊为化脓性毛囊炎。

除了化妆品原因或有炎症外，表皮囊肿不需要治疗。炎性囊肿在变得波动之前最好用 0.1 ~ 0.3 ml 曲安奈德治疗，3 ~ 5 mg/ml 病灶内注射。在皮损波动之后，切开或引流会让患者觉得舒适，但是复发很常见。确切的治疗包括切除，但是不应在发炎时切除囊肿。在发炎时，囊肿界限不清楚并且水肿，需要切除的范围更大，且瘢痕更大。对于急性病症，通常抗生素是无益的。然而，反复发炎的囊肿结节（化脓性汗腺炎）或经常发炎的粟粒疹患者可长期服用抗生素，如每日 2 次服用多西环素或米诺环素 100 mg，克林霉素 150 mg，或双倍强度的复方新诺明。

前庭囊肿

外阴前庭或黏液囊肿是一种相对常见的囊肿，是由于持续性泌尿生殖窦上皮或前庭小腺阻塞引起的（另见第五章）。前庭囊肿是 2 mm 至 2 cm 的结节，可以是肤色、黄色或蓝色（图 10.70）。通常囊肿是半透明的。如果破裂，会流出透明黏液。这些囊肿通常无症状，除非较大，否则它们很少会引起性交困难或尿路梗阻。通常通过临床进行诊断，鉴别诊断主要包含其他类型的良性囊肿。前庭囊肿与其他局部囊肿的鉴别并不重要。通常不需要治疗，但如果有症状，可以通过手术切除前庭囊肿。

其他可能出现黄色或产生结痂的疾病

当任何引起溃疡、糜烂或起疱的疾病发生在干燥的皮肤上时，会导致结痂。当发生在更脆弱的黏膜上皮（如阴道）、化生黏膜（如龟头）以及临床上无毛发的外阴皮肤上时，这些疾病通常会引起糜烂。这些黏膜上皮表面的糜烂通常表现为黄色纤维蛋白基质。

HSV 感染通常被分类为水疱或糜烂。然而，与任何水疱疹一样，这些病毒感染在几种情况下都会呈现黄色形态（图 10.71）。首先，当角化皮肤上的小疱破裂时，渗出和干燥会产生类似脓疱的黄色外壳。其次，当 HSV 感染的囊泡发生在角化的皮肤上时，这些皮肤不那么脆弱，囊泡通常会变得浑浊，不会很快分解。

再次，黏膜和化生黏膜上的糜烂常在基底部形成黄色凝固物。存在免疫抑制的患者尤其有可能患上丘疹性 HSV 感染，因为在糜烂处会形成粘连、聚结的黄色纤维蛋白丘疹。

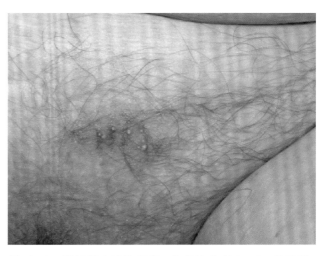

图 10.71 任何起水疱的疾病，包括这些来自 HSV 的囊泡，在它出现几天后呈现为脓疱。然而，刺穿水疱流出的是浆液，而不是浓厚的脓液

参考文献

1. Bradley H, Markowitz LE, Gibson T, et al. Seroprevalence of herpes simplex virus types 1 and 2—United States, 1999–2010. *J Infect Dis.* 2014;209:325–333.

2. Looker KJ, Magaret AS, Turner KM, et al. Global estimates of prevalent and incident herpes simplex virus type 2 infections in 2012. *PLoS One.* 2015;10:e114989.

3. Munawwar A, Singh S. Human herpesviruses as copathogens of HIV infection, their role in HIV transmission, and disease progression. *J Lab Physicians.* 2016;8:5–18.

4. Esber A, Vicetti Miguel RD, Cherpes TL, et al. Bacterial vaginosis among women with herpes simplex virus type 2 infection: a systematic review and meta-analysis. *J Infect Dis.* 2015;212:8–17.

5. Castellsagué X, Pawlita M, Roura E. Prospective seroepidemiologic study on the role of Human Papillomavirus and other infections in cervical carcinogenesis: evidence from the EPIC cohort. *Int J Cancer.* 2014;135:440–452.

6. Cao S, Gan Y, Dong X, et al. Herpes simplex virus type 2 and the risk of cervical cancer: a meta-analysis of observational studies. *Arch Gynecol Obstet.* 2014;290:1059–1066.

7. Mark H, Gilbert L, Nanda J. Psychosocial well-being and quality of life among women newly diagnosed with genital herpes. *J Obstet Gynecol Neonatal Nurs.* 2009;38:320–326.

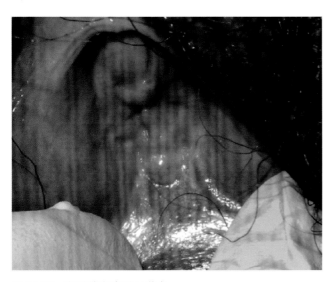

图 10.70 有时前庭囊肿呈黄色

8. Majewska A, Romejko-Wolniewicz E, Zareba-Szczudlik J, et al. Laboratory diagnosis of genital herpes—direct immunofluorescence method. *Ginekol Pol.* 2013;84:615–619.

9. Garceau R, Leblanc D, Thibault L, et al. Herpes simplex virus type 1 is the leading cause of genital herpes in New Brunswick. *Can J Infect Dis Med Microbiol.* 2012;23:15–18.

10. Anipindi VC, Bagri P, Roth K. Estradiol enhances CD4+ T-cell anti-viral immunity by priming vaginal DCs to induce Th17 responses via an IL-1-dependent pathway. *PLoS Pathog.* 2016;12:e1005589.

11. Quispe Calla NE, Vicetti Miguel RD, Boyaka PN, et al. Medroxyprogesterone acetate and levonorgestrel increase genital mucosal permeability and enhance susceptibility to genital herpes simplex virus type 2 infection. *Mucosal Immunol.* 2016;9(6):1571–1583. doi: 10.1038/mi.2016.22.

12. Stanaway JD, Wald A, Martin ET, et al. Case-crossover analysis of condom use and herpes simplex virus type 2 acquisition. *Sex Transm Dis.* 2012;39:388–393.

13. Heslop R, Roberts H, Flower D, et al. Interventions for men and women with their first episode of genital herpes. *Cochrane Database Syst Rev.* 2016;8:CD010684.

14. Dutton JL, Woo WP, Chandra J, et al. An escalating dose study to assess the safety, tolerability and immunogenicity of a herpes simplex virus DNA vaccine, COR-1. *Hum Vaccin Immunother.* 2016;12(12):3079–3088.

15. Johnston C, Gottlieb SL, Wald A. Status of vaccine research and development of vaccines for herpes simplex virus. *Vaccine.* 2016;34:2948–2952.

16. Goldmeier D, Garvey L, Barton S. Does chronic stress lead to increased rates of recurrences of genital herpes—a review of the psychoneuroimmunological evidence? *Int J STD AIDS.* 2008;19:359–362.

17. Strachan E, Saracino M, Selke S, et al. The effects of daily distress and personality on genital HSV shedding and lesions in a randomized, double-blind, placebo-controlled, crossover trial of acyclovir in HSV-2 seropositive women. *Brain Behav Immun.* 2011;25:1475–1481.

18. Kavala M, Topaloğlu Demir F, Zindanci I, et al. Genital involvement in pemphigus vulgaris (PV): correlation with clinical and cervicovaginal Pap smear findings. *J Am Acad Dermatol.* 2015;73(4):655–659.

19. Heelan K, Mahar AL, Walsh S, et al. Pemphigus and associated comorbidities: a cross-sectional study. *Clin Exp Dermatol.* 2015;40:593–599.

20. Yoshimura K, Ishii N, Hamada T, et al. Clinical and immunological profiles in 17 Japanese patients with drug-induced pemphigus studied at Kurume University. *Br J Dermatol.* 2014;171:544–553.

21. Pietkiewicz P, Gornowicz-Porowska J, Bowszyc-Dmochowska M, et al. A retrospective study of antihypertensives in pemphigus: a still unchartered odyssey particularly between thiols, amides and phenols. *Arch Med Sci.* 2015;11:1021–1027.

22. Daneshpazhooh M, Fatehnejad M, Rahbar Z, et al. Trauma-induced pemphigus: a case series of 36 patients. *J Dtsch Dermatol Ges.* 2016;14:166–171.

23. Badri T, Hammami H, Lachkham A, et al. Radiotherapy-induced pemphigus vulgaris with autoantibodies targeting a 110 kDa epidermal antigen. *Int J Dermatol.* 2011;50:1475–1479.

24. Atzmony L, Hodak E, Leshem YA, et al. The role of adjuvant therapy in pemphigus: a systematic review and meta-analysis. *J Am Acad Dermatol.* 2015;73:264–271.

25. Wang HH, Liu CW, Li YC, et al. Efficacy of rituximab for pemphigus: a systematic review and meta-analysis of different regimens. *Acta Derm Venereol.* 2015;95:928–932.

26. Svecova D. IVIG therapy in pemphigus vulgaris has corticosteroid-sparing and immunomodulatory effects. *Australas J Dermatol.* 2016;57:141–144.

27. Ahmed AR, Nguyen T, Kaveri S, et al. First line treatment of pemphigus vulgaris with a novel protocol in patients with contraindications to systemic corticosteroids and immunosuppressive agents: preliminary retrospective study with a seven year follow-up. *Int Immunopharmacol.* 2016;34:25–31.

28. Vinay K, Kanwar AJ, Mittal A, et al. Intralesional rituximab in the treatment of refractory oral pemphigus vulgaris. *JAMA Dermatol.* 2015;151:878–882.

29. Brick KE, Weaver CH, Savica R, et al. A population-based study of the association between bullous pemphigoid and neurologic disorders. *J Am Acad Dermatol.* 2014;71:1191–1197.

30. Balestri R, Magnano M, La Placa M, et al. Malignancies in bullous pemphigoid: a controversial association. *J Dermatol.* 2016;43:125–133.

31. Schulze F, Neumann K, Recke A, et al. Malignancies in pemphigus and pemphigoid diseases. *J Invest Dermatol.* 2015;135:1445–1447.

32. Ong E, Goldacre R, Hoang U, et al. Associations between bullous pemphigoid and primary malignant cancers: an English national record linkage study, 1999–2011. *Arch Dermatol Res.* 2014;306:75–80.

33. Schwartz RA, Janniger CK. Topical high potency steroid proclaimed optimal therapy for bullous pemphigoid in the elderly. *Dermatol Ther.* 2017;30:e12378.

34. Balakirski G, Alkhateeb A, Merk HF, et al. Successful treatment of bullous pemphigoid with omalizumab as corticosteroid-sparing agent: report of two cases and review of literature. *J Eur Acad Dermatol Venereol.* 2016;30(10):1778–1782. doi: 10.1111/jdv.13758.

35. Ahmed AR, Kaveri S, Spigelman Z. Long-term remissions in recalcitrant pemphigus vulgaris. *N Engl J Med.* 2015;373:2693–2694.

36. Försti AK, Jokelainen J, Timonen M, et al. Risk of death in bullous pemphigoid: a retrospective database study in Finland. *Acta Derm Venereol.* 2016;96:758–761.

37. Aoki N, Nakajima K, Shiga T, et al. A case of anti-BP180 type mucous membrane pemphigoid treated with intravenous immunoglobulin. *J Dermatol.* 2014;41:557–559.

38. Maley A, Warren M, Haberman I, et al. Rituximab combined with conventional therapy versus conventional therapy alone for the treatment of mucous membrane pemphigoid (MMP). *J Am Acad Dermatol.* 2016;74:835–840.

39. Raffin D, Delaplace M, Roussel A, et al. Anti-p200 pemphigoid: remission under mycophenolate mofetil (Cellcept®). *Ann Dermatol Venereol.* 2013;140:784–787.

40. Kusunoki T, Ikeda K. A case of cicatricial pemphigoid of the larynx successfully treated with plasmapheresis therapy. *Ear Nose Throat J.* 2013;92:E31.

41. Al-Shehhi F, Balakirski G, Baratli J, et al. Localized oral mucous membrane pemphigoid: successful topical treatment with 1% tacrolimus solution as steroid-sparing therapy. *J Eur Acad Dermatol Venereol.* 2016. doi: 10.1111/jdv.13894.

42. Winn AE, Spillane EL, Peterson DJ, et al. False-negative direct immunofluorescence testing in vancomycin-induced linear IgA bullous dermatosis: a diagnostic pitfall. *J Cutan Pathol.* 2016;43:802–804.

43. Li X, Tsuchisaka A, Qian H, et al. Linear IgA/IgG bullous dermatosis reacts with multiple laminins and integrins. *Eur J Dermatol.* 2015;25:418–423.

44. Micaroni M, Giacchetti G, Plebani R, et al. ATP2C1 gene mutations in Hailey-Hailey disease and possible roles of SPCA1 isoforms in membrane trafficking. *Cell Death Dis.* 2016;7:e2259.

45. Ho D, Jagdeo J. Successful botulinum toxin (onabotulinumtoxinA) treatment of Hailey-Hailey disease. *J Drugs Dermatol.* 2015;14:68–70.

46. Hochwalt PC, Christensen KN, Cantwell SR, et al. Carbon dioxide laser treatment for Hailey-Hailey disease: a retrospective chart review with patient-reported outcomes. *Int J Dermatol.* 2015;54:1309–1314.

47. Lobato-Berezo A, Imbernón-Moya A, Aguilar-Martínez A. Refractory Hailey-Hailey disease that responded well to photodynamic therapy. *Actas Dermosifiliogr.* 2015;106:852–854.

48. Hunt KM, Jensen JD, Walsh SB, et al. Successful treatment of refractory Hailey-Hailey disease with a 595-nm pulsed dye laser: a series of 7 cases. *J Am Acad Dermatol.* 2015;72:735–737.

49. Kaniszewska M, Rovner R, Arshanapalli A, et al. Oral glycopyrrolate for the treatment of Hailey-Hailey disease. *JAMA Dermatol.* 2015;151:328–9.

50. Graham PM, Melkonian A, Fivenson D. Familial benign chronic pemphigus (Hailey-Hailey disease) treated with electron beam radiation. *JAAD Case Rep.* 2016;2:159–161.

51. Creamer D, Walsh SA, Dziewulski P, et al. U.K. guidelines for the management of Stevens-Johnson syndrome/ toxic epidermal necrolysis in adults 2016. *Br J Dermatol.* 2016;174:1194–1227.

52. Egeberg A, Gislason GH, Hansen PR. Risk of major adverse cardiovascular events and all-cause mortality in patients with hidradenitis suppurativa. *JAMA Dermatol.* 2016;152(4):429–434. doi: 10.1001/jamadermatol.2015.6264.

53. Zivanovic D, Masirevic I, Ruzicka T, et al. Pyoderma gangrenosum, acne, suppurative hidradenitis (PASH) and polycystic ovary syndrome: coincidentally or aetiologically connected? *Australas J Dermatol.* 2016. doi: 10.1111/ajd.12438.

54. Thomas CL, Gordon KD, Mortimer PS. Rapid resolution of hidradenitis suppurativa after bariatric surgical intervention. *Clin Exp Dermatol.* 2014;39:315–317.

55. Scheinfeld N. Hidradenitis suppurativa: a practical review of possible medical treatments based on over 350 hidradenitis patients. *Dermatol Online J.* 2013;19:1.

56. Faivre C, Villani AP, Aubin F, et al. Hidradenitis suppurativa (HS): an unrecognized paradoxical effect of biologic agents (BA) used in chronic inflammatory diseases. *J Am Acad Dermatol.* 2016;74(6):1153–1159. pii: S0190-9622(16)00066-9. doi: 10.1016/j.jaad.2016.01.018.

57. Crocco EI, Dalapicola MC, Suzuki NM, et al. Surgical treatment of chronic hidradenitis suppurativa: CO2 laser stripping-second intention technique. *Dermatol Surg.* 2016;42:429–431.

58. Lin CH, Chang KP, Huang SH. Deroofing: an effective method for treating chronic diffuse hidradenitis suppurativa. *Dermatol Surg.* 2016;42:273–275.

59. Denison HJ, Curtis EM, Clynes MA, et al. The incidence of sexually acquired reactive arthritis: a systematic literature review. *Clin Rheumatol.* 2016;35(11):2639–2648.

推荐阅读

Atzmony L, Hodak E, Leshem YA, et al. The role of adjuvant therapy in pemphigus: a systematic review and meta-analysis. *J Am Acad Dermatol.* 2015;73:264–271.

Carlin E, Flew S. Sexually acquired reactive arthritis. *Clin Med (Lond).* 2016;16:193–196.

Creamer D, Walsh SA, Dziewulski P, et al. U.K. guidelines for the management of Stevens-Johnson syndrome/toxic epidermal necrolysis in adults 2016. *Br J Dermatol.* 2016;174:1194–1227.

Gnann JW Jr, Whitley RJ. Clinical practice. Genital herpes. *N Engl J Med.* 2016;375:666–674.

Hammers CM, Stanley JR. Mechanisms of disease: pemphigus and bullous pemphigoid. *Annu Rev Pathol.* 2016;11:175–197.

http://www.cdc.gov/std/tg2015/herpes.htm

http://www.dermnetnz.org/topics/stevens-johnson-syndrome-toxic-epidermal-necrolysis/

Johnston C, Corey L. Current concepts for genital herpes simplex virus infection: diagnostics and pathogenesis of genital tract shedding. *Clin Microbiol Rev.* 2016;29:149–161.

Petukhova TA, Maverakis E, Ho B, et al. Urogynecologic complications in Stevens-Johnson syndrome and toxic epidermal necrolysis: presentation of a case and recommendations for management. *JAAD Case Rep.* 2016;2:202–205.

Ruocco V, Ruocco E, Caccavale S, et al. Pemphigus vegetans of the folds (intertriginous areas). *Clin Dermatol.* 2015;33:471–476.

Taylor J, McMillan R, Shephard M, et al. World Workshop on oral medicine VI: a systematic review of the treatment of mucous membrane pemphigoid. *Oral Surg Oral Med Oral Pathol Oral Radiol.* 2015;120:161–171.

Taylor-Robinson D. European guideline for managing sexually acquired reactive arthritis. *Int J STD AIDS.* 2016;27:80.

第十一章

糜烂和溃疡

Libby Edwards，Peter J. Lynch 著，宋晓红 尚 翔 尚宏瑜 孙宁婷 马子茹 王邦国
孟师惠 译，白文佩 冯力民 审，李立安 校

尽管很多临床医生不再区分糜烂和溃疡这两种病变，但是认识到这两者之间的不同对于诊断潜在病因是非常有益的，因为导致糜烂与溃疡的病因是不同的。

皮肤表面组织的脱失会导致糜烂或溃疡。它们之间的不同在于皮肤缺失的深度。糜烂是指皮肤组织的缺失仅限于上皮层。如果组织缺失侵及或贯穿真皮层，则形成溃疡（更进一步的术语讨论见第二章）。糜烂的基底部可呈红色，也可见疏松覆盖的黄色痂皮。溃疡的基底部也可呈红色，但覆盖痂皮的颜色却因真皮层内血管的破坏程度不同而呈现出不同的颜色，如红色、蓝色或黑色。溃疡表面的痂皮由于含有大量纤维蛋白原，因此可以比较牢固地附着于溃疡表面，有时也会导致焦痂的形成。

糜烂和溃疡这两种疾病之间存在重叠，在溃疡的早期及愈合阶段病变呈糜烂状，而继发感染的糜烂也可成为溃疡。

糜烂

经常无法从形态上识别发生于生殖器官皮肤的糜烂样或水疱状病变。当水疱发生于较脆弱的皮肤表面时，如生殖器官，水疱很容易破裂，从而产生一个较浅的糜烂。通常水疱的性质可由糜烂的圆形外观及融合水疱的弧形结构来识别。这些由破裂的水疱导致的疾病在第十章讨论。

糜烂也可由以下几种原因导致，如外伤、严重炎症导致的上皮坏死或肿瘤导致的坏死。外伤所致的表皮脱落从而形成的糜烂病变通常是线性或成角的。糜烂性皮肤病可具有传染性，也可由免疫介导，或为恶性病变，也可由搔抓皮肤导致表皮脱落引起。后者尤其在外阴皮肤病中较为常见。

糜烂性扁平苔藓

发生于生殖器官的扁平苔藓具有不同的形态学特征。糜烂性扁平苔藓是发生于外阴的非感染性糜烂病变中最常见的类型，很少发生于阴茎，而在经过包皮环切术的男性中几乎不发生。在男性中，红色丘疹（见第七章）比糜烂更常见，潮湿的皮肤经常会出现白色皮肤损伤（见第八章）。很多患者会出现多种类型的扁平苔藓。关于生殖器扁平苔藓的数据很少。绝大多数生殖器扁平苔藓患者时也患有口腔扁平苔藓。相对于生殖器扁平苔藓，口腔扁平苔藓的研究更多，将在本章进一步探讨。

临床表现

糜烂性外阴阴道扁平苔藓仅发生于成年人，女性远较男性常见，尤其在美国，大多数男性新生儿均常规行包皮环切术。绝大多数女性生殖器官部位扁平苔藓无外阴黏膜外疾病。患者经常主诉生殖器部位瘙痒，且搔抓不能缓解，最主要的症状是烧灼感、刺激症状、排尿困难、性交痛及性交后出血。很多患者也会主诉口腔疼痛，尤其在进食较硬食物时更为明显，如薯条。进食较辣和较酸的食物也会加重疼痛。

尽管扁平苔藓有多种不同的形态学表现，发生于角化皮肤上典型的皮损是伴瘙痒症状的紫色扁平丘疹（见第七章）。然而，发生于黏膜最常见的病变是糜烂，或者白色带状丘疹和斑块。上述两种病变可单独或同时存在。1982 年，Pelisse 等描述了外阴

阴道牙龈综合征，将糜烂性扁平苔藓作为在女性中发病的一种亚型。特征性的表现是发生于外阴、阴道及口腔黏膜的糜烂，尤其是牙龈。累及外阴黏膜的病变很常见，表现为鲜红色薄层上皮和糜烂。糜烂最常见于前庭。这些病变是非特异性的，但是环绕病变的白色上皮和网状白色花边斑块有时可协助扁平苔藓的诊断（图11.1 至图11.5）。慢性糜烂性扁平苔藓最终导致瘢痕形成（图11.6）。阴唇和阴蒂的瘢痕形成是常见的。阴道狭窄也是常见的并发症之一。

　　阴道糜烂在糜烂性外阴扁平苔藓中很常见（图11.7）。甚至当外阴扁平苔藓病变为丘疹而不是糜烂，伴有由扁平苔藓导致的阴道炎，这种情况也是常见的（见第十五章）。糜烂性阴道扁平苔藓可导致脓性阴道分泌物，诱发产生前庭刺激性接触皮炎。在严重病例会发生阴道粘连，有时会导致阴道空间的消失，从而使性生活及阴道检查变得困难。

　　与外阴阴道的扁平苔藓相比，阴茎的扁平苔藓更常伴有其他部位的扁平苔藓。皮损很少是糜烂性的，但一旦发生病变，疼痛是非常明显的（图11.8和图11.9）。这些糜烂可能伴有口腔皮损，可见到与女性类似的迁延的病程[1]。患有阴茎糜烂性扁平苔藓的男性患者也会有瘢痕形成的问题。如之前未行

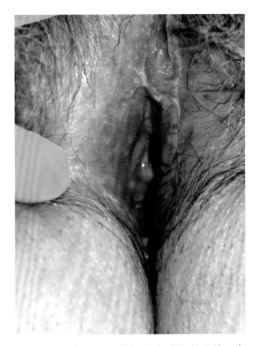

图11.2　这种糜烂也可见薄薄的色素减退的边缘，但白色上皮延伸到皮肤皱褶，提示色素减退不单是对相邻糜烂病变的反应

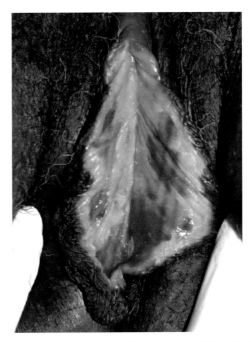

图11.3　从统计学上来说，慢性、边界清晰的斑片状糜烂几乎总是提示糜烂性扁平苔藓，但在形态上与寻常型天疱疮和良性黏膜（瘢痕性）类天疱疮难以区分

包皮环切术，将会导致包茎的发生。在已行包皮环切的患者中，会导致龟头与阴茎的界限消失。肛周病变有时在男性及女性中均可见到（图11.10）。

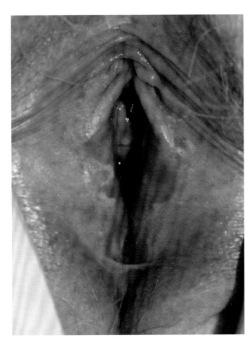

图11.1　这张图片展示了扁平苔藓最常见的形态：前庭的非特异性、边界清晰的糜烂，周围存在白色上皮

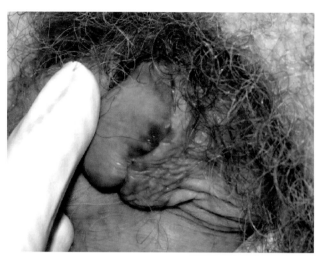

图 11.4　类似于外阴糜烂，在男性生殖器扁平苔藓通常发生于龟头黏膜和腹侧包皮。与已行包皮环切术的男性相比，糜烂性扁平苔藓在未行包皮环切术的男性中更为常见

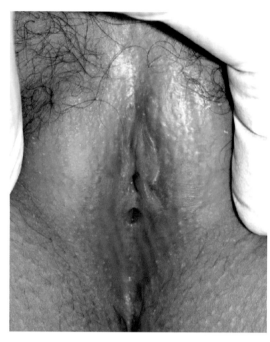

图 11.6　扁平苔藓形成的瘢痕可能是显著的，有时可导致阴道完全闭锁，对这位患者来说情况不容乐观

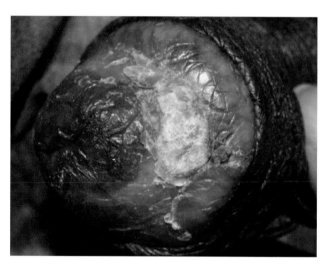

图 11.5　与糜烂相比，未行包皮环切术的男性发生糜烂性扁平苔藓时病变更容易结痂，因为皮肤更加干燥

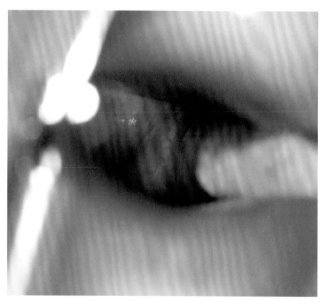

图 11.7　与硬化性苔藓不同，扁平苔藓通常会累及阴道，表现为广泛的黏膜红斑或糜烂，在炎性涂片检查中可见副基底细胞

　　牙龈病变可能是局部的或广泛的，主要表现为轻度糜烂和剥脱性龈炎。有时病变周围会伴有实性或网状白色丘疹（图 11.11）。线性网状丘疹或糜烂通常发生于颊黏膜，舌头也经常会被累及（图 11.12 和图 11.13）。食管扁平苔藓越来越多地被诊断，且发生率大于文献报道。食管的缩窄可导致吞咽困难和体重减轻，也提示了食管扁平苔藓病变的存在。食管的鳞状细胞癌是该疾病的严重并发症[2]。扁平苔藓可发生于结膜，并且可导致泪管瘢痕形成[1]。

　　鳞状细胞癌有时会发生于口腔、外阴和阴茎的

扁平苔藓。对于硬结性糜烂和溃疡，应行组织活检。对呈慢性角化的区域，也建议行活检。

　　多年来一直有扁平苔藓在丙型肝炎患者中发病率更高的报道，但也有研究在质疑两者之间的联系。近来已有文献报道丙型肝炎与口腔扁平苔藓的相关

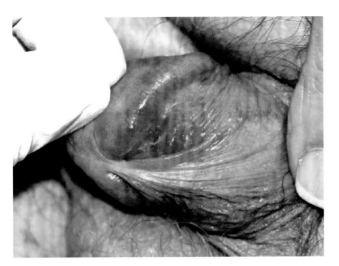

图 11.8 这种发生在龟头和包皮内的典型扁平苔藓糜烂性病变是导致包茎的危险因素

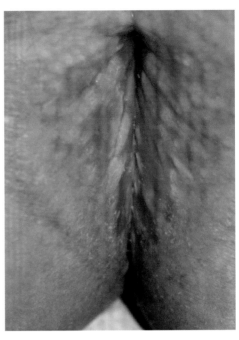

图 11.10 扁平苔藓经常会累及男性及女性的肛周皮肤。需要进行活组织检查，以将这种肛周的扁平苔藓与糜烂性硬化性苔藓或慢性单纯性苔藓相鉴别

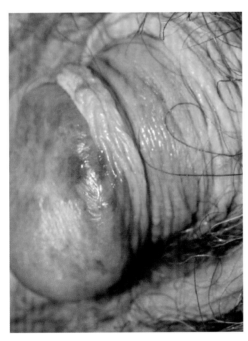

图 11.9 即使微小的病变，也可导致明显的刺激和性交困难

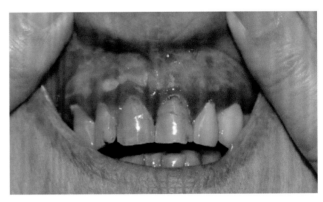

图 11.11 牙龈扁平苔藓在患有外阴和阴道扁平苔藓的女性中是常见且典型的病变，表现为非特异性红斑，有时伴有白色过度角化

性有统计学意义[3,4]。近期有报道指出口腔扁平苔藓可能与甲状腺功能减退有关[5]。

诊断

当糜烂同时伴有生殖器或口腔的白色、花边、网状或羊齿状丘疹时，可诊断扁平苔藓。除此之外，需要进行组织活检，尽管大多数组织学活检的结果为"苔藓样皮炎"。这与扁平苔藓的病变相符，但不足以诊断。扁平苔藓和苔藓样药物反应可导致完全

相同的临床和组织学特点。活检时应该从糜烂病变的边缘而不是中心取材，并且应该常规送组织学检查。如果活检结果是非特异性的，或者提示不除外自身免疫相关的水疱病变，如良性黏膜类天疱疮或寻常型天疱疮，应追加组织活检，必要时可行直接免疫荧光检查。这种活检应从正常皮肤及病变周围皮肤取材，并将其存储于转运培养基而不是福尔马林。

糜烂性扁平苔藓的组织学特征是大量淋巴细胞在真皮层内带状浸润延伸，并破坏基底层（图

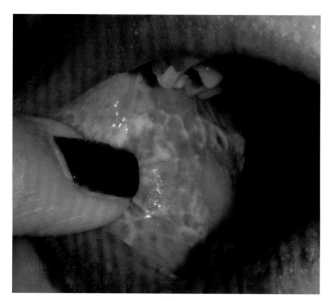

图 11.12 这些颊黏膜上白色、交错的条纹是黏膜扁平苔藓特征性的病变，也是口腔扁平苔藓最常见的症状

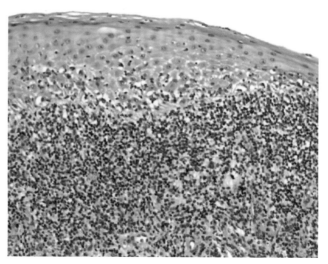

图 11.14 黏膜扁平苔藓的活检通常显示上部真皮层的慢性炎性细胞的苔藓样浸润，破坏基底细胞层

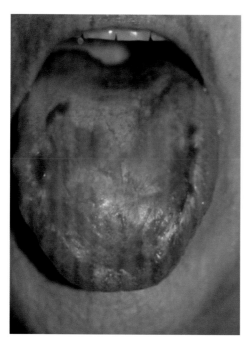

图 11.13 糜烂性生殖器扁平苔藓有时伴有舌背侧和外侧的扁平苔藓。病变可以很光滑，伴有乳头缺失、糜烂或过度角化

11.14）。常见显著的颗粒细胞层、角化过度和棘皮肥厚，但糜烂性黏膜扁平苔藓通常表现出上皮层变薄和变平。如果活检不包括上皮层的糜烂病变，就不能诊断扁平苔藓，因此，活检取材应包括糜烂病变的上皮化的病变边缘。经常在表皮下层和真皮上层可见胶样小体，直接免疫荧光活检可使这些小体更

容易被观察到。

大多数慢性糜烂性皮肤疾病均应与糜烂性生殖器官扁平苔藓相鉴别。寻常天疱疮和良性黏膜类天疱疮与糜烂性扁平苔藓可能很难鉴别，但是这是非常少见的情况，大多数情况下可以通过常规和直接免疫荧光组织活检得到诊断。通常情况下病变周围的白色上皮可协助诊断糜烂性扁平苔藓，但是任何慢性糜烂均可引起非特异性白色上皮。有时这种白色上皮类似于硬化性苔藓，但是硬化性苔藓很少累及阴道，它呈现出一种特有的褶皱或偶尔呈蜡状质地。这些表现均不同于扁平苔藓。中毒性表皮坏死性松解症、严重糜烂念珠菌病以及药剂（如鬼臼毒素）引起的刺激性接触性皮炎均与糜烂性扁平苔藓类似，但这些都是急性的而不是慢性的。与糜烂性扁平苔藓类似，浆细胞黏膜炎也可出现红色湿润且发亮的丘疹和呈糜烂外观的斑块。通过组织学检查可区分扁平苔藓、浆细胞性外阴炎或龟头炎和糜烂性移植物抗宿主病的生殖器病变，后者也可能与苔藓样皮损相关。

| 糜烂性扁平苔藓 | 诊断 |

- 黏膜或化生黏膜的非特异性慢性糜烂有统计学诊断意义。
- 特异性皮纹周围的花边状白色病变可确定诊断。
- 口腔的白色花边条纹状病变是诊断的有力提示。
- 如果没有白色花边条纹状病变或可能引起病变的药物，对糜烂边缘的活检提示苔藓样黏膜炎或皮炎，可做出推测性诊断。

病理生理学

扁平苔藓是一种免疫性疾病，与 T 细胞功能紊乱有关，但是尚不清楚具体的机制。一项最近的研究显示与肥大细胞有关[6]。很多研究对免疫因子异常的多个方面进行了报道。这可能是一种异质性疾病，在具有 Ⅱ HLA DQB1*0201 等位基因的患者病变可能会更广泛，可累及食管、泪管和外耳道[7]。扁平苔藓的治疗主要为免疫抑制剂。

治疗

通常情况下糜烂性扁平苔藓的治疗是具有挑战性的。尽管大多数患者通过局部护理和应用超高效皮质类固醇可极大地缓解症状，但重症患者需要全身性应用抗代谢药和免疫抑制剂，且效果不确切。有时包皮环切术在男性是有效的[6]。关于治疗获益的研究资料很少。最近循证医学数据库的一篇综述提供了关于多种治疗获益的令人信服的证据[8]。然而，临床医生在某些患者的治疗中也看到了非常显著的改善，尤其是皮质类固醇。虽然扁平苔藓不能治愈，但是通过局部应用免疫抑制剂疗法，大多数患者都有较好的结局。

非特异性治疗

避免不良刺激，如使用肥皂，过度清洗，使用内裤衬垫和不必要的局部药物。使用局部润滑剂可缓解症状，如凡士林。清洗后风干而不是用毛巾擦干也是有效措施。由于外阴阴道扁平苔藓主要发生于绝经后女性，因此全身或局部雌激素替代治疗是至关重要的，避免并纠正因绝经因素引起的黏膜变薄。

局部治疗

扁平苔藓的一线特异性治疗是皮质类固醇激素治疗。每天 2 次用于外阴或阴茎病变的超强外用类固醇软膏（如 0.05% 丙酸氯倍他索，0.05% 丙酸氯倍他索）是有效的。对于未行包皮环切术的龟头扁平苔藓，药物不能充分起作用，可以在龟头病变局部用皮质类固醇治疗后套上避孕套作用一段时间，并仔细随访。应避免使用乳霜、凝胶、洗液和乳液，因为这些媒介经常含有会引起刺激的醇类。

这种局部治疗也可在夜间阴道内用药，如 25 mg 醋酸氢化可的松直肠栓剂或氢化可的松泡沫。对于顽固性阴道疾病，可以用 100 ~ 200 mg 复合氢化可的松栓剂或强效皮质类固醇阴道内用药。但是可能会出现明显的吸收，因此，需要进行仔细的随访。此外，阴道内应用皮质类固醇有时会导致阴道念珠菌病，因此，每周 1 次用氟康唑，每周 2 次或 3 次阴道内局部用抗真菌药膏，或告知患者一旦突然发生瘙痒，要及时告知医生，这些都非常重要。

相对于生殖器扁平苔藓，口腔扁平苔藓的治疗更具有挑战性。皮质类固醇口腔用药的方式有几种选择。可将制霉菌素口服混悬液和地塞米松酏剂按 1:1 比例混合，然后用混合好的溶液漱口，让溶液在口腔中停留尽可能长的时间，然后吐掉。制霉菌素有助于预防皮质类固醇使用时的念珠菌病。也可选择 0.05% 氯倍他索凝胶用于口腔病变。两者均从每日 4 次给药开始，然后降至控制疾病所需的最低频率剂量。

二线治疗可应用钙调神经磷酸酶抑制剂——1% 吡美莫司乳膏，特别是 0.1% 他克莫司软膏，但需要注意的是这些药物未经美国食品和药品监督管理局（FDA）批准用于扁平苔藓，价格昂贵，用于有炎症的生殖器皮肤时会导致难以忍受的持续烧灼感[9,10]。此外，与外用皮质类固醇相比，钙调神经磷酸酶抑制剂的治疗效果欠佳，并且它们受到 FDA 的黑框警告，因可导致皮肤癌和淋巴瘤。这对于已经有转变为鳞状细胞癌风险的患者而言是令人担忧的。然而，大多数皮肤科医生认为，与使用钙调神经磷酸酶抑制剂导致鳞状细胞癌的风险相比，未控制的糜烂性黏膜扁平苔藓病变本身导致鳞状细胞癌的风险更高。

对于药物应用导致的不适和昂贵的费用，可以通过配制他克莫司将其降到最低，可将 1 mg 他克莫司胶囊稀释于 1 L 水。对于口腔扁平苔藓，最开始用稀释的溶液漱口，每日 4 次。阴道内用他克莫司栓剂也可自行配制，调剂药房有处方。

皮损内治疗

有时顽固性皮损内注射皮质类固醇可达到非常好的治疗效果（见第四章）。10 mg/ml 曲安奈德是常用剂型，注射用量取决于注射面积的大小。口腔上皮的麻醉可由牙科医生开具的口服的麻醉药，可迅速达到麻醉效果，可达到几乎无痛的注射。然而，不应将这种表面麻醉剂用于生殖器官，因为有时会导致表皮脱落。

全身治疗

　　有时，局部用药和皮损内注射治疗不能达到满意的治疗效果。这些患者受益于局部治疗联合全身的免疫抑制治疗。全身应用皮质类固醇（泼尼松 40 ～ 60 mg/d）在大部分患者中可迅速获得明显的改善，但是停药后会复发。这种治疗起初可用于严重糜烂患者，在过渡到局部治疗之前可充分地清洁皮肤。此外，皮质类固醇可用于肌内注射——曲安奈德 40 ～ 80 mg。一种治疗方案是，每月注射 1 次，连续 3 个月，可以阻断疾病进展，并触发长期的获益（Personal Communication，Lynette Margesson，MD），但严重的远期副作用使这种方案无法成为一种有效的治疗。一般来说，一旦停止全身的皮质类固醇治疗，病变会很快复发。

　　所有其他全身治疗方案能观察到临床改善所需要的时间很长，需要大约 3 个月才能完全产生效果，并且对扁平苔藓的治疗效果不确切。每种治疗方案需要足量应用 3 个月。没有关于这些治疗方案的对照研究，只有观察性报道。羟氯喹 200 mg 每日 2 次是最便宜的治疗方案，并且需要监测的实验室检查最少。每周 25 mg 氨甲蝶呤是另一种具有成本 - 效益的治疗，但只有观察性报道[11]。口服类维生素 A 可以从中获益，如异维 A 酸 40 ～ 80 mg/d 和阿维 A 约 25 mg/d，但副作用包括致畸性，需要密切监测。本人尚未发现这些治疗有用。其他全身治疗的方案包括口服灰黄霉素 500 mg 每天 2 次，硫唑嘌呤 75 mg 每日 2 次，以及环磷酰胺和麦考酚酸莫酯，在一些患者中可以看到无对照的获益。临床医生深知应用这些治疗方案时需要进行适当的监测是非常重要的。沙利度胺 100 ～ 150 mg/d 是理论上有潜力的治疗方案[12]。最近，一些病例报道提出肿瘤坏死因子（TNF）拮抗剂也有较好的治疗效果，但关于这类药物应用的报道更多的是苔藓样和银屑病样皮疹的治疗[13]。没有一种疗法是理想的，极少有治疗方案可以有较好的临床效果，但没有重大风险或副作用。我发现氨甲蝶呤和阿达木单抗在一些局部治疗无效的严重病例中患者可以获得较好的治疗效果。我没有观察到其他全身用药的临床效果。

手术

　　有时包皮环切术是改善黏膜扁平苔藓症状唯一可行的外科手术。然而，偶尔需要手术来分离阴道粘连，疏松收紧的阴道口，或者暴露不可见的阴蒂。偶尔阴道的缩窄会进展至完全封闭，导致尿潴留，需要紧急手术。在手术前应该尽可能地控制皮肤病的病情，并且必须在术后进行良好细致的护理，以预防快速的瘢痕再次形成。可以局部使用皮质类固醇和应用扩张器。

　　糜烂性肛门生殖器扁平苔藓的病程是漫长和痛苦的，并没有标准的治疗措施可以帮助所有患者，也没有任何评估肛门生殖器扁平苔藓治疗效果的对照试验。但是，临床经验表明有各种各样的治疗方法可以帮助患者。偶尔，糜烂性肛门生殖器苔藓可自行缓解，但很少见。另外，因为有发生鳞状细胞癌的风险，因此患者应定期复查以观察病情进展。外科医生注意到，在完成糜烂性外阴阴道扁平苔藓成功治疗的女性中，仍有残余外阴的疼痛，显示扁平苔藓可以引起外阴痛。

糜烂性扁平苔藓	治疗

局部治疗

- 高效的皮质类固醇软膏，每日 2 次。
- 钙调神经磷酸酶抑制剂（他克莫司或吡美莫司），每日 2 次。
- 绝经后女性阴道扁平苔藓——雌激素替代治疗。

病变内注射皮质类固醇。

- 顽固性病变，曲安奈德 10 mg/ml。

少见的全身治疗。

- 200 mg 羟氯喹，每日口服 2 次。
- 25 mg 氨甲蝶呤，每周口服 1 次。
- 1500 mg 麦考酚酸莫酯，每日 2 次。
- 肿瘤坏死因子拮抗剂。

局部支持治疗——扩张器，感染控制，避免不良刺激。

浆细胞龟头炎和外阴炎

　　Zoon 龟头炎或外阴炎（也称浆细胞性局限性外阴炎或龟头炎，炎症性增殖性红斑）的病因尚不清楚，尽管一些医生认为浆细胞性外阴炎和龟头炎与扁平苔藓有关。这些情况已在第六章进行了讨论。

浆细胞性外阴炎和龟头炎表现为发亮的红色斑块，通常是龟头或外阴上的孤立斑块。虽然这些病变呈现糜烂外观，但病变通常是萎缩的，呈红色，没有破溃（图 11.15 和图 11.16）。病变可能没有症状，或可能出现灼热、刺激症状或瘙痒。可由病变外观进行诊断，通过组织活检确定诊断。

在男性中包皮环切术是有疗效的。此外，在很多患者中，强效外用皮质类固醇可使某些症状得到缓解，并改善病损的外观。但一旦停止治疗，病变就会复发。在一些患者中，外用他克莫司、吡美莫司和马索罗酚是有效的，但文献报道的治疗结果是有争议的[14-16]。有报道证实，外用皮质类固醇混合夫西地酸、咪喹莫特、皮损内注射皮质类固醇和 CO_2 激光有时是有效的[17-20]。

有一项在一位浆细胞性龟头炎患者中鳞状细胞原位癌（上皮内瘤样病变）的报道，因此，建议进行持续的监测[21]。

生殖器皮肤皱褶龟裂

生殖器皮肤皱褶龟裂不是一种疾病，而是一种部分生殖器疾病常见的临床表现。生殖器龟裂可产

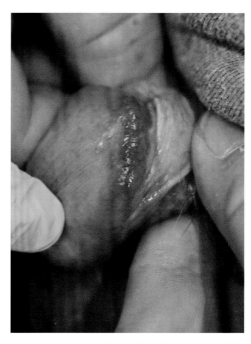

图 11.16　红色斑块上的黄色 / 铁锈色是由于紫癜产生的铁导致

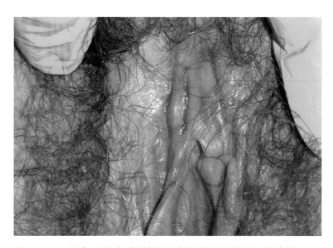

图 11.17　最常见的皮肤皱褶龟裂的原因是外阴念珠菌病

生刺痛，尤其是外阴的龟裂，患者通常说感觉像被纸切割皮肤一样。这些糜烂通常是反复发作或呈慢性。

临床表现

皮肤皱褶龟裂是指皮肤皱褶内的线性糜烂，特别是女性的阴唇间褶皱和阴蒂边缘，以及男性的冠状沟和阴茎皮肤皱褶，以及男女性的会阴体和肛周皮肤的正常皮肤纹理内（图 11.17 至图 11.20）。这些病变病程很短，以至于只能依靠龟裂病变范围内细红线的病史来诊断，或者待患者龟裂再次形成返诊

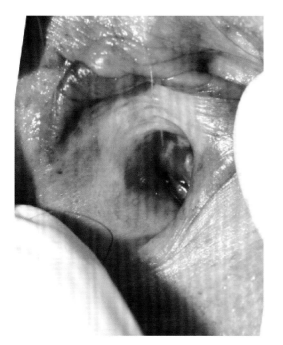

图 11.15　浆细胞性外阴炎也称 Zoon 外阴炎，表现为前庭或小阴唇内侧边界清晰的红褐色或鲜红色、紫色斑块

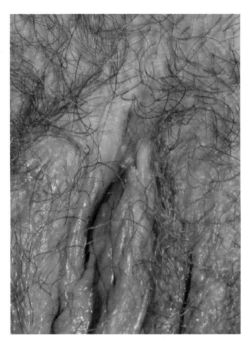

图 11.18 有时这些龟裂是非常细小的，但是疼痛明显且迅速愈合，因此进行具有良好照明的细致的查体是必需的

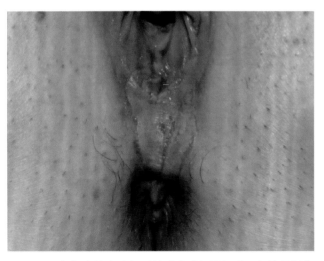

图 11.19 任何炎性疾病都可导致皮肤褶皱龟裂，尤其是硬化性苔藓，其特征性的表现是脆性皮肤和瘙痒

时确诊。有时需要对病变放大才能进行识别。有时龟裂很深，实际上已经形成溃疡。

皮肤皱褶龟裂和阴唇系带裂都存在撕裂样疼痛、刺痛和灼烧感。当尿液、精液、药膏甚至水接触该区域时，刺痛往往更加明显。患者通常自诉病变愈合迅速，但性生活、摩擦或搔抓可导致复发。

诊断

皮肤皱褶龟裂的诊断是通过病变形态来实现的。

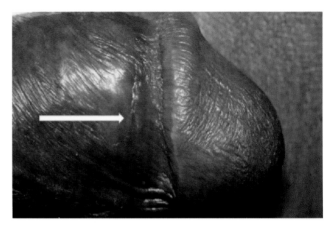

图 11.20 龟裂（箭头处）在男性少见，这位患者由于伴侣使用的润滑剂而感到不适

对根本原因的诊断是非常困难的，需要消除或治疗每一个病因。在这种情况下，对根本病因的诊断导致了诊断的困境。

病理生理学

皮肤皱褶龟裂是可由任何原因引起的非特异性线性糜烂，通常因为性生活诱发或加重病变。最常见的导致病变的潜在刺激物是白念珠菌感染。当白念珠菌是主要病因时，臀沟通常会被累及。

股癣通常不会产生龟裂，因为这是一种干燥、角质化的皮肤疾病，而不发生在外阴、阴茎或肛周皮肤。其他感染也可以引起皮肤龟裂的有复发性单纯疱疹病毒（HSV）感染和外阴或阴道细菌感染，最常见的是金黄色葡萄球菌或链球菌，可为 α 溶血性或 B 型链球菌。虽然 B 型链球菌几乎总是不引起临床症状的正常定植菌群，偶尔也会导致外阴刺激症状和龟裂。

任何发痒的皮肤病，如湿疹（慢性单纯性苔藓）、硬化性苔藓或银屑病，可以导致这些皮肤皱褶龟裂。反过来，龟裂可加重瘙痒，引发或维持瘙痒 - 搔抓循环。阴茎的龟裂与阴茎上皮内瘤变（鲍恩病）有关。

治疗

对于皮肤皱褶龟裂，识别、治疗和抑制潜在病因是至关重要的。当没有确定的病因时，以下的试验性用药通常会显著控制龟裂的病情进展：抗葡球菌或链球菌的抗生素，如头孢氨苄；外用皮质类固醇软膏，如 0.1% 曲安奈德；抗真菌治疗，如氟康唑 150 mg，每 4 ～ 7 天一次（或制霉菌素软膏，因为乳膏可能会烧伤病变皮肤）。在皮肤病变被治愈后，虽然复发很常见，但可以逐渐停止使用药物。

外阴阴唇系带后部龟裂

临床表现

阴唇系带后部龟裂最常发生在绝经前女性，几乎完全是性活跃的女性。起病通常是突然的，没有创伤或感染。在性交过程中出现阴唇系带后部烧灼感和疼痛。精液、水和尿液会使疼痛加剧。裂伤的部位通常很快愈合，但性生活会使其复发。

临床检查时可见阴唇系带后部正中有线状糜烂。糜烂可能是细小而难以辨别的，或者是相对较宽、明显的，接近溃疡的病变（图 11.21 和图 11.22）。一些患者病变愈合后的部位在相当长的时间内可见红斑的存在。在患者性生活后的一两天内很容易看到阴唇系带后部龟裂。少数情况下，糜烂或溃疡发生的部位不是 6 点钟位置（图 11.23）。

有些女性自诉龟裂周围的疼痛，但是在前庭内。一些临床医生推测龟裂与外阴痛或前庭痛有关（见第五章）。

诊断

对于复发性阴唇系带龟裂，根据病变形态和病史很容易做出诊断。需要鉴别诊断的疾病包括前庭痛（外阴前庭炎综合征），该病多有性交后前庭下方疼痛病史。在患者性生活后的第 1 天查体可发现阴

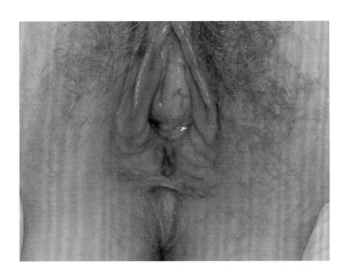

图 11.21 阴唇系带后部的龟裂伴有可预知的性生活的疼痛

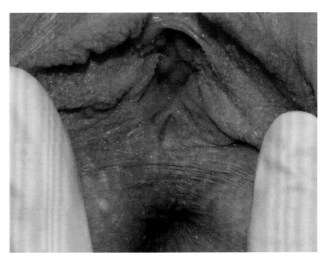

图 11.22 即便是很细小的龟裂也是非常疼痛的，尤其是在接触精液或尿液时

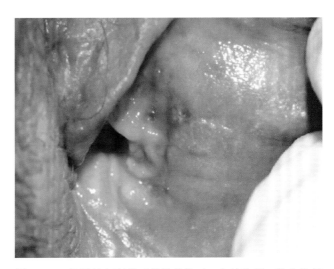

图 11.23 机械性龟裂并不是总是位于 6 点的位置。该女性复发的龟裂在前庭 3 点钟位置，邻近处女膜环

唇系带龟裂。还要考虑的是 HSV 感染。因为 HSV 可以表现为复发性龟裂。根据病变的位置和性生活后很快起病的特点，通常会做出正确的诊断。如果有必要，可行 HSV 的聚合酶链反应（PCR）。

机械性外阴龟裂	诊断

- 具有相关病史，并在性生活后立即出现的同一部位的龟裂。

病理生理学

虽然一些临床医生认为雌激素水平低是阴唇系带龟裂的原因，但口服或局部雌激素替代治疗效果

欠佳。有报告指出通常可通过活组织检查发现皮肤疾病[22]，但阴唇系带后部的活组织检查有时会导致病变愈合不良，所以应避免从中线部分取材活检。有些患者有阴唇系带后部皮肤紧绷的感觉，是该疾病的易感人群。但是，另一个因素是性生活时皮肤突发的裂伤，因为许多女性表现出这种紧致的皮肤。有学者认为盆底异常可能与前庭痛和阴唇系带裂伤相关，并以此阐述前庭痛与阴唇系带裂伤之间的相关性。硬化性苔藓患者易患阴唇系带龟裂，在治疗硬化性苔藓后这些龟裂即可愈合。大多数患者是单纯和突然发生的阴唇系带裂伤，无明确病因或相关的异常情况。

治疗

阴唇系带裂伤的治疗很困难。在进行性生活时充分润滑，外用 2% 利多卡因凝胶等麻醉剂，以及采用女上位的性交姿势，在一些女性可达到较好的效果。

一种治疗方法是让患者发生龟裂，经常置入扩张器以使伤口保持开放，以便使再形成的上皮覆盖病变的表面。

此外，对于龟裂区域进行简单的纵向切除并缝合，这种方法效果甚微，事实上通常会加重疼痛，因为这种方法会使阴道口变窄。然而，会阴成形术通常是治愈性的。阴唇系带周围的皮肤将被切除，阴道上皮覆盖皮肤缺损。该治疗方案的成功在很大程度上取决于患者的选择。术前应评估患者是否有前庭痛。对有前庭痛的患者只有将整个前庭切除才能缓解疼痛，或者除非她们接受药物治疗，和（或）在手术的同时进行物理治疗。

机械性外阴龟裂	治疗

- 对潜在的皮肤疾病进行细致的评估，如硬化性苔藓。
- 如果湿图片显示萎缩，则更换雌激素治疗。
- 性生活前充分润滑。
- 患者出现龟裂后，保持伤口开放，用凡士林轻柔地按摩外阴，并置入扩张器，使裂伤部位再上皮化，伤口在开放状态下愈合。
- 如果上述方法均无效果，可行会阴成形术，但应避免行单纯切开缝合。

糜烂性硬化性苔藓（硬化萎缩性苔藓，发育不全性营养不良）

硬化性苔藓是一种以萎缩性白斑为特点的慢性脆性皮肤病，最常发生于男性及女性的生殖器皮肤，男女比例为 10∶1（见第八章）。虽然硬化性苔藓不是主要的糜烂性疾病，其伴有剧烈瘙痒，而使脆弱的皮肤受到摩擦，往往会导致糜烂和紫癜。性生活后会出现前部中线的龟裂和前庭的糜烂。

硬化性苔藓的常见症状是严重瘙痒，因为脆弱的皮肤被搔抓，经常会导致疼痛性的糜烂（图 11.24）。这种由于脆性的皮肤导致的表皮脱落和糜烂是非常痛苦的，且容易发生继发感染。萎缩的皮肤龟裂症状会更易出现，所以患者在进行性生活时会感觉疼痛。在年轻女性，由于排便导致的龟裂的疼痛，通常会出现便秘。硬化性苔藓的特点是苍白、变薄和褶皱的皮肤。严重的病例会出现小阴唇萎缩、阴蒂瘢痕形成以及阴道口狭窄。在女性，紫癜和角化过度会累及肛周皮肤。

有时糜烂性硬化性苔藓很难与糜烂性扁平苔藓相鉴别。在一些患者中，这两种病变是可同时存在的。还需要将糜烂性和可形成瘢痕的硬化性苔藓与

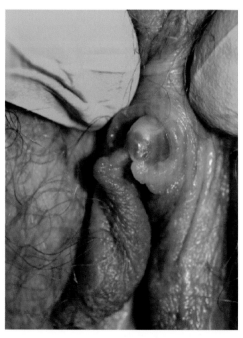

图 11.24　该女性患有仅局限于阴蒂的糜烂性硬化性苔藓。对病变边缘包括一部分白色上皮进行的活检确定了诊断

其他慢性糜烂性或疱疹性疾病相鉴别，如良性黏膜类天疱疮和寻常型天疱疮，因此，活检和其他黏膜、皮肤表面的检查对于诊断硬化性苔藓是必须的。

对于男性来说，包皮环切术通常是有效的。其他主要的治疗方法是局部外用皮质醇类软膏，如0.05% 丙酸氯倍他索，每日 2 次。如果症状有改善，则可减少使用的频率。与非糜烂性疾病相比，糜烂性硬化性苔藓发生细菌或念珠菌双重感染的可能性更大。此外，这些患者在开始使用超强皮质类固醇后更容易发生双重感染。早发现、早治疗，在激素治疗第 1 周左右，甚至可行预防性治疗直到皮肤好转，这些措施都是非常有效的。

这是一种慢性皮肤疾病，需要长期应用皮质类固醇治疗来持续控制病情进展。对患者应该进行长期随访，以评估病情的活动程度、药物的副作用，以及任何恶变的早期征象。

慢性单纯性苔藓（湿疹，特应性皮炎，神经性皮炎）

病变导致的极痛苦的瘙痒引起搔抓，从而形成继发的糜烂（见第六章）。有瘙痒遗传倾向的患者，在存在局部刺激的情况下引发瘙痒 - 搔抓循环，以摩擦（苔藓化、鳞屑和红斑）和搔抓（表皮脱落引起的线性糜烂）引起的皮肤改变为特征（图 11.25 和11.26）。可通过搔抓的病史以及外阴或阴囊与抓痕一致的不规则或线状的糜烂来进行诊断。治疗包括局部外用皮质类固醇，控制感染和夜间镇静，以减少睡眠时的搔抓。

接触性皮炎

接触性皮炎，特别是刺激性接触性皮炎，有时会表现为糜烂。强烈的刺激物可导致化学灼伤，可以形成水疱或糜烂。该糜烂与刺激物接触的范围一致，通常周围环境伴有红斑（图 11.27）。因为刺激性强，患者通常会记住病变的初始诱因和引起灼伤的接触物。

固定性药疹

固定性药疹主要在第十章讨论，是对治疗药物产生的一种独特变态反应，可导致同一部位的水疱，进而形成边界清楚、通常为圆形的皮损（图 11.28）。

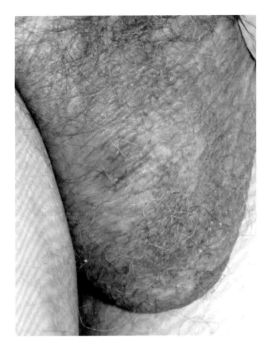

图 11.25　摩擦导致苔藓样硬化，皮肤色素减退并伴有水肿、增厚，以及阴囊糜烂

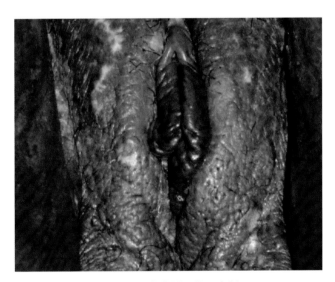

图 11.26　摩擦和搔抓导致苔藓样硬化和糜烂

坏死松解性游走性红斑

这是一种非常罕见的由胰高血糖素瘤引起的疾病。胰高血糖素瘤是胰腺 α 细胞瘤，通常是恶性的。血清胰高血糖素水平升高。患者通常会出现体重减轻、腹泻、吸收不良和糖尿病。

皮疹开始时为裂孔和皱褶周围的红斑丘疹，包括生殖器。这些丘疹融合成斑块，中央部分形成糜烂和痂皮，最终产生环状的游走性红斑。

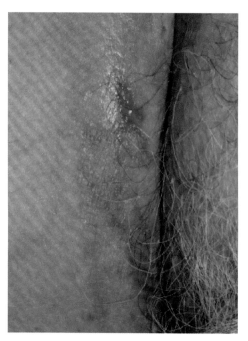

图 11.27　严重的刺激性接触性皮炎导致糜烂。该患者由治疗银屑病的他克莫司引起刺激症状

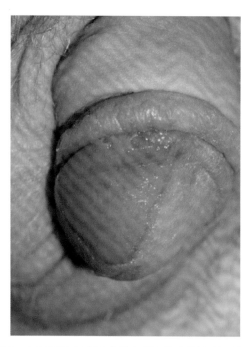

图 11.28　在短暂的水疱形成后出现这种边界清晰、接近圆形的糜烂。这是由多西环素引起的固定性药疹

皮肤组织学检查显示表皮的坏死松解和淋巴细胞浸润。治疗包括尽可能地切除肿瘤。外用皮质类固醇可能缓解皮疹症状，但并不能根治。

表现为糜烂的恶性肿瘤

基底细胞癌

基底细胞癌一般认为与阳光照射有关，但 10% 的病变与其并无关系，占生殖器癌症的 5%（见第五章）。相较于肤色较深的人，基底细胞癌通常在肤色白皙的男性及女性中更常见。基底细胞癌随着年龄的增长更常见，经常出现瘙痒，但只有轻微的疼痛或酸痛。皮损经常表现为典型的珍珠状，边缘卷起，中央呈凹陷或坏死的糜烂（图 11.29），因此称为"鼠咬状溃疡"。病变在局部浸润，但几乎从未转移过。但未经治疗的肿瘤局部浸润和坏死可导致严重的组织损伤。

通过局部切除进行诊断和治疗。对于肿瘤难以切除的部位，可采取放射治疗。

浸润型鳞状细胞癌

鳞状细胞癌占生殖器肿瘤的 90% 以上，常常出现在慢性瘢痕形成或炎症的部位，如硬化性苔藓和扁平苔藓（见第五章）或人乳头瘤病毒感染的人中（图 11.30）。鳞状细胞癌最常见于老年人（平均发病年龄超过 65 岁），也可能会出现在 20 岁左右的任何年龄。病变呈红色或肤色斑块或结节，病变进展时可形成糜烂或溃疡。可能存在相关的腹股沟淋巴结

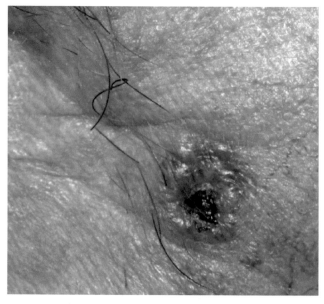

图 11.29　肿瘤进展时，这种半透明基底细胞癌表面的糜烂是典型的病变

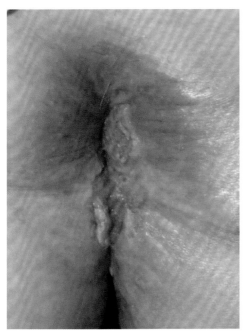

图 11.30 HPV 相关的高级别鳞状上皮内病变（之前称为 AIN Ⅲ）可导致溃疡性鳞状细胞癌

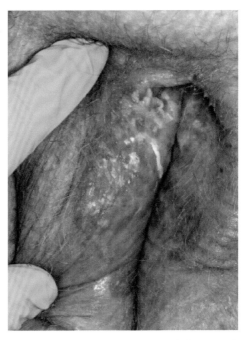

图 11.31 乳腺外佩吉特病的特征是有浅表糜烂的红色斑块和白色、过度角化的上皮岛

肿大。通过活组织检查进行诊断，治疗主要是手术治疗。

上皮内癌（外阴 / 阴茎 / 阴囊 / 肛门上皮内瘤变，高级别鳞状上皮内病变，鲍恩病，鲍恩样丘疹病，原位鳞状细胞癌，凯拉增生性红斑）

组织学上当鳞状细胞原位癌与硬化性苔藓或扁平苔藓相关时被称为上皮内瘤样病变，当与人乳头瘤病毒感染相关时被称为高级别鳞状上皮内病变（图 11.30）（主要在第五章讨论）。病变可以呈现多种形态，包括肤色、白色或棕色的丘疹和斑块。本书图示的病变是呈糜烂和溃疡样外观。

乳腺外佩吉特病（见第六章讨论）

乳腺外佩吉特病是一种罕见的肿瘤，来自发育异常的分泌腺腺癌，肿瘤细胞存在于肛门生殖器或腋窝表皮或来自泌尿生殖源的潜在癌（见第六章）。肛门生殖器佩吉特病通常不是恶性的，但 15% 的患者有相关的胃肠道或泌尿生殖系统的恶性肿瘤。

乳腺外佩吉特病通常表现为界限分明、生长缓慢、糜烂样、发痒、红色的斑块（图 11.31）。瘙痒是该病的一个突出特征，因此，病变可能会呈苔藓样，或类似良性皮炎。

通过活组织检查进行诊断。治疗主要是通过手术进行广泛的切除，并且应筛查局部或远处的肿瘤。对于局部复发，通常需要再次的手术切除。

感染性溃疡

梅毒

梅毒是一种通过性传播的感染性疾病，以不同持续时间的无症状期为特征，临床分为三个阶段。在一期梅毒，可表现为无痛性溃疡（下疳）。皮损最常见于生殖器和肛门。本章主要讨论梅毒，并简要提及第五章涉及的扁平湿疣。虽然梅毒是一个全球性问题，但本章梅毒的数据主要来自西方国家。

临床表现

在美国一期梅毒和二期梅毒的发病率从 1990 年到 2000 年有大幅度下降，并于 2000 年达到了最低点。从那时起，这一比率一直稳步上升，从 2000 年到 2013 年翻了一番[22]。虽然梅毒在女性的发病率有所增加，但大多数的增长来自于男男同性恋者（MSM）。这一人群在美国所有早期梅毒病例中约占 65%。西班

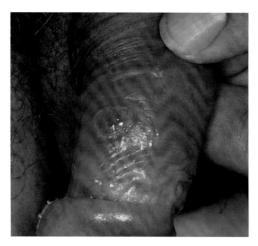

图 11.32　下疳是典型的边界清晰、基底部发亮的质硬溃疡

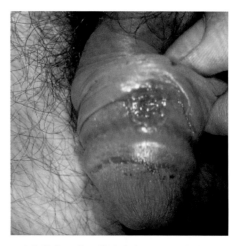

图 11.33　下疳的典型表现是隆起的边界和非脓性分泌物

牙裔和非洲裔美国人的发病率相较于其他人群发病率更高。梅毒最常见的发病人群是 20 ~ 24 岁的女性和 20 ~ 30 岁的男性。欧洲、英国和前苏联的发病率与美国的数据极为相似[22]。亚洲国家的发病率通常较其他地区要高，但各国之间的发病率相差很大。在西方国家梅毒的发病率主要取决于男男同性恋者，所以经常能遇到同时感染 HIV 的情况。然而，在发展中国家，梅毒主要通过异性恋传播[22]。

潜伏期后，在初始接触病原体部位出现原发病皮损。梅毒的潜伏期为 9 ~ 90 天（平均为 3 周），原发病皮损发生在初始接触病原体的部位。皮损开始时是一个红色的小丘疹，很快扩大并溃烂形成无痛性溃疡（"下疳"），直径可达 2 cm。下疳的基底部是干净、红色、发亮的（图 11.32 和图 11.33）。可能出现少量非脓性、水样分泌物。溃疡边界清晰，并呈特征性的轻微隆起和硬化。下疳是无痛的，通常也没有触痛。触诊时可触及坚硬的基底部。大多数患者表现为单一的溃疡，但有两个甚至多个病变也是可能的。下疳在男性最常发生于阴茎远端，在女性好发于大阴唇或前庭。然而，在很多女性下疳从未被观察到过，因为这些病变位于阴道内或宫颈上。因此，在女性患者最初发现的梅毒可能就已经是二期梅毒，这一情形在男性患者中可能性较低。在接受肛交的患者下疳可能位于肛门内或肛门周围。这些部位的下疳也有可能未被发现。溃疡性病变继发细菌感染可能会使临床表现不典型，导致触痛和脓性分泌物。在肛门生殖区下疳形成的 1 周内，单侧或双侧腹股沟区域性淋巴结出现肿大，表现为无

触痛、坚硬、有弹性且可活动的淋巴结。

诊断

如果出现孤立、无触痛的溃疡，且基底部干净、坚硬，极有可能是一期梅毒表现。然而，必须通过实验室方法进行临床诊断。在过去几年里，临床医生可现场通过暗场显微镜检测方法进行快速的确证实验。不幸的是，这个测试由于缺乏暗场显微镜和相关的实验技巧，几乎完全消失了。在少数高度专业化的实验室，荧光抗体染色和（或）PCR 扩增可用于直接检测梅毒螺旋体[22]。已经进行了几次"床旁"测试，将这些技术开发用于临床医生办公室，其中一个（the Syphilis Health Check）最近获得了 FDA 的批准，可在美国使用[23]。但是，所有检测方法在成为常规的临床依据之前，还需要更多的测试[22]。

出于实用目的，血清学检查是用于确认疑似临床诊断的检测类型。这些检测分为两种类型：非梅毒螺旋体检测（nontreponemal tests，NTTs）（识别由破坏的宿主细胞或螺旋体释放的心磷脂）和梅毒螺旋体检测（treponemal tests，TTs）（识别宿主细胞对螺旋体的抗体）。必须使用这两种测试以确认或排除梅毒的诊断。传统的方法是，首先进行 NTT 检测，然后再进行 TT 检测。这仍是美国疾病控制和预防中心（Centers for Disease Control and Prevention，CDC）推荐的方法。由于现在 TT 测试可以自动化，因而许多其他西方国家已经转向所谓的逆向的方法，先行 TT 检测，再行 NTT 检测。最近，欧洲疾病预防和控制中心（European Centre for Disease Prevention and

Control）已经推荐了第三种方法，即先行 TT 检测，再行第二种不同的 TT 检测。这三种方法各有利弊，后两种方法相较于传统方法具有更好的灵敏度和特异度[23]。

最常用的 NTT 血清学检测是性病研究实验室（VDRL）试验和快速血浆反应素（rapid plasma regain，RPR）环状卡片试验。两者均检测心磷脂抗体。这些方法是易获得的，且便宜、可靠。此外，阳性结果可以测定滴度，可作为确定治疗效果的有用的工具。但是，这些检测方法有一些缺点：①在下疳出现的 1～2 周后才能检测到阳性；②会出现一定比例的假阳性；③由于前带现象可能会出现假阴性，特别是在一些同时感染 HIV 的患者中。

最常使用的 TT 是荧光密螺旋体抗体吸收试验（fluorescent treponemal antibody absorbed test，FTA-ABS）、梅毒螺旋体颗粒凝集试验（T. pallidum particle agglutination test，TPPA）和梅毒螺旋体血球凝集试验（T. pallidum hemagglutination test，TPHA）。后两者可以自动化，并且正在慢慢取代 FTA-ABS 检测。这些检测可提供近 99% 的灵敏度和 99% 的特异度[24]。TT 检测出阳性的时间要比 NTT 早，但是它也有缺陷，因为它是终身阳性的，且不能测定滴度，因而不能作为评价治疗效果的依据。

如果这两个测试的结果不一致，对一期梅毒的诊断仍有疑问，可以考虑对下疳进行活组织检查。组织学检查显示存在大量浆细胞，使用银染（如 Warthin-Starry 染色）来识别螺旋体的存在，可协助诊断梅毒。梅毒患者可能有感染其他性传播疾病的风险。因此，对于已确诊梅毒的患者，应进行其他感染疾病的检查和检测。

两个主要的鉴别诊断为生殖器阿弗他溃疡和生殖器疱疹（HSV）感染，特别是当后者发生于免疫抑制的患者时。生殖器疱疹发生于那些存在免疫抑制的患者，可能会出现很深的、持久和相对较少疼痛的溃疡，而不是在免疫力正常的人群出现更典型、短暂的疼痛性糜烂。个别阿弗他溃疡的外观与下疳相似，但与之相反，一些阿弗他溃疡通常非常疼痛，并且主要发生在青春期女性中。软下疳在西方国家非常罕见，病变的基底部结痂，疼痛明显，且有压痛。克罗恩病、化脓性汗腺炎和腹股沟肉芽肿也可发生肛门生殖器溃疡，但形态学和组织病理学不同。

一期梅毒 诊断

- 1 个或者 2 个相对无痛的生殖器溃疡。
- 溃疡的基底部清洁，没有痂皮或焦痂。
- 溃疡的基底部坚硬，没有触痛。
- RPR 或 VDRL 阳性，FTA-ABS 确证实验阳性。
- 如果血清学阴性，1 周内复测或行组织活检。

病理生理学

梅毒是由螺旋体（T. pallidum）引起的。梅毒的传染水平很高。据估计，在直接接触下疳的人中约有 1/3 会发展为梅毒。在皮肤存在微小伤口以及诸如发生 HIV 感染的免疫抑制的情况下，感染的可能性会进一步增强，反之亦然。在患有下疳的患者中感染 HIV 的风险增加。研究表明，在男性行包皮环切术降低了感染梅毒的风险[24]。暴露于梅毒螺旋体后的潜伏期变化很大，但平均约为 3 周。不幸的是，在潜伏期结束之前，即在下疳发生之前，螺旋体已经进入区域淋巴结。因此，从感染初始梅毒就可被视为全身性感染。

治疗

如果不进行治疗，下疳会在 1～2 个月内自行痊愈，不产生瘢痕。这给患者造成疾病已经痊愈的错觉，认为不再需要到医院就诊。然而，如前所述，一旦感染梅毒，就是一种全身性的感染，因此，在短暂的潜伏期后，很有可能会出现二期梅毒的全身性病变。罕见的情况是，没有短暂的潜伏期，在下疳仍存在时就出现二期梅毒的病变。如果没有识别二期梅毒的症状和体征，患者仍未得到治疗，则患者将经历另一个短暂的潜伏期，可能在几年后病情进展至三期梅毒。

2014 年对梅毒治疗进行了系统回顾，指出单次剂量肌内注射 240 万单位苄星青霉素 G 仍然是一期梅毒和二期梅毒的推荐治疗方案[25]。注意，使用 Bicillin LA（仅含有苄星青霉素）而不是 Bicillin CR，后者含有苄星青霉素和短效普鲁卡因青霉素。尚未发现青霉素的耐药性。现在有足够的数据支持在同时感染 HIV 的患者中使用相同剂量[26]。

对于那些对青霉素过敏的患者，CDC 历来推荐脱敏，而不是使用非青霉素药物的二线治疗。但是，如果脱敏不可行，或者患者或医生不愿选择脱敏治疗，可以选择使用替代抗生素，如强力霉素（100 mg 口服，每日 2 次，疗程 14 天）、头孢曲松（每天 1 g 肌内注射或静脉注射，疗程 10 天），或阿奇霉素（单次口服 2 g）[22]。阿奇霉素仅需要单剂量口服，似乎更应该优先选择。但关于阿奇霉素耐药性的报道越来越多，使其成为一种效果较差的治疗方案。对于怀孕的患者，应行脱敏并使用青霉素治疗。

吉 - 赫氏反应（Jarisch-Herxheimer reaction）是在梅毒治疗 24 h 内发生的急性发热，无论使用何种治疗方案都可能会出现。症状包括头痛、乏力、肌肉痛、关节痛和发热。这种短暂的反应最常见于早期梅毒治疗后，只需要卧床休息和对症退热处理即可。

一期梅毒或二期梅毒的患者需要后续的随访以观察治疗效果。定期检测 RPR 或 VDRL 的抗体滴度，直到有至少 4 倍的下降。这通常会在治疗后 6 ~ 12 个月出现。需要注意的是，尽管 RPR 或 VDRL 均可用来检测，但是由于这两者测出的滴度水平存在差异，因此必须始终如一地使用同样的检测方法。几乎所有一期梅毒的患者最终会在 RPR 或 VDRL 检测时呈阴性，但仍有少部分人会血清学固定，不能达到 4 倍的滴度下降[25]。但不能将梅毒螺旋体特异性检测（见前文）用于评估治疗效果，因为该检测通常会终身阳性。

一期梅毒　　　　　　　　　　　　　　　　　**治疗**

- 苄星青霉素（Bicillin LA）单剂量 240 万单位肌内注射。
- 如果患者 HIV 阳性，可给予重复剂量。
- 如果患者对青霉素过敏，则脱敏。
- 或强力霉素 100 mg 每日 2 次，14 天，阿奇霉素 2 g，单剂量。
- 定期检测 RPR 或 VDRL 滴度直至阴性。

软下疳

临床表现

软下疳在西方国家发病率很低，甚至在非洲这样的地方也出现了大幅度的下降。然而，迄今为止，非洲的发病率依然很高[27]。这种下降与多种因素有关，例如，首先，人们对生殖器 HSV 感染的认识有所增加，此前被误诊为软下疳。其次，是对生殖器溃疡的"综合征"治疗，应用抗生素"鸡尾酒"疗法治疗梅毒、软下疳和其他细菌引起的生殖器感染[27]。在美国等西方国家，每年报告的病例不到 25 例。然而，即使这些生殖器感染迅速减少，人们也越来越认识到杜克雷嗜血杆菌（Haemophilus ducreyi）是热带国家儿童慢性小腿皮肤溃疡的非性传播的原因[27]。软下疳容易引起 HIV 感染进展，并且软下疳的患者也极有可能患有其他性传播疾病。

经过短暂的 3 ~ 7 天潜伏期，感染部位出现一个红色小丘疹或脓包。这种炎症性病变可能是无症状的，也可能有触痛。然后该病变区域迅速进展为疼痛剧烈的深溃疡，溃疡边缘粗糙不整齐、柔软、边界不清（图 11.34 和图 11.35）。与梅毒的下疳不同，通常不存在硬结。溃疡的基底部很脆弱，经常被黄灰色、恶臭、坏死的渗出物所覆盖。大多数患者可出现一两个溃疡，但有多个溃疡或巨大溃疡并不少见。50% 的患者会发生腹股沟淋巴结炎，最常见的是单侧，有疼痛感。25% 的病例会出现大量肿大的淋巴结（腹股沟炎症形成）。如果未行治疗，肿大的淋巴结会有波动感，可自发性破裂，并形成慢性引流。

诊断

对于软下疳没有简便易行的诊断方法。从溃疡处取得的涂片很难识别致病的杜克雷嗜血杆菌。对

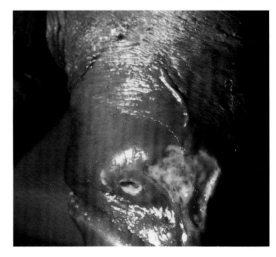

图 11.34 软下疳的特点是柔软、粗糙的边缘和脓性基底部

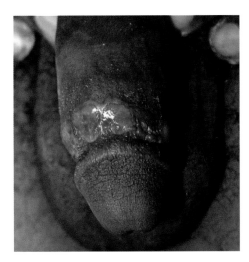

图 11.35 这些溃疡是非典型的软下疳，边界清晰，有圆形边界，证明不能单纯依靠形态做出最后的诊断

于杜克雷嗜血杆菌，只能用特殊的培养基才能培养。不幸的是，这种培养基通过一般的商业渠道是很难获得的。因此，大多数实验室无法培养这种细菌。活检确实揭示了一个特有的结构，由三个独立的水平区域组成，具有不同的血管改变。溃疡的底部可见坏死、红细胞、中性粒细胞和纤维蛋白。在这层以下是一个较宽的区域，可见新生血管的形成，其中增殖的内皮细胞有时会阻塞管腔。在最深层可见浆细胞和淋巴细胞的炎性浸润。最近，已有可用于检测的分子技术，如 PCR 检测[28]。

如果能满足以下全部标准，可做出推定的诊断：①溃疡是疼痛的，且有触痛；②溃疡出现后至少 7 天内进行梅毒血清学检测，结果为阴性；③存在软下疳典型的临床表现，包括淋巴结炎；④溃疡的 HSV 检测是阴性的。软下疳应与以下疾病鉴别：一期梅毒、生殖器 HSV 感染、性病淋巴肉芽肿、腹股沟肉芽肿、溃疡性癌或创伤性病变继发感染。

软下疳	诊断

- 单发，有时 2 ~ 3 个痛性溃疡。
- 溃疡基底部被脓性痂皮覆盖。
- 溃疡基底部柔软，触痛明显。
- 常见腹股沟淋巴结肿大。
- 如诊断需要，可行活组织检查。

病理生理学

软下疳是由杜克雷嗜血杆菌引起的。这种细菌是革兰氏阴性细菌，培养条件苛刻。它具有很强的传染性，从人到人的传播相当容易。

治疗

如果不治疗，软下疳的溃疡在持续约 2 个月后会自行痊愈。在愈合的同时通常会伴有瘢痕产生。如果增大的淋巴结出现溃疡和流液，该淋巴结会存在更长时间。以下任何一种方法均可用于治疗：阿奇霉素（单次口服 1 g）、头孢曲松（单次肌内注射 250 mg）、环丙沙星（口服 500 mg，每日 2 次，连用 3 日）和红霉素碱（口服 500 mg，每日 3 次，连续 7 日）。使用这些疗法中的任何一种，溃疡都在大约 1 周内愈合。淋巴结反应则发生得较慢。对于具有波动感的巨大淋巴结，则需要针刺或切开引流。

软下疳	治疗

- 阿奇霉素单次口服 1 g，或：
- 头孢曲松单次肌内注射 250 mg。
- 如果淋巴结有波动感，则切开引流。
- 随诊至完全康复。

免疫抑制患者的生殖器疱疹

单纯疱疹病毒感染可引起免疫状态正常者的生殖器表层自愈性糜烂。生殖器疱疹的这种表现在本章"糜烂"部分中有所介绍。然而，在免疫抑制患者中，HSV 感染使局部变得更严重，这反映在发展为慢性溃疡而非短暂糜烂。

临床表现

在正常情况下，HSV 感染控制在很大程度上取决于细胞免疫系统的完整性。因此，对于由于 HIV 感染、恶性肿瘤（特别是造血系统起源）等疾病而长期免疫抑制的患者以及由于任何原因接受长期免疫抑制药物的患者，生殖器 HSV 感染变得更久和更严重也就不足为奇了。HSV 感染通常由 2 型单纯疱疹病毒引起，然后从糜烂性转变为溃疡性疾病。免疫抑制患者也可能发生角化、疣状 HSV 病变[29]。

在免疫抑制患者中，HSV 的病变通常来自先前存在的潜伏疾病的再激活，而非原发感染。正如在免疫功能正常的患者中发生的 HSV 感染一样，免疫抑制患者会提及伴随的疼痛（虽然通常不那么严重），并且在仔细问诊后通常会发现先前有更典型的生殖器疱疹复发。

免疫抑制患者的 HSV 暴发始于红斑基底上丛生的脓疱。这些脓疱的顶部几乎立即崩解，留下界限分明的离散性糜烂。然而，与免疫功能正常患者的情况不同，在免疫抑制患者糜烂可能无法愈合，而是聚集和加深，形成较大、界限分明（似"穿孔"）、伴有疼痛且不愈合的溃疡（图 11.36 至图 11.38）。这些溃疡最初可能是表浅的，但往往会发展得更深。可能会继发细菌感染，但不经常发生。溃疡可以是圆形的，但由于离散扩张的溃疡聚集，常见的是弧形（图 11.37 和图 11.38）。在男性，慢性 HSV 溃疡通常在肛周分布中发现，但也可发生在阴茎、阴囊或腹股沟。在女性溃疡可能涉及外阴的黏膜部位，但也可能延伸到大阴唇和小阴唇，甚至延伸到腹股沟和大腿内侧。HSV 感染也可发生在肛周位置。免疫抑制患者的 HSV 病变也可能表现为缓慢愈合或不愈合的侵蚀或溃疡性丘疹或结节，而免疫功能正常

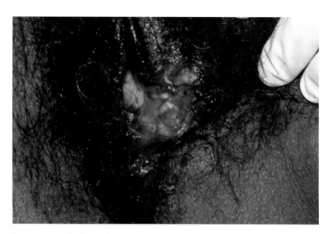

图 11.37　伴有弧形和锯齿状边界清楚的慢性溃疡性 HSV 感染，表明有较小病变的聚集

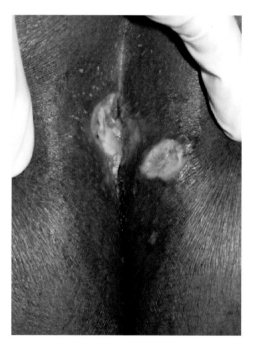

图 11.38　可见在患有白血病的免疫抑制患者中慢性 HSV 感染所致的聚集、边界清楚的溃疡。边缘因溃疡聚集而略呈弧形

患者的 HSV 病变在 7 ～ 14 天内消失且没有瘢痕形成。我们在这里描述的溃疡改变得非常慢，通常持续数月甚至更长。无论是自愈还是治疗后愈合，均可能形成瘢痕。

诊断

若免疫抑制患者出现任何慢性非愈合性溃疡，均应高度怀疑 HSV 感染的存在。确诊依靠病毒培养。但由于病毒生长缓慢，结果可能会需要一周或更长时间。从病变底部取出组织行染色涂片

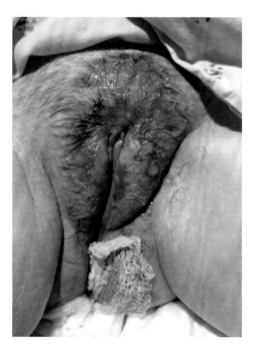

图 11.36　该患者由于肾移植而行免疫抑制治疗，表现为慢性 HSV 感染所致的不断扩大的溃疡，因此感染的潜在脓泡性质不明显

（Tzanck 制剂）的检查对于慢性溃疡性疱疹感染的诊断不如对于免疫功能正常的患者中的 HSV 感染那样可靠。直接免疫荧光抗体检测可用于大多数实验室，并可提供快速诊断。这是通过用 15 号刀片刮取溃疡底部并涂抹在显微镜载玻片上收集的材料来完成的。然后将载玻片交给实验室，结果可在一两个小时内获得。有时即使采用这种试验，也难以鉴定 HSV 蛋白。如果是这种情况，可以用溃疡边缘的活组织检查进行免疫组织化学、原位杂交或 PCR 试验[29]。

HSV 感染的组织学特征包括角质形成细胞的气球样变性、网状变性和多核角质巨细胞的形成。多核角质细胞是疱疹病毒感染的特征细胞，但它无法区分 HSV 和水痘 - 带状疱疹病毒感染。

虽然存在多个界限分明、伴有疼痛的慢性溃疡可高度提示 HSV 感染，但在鉴别诊断中必须考虑其他几种溃疡性感染。梅毒产生一种或多种存在时间相对短、坚硬、无痛、无结痂的溃疡。软下疳引起伴有疼痛、粗糙的结痂溃疡，并可导致大片伴有疼痛的腹股沟腺炎。腹股沟肉芽肿由一个或多个生殖器溃疡组成，通常呈线形，含有丰富的肉芽组织。很少有报道称巨细胞病毒（CMV）在免疫抑制患者中引起大而深的坏死性溃疡，特别是患有获得性免疫缺陷综合征的患者。由于 HSV 感染可能与 CMV 同时发生，并可在病毒培养中过度生长，因此需要对 CMV 感染进行活检确认。也应予以考虑非感染性原因如口腔溃疡和克罗恩病。

免疫抑制患者的 HSV	诊断

- 患者存在显著的免疫抑制。
- 溃疡穿孔或溃疡性结节。
- 发生溃疡聚集时形成弧形边界。
- 病变在疼痛方面是可变的。
- 通过 HSV 培养、免疫荧光涂片或活组织检查证实。

治疗

若未经治疗，免疫抑制患者的 HSV 溃疡可能长期持续存在，但其对药物治疗的反应通常是迅速的，并能达到完全缓解。初始治疗是阿昔洛韦 400 ~ 800 mg，每日口服 5 次，直至临床症状消退。给予泛昔洛韦（500 mg 口服每日 2 次）或伐昔洛韦（每日 2 次口服 1.0 g），用药 5 ~ 10 天显效。在很少的情况下，如果口服治疗不能达到完全缓解，需要静脉注射阿昔洛韦。10 mg/kg 每 8 h 一次，持续 2 ~ 7 天，或直至临床症状消退。

据报道，在免疫抑制患者中出现了对阿昔洛韦的耐药，特别是之前一直接受长期抗病毒治疗以抑制 HSV 暴发的患者。阿昔洛韦耐药菌株可能对伐昔洛韦和泛昔洛韦具有或不具有耐药性。目前推荐的耐阿昔洛韦生殖器疱疹的治疗方法是静脉注射膦甲酸、阿糖腺苷或西多福韦[29]。

免疫抑制患者的 HSV	治疗

- 如果患者 HIV 为阳性且 Rx 尚未开始，则开始 HAART 治疗。
- 阿昔洛韦 400 mg，每日口服 5 次，直至溃疡愈合；或：
- 泛昔洛韦 500 mg，每日 2 次；或：
- 伐昔洛韦 1.0 g，每日 2 次；或：
- 如果溃疡对阿昔洛韦耐药，膦甲酸 40 mg/kg，每日 3 次。

腹股沟肉芽肿

腹股沟肉芽肿是一种慢性、轻度传染性细菌感染，病程进展缓慢，破坏性强。该疾病存在四种不同的临床变化。这种多变化可导致大量难以诊断的临床表现，包括溃疡性肉芽肿（最常见）、肥大、坏死和硬化性疾病[30]。

临床表现

在北美和欧洲很少遇到肉芽肿，但常在一些热带和亚热带地区流行，如加勒比海、非洲、澳大利亚、印度南部、南美洲和东南亚。它最常发生在经济不发达的人群中。大多数病例是在成人中发现的，其中主要的传播途径是性传播，但非性传播也是可能的，并且占婴儿和儿童报告的大多数。

该病潜伏期长短变化很大，从几天到几个月不等，平均约 50 天。溃疡性肉芽肿是目前最常见的临床表现。在这类腹股沟肉芽肿中，起病隐匿，在接种部位形成单发或多发、无痛、坚硬的丘疹或结节。这些病变随后侵蚀形成柔软、易碎、无痛的溃疡，可能涉及皮肤皱褶（图 11.39 和图 11.40）。在皮肤皱褶部位，溃疡具有典型的线性"刀切"形态。溃

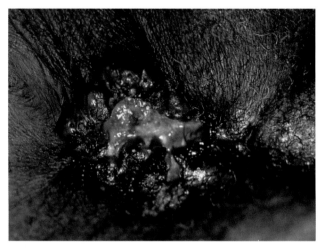

图 11.39 边界聚集是这种腹股沟肉芽肿溃疡的典型表现

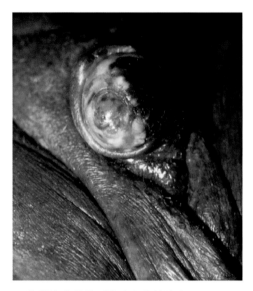

图 11.40 腹股沟肉芽肿可发生角化性溃疡

疡的底部通常是干净的（无结痂），有结实的红色肉芽组织。边缘是清晰的，常存在卷曲的边界。溃疡的某些部分常进行性增大，其他部分则表现为纤维化和瘢痕愈合。在该病不常见的肥大或结节病变中，可发展为软的红色结节和大量生长的肿块。这些病灶的表面容易被侵蚀而出血。在第三种变体中，坏死发展并留下有臭味的深层溃疡。在第四种变体中，可形成硬化性腹股沟肉芽肿、大面积纤维化和瘢痕，甚至继续向周边扩展[31]。

在男性皮损最常发生在肛门和肛周区域，但也可见于未行包皮环切术患者的冠状沟或包皮的内侧。在女性中，外阴最常见，但很少发生在子宫颈。在

男性和女性，皮损可以在生殖器周围皮肤的三角形皱褶中发现。通常不会发生淋巴结病，但是如感染扩散到腹股沟淋巴结周围的区域，可能导致淋巴结肿大和溃疡。该表现称为假性腹股沟腺炎。这种缺乏淋巴结肿大的特征有助于临床诊断。

远期并发症包括生殖器的结构破坏，以及包茎、淋巴水肿和外阴象皮样肿胀。

诊断

对于临床上可疑的皮损，可以通过位于巨噬细胞内的群集细菌（Donovan 小体）的组织学检查来证实。这可以通过拭子或优先使用从溃疡底部取出的肉芽组织片来进行。将这块组织夹在两张玻璃片之间，然后将材料固定，用瑞特或吉姆萨染色后通常可以在单核炎性细胞的细胞质内发现 Donovan 小体。

这种致病菌很难培养。因此，如果在存在临床可疑皮损的患者中显示组织涂片呈阴性，活检是合适的。皮损组织学表现为棘皮病，真皮有浆细胞和组织细胞广泛浸润。Warthin-Starry 染色或吉姆萨染色通常显示带有含有细菌的细胞质空泡的大型巨噬细胞（Donovan 小体）。在展示这些生物的组织学特征上，超薄的塑料嵌入切片可能优于常规处理的石蜡嵌入切片。

梅毒、下疳、免疫抑制的生殖器疱疹、阿米巴病和性病淋巴肉芽肿是可能与腹股沟肉芽肿混淆的感染。需要考虑的非感染性疾病包括皮肤克罗恩病、化脓性汗腺炎和朗格汉斯组织细胞增生症。有时组织病理学检查发现的明显上皮增生被误诊为鳞状细胞癌。

性病肉芽肿	诊断

- 一处或多处缓慢扩大的溃疡。
- 形态可以是弧形，也可为线形。
- 皮肤皱褶处的线性"刀切"溃疡是特征性的。
- 溃疡边缘被卷起，基底表现为肉芽肿。
- 在涂片或活检组织的巨噬细胞中存在细菌可以证实。

发病机制

性病肉芽肿的病因是 *Klebsiella granulomatosis comb. nov* 细菌感染[30]。这是一种革兰氏阴性较短的

细胞内细菌。主要通过性交传播，也可为非性交传播。如前所述，这不是一种传播性很强的疾病，但是如果卫生差和（或）皮肤破损，会增加感染风险。

治疗

如果不治疗，性病肉芽肿溃疡需要数月到数年慢慢愈合，最终形成瘢痕，造成生殖器官结构扭曲或变形。经常会形成生殖器官严重慢性水肿（橡皮肿）。这种情况常发生在外阴。治疗首选口服阿奇霉素，每周一次，一次 1.0 g，直至完全愈合。其他抗生素还可选用多西环素（每日 2 次口服，每次 100 mg）、环丙沙星（750 mg，每日 2 次）、红霉素（每日口服 4 次，每次 500 mg）。一般治疗 3 周即可以愈合。

性病肉芽肿	治疗

- 多西环素 100 mg 每日 2 次；或
- 阿奇霉素 1.0 g 每周 1 次；或
- 环丙沙星 750 mg 每日 2 次；或
- 治疗直至溃疡愈合，但至少 3 周。

性病淋巴肉芽肿

性病淋巴肉芽肿是一种由沙眼衣原体（Chlamydia trachomatis）引起的性传播疾病[32]。开始可能仅为一个丘疹或者溃疡，但是这些病损很快能自愈。同性恋患者表现为严重的淋巴结病而不是溃疡。有关原因，在第五章有对这种疾病的描述。在 MSM 患者中常同时合并直肠炎，此书不涉及该领域内容。

Epstein-Barr 病毒和巨细胞病毒相关溃疡

虽然这些病毒感染与溃疡形成有关，因为这些溃疡的临床表现与特发性阿弗他溃疡一样，所以将在下一章节讨论。我认为病毒感染只是阿弗他溃疡的诱因，并没有直接感染组织造成溃疡。

非传染性溃疡

阿弗他溃疡和复杂性阿弗他溃疡

阿弗他溃疡（同义词；口疮，阿弗他口炎，"口腔溃疡"）在口腔极为常见，但在生殖器官并不常见。一般用"小"（小于 1 cm，很快愈合不留瘢痕）、"大"（大于 1 cm，愈合较慢，常留瘢痕）和"疱疹样"（10 个或更多，非常小，成簇出现）来描述阿弗他溃疡的形态。复发性阿弗他溃疡通常用来形容复发性口腔溃疡和生殖器溃疡。阿弗他溃疡可以是原发的（特发性的或者不发生于直接相关的疾病），也可以是继发的（与其他一些疾病相比偶然发生的更为常见）。原发性和继发性阿弗他溃疡在临床和组织学表现上没有差异。100 多年前，Lipschutz 描述了发生在少女中的特发性阿弗他溃疡型外阴溃疡。随后，这种溃疡被称为"外阴溃疡"，最近被称为"急性生殖器溃疡"。大多数有经验的临床医生认为所有这些术语都是外阴阿弗他溃疡的同义词[33, 34]。

临床表现

原发性阿弗他溃疡的终生发病率通常约为 30%，但有些估计高达 50%[35]。关于原发性生殖器阿弗他溃疡发病率的数据尚不清楚，但鉴于已发表的报告较为缺乏（约 150 例），该数据应该远远低于 1%。根据这些报告和我自己的经验，我和大多数人认为，原发性生殖器阿弗他溃疡几乎只发生在女性，而且几乎只发生在女孩和 25 岁以下的女性。然而，应当指出的是，在最近一次针对 33 名女性的调查中，平均患病年龄为 29 岁，范围为 10 ~ 79 岁[36]。我在男性中见过的为数不多的阿弗他溃疡是继发性的，患者本身有白塞病。Rosman 等[34] 2012 年发表了一份他们自己的关于 12 名女性患者系列的数据摘要，并将其与当时可获得的 5 个最大系列的数据进行了比较。下面的大部分材料都是基于该手稿中的信息。

约 50% 的生殖器阿弗他溃疡患者也有口腔阿弗他溃疡史。因此，这些患者可以说是患有复杂性阿弗他溃疡。这两个部位的溃疡可能同时发生，但通常不会。外阴阿弗他溃疡主要发生在外阴前庭，但皮损也可发生在小阴唇、大阴唇、会阴、阴道远端和阴道口的外表面。有趣的是，与口腔阿弗他溃疡形成鲜明对比的是，生殖器的阿弗他溃疡经常发生在生殖器角质层、黏膜层和上皮层。生殖器溃疡的直径（不超过 2 cm，平均 1 cm）和深度（最大 1 cm）往往比口腔溃疡大。

大多数患者有两个或两个以上的溃疡，多个溃疡可能融合形成非常大的溃疡。这种溃疡有漩涡状的边界（图 11.41 和图 11.42）。溃疡基部可能是鲜红色，也可能被灰色、坏死物质或血色焦痂覆盖（图 11.42 和图 11.43）。生殖器溃疡非常疼，有触痛（图 11.44）。70% 的患者在症状出现之前可能伴有低热、不适、喉咙痛和（或）呼吸道症状等非特异性前驱症状。较大的生殖器损伤愈合后会留下瘢痕。白塞病男性中生殖器阿弗他溃疡发生在阴囊和（或）阴茎，但在其他方面与女性类似（图 11.45）。

正如口腔皮损一样，生殖器溃疡可以周期性复发，尽管复发率似乎比口腔溃疡低。复发率估计在

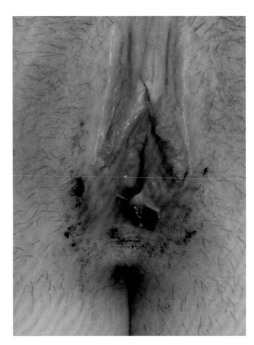

图 11.43　2 日前这位 14 岁女生患上了小型、痛感强烈的阿弗他溃疡。其前庭及小阴唇处另有三处溃疡

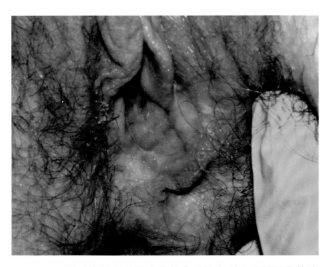

图 11.41　图示分界明显的溃疡是典型的大型生殖器阿弗他溃疡，边缘融合不规则，与小溃疡表现不同

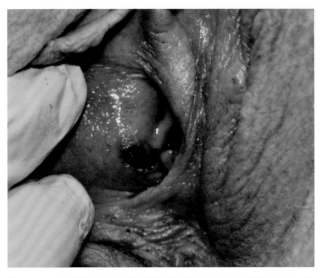

图 11.42　这种较大的阿弗他溃疡开始时表现为黑色焦痂，现在脱落坏死并露出白色纤维基底

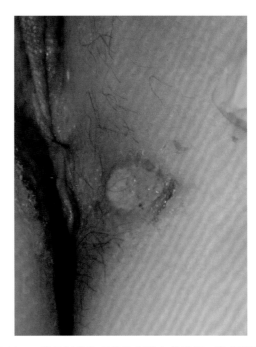

图 11.44　一种最初发生在角化皮肤上的溃疡。这些溃疡通常触痛明显

30% 左右，但该结果可能偏低，因为许多报告的患者随访时间相当短。

诊断

由于没有特征性的组织学或实验室异常，因

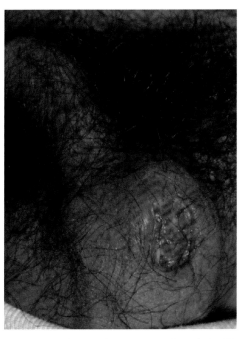

图 11.45 生殖器阿弗他溃疡在西方工业化国家的男性群体中更不常见

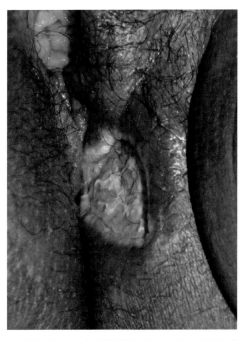

图 11.46 此女性患有大型阿弗他溃疡，长于角化皮肤及外阴、阴道黏膜层。该患者没有白塞病相关的全身炎症表现

此是在临床基础上做出诊断的。一些患者确实有 Epstein-Barr 病毒和（或）CMV 的抗体，但这些病毒在这些生殖器溃疡的直接病因中扮演什么角色（如果有的话）仍有争议（见后文）。虽然活检只显示非诊断性的急性和慢性炎症，但可能是需要活检的，甚至是必要的，以排除生殖器溃疡的其他原因。

大多数临床医生最初错误地认为生殖器阿弗他溃疡患者有 HSV 感染。然而，在免疫能力强的患者中，HSV 感染只会导致糜烂，而不是在复杂性阿弗他溃疡中发现的更深的溃疡。然而，为了不遗漏这种常见且易于治疗的感染，最好是进行 HSV 培养、免疫荧光抗体检测或 PCR 研究。原发性梅毒和软下疳也会引起溃疡，但它们不太可能与阿弗他溃疡混淆，因为前者没有疼痛，而后者有明显的淋巴结病变。

原发性与继发性阿弗他溃疡较难区分，因为阿弗他溃疡的出现可能先于相关疾病的发展数月甚至数年。在一系列潜在的继发性疾病中，最需要考虑的疾病是白塞病。口腔和生殖器溃疡是阿弗他溃疡和白塞病两种最常见的表现。它们的临床表现是相同的（图 11.46 和图 11.47）。不幸的是，目前还没有实验室检查能明确地识别白塞病。因此，白塞病的诊断一般取决于患者是否符合 1990 年国际研究组（International Study Group，ISG）制定的临床诊

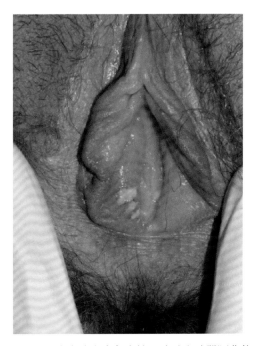

图 11.47 此 16 岁女孩患有复发性口腔及生殖器阿弗他溃疡，伴跛行、低热，脚趾患淋巴细胞性脉管炎，被确诊为白塞病

断标准，或更有可能的是 2010 年修订的标准，被称为白塞病国际标准（International Criteria for Behçet's Disease，ICBD）[37]。在已发表的研究中，前者被发现具有最高的特异度，而后者具有很高的灵敏度[37]。尽管有这些研究，一些皮肤科医生，包括我自己，

认为在使用这些标准时，一些患有口腔溃疡的人被过度诊断，使他们几乎不能保证甚至完全不确定他们未来的健康。具体来说，根据 ICBD 标准，复杂的阿弗他溃疡患者自动符合白塞病的诊断标准[37]。虽然确实有一小部分复杂性阿弗他溃疡患者会发展成系统疾病，但根据我的经验和已发表的研究，这种情况在西方国家似乎很少发生[34]。然而，由于白塞病的症状和体征通常要经过相当长的时间演变，因此，需要定期对复杂性阿弗他溃疡患者进行随访。

继发性阿弗他溃疡还伴有其他几种疾病，最常见的是炎性肠病和艾滋病。伴有阿弗他溃疡的罕见疾病包括周期性中性粒细胞减少、红斑狼疮、MAGIC 综合征（口腔和生殖器溃疡伴软骨发炎）和 PFAPA 综合征（周期性发热、口疮、咽炎和腺炎）[35]。

生殖器阿弗他溃疡	诊断

- 主要发生于女孩和年轻女性。
- 溃疡多发、穿孔，有剧烈疼痛。
- 流感样前驱症状可能先于或伴随溃疡。
- 溃疡融合时呈弧形。
- 排除 HSV、梅毒和软下疳。
- 寻找相关的全身性疾病，特别是白塞病和炎性肠病。

病理生理学

口腔和生殖器阿弗他溃疡的病因尚不清楚。口腔阿弗他溃疡（而不是生殖器溃疡）家族病例的发生频率表明遗传易感性的可能性。其他可能病因包括一种快速的自身免疫性的，细胞介导的对一种或多种抗原的反应。最常考虑的抗原是与微生物蛋白质相关的抗原。对这些抗原的反应可能通过分子模拟过程引起对自身抗原的交叉反应。有一种类似的假设是基于阿弗他溃疡与克罗恩病的密切联系。在克罗恩病中，有几个基因突变与细菌繁殖有关，表明免疫缺陷而非自身免疫可能是这种炎症性肠病发展的关键途径。因此，可以推测，由于阿弗他溃疡与几种病毒感染有关，因此，阿弗他溃疡的发生可能具有相似的机制。此外，至少有三个公认的诱因，包括营养因素、创伤部位阿弗他溃疡（变态反应性）的发展以及心理压力的增加。所有这些因素在 Akintoye 和 Greenberg 的出色综述中都得到了很好的

讨论[35]。

无论起始事件是什么，最终的结果都是大量炎性细胞迅速涌入并产生炎性细胞因子（如白细胞介素 -2 和 TNF-α）。严重炎症的产物导致血管破坏，诱导局部组织坏死，并随后形成溃疡。

治疗

除了漱口疗法外，生殖器阿弗他溃疡的治疗方法与口腔阿弗他溃疡的治疗方法类似。在未满的温水浴缸中浸泡 20 min，可以短期缓解疼痛。可局部应用麻醉剂以长期止痛，如每日多次应用 5% 利多卡因软膏。如果这种方法不能控制疼痛，可使用标准的硝酸银棒化学破坏溃疡的神经末梢。局部应用皮质类固醇，如 0.05% 氯倍他索软膏，对轻症病例可能有些帮助，但取决于患者的耐受性。直接向每个溃疡基底部皮损内注射曲安奈德（Kenalog）10 mg/ml 明显更有效。

单独使用局部方法治疗生殖器溃疡很少成功。因此，我通常在患者第一次就诊时就开始口服强的松治疗（每天早上 40 mg，持续 7 ~ 10 天）。大多数患者达到了满意的愈合效果，并且可以根据需要在溃疡复发时重复使用。作为口服泼尼松的替代品，可提供口服抗生素（强力霉素或米诺环素 100 mg，每日 2 次）、己酮可可碱（400 mg 每日 3 次）、秋水仙碱（0.6 mg，每日 2 ~ 3 次）或氨苯砜（100 ~ 150 mg/d）等非甾体抗炎治疗。关于这些和其他疗法的进一步讨论可以在最近的几篇评论综述中找到[35,38]。不幸的是，几乎所有的治疗方法都没有得到充分的研究，基本上都没有达到令人满意的证据水平[39]。对于少数未能对这些相对安全的方法有效的患者，可以考虑使用后文白塞病中描述的治疗方法。

生殖器阿弗他溃疡	治疗

- 局部使用 5% 利多卡因软膏。
- 轻涂硝酸银棒。
- 强的松 40 mg，口服 7 ~ 10 天。
- 秋水仙素 0.6 mg，一日 2 次或一日 3 次。
- 氨苯砜 100 ~ 150 mg/d。

白塞病

白塞病是一种罕见的疾病，最初被描述为口腔阿弗他溃疡、生殖器阿弗他溃疡和葡萄膜炎三联征。它被认为是一种多系统疾病，在皮肤、关节、心血管系统、中枢神经系统和胃肠道等许多器官中都有可能发生[40]。由于这种疾病很少被本书所针对的读者遇到，所以本节只简要地强调口腔和生殖器阿弗他溃疡的存在。

这种疾病在地中海地区、中东和日本患病是相当高的。土耳其的患病率最高，为400/10万人。在西方国家，白塞病相当罕见，患病率不到10/10万[40]。在除了远东以外的所有国家，白塞病在男性中更常见。在所有国家，在男性患病严重程度更为重。在两性中，通常的发病年龄在20～40岁。这种病在儿童时期很罕见，中年以后不常见。

有97%的白塞病患者发生复发性口腔阿弗他溃疡，而生殖器阿弗他溃疡的发生率只有60%～90%。尽管生殖器阿弗他溃疡可能比原发性复杂性阿弗他溃疡更大，更痛苦，更频繁复发，但它们在各个方面与复杂阿弗他溃疡完全相同（图11.47）。由于这些相似性且缺乏病理学实验室验证，很难确定正确的诊断应该是复杂性阿弗他溃疡还是白塞病。

为了简单起见，大多数临床医生仍使用1990年国际研究组（ISG）的标准来诊断白塞病。这些标准要求复发性口腔溃疡加上以下任何两种：复发性生殖器溃疡、葡萄膜炎（或其他眼眶部异常）、病理学证据或某些皮肤疾病[37]。不幸的是，该标准列出的几种皮肤病症（结节性红斑、假性毛囊炎、丘疹-血管病变和痤疮样结节）很常见，而且缺乏特异性。患有生殖器阿弗他溃疡的西方患者通常符合两个标准（复发性口腔溃疡和生殖器溃疡），并且由于他们相对较年轻，大多数有发展为丘疹脓疱性病变或痤疮样结节的倾向。因此，严格地讲，它们符合白塞病的ISG诊断标准，尽管几乎所有的白塞病都没有也不会存在这种严重的威胁生命的疾病的经典发现。

然而，风湿病学家更倾向于使用较新的ICBD标准，以获得更高的灵敏度和特异度。这些标准对口腔和生殖器阿弗他溃疡和眼病的存在给2分。对于其他系统性累及，每个器官给1分。如总分为4分式4分以上，则可诊断白塞病[37]。如前所述，在西方国家，我认为将患有复杂性阿弗他溃疡和无系统性疾病的患者列为该诊断是不合适的，因为这些患者中的一小部分会继续产生其他严重的问题。相反，在白塞病的诊断被无可争议地确立之前，对复杂性阿弗他溃疡进行诊断似乎是最合适的。

关于白塞病的皮肤外临床表现、鉴别诊断列表和发病机制的材料，可以在最近的综述文章中找到[40]。对黏膜皮肤溃疡的治疗与前面复杂性阿弗他溃疡部分所描述的相同。对于病情较严重或耐药的患者，还可以进行额外的全身治疗。这些药物包括硫唑嘌呤、环磷酰胺、环孢素、氨甲蝶呤和TNF-α抑制剂[41]。

与感染相关的生殖器阿弗他样溃疡

据报道，与阿弗他溃疡各方面表现相同的生殖器溃疡与几种感染有关。约有10%的生殖器溃疡患者被诊断为EBV[34]。大多数情况下，这种诊断是根据血清学做出的，没有在溃疡本身中发现EBV（在培养上或PCR上）的证据。这些溃疡在外观上是一样的，并且与传统的阿弗他溃疡消退方式相同，不需要特别的治疗。没有报告显示这些EBV相关的生殖器溃疡发生在男孩或男性中。

少数存在CMV感染的免疫功能正常的患者也报告有阿弗他样溃疡[33,36]。这些患者也是存在外阴溃疡。在年轻女性这些溃疡是在短暂的流感样前驱症状之后发展起来的。在此，诊断主要基于血清学证明抗CMV的IgM抗体。在免疫功能正常的男性没有发生生殖器溃疡的报道，但免疫功能低下患者的情况可能有所不同。这些患者大多是出现了阿弗他样肛周溃疡的男性。在这些免疫抑制的患者中，CMV可能直接由性传播疾病接种引起。在HIV感染的男性和女性患者中，阿弗他样溃疡更常见于口腔，而不常见于生殖器部位[42]。其他感染（肺炎支原体、甲型流感等）的播散也与生殖器阿弗他溃疡有关[33,36]。

这些病毒感染与生殖器阿弗他溃疡的发展之间的关系仍然存在争议。相对缺乏证据表明溃疡中存在感染性病原体，而且事实是几乎所有患者都是年轻女性，因此我认为这些感染仅仅是触发了传统的阿弗他溃疡的发展，而不是由局部感染引起的。这种解释类似于某些HSV感染患者引发多形性红斑，或与几种病毒性疾病中的任何一种发生 Gianotti–Crosti 综合征。

与药物相关的阿弗他样溃疡

尼可地尔是一种在欧洲国家广泛用于治疗心绞痛的药物。在美国不允许使用。尼可地尔作用于钾通道，具有扩张血管的作用。口服尼可地尔的患者出现口腔阿弗他样溃疡的频率很高。外阴、阴茎、肛门和肛周溃疡的发生率较低[43]。溃疡的形态与主要阿弗他溃疡中出现的大而深的溃疡相似。尽管"血管窃取"现象是主要假说，但溃疡发展的病理生理学尚不清楚。溃疡往往发生在服用较高剂量的尼可地尔的患者身上，但并非所有病例都与剂量有关。为了获得治愈，有必要停药，停药后溃疡会在 2 ～ 10 周内自动愈合。

膦甲酸钠是一种抗病毒药物，静脉注射给耐药的 HSV 和 CMV 感染患者。尽管几乎所有的报告都在较老的医学出版物中，且没有提供发病率数据[44]，但阴茎阿弗他溃疡的发生相当频繁。外阴溃疡是极其罕见的。这种差异的原因尚不清楚。这些溃疡形成的病理生理学也是未知的。如果停止使用膦甲酸钠，溃疡会自动愈合。据报道，少数接受抗逆转录病毒疗法治疗 HIV 感染患者也发生了生殖器溃疡。

笔者已经排除了固定性药疹，因为这种疾病的形态是大疱形成和糜烂，而不是溃疡。固定性药疹在本教材的其他部分有介绍。

克罗恩病

炎性肠病包括溃疡性结肠炎（ulcerative colitis，UC）和克罗恩病（Crohn disease，CD）。溃疡性结肠炎似乎与肛门生殖器病变的发展无关，此处不再进一步讨论。克罗恩病是一种慢性肉芽肿性炎症过程，可能影响肠道的任何区域。它与多种肠外表现有关，如皮肤损伤、关节受累和眼科疾病。肠道疾病扩展到肛周或口腔周皮肤是相当常见的。"转移性"克罗恩病（皮肤肉芽肿病变，由正常皮肤从受影响的肠道分离出来）发生的频率要低得多。

临床表现

克罗恩病在发达国家比在第三世界更常见。但是随着生活水平的提高，世界各地的发病率和流行率都在增加。西方国家的年发病率为（10 ～ 20)/(10 万人·年），患病率约为 300/10 万人[45]。克罗恩病是一种年轻人患的疾病，大约 25% 的病例在 20 岁之前发生，很少有病例在 45 岁后发展[45]。

这些患者中有相当大的比例会发生肛周皮肤克罗恩病，而该病通常由邻近直肠的克罗恩病直接蔓延发展而来，也可由距离较远的肠道克罗恩病灶发生而来。极少情况下肛周疾病会在已知的肠道克罗恩病发展之前发生。

如果排除肛周克罗恩病是由肠道疾病发展而来，那么真正的转移性克罗恩病极少涉及外阴、阴茎和阴囊。实际上直到 2013 年，已发布的与外阴相关的案例仅有大约 100 例[46]。已报道的累及阴茎和阴囊的病例则更少。然而根据我和其他人的经验，认为至少对于外阴，这一概率很可能被低估。对于肛周克罗恩病，在克罗恩病发展之前会出现"转移性"生殖器受累。关于发病率的研究相对较少，但是这很可能被低估了。一方面，因为人们不愿意接受克罗恩病可作为皮肤初发疾病出现的可能，也由于其他无症状患者不愿进行肠道成像和（或）内镜可视化检查，这种不情愿是可以理解的。有趣的是，人们发现肠道克罗恩病的活动和（或）严重程度与皮肤病变的发展之间很少有联系。

此外，除了病变直接蔓延到肛周组织，伴或不伴有活检显示的肉芽肿性改变的生殖器水肿是在女性中最常见的临床发现，并且这一发现对男性来说也可能是存在的（图 11.48）。在第十二章对此进行了讨论并配有图片。生殖器水肿可能发生于肠道疾病诊断之前、诊断中或诊断后。对女性来说，这种水肿可能为单侧性或双侧性。并且在某些情况下，小范围的突出性水肿会令小阴唇具有"多结节"形状的特点。很少对这种水肿组织做活检，并且因为这个原因，我们不能明确水肿只是单纯被动地出现，还是与肉芽肿性炎症有关。然而应注意的是，非特异性肉芽肿改变普遍存在于女性外阴水肿，这种现象被称为梅 - 罗病（见第十二章），并且人们假设这种情况是克罗恩病减轻的一种表现。

肛周克罗恩病在两性中均可发生，包括水肿皮肤标志的非特异性发现和肛裂以及更典型的瘘管和脓肿。在克罗恩病患者中约 20% 会出现肛周瘘管，并且肠道疾病较重的患者发生概率大于肠道疾病较

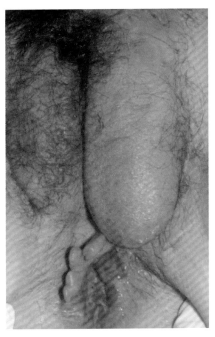

图片 **11.48** 生殖器克罗恩病通常表现为明显水肿，溃疡和肛周瘘强烈提示诊断

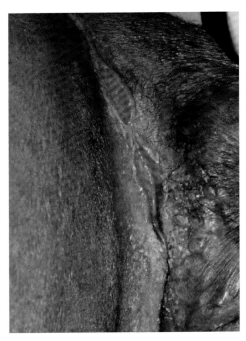

图 **11.49** 常位于皮肤表面的经典"刀切样"线性溃疡是克罗恩病的典型表现，虽然线性溃疡也偶见于坏疽性脓皮病

轻者[47]。脓肿的形成典型地始于局部的红斑性或紫罗兰色结节性肿胀。进展到溃疡较为常见。虽然在肛周位置发现瘘管和脓肿很常见，但它们也会发生在整个肛门生殖器区域。线状皲裂和更深的线性溃疡最常发生在皮肤褶皱，代表了肛门生殖器克罗恩病最典型的皮肤病变（图 11.49 至图 11.51）。事实上在西方国家，这种皮损几乎都是疾病的特殊性病变。这些线性溃疡经常被用于描述女性，而很少用于描述男性[46]。

诊断

在之前诊断肠道克罗恩病的背景下，当存在肛门瘘和（或）线状皮肤皱褶溃疡时通常可以临床诊断皮肤克罗恩病。在有较少典型的临床病变，或在没有发现肠道克罗恩病的情况下，有必要进行活检（图 11.52）。不幸的是，皮肤克罗恩病的肉芽肿性炎症似乎比发生于肠道病变内的显微结构改变具有更少的特征性。这通常会导致一个模糊的病理报告，仅仅表明存在"肉芽肿性炎症"。应记住的是，即使肉芽肿并不总是存在于肠道活检，肛门生殖器病变也是如此。在这种情况下，诊断建立在与临床病理特征的相关性上。另外，当不确定肠道克罗恩病诊断时，需要强烈考虑放射学和内镜检查，因为肠道

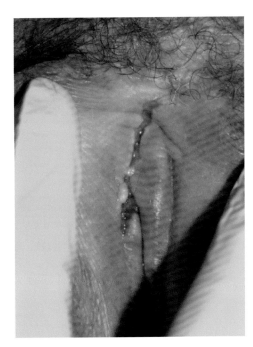

图 **11.50** 这种水肿环境下的线状皮肤皱褶溃疡几乎是克罗恩病的病理特征

克罗恩病可能出现在一些无症状的患者中。

克罗恩病的鉴别诊断需要考虑几种疾病。如前所述，生殖器水肿伴肉芽肿性炎症的组织学证据与发生在梅-罗病的克罗恩病相似（见第十二章）。这究竟是一个不同疾病的存在还是克罗恩病减轻的一

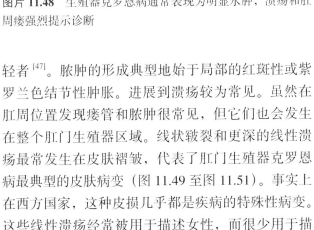

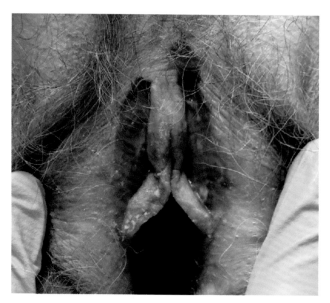

图 11.51 通常这种真正的、深的皮肤皱褶溃疡很容易与常见的、细的皮肤皱褶皲裂和任何炎症过程，包括皮肤念珠菌和许多皮肤病中出现的线状糜烂区分开来

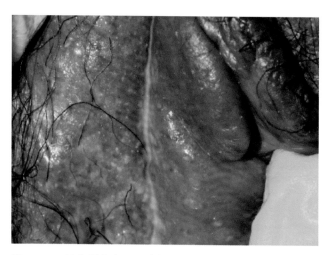

图 11.52 并非所有克罗恩病相关的溃疡均为线状，对此类病变需要活检

种形式，目前仍有争议。化脓性汗腺炎最常与皮肤克罗恩病混淆。患有肛门生殖器化脓性汗腺炎的患者可表现为与克罗恩病相似的脓肿和瘘管。在活检上，化脓性汗腺炎的病变一般表现为非特异性肉芽肿性炎症，很难区分这两种病变。如腋窝或者乳腺上的任何地方出现脓肿，再加上这些地方出现不典型的粉刺，就能正确识别化脓性汗腺炎。然而值得注意的是，已报道的这两种疾病同时发生的频率远大于仅一种病变发生的频率[48]。

像克罗恩病一样的线性溃疡也会出现在性病肉芽肿和朗格汉斯组织增生症。活检将有助于正确识别后两种疾病。白塞病、免疫抑制患者生殖器疱疹、梅毒、性病肉芽肿、软下疳、创伤性溃疡和溃疡性癌会引起肛门 - 生殖器溃疡，但这些疾病与化脓性汗腺炎相比较少与克罗恩病相混淆。

克罗恩病	诊断

- 有肠道症状和体征病史。
- 肛周标志和（或）生殖器水肿。
- 脓肿和（或）瘘管。
- 皮肤皱褶线状"刀切样"溃疡。
- 活检确认。

病理生理学

虽然克罗恩病的病因是未知的，但它显然涉及多个因素，包括遗传相互作用、细菌、环境、黏膜屏障层破坏和免疫机制失调。全基因组关联研究揭示了大约 100 个遗传风险位点，其中最重要的是突变发生在 NOD2 基因。这些突变可能导致抗细菌反应受损，降低 α 防御素的产量和（或）破坏自噬。在很多患者体内发现了一种新型大肠埃希菌——黏附侵袭性大肠埃希菌。存在缺陷的黏膜屏障允许这些细菌以及其他细菌进入肠壁，并在肠壁激活炎症细胞因子如 TNF-α。克罗恩病是一种 Th1 炎症性疾病伴随着细胞介导免疫反应的高表达。激活这种类型的反应有助于提高许多炎症细胞因子的水平，如 IL-6、IL-12、IL-17 和 IL-23。这些细胞因子与许多自身免疫介导的疾病密切相关。可以在最近的一篇综述中找到对所有因子进行更详细的讨论[49]。

治疗

应对肠道症状和体征活跃但未治疗的肠道疾病患者进行治疗。然而，对肠道疾病的有效控制可能解决皮肤克罗恩病，也可能不会。从历史上看，一种"建立"的方法是最开始采用非甾体抗炎治疗（如美沙拉嗪、磺胺沙拉嗪和甲硝唑），然后转向全身皮质类固醇（布地奈德、强的松）、抗代谢物（硫唑嘌呤、巯基嘌呤）和氨甲蝶呤，目的是在诱导缓解的同时保持安全性[50]。然而，已经非常成功地引入了生物制剂，主要是 TNF-α 抑制剂（英夫利昔单抗和阿达木单抗）[51] 和抗整合素剂维多珠单抗 [52]。这一事实说服了更多的临床医生考虑开始"自上而下"策略 [50]。

当肠道疾病不活跃或不存在时可以实施局部治疗。对于波动性脓肿，应切开引流。对于较小的固体炎症病变，可以在病变内注射 10 mg/ml 曲安奈德。对于局部持续性水肿，同样也可以通过注射曲安奈德来治疗。对瘘管需要采取外科手术，这部分内容超出了本书的范围。

就预后而言，克罗恩病引起的生殖器水肿（"象皮病"）是极其持久和毁容的（图 11.53）。同样，溃疡、脓肿和瘘管具有很强的破坏性，并会造成可见瘢痕和结构变形。正如其他几种生殖器慢性炎症疾病，如硬化性苔藓、扁平苔藓和化脓性汗腺炎，在不愈合的病变中有鳞状细胞癌发展的可能 [53]。

克罗恩病	治疗

- 控制相关的肠道疾病，必要时请参考：
- 病变内注射 10 mg/ml 曲安奈德。
- 切开引流波动病灶。
- 考虑口服强的松或 TNF-α 抑制剂。
- 观察鳞状细胞癌的发展。

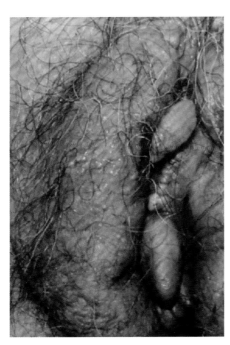

图 11.53 克罗恩病的慢性水肿可能发生在皮肤表面的淋巴疱疹上。小阴唇上的坚硬赘生物和坚实厚皮标记也是慢性水肿，尤其是与克罗恩病有关的水肿的后遗症

坏疽性脓皮病

坏疽性脓皮病（pyoderma gangrenosum，PG）属于嗜中性皮肤病。这类疾病的特征是在没有感染的情况下出现大量中性粒细胞。坏疽性脓皮病是这类疾病中最常见的一种，但很少有关发生在肛门生殖器区域的报道。然而，由于坏疽性脓皮病可能并发严重的甚至危及生命的情况，所以本章将就此进行讨论。

临床表现

坏疽性脓皮病的年发病率约为 1/10 000。大多数情况下，它在成年早期和中期出现，且在男性和女性中均等发病。坏疽性脓皮病的溃疡通常发生在小腿上，但其他地方如乳腺和造口周围部位也偶尔有出现损伤。已报道的只有不到 25 例的外阴坏疽性脓皮病和约 15 例涉及阴茎和（或）阴囊的病例 [54-56]。有报道发生在肛周和会阴部位的散发性病例。

坏疽性脓皮病通常起病于一种或几种炎性脓疱、丘疹或结节。最初的病变逐渐变成紫红色，然后破溃形成溃疡。较少见的是脓皮病起始于出血性大疱或斑块，然后破溃形成溃疡。传统上，坏疽性脓皮病的溃疡较深，而且突破紫罗兰色或红色的炎症边界（图 11.54 至图 11.56）。然而，从出血性大疱和斑块发展而来的皮损可能表现为较浅的溃疡。

大多数情况下溃疡是单发的，但有时也可发现多处病变。约有 1/4 的坏疽性脓皮病患者在皮损发展过程中发现存在变态反应，而且在这些患者中，这种现象常常发生在病变形成的部位。

在大约一半的患者中发现潜在的相关系统性疾病。最常见的是炎症性肠病，包括 UC 和克罗恩病。其他相关疾病包括类风湿关节炎、红斑狼疮、造血系统恶性肿瘤和各种免疫球蛋白病。

诊断

如果病变外观比较典型，则可以进行临床诊断。没有特异性的实验室异常检验。由于坏疽性脓皮病本质上是排除性诊断，因此，几乎在所有情况下都需要进行活检，以排除发生溃疡的其他病因。进行活组织检查时应取自距离溃疡边缘 5 ～ 10 mm 处的组织。如果存在致密的中性粒细胞浸润，通过临床病理学可以相应地给予正确的诊断。然而，通常在

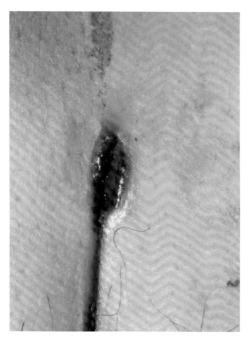

图 11.54　这种小腿皱褶部位的坏疽性脓皮病呈典型紫罗兰色，悬垂的边界很具有代表性。这个看似健康的人服用氨苯砜和皮损内应用皮质类固醇，没几年就会复发

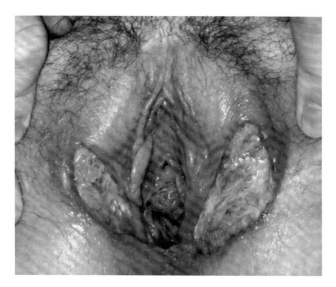

图 11.55　这些坏疽性脓皮病的溃疡呈典型的破溃和紫罗兰色边界。该女性没有已知的潜在易患因素

陈旧的溃疡中仅能发现非特异性炎症。在这种情况下，只能通过排除其他疾病如阿弗他溃疡、白塞病和皮肤克罗恩病来确定诊断。累及肛门生殖器区域的坏死性筋膜炎称为 Fournier 坏疽。其外观酷似大疱性出血性坏疽性脓皮病的表现，特别是在出现发热、不适和白细胞计数升高时应该高度怀疑。

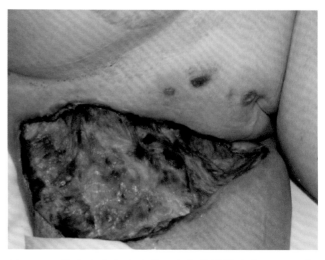

图 11.56　这名患有白血病的 8 岁女孩被误诊为 Fournier 坏疽，并且在确诊为坏疽性脓皮病和系统应用皮质类固醇之前进行了反复的清创治疗。阴阜部的新发早期病变表现为充满血液的水疱

坏疽性脓皮病　　　　　　　　　　诊断

- 有紫癜样边界的疼痛性溃疡快速进展。
- 典型溃疡表现为深灰且边界不清。
- 大疱性出血型溃疡较表浅，而且部分或全部溃疡有紫癜性水疱。
- 通过活组织检查确认。
- 寻找合并症，特别是克罗恩病、红斑狼疮、类风湿关节炎和造血系统恶性肿瘤。

发病机制

坏疽性脓皮病的病因还不明确。它似乎是一种反应性中性粒细胞炎症反应，与中性粒细胞功能紊乱和炎性细胞因子的高表达有关[57]。似乎也存在一种遗传易感性，如其在几种罕见的遗传综合征中有发生[57]。发生炎症和血管破坏时缺氧均可导致组织破坏。血管受累似乎并不是常规血管炎的形式。

治疗

坏疽性脓皮病是一种慢性疾病，不太可能自发愈合，至少显著延缓。已经尝试过多种药物用于治疗此病，结论是治愈很困难[58]。不幸的是，由于该病相对罕见，基本上没有随机对照研究。系统应用皮质类固醇属于一线治疗。泼尼松以 60 mg/d 的剂量给药直至开始愈合。然后，剂量可以逐渐减少。但即使是相对轻微的病变，也需要 2 个月的皮质类固醇治疗。对于小溃疡，或作为较大溃疡的辅助治疗，可皮损内使用浓度为 10～20 mg/ml 曲安奈德。其他口服非甾体抗炎药如多西环素、米诺环素、秋水仙碱、氨苯砜和沙利度胺可单独使用或联合使用。环孢菌素和细胞毒性药也有效果。生物制剂，特别是 TNF-α 抑制剂，最近在坏疽性脓皮病的治疗中扮演了越来越重要的角色[59]。它对任何潜在合并症的治疗是有效的，但不一定能使溃疡消退。

治愈后常留有瘢痕。瘢痕通常表现为筛孔状或羊皮纸状。另外，其愈合可能伴随着与坏疽性脓皮病相关的某些潜在的全身性疾病的康复。

坏疽性脓皮病	治疗

- 泼尼松 60 mg 口服每日上午，愈合后逐渐减量。
- 皮损内应用 10 mg/ml 曲安奈德作为辅助治疗。
- 口服抗生素和氨苯砜具有抗炎作用。
- 必要时使用环孢菌素和（或）TNF-α 抑制剂。
- 治疗存在的各种潜在疾病。

外伤所致溃疡

外伤可以演变成溃疡。有线索表明创伤性溃疡通常表现为线状或成角形溃疡。创伤性溃疡在以下几种情况下出现：①深度擦伤（"刨削"）；②患者或临床医生无意识地诱发；③患者有意但未确认的自我诱发。

深度慢性抓伤

深度慢性抓伤（参见第六章 A 部分的湿疹性疾病）最常见于单纯性扁平苔藓和慢性溃疡（"心理性外伤"），是创伤性生殖器溃疡的最常见原因。这种溃疡常位于男性的阴囊和女性的大阴唇和阴阜部（图 11.57）。患者可能会意识到是自己的搔抓导致了溃疡，但在某些情况下（患者下意识地搔抓或在沉睡中搔抓时），患者可能并不知道他们自己是造成溃疡发生的病因之一。无论患者是否知道自己搔抓，他们都无法克制自己停止搔抓。因此，医生让患者停止搔抓的嘱托常不能被遵守，甚至会适得其反。这些患者通常伴有焦虑和（或）抑郁。虽然

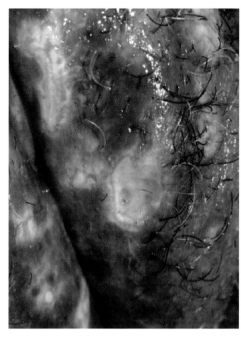

图 11.57 这个感到极度瘙痒的女性患者因搔抓和抠挠而产生较深的抓痕

这种情况通常在精神病学上不足以诊断，但可以将这种慢性搔抓和（或）抠除视为强迫症（obsessive-compulsive disorder，OCD）[60]，因此通常需要使用精神类药物以中断此情况，如选择性 5- 羟色胺再摄取抑制药（selective serotonin reuptake inhibitor，SSRI）[61]。大多数 SSRI 被批准用于治疗强迫症，因此将其可以合理地用于习惯性、损伤性抓伤（见第三章和第六章）。应该使用标准的起始剂量，但通常需要两倍甚至三倍的量[61]。可以在早上或晚上服用这些药物。我更喜欢前者，而在几乎所有病例中通常夜间也需使用 25～75 mg 羟嗪或 25～75 mg 多虑平。如第三章和第六章所示，后一种药物应在就寝前 2 h 给药。SSRI 和三环类抗抑郁药之间存在潜在的药物相互作用，因此，在给予其中之一药物的最大剂量时应该格外小心。药物起效可能很慢，但必须持续 10 周或 12 周后才能明确其有效性水平[61]。如果患者在这一期间仍在搔抓，应考虑使用抗精神病药，因为这些药物对抗 SSRI 性强迫症的治疗非常有价值，包括慢性搔抓[62]。

明确的外源性创伤

临床医生可能会开具或应用潜在导致糜烂或溃疡的药物。最常用的三种药物是临床医生开具的三

氯乙酸以及患者自行应用的氟尿嘧啶或咪喹莫特。这些药物的腐蚀性反应不是立即出现的，并且组织破坏在数天或甚至 1 周左右可能不会发生。当给患者开具咪喹莫特或氟尿嘧啶处方时，应告知患者，如果出现中度以上的炎症应停止使用。类似地，在使用液氮、外科电热能源和激光治疗后也可能发生溃疡。

患者尤其是女性患者，有时认为肛门生殖器区"很脏"，因此可能使用特别的方法清洁。他们可能会用硬毛刷擦洗，涂抹漂白剂，或过度使用非皮肤应用的清洁剂（图 11.58）。存在大小便失禁或患有长期阴道分泌物多的患者可能会在肛门生殖器区域持续用尿布或内裤衬垫。之后长期潮湿会导致皮肤破裂、糜烂及溃疡的形成（见第七章和第十四章中的"刺激性接触性皮炎"和"伪脓疱"部分）。在由于瘫痪而缺乏疼痛感的患者，可能因局部长期压迫而出现溃疡（"褥疮"）（图 11.59）。

生殖器溃疡可能是由用于证明贞洁或通过割礼而减少性欲的仪式性女性残割发展而来的。这种情况在一些非洲社会仍然存在，在西方国家偶尔也会遇到[63]。

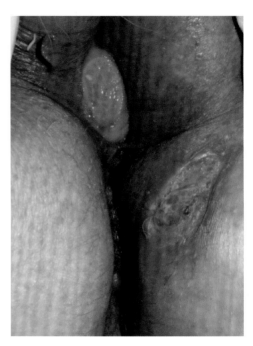

图 11.59 阴道内直肠膨出上和大腿后部的这些溃疡是由于患有截瘫和髋关节脱位的女性久坐压迫造成的。有时瘫痪患者的类似溃疡可能与潜在的骨髓炎有关

未明确的外源性损伤

患有精神疾病的患者可能通过烧灼、切割、刨削或其他形式的自残来破坏皮肤。可能是因为他们担心皮肤中存在异常情况，如对生虫病和 Morgellons 病的妄想。出于这个原因，他们可能会强迫自己去除这些身体上感知到的病菌或纤维组织。他们经常否认自己的某些行为是造成反复和持续性溃疡的原因。另外，创伤性自虐，尤其是仪式性切割，可能成为青少年特别是年轻女性的精神异常行为的代表形式[64]。割伤最常见的部位是手臂，而在 2001 年的电影《钢琴教师》（The Piano Teacher）中也生动地描述了生殖器切割。在男性，可能进行阴茎植入术和其他形式的阴茎操作甚至包括阴茎离断[65]。自残的患者有极为严重的心理问题，需要转诊给精神科医生而不是皮肤科医生和妇科医生治疗。

混杂性溃疡

溃疡可能出现在最初糜烂的部位。因此，溃疡有时会发生在硬化性苔藓和扁平苔藓的糜烂性病变处（图 11.58）。化脓性汗腺炎通常表现为脓肿和瘘管，其中任何一种病变都可能导致慢性坏死，最终

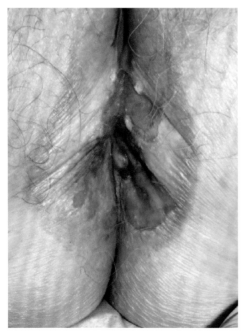

图 11.58 这名患有未确诊的硬化性苔藓的女性用乙醇和氯漂白剂擦洗肛门生殖器区，以消除她认为的由顽固性酵母菌引起的瘙痒症状

发展成溃疡（图11.60）。当恶性肿瘤的生长超过其血液供应时，也会发生溃疡（图11.61）。

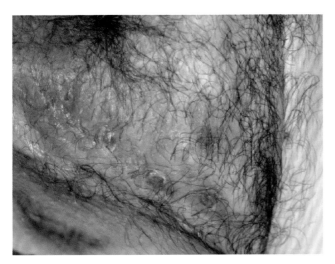

图 11.60　汗腺化脓后的红肿结节顶部坏死破溃有时也会产生溃疡

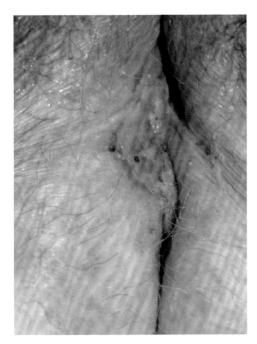

图 11.61　像这种鳞状细胞癌的恶性肿瘤的生长最终会超出其血流供应，从而造成组织糟脆和坏疽

参考文献

1. Alaizari NA, Al-Maweri SA, Al-Shamiri HM, et al. Hepatitis c virus infections in oral lichen planus: a systematic review and meta-analysis. *Aust Dent J*. 2016;61(3):282–287. doi: 10.1111/adj.12382.

2. Chandan VS, Murray JA, Abraham SC. Esophageal lichen planus. *Arch Pathol Lab Med*. 2008;132:1026–1029.

3. Shengyuan L, Songpo Y, Wen W, et al. Hepatitis C virus and lichen planus: a reciprocal association determined by a meta analysis. *Arch Dermatol*. 2009;145:1040–1047.

4. Webber NK, Setterfield JF, Lewis FM, et al. Lacrimal canalicular duct scarring in patients with lichen planus. *Arch Dermatol*. 2012;148:224–227.

5. Garcia-Pola MJ, Llorente-Pendás S, Seoane-Romero JM, et al. Thyroid disease and oral lichen planus as comorbidity: a prospective case–control study. *Dermatology*. 2016;232(2):214–219.

6. Firth FA, Friedlander LT, Parachuru VP, et al. Regulation of immune cells in oral lichen planus. *Arch Dermatol Res*. 2015;307:333–339.

7. Setterfield JF, Neill S, Shirlaw PJ, et al. The vulvovaginal gingival syndrome: a severe subgroup of lichen planus with characteristic clinical features and a novel association with the class II HLA DQB1*0201 allele. *J Am Acad Dermatol*. 2006;55:98–113.

8. Cheng S, Kirtschig G, Cooper S, et al. Interventions for erosive lichen planus affecting mucosal sites. *Cochrane Database Syst Rev*. 2012;15(2):CD008092.

9. Samycia M, Lin AN. Efficacy of topical calcineurin inhibitors in lichen planus. *J Cutan Med Surg*. 2012;16:221–229.

10. Chamani G, Rad M, Zarei MR, et al. Efficacy of tacrolimus and clobetasol in the treatment of oral lichen planus: a systematic review and meta-analysis. *Int J Dermatol*. 2015;54:996–1004.

11. Jang N, Fischer G. Treatment of erosive vulvovaginal lichen planus with methotrexate. *Australas J Dermatol*. 2008;49:216–219.

12. Sharma NL, Sharma VC, Mahajan VK, et al. Thalidomide: an experience in therapeutic outcome and adverse reactions. *J Dermatolog Treat*. 2007;18:335–340.

13. Jayasekera PS, Walsh ML, Hurrell D, et al. Case report of lichen planopilaris occurring in a pediatric patient receiving a tumor necrosis factor α inhibitor and a review of the literature. *Pediatr Dermatol*. 2016;33:e143–e146.

14. Kyriakou A, Patsatsi A, Patsialas C, et al. Therapeutic efficacy of topical calcineurin inhibitors in plasma cell balanitis: case series and review of the literature. *Dermatology*. 2014;228:18–23.

15. Virgili A, Mantovani L, Lauriola MM, et al. Tacrolimus 0.1% ointment: is it really effective in plasma cell vulvitis? Report of four cases. *Dermatology*. 2008;216:243–246.

16. Virgili A, Borghi A, Minghetti S, et al. Comparative study on topical immunomodulatory and anti-inflammatory treatments for plasma cell vulvitis: long-term efficacy and safety. *J Eur Acad Dermatol Venereol*. 2015;29:507–514.

17. Gunter J, Golitz L. Topical misoprostol therapy for plasma cell vulvitis: a case series. *J Low Genit Tract Dis*. 2005;9:176–180.

18. van Kessel MA, van Lingen RG, Bovenschen HJ. Vulvitis plasmacellularis circumscripta in pre-existing lichen sclerosus: treatment with imiquimod 5% cream. *J Am Acad Dermatol*. 2010;63:e11–e13.

19. Tseng JT, Cheng CJ, Lee WR, et al. Plasma-cell cheilitis: successful treatment with intralesional injections of corticosteroids. *Clin Exp Dermatol*. 2009;34:174–177.

20. Retamar RA, Kien MC, Chouela EN. Zoon' balanitis: presentation of 15 patients, five treated with a carbon dioxide laser. *Int J Dermatol*. 2003;42:305–307.

21. Starritt E, Lee S. Erythroplasia of Queyrat of the glans penis on a background of Zoon plasma cell balanitis. *Australas J Dermatol*. 2008;49:103–105.

22. Watts PJ, Greenberg HL, Khachemoune A. Unusual primary syphilis: presentation of a likely case with a review of the stages of acquired syphilis, its differential diagnoses, management,

and current recommendations. *Int J Dermatol*. 2016;55(7):714–728. doi: 10.1111/ijd. 13206.

23. Morshed MG, Singh AE. Recent trends in the serologic diagnosis of syphilis. *Clin Vaccine Immunol*. 2015;22:137–147.

24. Hornfray V, Tanton C, Miller RF, et al. Male circumcision and STI acquisition in Britain: evidence from a national probability sample survey. *PLoS One*. 2015;10(6):e0130396. doi: 10.1371/journal.pone.0130396. eCollection 2015.

25. Clement ME, Okeke NL, Hicks CB. Treatment of syphilis: a systematic review. *JAMA*. 2014;312:1905–1917.

26. Ghanem KG. Management of adult syphilis: key questions to inform the 2015 Centers for Disease Control and Prevention sexually transmitted diseases treatment guidelines. *Clin Infect Dis*. 2015;61(suppl 8):S816–S836.

27. Gonzalez-Beiras C, Marks M, Chen C, et al. Epidemiology of *Haemophilus ducreyi* infections. *Emerg Infect Dis*. 2016;22:1–8.

28. Lewis DA. Epidemiology, clinical features, diagnosis and treatment of *Haemophilus ducreyi*—a disappearing pathogen? *Expert Rev Anti Infect Ther*. 2014;12(6):687–696. doi: 10.1586/14787210.2014.892414.

29. Wauters O, Lebas E, Nikkels AF. Chronic mucocutaneous herpes simplex virus and varicella zoster virus infections. *J Am Acad Dermatol*. 2012;66:e217–e227.

30. O'Farrell N, Moi H. 2016 European guideline on donovanosis. *Int J STD AIDS*. 2016;27(8):605–607. pil: 0956462416633626.

31. O'Farrell N. Donovanosis. *Sex Transm Infect*. 2002;78:452–457.

32. Ceovic R, Gulin SJ. Lymphogranuloma venereum: diagnostic and treatment challenges. *Infect Drug Resist*. 2015;8:39–47.

33. Huppert JS. Lipschutz ulcers: evaluation and management of acute genital ulcers in women. *Dermatol Ther*. 2010;23:533–540.

34. Rosman IS, Berk DR, Bayliss SJ, et al. Acute genital ulcers in nonsexually active young girls: case series, review of literature, and evaluation and management recommendations. *Pediatr Dermatol*. 2012;29:147–153.

35. Akintoye SO, Greenberg MS. Recurrent aphthous stomatitis. *Dent Clin North Am*. 2014;58:281–297.

36. Vieira-Baptista P, Lima-silva J, Beires J, et al. Lipschütz ulcers: should we rethink this? An analysis of 33 cases. *Eur J Obstet Gynecol Reprod Biol*. 2016;198:149–152.

37. Davatchi F, Sadeghi Abdollahi B, Chams-Davatchi C, et al. The saga of diagnostic/classification criteria in Behcet's disease. *Int J Rheum Dis*. 2015;18:594–605.

38. Altenburg A, El-Haj N, Micheli C, et al. The treatment of chronic recurrent oral aphthous ulcers. *Dtsch Arztebl Int*. 2014;111:665–673.

39. Taylor J, Glennny AM, Walsh T, et al. Interventions for the management of oral ulcers in Behçet's disease. *Cochrane Database Stst Rev*. 2014;9:CD011018. doi: 10.1002/14651858.CD011018.pub2.

40. Alpsoy E. Behcet's disease: A Comprehensive review with a focus on epidemiology, etiology and clinical features and management of mucocutaneous lesions. *J Dermatol*. 2016;43:620–632.

41. Ozguler Y, Hatemi G, Yazici H. Management of Behçet's syndrome. *Curr Opin Rheumatol*. 2014;26:285–291.

42. Bandow GD. Diagnosis and management of vulvar ulcers. *Dermatol Clin*. 2010;28:753–763.

43. Smith VM, Lyon CC. Results of an electronic survey of British Association of Dermatology members: nicorandil ulceration. *Br J Dermatol*. 2013;168:1136–1137.

44. Torres T, Fernandes I, Sanches M, et al. Foscarnet-induced penile ulceration. *Acta Dermatovenerol Alp Pannonica Adriat*. 2011;20:39–40.

45. Ye Y, Pang Z, Chen W, et al. The epidemiology and risk factors of inflammatory bowel disease. *Int J Clin Exp Med*. 2015;8:22529–22542.

46. Barret M, de Parades V, Battistella M, et al. Crohn's disease of the vulva. *J Crohns Colitis*. 2014;8:563–570.

47. Juncadellaa AC, Alame AM, Sands LR, et al. Perianal Crohn's disease: a review. *Postgrad Med*. 2015;127:266–272.

48. Deckers IE, Benhadou F, Koldijk MJ, et al. Inflammatory bowel disease is associated with hidradenitis suppurativa: results from a multicenter cross-sectional study. *J Am Acad Dermatol*. 2017;73:49–53.

49. Manuc T-EM, Manuc MM, Diculescu MM. Recent insights into the molecular pathogenesis of Crohn's disease: a review of emerging therapeutic targets. *Clin Exp Gastroenterol*. 2016;9:59–70.

50. Leitner GC, Vogelsang H. Pharmacological and non-pharmacological therapeutic approaches in inflammatory bowel disease in adults. *World J Gastrointest Pharmacol Ther*. 2016;7:5–20.

51. Levin AD, Wildenberg ME, van den Brink GR. Mechanism of action of anti-TNF therapy in inflammatory bowel disease. *J Crohns Colitis*. 2016;10(8):989–997.

52. Singh H, Grewal N, Arora E, et al. Vedolizumab: a novel anti-integrin drug for treatment of inflammatory bowel disease. *J Nat Sci Biol Med*. 2016;7:4–9.

53. Barral M, Dohan A, Allez M, et al. Gastrointestinal cancers in inflammatory bowel disease: an update with emphasis on imaging findings. *Crit Rev Oncol Hematol*. 2016;97:30–46. doi: 10.1016/jcritrevoncol.2015.08.005.

54. Satoh M, Yamamoto T. Genital pyoderma gangrenosum: report of two cases and published work review of Japanese cases. *J Dermatol*. 2013;40:840–843.

55. Chen J-R, Chen S-S, Chan Y-J. Rapid recovery of vulvar pyoderma gangrenosum in response to aggressive surgery and steroid treatment. *Taiwan J Obstet Gynecol*. 2014;53:97–100.

56. Ng E, Lee M, Dunglison N. Pyoderma gangrenosum of the penis: an important lesson. *A N Z J Surg*. 2015;85(1–2):91–92. doi: 10.1111/ans.12394.

57. Braswell SF, Kostopoulos TC, Ortega-Loayza AG. Pathophysiology of pyoderma gangrenosum (PG): an updated review. *J Am Acad Dermatol*. 2015;73:691–698.

58. Quist SR, Kraas L. Treatment options for pyoderma gangrenosum. *J Dtsch Dermatol Ges*. 2017;15:34–40.

59. Maalouf D, Battistella M, Bouaziz JD. Neutrophilic dermatosis: a disease mechanism and treatment. *Curr Opin Hematol*. 2015;22(1):23–29. doi: 10.1097/MOH.000000000000100.

60. Gladyn IA, Chidester J, Martin MC. The reconstructive challenges and approach to patients with excoriation disorder. *J Craniofac Surg*. 2015;26(3):824–825. doi: 10.1097/SCS.00000000001514.

61. Brakoullias V. Managing obsessive compulsive disorder. *Aust Prescr*. 2015;38:121–123.

62. Albert U, Carmassi C, Cosci F, et al. Role and clinical implications of atypical antipsychotics in anxiety disorders, obsessive-compulsive disorder, trauma-related and somatic symptom disorders: a systematized review. *Int Clin Psychopharmacol*. 2016;31(5):249–258.

63. Jungari SB. Female genital mutilation is a violation of reproductive rights of women: implications for health workers. *Health Soc Work*. 2016;41:25–31.

64. Martorana G. Characteristics and associated factors of non-suicidal self injury among Italian young people: a survey through a thematic website. *J Behav Addict*. 2015;4: 93–100.

65. Anand JS, Habrat B, Barwina M, et al. Repeated self-mutilation of testicles in the context of methamphetamine use—a case report and brief review of literature. *J Forensic Leg Med*. 2015;30:1–3. doi: 10.1016/.flm.2014.12.003.

推荐阅读

Atzmony L, Reiter O, Hodak E, et al. Treatments for cutaneous lichen planus: a systematic review and meta-analysis. *Am J Clin Dermatol*. 2016;17(1):11–22.

Chamani G, Rad M, Zarei MR, et al. Efficacy of tacrolimus and clobetasol in the treatment of oral lichen planus: a systematic review and meta-analysis. *Int J Dermatol*. 2015;54: 996–1004.

Cheng H, Oakley A, Rowan D, et al. Diagnostic criteria in 72 women with erosive vulvovaginal lichen planus. *Australas J Dermatol*. 2015. doi: 10.1111/ajd.12355.

Cheng S, Kirtschig G, Cooper S, et al. Interventions for erosive lichen planus affecting mucosal sites. *Cochrane Database Syst Rev*. 2012;(2):CD008092.

Clement ME, Okeke NL, Hicks CB. Treatment of syphilis: a systematic review. *JAMA*. 2014;312:1905–1917.

Edwards L. Vulvar fissures: causes and therapy. *Dermatol Ther*. 2004;17:111–116.

Lewis DA. Epidemiology, clinical features, diagnosis and treatment of *Haemophilus ducreyi*—a disappearing pathogen? *Expert Rev Anti Infect Ther*. 2014;12:6:687–696. doi: 10.1586/14787210.2014.892414.

Ozguler Y, Hatemi G, Yazici H. Management of Behçet's syndrome. *Curr Opin Rheumatol*. 2014;26:285–291.

Virgili A, Borghi A, Minghetti S, et al. Comparative study on topical immunomodulatory and anti-inflammatory treatments for plasma cell vulvitis: long-term efficacy and safety. *J Eur Acad Dermatol Venereol*. 2015;29:507–514.

Zendell K. Genital lichen planus: update on diagnosis and treatment. *Semin Cutan Med Surg*. 2015;34:182–186.

第十二章

水 肿

Peter J. Lynch 著，和瑞菊 译，陆 叶 审校

生殖器水肿是由液体积聚在生殖器的皮下组织中引起的。积聚的液体可能与血浆或淋巴液有关。前者被称作血管性水肿，通常是一过性的（急性生殖器水肿）；而后者被称为淋巴水肿，是持续性的（慢性生殖器水肿）。"象皮病"这一术语经常被用于描述慢性巨大的淋巴水肿。在某些情况下，尤其当存在血管破坏性的炎症时，血管性水肿可能转变成淋巴水肿，从而模糊了两者的界限。

在大多数情况下，这两种不同形式水肿的临床表现在有一点上是非常相似的，即两者的组织都有或多或少的肿胀。但是，急性生殖器水肿组织触之较软，易凹陷，且其持续时间和病变范围更具有多样性（图 12.1）；而慢性淋巴水肿触之较硬，不易凹陷，病变持续时间较长，并且严重程度和范围可能更为恒定（图 12.2）。

这两种形式的水肿通常无症状，但是快速肿胀和组织牵拉可导致一些疼痛。变态反应引起的急性生殖器水肿可有不同程度的瘙痒。

急性生殖器水肿（血管性水肿）

大多数急性生殖器水肿是由局部或全身用药引起的变态反应造成的。由于先前的暴露，这些患者已经发展了免疫反应。这种形式的水肿可持续数分钟至数小时，甚至数小时至数天。在每一次水肿发作过后，组织可以恢复到肿胀之前的正常大小和外观。

IgE 介导的急性水肿

最严重、最危险的急性生殖器水肿是由免疫球蛋白 E（IgE）介导的变态反应所致的水肿。有这种

变态反应的个体可能易于发生变态反应。两种最常见的引起局部生殖器 IgE 介导的过敏反应的变态原是乳胶和精液。

乳胶过敏

乳胶过敏发生在大约 4% 的卫生保健工作者以及占总人口 1% 的普通人群。认识到乳胶过敏引起的这一问题后，人们减少了乳胶制品的使用，特别是乳胶检查手套的使用有所减少，因此，乳胶造成的变态反应似乎有所下降。但是，一些避孕套和避孕隔膜仍然含有乳胶，因此，由于这些原因而导致的生殖器水肿仍然是一个潜在的问题。当怀疑乳胶

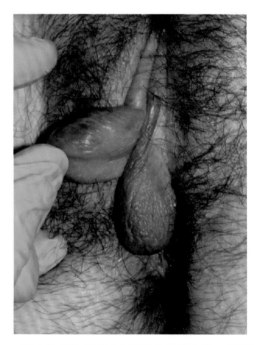

图 12.1 该女性在性活动时立即发生外阴水肿，几天后逐渐消退。大阴唇中度水肿，小阴唇水肿十分显著

238

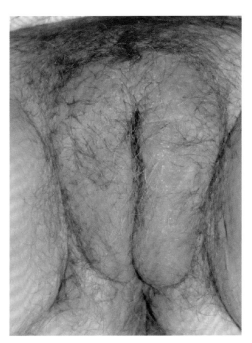

图 12.2 经过几年时间，化脓性汗腺炎导致整个外阴逐渐变硬、纤维化和稳定增大

过敏为生殖器水肿的原因时，可做放射变应原吸附试验（radioallergo-sobent，RAST）和皮肤点刺测试以予以证实。

精液过敏

虽然只有几百例对男性伴侣的精液（精浆）过敏而导致女性生殖器水肿的报道，但这种情况的发生可能比数据报道的更为普遍。事实上，可能有多达 4 万的美国女性受到影响[1]。在无保护措施的性交后迅速出现外阴阴道症状，尤其是外阴肿胀时，应怀疑精液过敏。在发展成全身性变态反应的女性中，也属于该类女性对精液的 IgE 反应的一部分，然而，其免疫反应类型不如只有局部反应女性的免疫反应类型那么清楚[2]。通过观察使用避孕套性交后有无过敏反应，疑诊的患者通常可以得到证实。疑似精液过敏病例的鉴别诊断应考虑刺激性（外伤性、持续性性交）以及对念珠菌的过敏反应。对于这一问题的特异性免疫治疗方案不在本书的范围之内。

当生殖器水肿为其他部位更为广泛的水肿反应的一部分时，可与变态反应相关，也可与对花生和贝类等食物的 IgE 变态反应有关。预防和（或）治疗性的口服抗组胺药物可能对这些 IgE 介导的变态反应有所帮助，但是这些远远不够。咨询变态反应专科医生通常也是必要的。

生殖器水肿可与局部应用的产品有关。这种反应通常是 4 型，即细胞介导的免疫反应。最常见的表现为接触性皮炎，伴发湿疹样形态改变，但也有少数病例因使用常用外用抗生素、新霉素和杆菌肽而出现变态反应。这些反应可导致生殖器水肿，但与 IgE 反应不同的是，它们发生在暴露数小时后，红肿更严重。除了生殖器肿胀外，还可能出现湿疹。这类变态性接触性皮炎及其最常见的致敏性接触性皮炎产品在第六章湿疹部分有介绍。

缓激肽通路介导的急性水肿

生殖器水肿也可以发生在缓激肽通路介导的非 IgE 变态反应患者中[3]。这种类型的水肿最常见于接受血管紧张素转换酶抑制剂治疗的患者。这类患者在因血管性水肿而急诊就诊的患者中占 30%～40%[4]。这些患者生殖器受累的比例较小[5]。相似地，生殖器受累可发生在罕见的遗传性血管性水肿的患者，这是通过缓激肽介导的另一种疾病。两者的血管水肿均对缓激肽 B2 受体拮抗剂依卡替班反应良好[4]。

与感染有关的急性生殖器水肿

生殖器水肿也可发生在感染环境中，最明显的是两性的蜂窝织炎，以及女性的外阴阴道念珠菌病和男性的附睾炎（图 12.3 和图 12.4）。急性生殖器水肿伴不适、寒战、发热和白细胞升高可能提示坏死

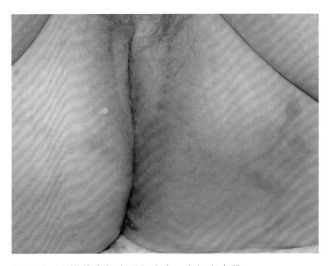

图 12.3 左臀蜂窝织炎引起疼痛、发红和水肿

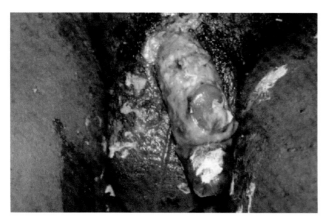

图 12.4   该男性患有深部组织坏死性感染及富尼埃坏疽，可见阴囊明显水肿以及阴茎浅表组织脱落

性筋膜炎（富尼埃坏疽）的初始症状和体征。这是一种迫在眉睫、可能致命的医疗紧急情况，需要住院治疗并立即专家会诊。

与创伤有关的急性生殖器水肿

急性生殖器水肿也可发生在外伤的情况下，尤其是长时间骑自行车，虽然比较少见 [6]。创伤性水肿通常病史较明确，但也可能发生于无意识的"毛发缠绕"和由此产生的"束缚缺血"作用。这种情况常见于女性的阴蒂和男性的龟头。其他不常见的急性生殖器水肿可发生在腹膜透析和穿刺等手术操作过程中 [7,8]。妊娠女性，尤其是先兆子痫的孕妇以及因难产而持续分娩的女性，会发生急性和亚急性水肿。

特发性急性生殖器水肿

急性特发性阴囊水肿（acute idiopathic scrotal edema，AISE）是发生在男童和青少年中的一种罕见疾病，主要在泌尿科学文献中报道 [9]。它发生在儿童的中晚期，急性发作时表现为无症状的阴囊发红和水肿 [10]。大多数情况下，病变限于单侧，几天内症状自行缓解。有时这个过程是周期性的 [10]。原因尚不清楚，也没有有效的治疗方法。必须将本病与睾丸扭转和附睾炎相鉴别。常常可通过超声检查予以鉴别 [9]。

慢性生殖器水肿（象皮病）

慢性生殖器水肿是继发于感染、非感染性炎症、

手术、放疗和先天性异常等引起的淋巴液回流中断的结果，也是一个看似特发性的过程。在这些因素下，表面皮肤渐渐被破坏，对患者的身体和心理都造成了巨大伤害。不幸的是，目前尚不能治愈象皮病，且治疗效果欠佳。

先天性畸形引起的慢性生殖器水肿

米尔罗伊病（Milroy disease）是一种罕见的先天性异常。患者身体下部的淋巴管无法正常发育，从而导致淋巴液积聚（图 12.5）。病变主要累及腿部，在出生后或发病后不久即迅速出现临床症状，可延迟至儿童或青春期（淋巴水肿早期）。有趣的是，水肿很少发生在生殖器。

局限性淋巴管瘤（lymphangioma circumscriptum，LC）是一种胚胎淋巴囊与淋巴管异常连接的先天性疾病。它可发生在身体的任何部位，但有时出现在腹股沟区域，从而累及生殖器。然而，截至 2013 年文献报道的涉及外阴的原发性局限性淋巴管瘤仅有 21 例 [11]。伴发的生殖器淋巴水肿可能存在，也可能不存在。临床上，它表现为一个局部的表面小疱簇，内含透明或有时带血的液体。深部异常淋巴管的存在使治疗变得很困难。因此，表面小疱破坏后，这

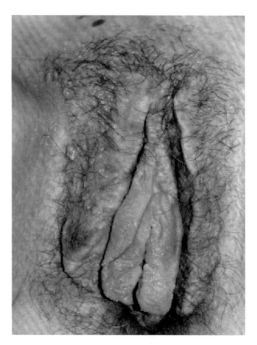

图 12.5   Milroy 病引起小阴唇和大阴唇慢性肿大以及腿部水肿。在右侧大阴唇上可见较小的来自皮肤上方的淋巴管的假性小疱

些皮损会周期性复发。在这一过程中患者很容易发生细菌感染。当发生这种情况时，淋巴管进一步受损，继而出现生殖器水肿，即使目前还没有出现，也有很大的可能会发生。

获得性局限性淋巴管瘤（更恰当地应称为淋巴管扩张）[12] 是慢性淋巴管阻塞导致的，可在任何潜在的慢性水肿的情况下发生（图 12.5 至图 12.7）。它在肛门生殖器皮肤克罗恩病、肛门生殖器化脓性汗腺炎患者和盆腔肿瘤治疗患者中尤其常见[12]。治疗方法包括激光破坏、硬化治疗和切除，但复发很常见[13]。

手术和放射治疗后

涉及下腹、骨盆、腹股沟或肛门的手术可导致淋巴管破裂和水肿（图 12.8）。当手术范围很广，如在这些区域发生恶性肿瘤时尤其如此。仅行放疗也会引起类似问题，但更常见于放疗联合手术治疗时。由此产生的慢性淋巴水肿会出现反复细菌感染，从而使疾病加重。

感染

当存在淋巴水肿时，局部对细菌感染的免疫反应降低[14]。因此，淋巴水肿可以看作是组织的局部微抵抗。当发生蜂窝织炎时，淋巴管通常进一步被

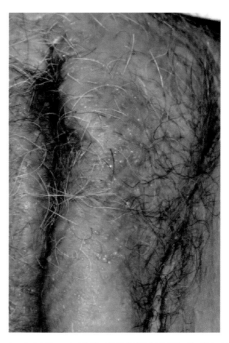

图 12.7 相当轻微、未被发现的化脓性汗腺炎引起的慢性水肿逐渐导致纤维化和淋巴管扩张（获得性淋巴管瘤），最初被误诊为疣

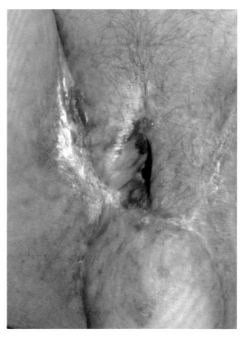

图 12.8 手术后放疗或鳞状细胞癌伴苔藓样硬化引起明显水肿和外阴纤维化

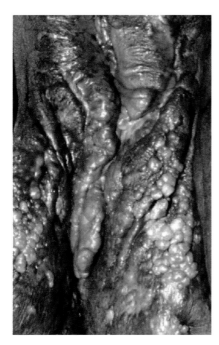

图 12.6 慢性水肿的假性小疱可以变得更微小，如化脓性汗腺炎患者肿大的淋巴管

破坏，进而形成恶性循环（图 12.9 和图 12.10）。令人惊讶的是，皮肤感染似乎是自发产生的，不需要在皮肤上有伤口或明显的创伤。这些反复发作的蜂窝织炎主要是由链球菌感染引起的。这些受累部位

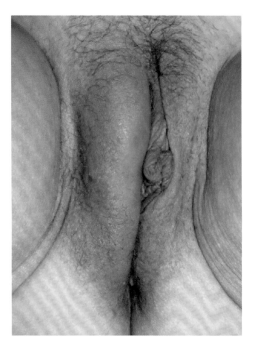

图 12.9 右侧大阴唇蜂窝织炎引起疼痛性水肿。这是反复性的，并在经验性抗生素治疗的几个小时内症状得到了改善，即使血培养和伤口培养为阴性。随着每次发作，残余水肿轻微增加

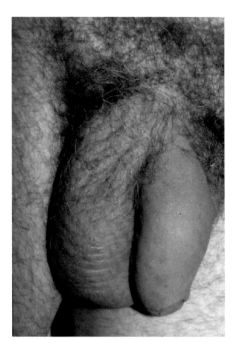

图 12.10 复发性阴囊蜂窝织炎已形成发作间期也持续存在的永久性水肿

变成粉红色，触之稍显柔软。通常不伴有全身症状和体征，即使有，症状也较为轻微。因此，患者往

往不知道淋巴水肿的区域发生了反复感染。不幸的是，因为没有可靠的培养方法，很难获得感染存在的证据。蜂窝织炎对双氯西林或头孢氨苄等抗生素反应良好。但在治疗开始时，又发生了另一轮淋巴管损伤。我同意其他人的观点，即最好的方法是对这些患者进行抗生素预防。我倾向于用口服或肌内注射长效青霉素（苄星青霉素 G）。我相信这种感染性因素是"特发性"慢性生殖器水肿最常见、最未被认识的原因之一。

在欠发达国家，感染班氏线虫可导致丝虫病，并导致男性生殖器象皮病。慢性、未经治疗的沙眼衣原体（淋巴肉芽肿性病变）和克雷伯肉芽肿（腹股沟肉芽肿）感染经常导致生殖器水肿。

非感染性炎症

当化脓性皮汗腺炎[16]和克罗恩病[17,18]发生在生殖器区域时，两者极有可能引起慢性生殖器炎症和显著的生殖器水肿（图 12.11 至图 12.14）。这些疾病在本书的其他地方也有讲述，回顾那些内容将有助于了解关于它们的临床表现、预后和治疗的信息。结节病很少发生在生殖器区[19,20]。然而，当它发生在生殖器区时，组织学上可能与克罗恩病中的肉芽肿混淆，因此可能被错误地当作生殖器水肿的原因。一些梅 - 罗综合征（见后文）患者的肉芽肿在显微镜下与结节病和克罗恩病的肉芽肿非常相似。

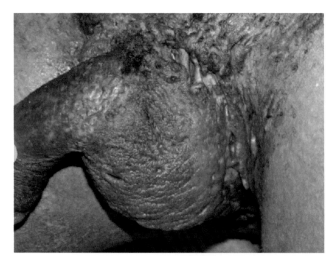

图 12.11 化脓性汗腺炎引起了阴囊的慢性水肿，阴茎的水肿程度较轻

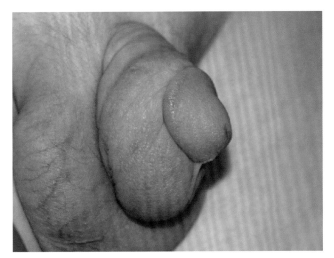

图 12.12 与长期克罗恩病相关的慢性水肿在患者下一次注射治疗克罗恩病之前会发作，然后好转

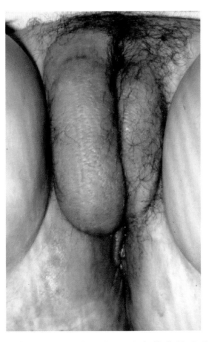

图 12.14 患者，女，13 岁，出现无痛特发性水肿的发作，最初被诊断为梅 - 罗综合征，但后来发展成严重的肠道克罗恩病

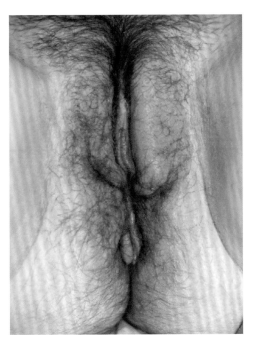

图 12.13 单侧或双侧无症状水肿是公认的肛门生殖器克罗恩病的特征。突出的肛周标记是诊断克罗恩病的一个线索

特发性慢性生殖器水肿

梅 - 罗综合征，更确切地称为口面部肉芽肿，最初被描述为一种累及上唇肉芽肿（通常为单侧）、皱舌和面神经麻痹的综合征。无症状的唇肉芽肿水肿没有其他两个症状，被认为是这种疾病的单症状形式，被称为 Miescher 唇炎。这种情况很少发生。少数患者报告了累及生殖器的肉芽肿性水肿。医学

文献中报告的这些患者大多数为外阴受累的女性[21]，只有少数病例涉及男性生殖器[22]。大多数患者患有或随后发展为克罗恩病（图 12.14）。其中一些患者也有口面部累及。这表明口面部肉芽肿病和克罗恩病即使不完全相同，也有非常密切的关联。当在生殖组织中发现肉芽肿性改变时，应寻找克罗恩病或可能性更小的结节病的证据，因为这些患者中的许多人已患有或将发展为这两种疾病中的一种。如果没有其他结节病或克罗恩病的证据，就可将患者称为患有梅 - 罗病。因为这是一种良性的诊断，即使从保险的角度来看，也没有坏处。

对于梅 - 罗综合征相关的生殖器肉芽肿水肿，一种有效、安全的初始治疗方法是反复注射曲安奈德[23]。如果这种方法太痛苦，或者症状改善时间太短暂，可以尝试使用非甾体抗炎药，如氨苯砜、氯氟嗪明、羟氯喹、甲硝唑或氨甲蝶呤。如果这种方法不成功，可以考虑口服强的松或肿瘤坏死因子 α 抑制剂（如英夫利昔单抗或阿达木单抗）[23]。

局部淋巴水肿

这种形式的淋巴水肿最初被描述为大面积局部淋巴水肿，经常被描述为象皮病（图 12.15 和图

12.16）。关于这种形式的淋巴水肿是否真正属于大面积病变的讨论超出了本书的范围。然而，在过去的十年中，较小的病变主要发生在肛门生殖器区域。文献报道了两个相当大的病例系列[24,25]。其中大多数累及外阴，少数发生在阴茎和（或）阴囊。所描述的临床形态学为多形性，包括一个或多个息肉样结节、乳头瘤样斑块和较大的"菜花样"肿块。直径在1至30 cm之间变化很大，大部分在2～5 cm。大多数情况下，其表面被描述为"角质"或"疣状"。

正如更多的病例所示，体重与疾病有密切的联系。大多数患者被认为是肥胖，大约40%是病态肥胖（体重超重40 kg）。除了肥胖外，没有其他相关疾病。克罗恩病出现在少数病例中。少数病例可见蜂窝织炎，可能与淋巴瘤相关的局部免疫反应减少有关[14]。

在组织学上，标本均具有明显的真皮水肿、淋巴管扩张和明显的纤维增生。多数病例为棘皮病和角化过度。其发病机制尚不清楚，但一些人认为它与脂肪小叶的压迫以及由此导致的淋巴回流障碍有关。手术切除是有效的治疗方法，且很少复发。

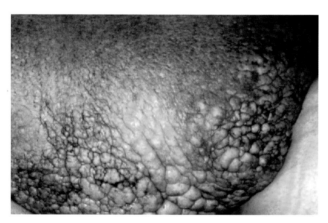

图 12.15 象皮病由疣状结节和增厚的皮肤组成

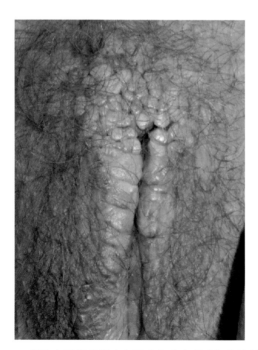

图 12.16 慢性扁平苔藓样病变导致象皮病形成坚实的纤维化结节

参考文献

1. Sublett JW, Bernstein JA. Seminal plasma hypersensitivity reactions: an updated review. *Mt Sinai J Med.* 2011;78:803–809.
2. Ghosh D, Bernstein JA. Systemic and localized seminal plasma hypersensitivity patients exhibit divergent immunologic characteristics. *J Allergy Clin Immunol.* 2014;134:969–972.
3. Kaplan AP. Bradykinin-mediated diseases. *Chem Immunol Allergy.* 2014;100:140–147.
4. Bas M, Greve J, Stelter K, et al. A randomized trial of icatibant in ACE-inhibitor-induced angioedema. *N Engl J Med.* 2015;372:418–425.
5. Wagner JG, Bench EM, Plantmason L. An unusual case of angiotensin-converting-enzyme inhibitor-related penile angioedema with evolution to the oropharynx. *West J Emerg Med.* 2015;16:1185–1187.
6. Hermans TJ, Win RP, Winkens B, et al. Urogenital and sexual complaints in female club cyclists—a cross-sectional study. *J Sex Med.* 2016;13:40–45.
7. Jorge J, Haggerty SP. Acute genital edema during peritoneal dialysis: a review for surgeons. *Ann Surg.* 2015;81:1187–1194.
8. Blumberg C, Villaverde C, Gardner R. Postparacentesis genital edema. *Am J Med.* 2016;129(7):e65–e66. doi: 10.1016/j.amjmed.2016.02.019
9. Breen M, Murphy K, Chow J, et al. Acute idiopathic scrotal edema. *Case Report Urol.* 2013; article ID 829345, 3 pages.
10. Halb C, Eschard C, Lefebvre F, et al. Acute idiopathic scrotal oedema in young boys: a report of ten cases and a review of the literature. *Ann Dermatol Venereol.* 2010;137:775–781.
11. Kokcu A, Sari S, Kefeli M. Primary vulvar lymphangioma circumscriptum: a case report and review of literature. *J Low Genit Tract Dis.* 2015;19(1):e1–e5.
12. Chang MB, Newman CC, Davis MDP, et al. Acquired lymphangiectasia (lymphangioma circumscriptum) of the vulva: clinicopathologic study of 11 patients from a single institution and 67 from the literature. *Int J Dermatol.* 2016;55(9):e482–e487. doi: 10.1111/ijd. 13264
13. Puri N. Treatment options of lymphangioma circumscriptum, *Indian Dermatol Online J.* 2015;6:293–294.
14. Carlson JA. Lymphedema and subclinical lymphostasis (microlymphedema) facilitate infection, inflammatory dermatoses, and neoplasia: a locus minoris resistentiae. *Clin Dermatol.* 2014;32:599–615.
15. Oh CC, Ko HC, Lee HY, et al. Antibiotic prophylaxis for preventing recurrent cellulitis: a systematic review and meta-analysis. *J Infect* 2014;69:26–34.

16. Alikhan A, Lynch PJ, Eisen DB. Hidradenitis suppurativa: a comprehensive review. *J Am Acad Dermatol.* 2009;60: 539–561.

17. Barret M, de Pardes V, Battistella M, et al. Crohn's disease of the vulva. *J Crohns Colitis.* 2014;8:563–570.

18. Barrick BJ, Tollefson MM, Schoch JJ, et al. Penile and scrotal swelling: an underrecognized presentation of Crohn's disease. *Pediatr Dermatol.* 2016;33(2):172–177. doi: 10.1111/pde.12772

19. La Rochelle JC, Coogan CL. Urologic manifestations of sarcoidosis. *J Urol.* 2012;187:18–24.

20. Vera C, Funaro D, Bouffard D. Vulvar sarcoidosis: a case report and review of the literature. *J Cutan Med Surg.* 2013;17:287–290.

21. Ishida M, Iwai M, Yoshida K, et al. Metastatic Crohn's disease accompanying granulomatous vasculitis and lymphangitis in the vulva. *Int J Clin Exp Pathol.* 2013;6:2263–2266.

22. Chu Z, Liu Y, Zhang H, et al. Melkersson-Rosenthal syndrome with genitalia involved in a 12-year-old boy. *Ann Dermatol.* 2016;28:232–236.

23. Al-Hamad A, Porter S, Fedele S. Orofacial granulomatosis. *Dermatol Clin.* 2015;33:433–446.

24. Lu S, Tran TA, Jones DM, et al. Localized lymphedema (elephantiasis): a case series and review of the literature. *J Cutan Pathol.* 2009;36:1–20.

25. Plaza JA, Requena L, Kazakov DV, et al. Verrucous localized lymphedema of genital areas: clinicopathologic report of 18 cases of this rare entity. *J Am Acad Dermatol.* 2014;71:320–326.

第十三章

瘙痒和疼痛

Peter J. Lynch、Libby Edwards 著，孙艳格　陈　娜　闫海军　闫维持胜 译，赖爱鸾 审校

瘙痒

瘙痒（同义词：痒）通常被定义为一种可引起搔抓冲动的不愉快感觉。有几个注意事项与前面的句子有关。第一，要注意瘙痒的拼写是以"us"而不是"is"结尾的，第二，不应将"瘙痒"用作"搔抓"的同义词，即使患者经常错误地说"我的皮疹一直在发痒"。第三，瘙痒仅仅激发了搔抓的欲望，不一定会导致搔抓行为。瘙痒部位的抓痕特征包括没有划痕（如水源性瘙痒），有一点儿划痕（如荨麻疹），以及有严重的慢性划痕（如特应性皮炎）。是否搔抓取决于病程中所涉及的刺激的性质以及所涉及的人的遗传和心理状态。近期有文章对肛门生殖器区域特有的瘙痒进行了综述[1]。

根据神经病理生理学，瘙痒通常可分为四类：①皮肤源性瘙痒（在可识别的皮肤病中出现的瘙痒）；②神经病理性瘙痒（由于周围神经损伤或卡压引起的瘙痒）；③神经源性瘙痒（在没有皮肤疾病的情况下，由全身疾病或某些药物引起的中枢刺激引起的）；④精神性瘙痒（由精神心理因素引起的瘙痒）[2,3]。

临床表现

正如本书所讨论的，皮肤源性瘙痒涵盖了个体皮肤黏膜紊乱。神经病理性瘙痒主要局限于肛门生殖器区域以外的区域（例如，异常感觉性背痛或臂桡侧瘙痒），但瘙痒也可发生在生殖器部位，包括疱疹后神经痛、其他小纤维神经病变，以及由于瘢痕组织的神经再生引起的瘢痕内瘙痒[4]。神经源性瘙痒倾向于泛化，因此可能影响肛门生殖器区。这种类型的瘙痒通常与用药如阿片类药物以及霍奇金淋巴瘤、慢性肝胆疾病（特别是存在胆汁淤积）、真性红细胞增多症和其他骨髓增生性疾病同时出现[4]。精神性瘙痒常发生在强迫症和瘙痒结节症以及寄生虫妄想症患者中。

很难知道如何在上述分类中如何归类一些湿疹性疾病（特别是特应性皮炎、神经性皮炎和慢性单纯性苔藓）。这三种疾病都起源于外观正常的皮肤，并且没有证据表明之前有周围神经病变。因此，将它们归类在瘙痒病性瘙痒组或神经病理性瘙痒组中都不适合。当然，几乎所有出现这三种症状的患者都存在明显的心理问题，但是这些心理因素是这些疾病的原因还是后果仍然存在很大争议。也许，基于其发生特应性遗传倾向的共性，它们可能适合于神经源性瘙痒组。总之，我们已经分别处理了这些疾病，并将它们置于题为"湿疹性疾病"的章节内，这在第六章中可以找到。

不管是什么原因，瘙痒（尤其是伴有抓挠）可导致生活质量（quality of life，QoL）下降和睡眠模式紊乱，并且常常导致抑郁和焦虑的发展或恶化[5,6]。人们无意识进行的搔抓在白天常见，也常见于夜间，特别是在非快速眼动睡眠（non-rapid eye movement sleep，non-REM）的较浅阶段[5]。

诊断

在存在皮肤病变的情况下确定瘙痒发生的原因取决于临床医生对相关皮肤疾病的形态学鉴别。在第三章描述了鉴别的一般方法。一旦疾病明确诊断，临床医生就可以在本书或其他类似的教科书找到它，并了解可以采取什么步骤来确定可疑的诊断。

对于在没有皮肤病变的情况下发生的瘙痒，情

况很不相同且在鉴别诊断上更加困难。为了确定瘙痒的原因，有必要详细记录患者的病史，进行全面的身体检查，并获得适当的实验室检查。这一过程在 Pereira 等的 2016 年的优秀综述文章中有详细描述 [4]。由于本文的大多数读者将主要治疗有皮肤病变的患者，并且关于病史、体格检查和实验室检查的材料是冗长和详细的，我将直接向需要这些信息的读者推荐上述出版物。

瘙痒的病理生理学

关于瘙痒的中枢机制（神经源性瘙痒和精神性瘙痒）了解较少。关于瘙痒在外周水平（皮肤源性瘙痒和神经病理性瘙痒）发生的病理生理学了解较多。对于后一类型的这些瘙痒，它们在瘙痒和疼痛的病理生理学上有许多相似之处（当然，也有一些不同）[2,3]。以下段落中包含的大部分病理生理学资料基于最近的一篇综述 [3]。

周围神经通路

接受和传递疼痛的皮肤神经称为"伤害性感受器"。这些神经由直径窄、有髓的轻型 Aδ 纤维组成。接受和传递瘙痒的皮肤神经称为"瘙痒感受器"，由直径非常细的无髓 C 纤维组成。瘙痒感受器纤维是伤害性感受器纤维很小的一部分。是否有特定的 C 纤维传导瘙痒，而不是疼痛，仍然存在争议。这些疼痛和瘙痒相关的神经的细胞体位于脊髓背根神经节，其轴突终止于真皮乳头层，并插入表皮细胞之间。

介质与受体

已发现了约 20 种介质和介质受体。组胺是了解最多的介质，它作用于 H1 和 H4 受体。其余的介质是非组胺依赖性的。一些了解较多的介质包括蛋白酶、P 物质、降钙素基因相关肽和缓激肽。阿片类介质是一个特例。它们作用于 μ 和 κ 受体，作为 μ 受体拮抗剂和 κ 受体激动剂的阿片类物质减少瘙痒，而 μ 受体激动剂增加瘙痒。

中心路径

外周 C 纤维终止于背根神经节，而后瘙痒感受被传递到表达胃泌素释放肽受体（gastrin-releasing peptide receptors，GRPR）的神经元。GRPR 穿越到对侧并随脊丘脑束到传导至丘脑。有趣的是，在脊髓中也有抑制瘙痒的神经元。神经信号从丘脑传递到大脑皮质和皮质下感觉区。瘙痒的慢性化被认为与瘙痒的抑制通路的损伤和中枢敏化的发展有关，其方式类似于慢性疼痛。

治疗

本章前述的四种类型的瘙痒的治疗基本相同。这些方法的基本原理在湿疹和苔藓化皮肤病一节（见第六章）中有详细的介绍，这里不再重复。然而，对于治疗非湿疹性皮肤病和在没有皮肤病变的情况下发生的瘙痒 [3,4,7]，有一些内容需要补充。在皮肤源性瘙痒组，更加强调使用镇静和非镇静的抗组胺药以治疗荨麻疹和其他由组胺介导的瘙痒问题。在神经病理性瘙痒组，抗癫痫药、普瑞巴林和加巴喷丁可用于治疗糖尿病和疱疹后神经病变引起的瘙痒。在神经源性瘙痒组中，米氮平、纳曲酮、纳洛酮、阿普利酮和紫外线光疗可治疗与慢性肾疾病、肝胆疾病、真性红细胞增多症、白血病和淋巴瘤相关的瘙痒。在精神性瘙痒组中，通过临床心理干预，以及更早应用和更重视精神药物治疗，可以获得很多好处。

生殖器疼痛

一般而言，肛门生殖器疼痛的原因不同于肛门生殖器瘙痒的原因。当然，有些人会先瘙痒，然后摩擦搔抓到出现疼痛，但是这些病人通常很清楚并描述瘙痒是主要症状。许多人否认疼痛，但描述有灼烧、干涩、刺激、刺痛、撕裂、肿胀或酸痛等感觉。基于本章的目的，所有这些不适的描述都被称为疼痛。瘙痒一般不包括在鉴别诊断中。然而，一些患者偶尔在一个会产生疼痛的环境中体验瘙痒。

大多数伴有搔抓的慢性瘙痒是由皮肤病引起的。与盆腔疼痛不同的是，慢性浅表烧灼感、酸痛和疼痛可由多种情况引起。国际外阴阴道疾病研究学会（ISSVD）报告外阴疼痛可发生于感染、皮肤疾病、特定神经病理综合征如疱疹后的神经痛，以及表现为外阴痛、阴茎痛、阴囊痛和痛觉缺失的肛门生殖器疼痛综合征。

这些疼痛综合征而不是具体、可观察到的异常，在这些患者中所占比例最大，并且大部分自述有慢性外阴阴道疼痛的女性经进一步评估后发现有外阴痛[8]。特发性外阴痛是非常常见的，每年每20～50名女性中就有1人会出现不明原因的慢性外阴阴道疼痛[9,10]。尽管有关男性疼痛症状的数据非常少，但一份报告指出，在男性生殖器皮肤科诊所中，第二常见的症状是"感觉异常"[11]。

对于出现灼烧感、刺痛和其他性质疼痛的患者，应以有条理的方式进行评估（表13.1）。应仔细检查皮肤，必要时可使用简单的放大镜。许多有灼烧感、刺痛或触痛症状的患者也有皮肤发红，通常还有水肿。由于无症状个体生殖器皮肤常为红色（图13.1），轻微、界限不清的无鳞屑或增厚的发红通常是正常的。患者报告有红斑或水肿，并不表示有皮肤病或感染。临床上轻度红斑常见于无症状女性。

除了无关紧要的发红外，无相关皮肤病、无感染、无特异性神经异常的患者属于肛门生殖器疼痛综合征：外阴痛、阴茎痛、阴囊痛和痛觉缺失。有时患者出现客观存在的皮肤病或感染，但其不适程度与所观察到的皮肤病程度不成比例：皮肤病与疼痛的位置不同，或者感染或皮肤病治愈后疼痛依然持续。这些患者有一种潜在的疼痛综合征，要么与皮肤病无关，要么皮肤病是诱发因素（Presewted at ISSVD World Congress，Paris，2011）。因此，应控制皮肤病或感染，并且同时诊断和治疗疼痛综合征。

生殖器疼痛的原因

最初，许多临床医生和大多数患者认为没有明显临床表现的生殖器疼痛是由酵母菌感染或者性传播疾病引起的（表13.1）。免疫力正常的患者几乎不会因为感染而产生慢性持续性疼痛，细菌培养阴性、抗菌药物治疗无效也意味着不同的诊断。酵母菌是患者和临床医生最常提及的致病因素，临床表现通常是瘙痒而不是疼痛，通过治疗可以清除白念珠菌，至少可以将其暂时清除。有人认为低水平酵母菌引起的炎症反应可能会引起疼痛[12]。性传播疾病一般不会引起生殖器浅表疼痛（淋病、梅毒、衣原体和疣），有些性传播疾病会间断出现可见的皮肤症状（单纯疱疹病毒感染）。然而，滴虫感染，尤其是女性感染滴虫后，常常会出现刺痛、烧灼感伴瘙痒。

这些感染很容易通过分子学研究排除。

表 13.1
慢性生殖器疼痛的原因
感染，特别是单纯疱疹病毒感染，摩擦/搔抓后酵母菌感染，滴虫与感染有关的皲裂。
皮肤病（非感染性皮肤病），尤其是扁平苔藓、表皮脱落/糜烂性扁平苔藓或硬化性苔藓、刺激性接触性皮炎、良性黏膜类天疱疮、寻常型天疱疮、剥脱性炎性阴道炎、萎缩性阴道炎、与感染无关的皲裂、恶性肿瘤/侵蚀性肿瘤。
神经病变，包括糖尿病神经病变、带状疱疹后神经痛、多发性硬化、阴部神经痛和椎间盘突出症。
外阴痛、阴茎痛、阴囊痛和痛觉缺失——多因素疼痛综合征。

引起灼烧痛最常见的皮肤病是刺激性接触性皮炎，尤其是见于过度清洗和应用某些药物后（见第六章和第十一章）。比起烧灼感和刺痛，过敏性接触性皮炎以瘙痒更常见（见第六章和第十一章）。糜烂性皮肤病通常会引起疼痛、烧灼感和瘙痒。扁平苔藓通常是糜烂性的（见第十一章），其他起疱性疾病如寻常天疱疮或瘢痕性天疱疮也是如此（见第十章）。然而，通过瘙痒史和擦伤的发现可以了解到瘙痒性皮肤病患者在摩擦和抓伤皮肤时也是很痛苦的（见第六章）。在女性中引起外阴烧灼感的皮肤病包括阴道上皮病变。即使细菌培养阴性，阴道炎症（不是感染）也可能表现为阴道内症状。最常导致阴道上皮疼痛的因素是阴道萎缩和萎缩性阴道炎。糜烂性扁平苔藓和脱屑性阴道炎都会产生阴道脓性分泌物，刺激外阴黏膜发生改变（见第十五章）。因为很难看到阴道黏膜，尤其是有疼痛的患者，因此分泌物检查对于排除阴道炎症很关键。

在患者有疼痛症状与肉眼可见的糜烂时诊断不难。然而，有时糜烂不易被发现。女性阴道和肛门的糜烂可能被忽略，而且无论男性还是女性，很容易忽略褶皱处。除界限不清、非鳞屑性红斑外，对于在形态学上不能确诊的红斑等特定皮肤病变，应做活检。

有时特定的神经性疾病可以通过病史来鉴别。例如，有足部和生殖器烧灼感的糖尿病患者最有可能患有糖尿病神经病变，而曾患生殖器带状疱疹的患者则有疱疹后神经痛[13,14]。疱疹后神经痛只在带状疱疹后出现，不伴有单纯疱疹病毒感染。有时多发性硬化与疼痛综合征有关。

阴部神经管综合征是引起肛门生殖器疼痛的一种不常见原因[15]。这种疾病很难诊断，部分原因是它有几种类型，而且在解剖位置和神经走行方面有相当大的个体差异。目前还没有一个标准的评估和诊断方案。这种情况是由阴部神经鞍状分布的感觉异常造成的。存在生殖器、相邻臀部、近端大腿内侧和（或）直肠区域的麻木或疼痛。一般来说，坐时疼痛最严重，站或躺会减轻疼痛。通过仔细的体格检查、由熟悉本病的专家进行的核磁共振成像检查和核磁共振周围神经成像检查，可以进一步提示该诊断。治疗包括物理治疗、神经性痛和神经阻滞的药物治疗、行为矫正、外科阴部神经减压、射频和脊髓刺激[16]。

生殖器（包括阴道）皮肤正常、细菌培养阴性并且没有特异性神经病变诊断的患者，可被诊断为外阴痛、阴茎痛、阴囊痛、阴茎痛或痛觉缺失。

外阴痛

外阴痛的定义是缺乏皮肤病、感染或特殊神经疾病的客观证据时的外阴不适。不适通常被描述为烧灼感、刺痛、触痛、刺激、疼痛或搏动。瘙痒不是突出症状。早期的现代研究把这种状态称为"心身性阴道炎"。在 20 世纪 80 年代，人们认为外阴痛与酵母菌和"亚临床人乳头瘤病毒感染"有关。近年来，越来越多的研究探讨了外阴痛的潜在因素及其流行病学。

表 13.2
外阴痛的分类
局限性
前庭（前庭痛）
阴蒂（阴蒂痛）
广泛性（游走性，或者延伸到前庭及阴蒂范围以外）
每一组可以为自发（无原因的）和诱发两者均有（混合型）。诱发的原因为触摸、摩擦或压迫
Adapted and simplified from the ISSVD vulvodynia terminology

许多年前，ISSVD 将外阴痛进行了分类。这种

分类以不同的流行病学和不同的潜在病因为前提。这一分类越来越不清楚，但将外阴痛分为几个亚类很重要，原因有两个：首先，对于疼痛局限在前庭的女性，前庭切除术是一种可选择的治疗方法；其次，对于前庭切除术，人们一直未做研究，故而对其进行研究是有意义的。

以笔者的经验来看，这些亚类之间最重要、有意义的鉴别是对前庭痛的鉴别。前庭痛的部位严格局限于前庭，而阴蒂痛的疼痛定位于阴蒂。弥漫性外阴痛疼痛则超出了这些区域，或是游走性的，或是在体格检查或仔细询问患者时是不可再现的（表13.2）。前庭痛的同义词包括外阴前庭炎综合征、前庭腺炎和小前庭腺感染。该术语有所变化，其中的"炎"（itis）被去掉了，是因为没有证据表明炎症在外阴痛中起作用。一般外阴痛在过去被称为感觉异常外阴痛。

然而，外阴痛在学术上的细分不仅包括不适的位置，还包括触摸、压力和摩擦（刺激）在引发疼痛中的作用。附录 3 报告了最近修订的公认的外阴痛类型及相关因素分类。在该分类中，外阴痛有两种主要类型：一种是有前庭痛，另一种是弥漫性或游走性不适伴阴蒂痛（弥漫性外阴痛）。阴蒂痛是一种少见但已被公认的症状。我在详细询问患者病史和仔细查体时，通常会发现多数患者的外阴疼痛模式有重叠。几乎所有患者的疼痛主要是前庭痛，但在前庭之外的一些区域会有一定程度的不适。一些研究支持这一观点[17,18]。

临床表现

外阴痛是一种非常常见的现象。为什么这种情况没有被女性和临床医生广泛了解和讨论是一个谜。几项研究报告，女性一生中外阴痛的发病率为 10%～17%，目前患病率为 3.8%～7%[1,19,20]。每年50 个女性中就有 1 个会患上外阴痛。虽然最初认为外阴痛最好发于高加索人，但某些研究表明，具有非洲遗传背景的患者发生外阴痛的概率与白人患者相同，而西班牙裔女性患此病的风险可能更高。亚洲的个人风险还不清楚。外阴痛好发于 20 岁以后，但这可能只是与此年龄性生活活跃的人数增加有关。然而，外阴痛也发生在绝经后相当短的时间内，与萎缩变化无关。青春期前女孩也会患外阴痛，但并

不常见[21]。过去外阴痛被认为是一种时轻时重的慢性疾病，现在人们知道每年大约有 1/10 的女性外阴疼痛得到了缓解，但有时会复发[10]。

女性经常报告其症状始于酵母菌感染，虽然特发性外阴症状往往被诊断为酵母菌感染，但很少被证实确实是酵母菌感染，所以这一假设是不成立的。对大多数女性来说，最常见和最麻烦的症状是表浅性交痛。疼痛的主要性质是烧灼痛，不过刺痛、触痛、刺激和撕裂感也是常见症状。黑人女性很少主诉烧灼感，她们更倾向于主诉疼痛，因此外阴痛这一诊断可能会被漏掉[22]。西班牙裔女性比白种人女性更易有烧灼感，并且更有可能是终生的症状，而非后天获得性症状[23]。一般来说，任何对外阴尤其是前庭施加压力或摩擦的行为都会产生不适。紧身衣服、牛仔裤、小便后的擦拭、卫生棉条、妇科检查和锻炼都是常见的罪魁祸首。尽管通过触诊或施加压力及病史来看，这种不适会扩散到前庭以外的部位，但大部分女性诉说前庭不适是最常见的。疼痛很少出现在小阴唇、大阴唇和肛周皮肤，或者不适区域为游走性或不易局限（很少是局限性的）。

体格检查可见形态多变的红斑，特别是前庭。用棉签碰触时有痛感，疼痛局限于前庭或在前庭处最严重，除此之外皮肤没有变化（图 13.1）。通常患者诉有红肿，但检查时却是在正常范围内（图

13.2）。这种情况在检查外阴部前庭痛亚类中很典型。对前庭以外的部位进行触摸时，患者常有轻微不适感或"敏感"，但称不上疼痛，这种情况很常见。较为少见的是，患者有全身性疼痛或游走性疼痛；或者表现为前庭棉签压痛，其他区域也可伴发疼痛。极为少见的情况是没有触痛。这种情形可在弥漫性外阴痛患者中见到。

阴道分泌物湿片和真菌检查是正常的，偶尔可能异常。进行盆底评估时，将手指插入后感受盆底肌肉的紧张度，肌肉的柔韧度明显减弱、无力，这种情况较常见。

外阴痛通常发生在患有其他慢性疼痛或盆底综合征的女性，包括头痛、纤维肌痛、肠易激综合征、间质性膀胱炎和颞下颌关节紊乱综合征（temporomandibular joint syndrome aisorder，又称柯斯顿综合征）。其他盆底症状也很常见，包括尿失禁、尿频、尿急和便秘。抑郁和焦虑症状通常较突出，性功能障碍也普遍存在。

诊断

外阴痛的诊断是指没有相关的客观且可确定的外阴阴道疼痛病因，除了偶尔轻微的发红、触痛或异常的盆底检查外（表 13.3）。通常女性描述的慢性

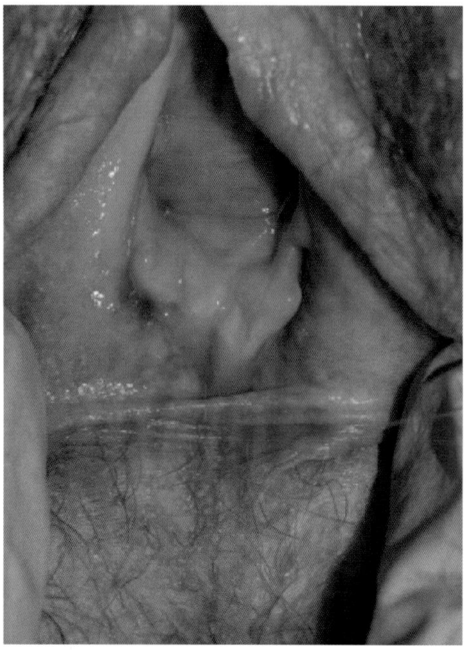

图 13.1 邻近处女膜肉阜处，前庭腺开口处有小的红斑

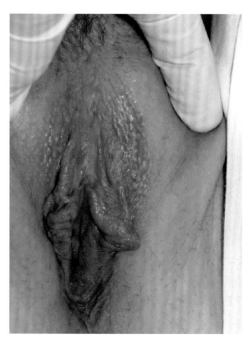

图 13.2 这种小阴唇和大阴唇内侧的红斑是正常的，但是在患者有广泛性外阴痛时认为这种变化是严重的炎症

外阴灼痛或刺激的不适感在评估时会出现差异，但这些是无关紧要的，这种不适感通常不会引起外阴痛（如生殖器疣），因为外阴痛与这些不适感常位于不同的位置（如大阴唇灼伤时的阴道萎缩），或在祛除临床病灶后持续存在的症状。因此，在诊断外阴疼痛时，不应排除所有的临床异常症状，表现为外阴痛的女性比例似乎与临床发现结果不相称，可能与外阴痛的科普教育有关，并且应进行随访，以确保在经过门诊初步治疗皮肤病以及感染后症状可以得到缓解。

<table>
<tr><td>表 13.3</td></tr>
</table>

生殖器疼痛的评估

病史

神经系统病史；糖尿病以及生殖器带状疱疹分布

应用于生殖器皮肤的药物包括肥皂、药物和衬垫 / 衬垫

清洗频率、清洁剂等

雌激素状态

体格检查

情绪评估

黏膜检查，以发现微小的糜烂性黏膜病变，特别是扁平苔藓

肛门生殖器皮肤和大腿内侧近端异常疼痛、麻木和感觉异常的大体神经学检查

外生殖器的放大检查

如有细微皲裂、糜烂、瘢痕 / 硬块迹象或其他特殊病变

评估阴道黏膜的发红程度和糜烂等

用显微镜检查阴道分泌物是否有感染、炎症和雌激素缺乏的征象（除了酵母菌外，评估白细胞、副基底细胞和乳杆菌缺乏）

如果检查可疑感染，可行分泌物培养

任何特殊皮肤病变活检；对于外观正常的皮肤，如仅有红肿或疼痛，无须活检

通常通过插入手指或窥器来检查盆底肌的张力（不同程度的阴道痉挛），但此类检查总体上有缺点，包括不能自主地有力收缩以及保持收缩状态。对这些盆底肌肉的触诊检查时常常有压痛。

病理生理学

尽管多年来并没有关于导致外阴痛病因的良好假设，但现在有大量高质量研究表明，相关生理系统的异常有一定作用（表 13.4）。此外，最近更多的

研究发现分子水平的炎症有一定的作用。

最近研究发现，盆底肌异常是导致外阴痛的关键因素[24,25]。研究认为窥器、手指、阴茎或卫生棉插入时的阴道收缩和疼痛仅仅是对疼痛和压痛的一种最初反应。然而，有时这种阴道收缩被误解为肌肉在检查时不能进一步收缩而导致肌无力，在肌电图研究中肌肉联合刺激发现体质差异也是容易罹患外阴疼痛的原因。盆底物理治疗对阴道疼痛有较好的疗效，也证实了这一观察结果。

<table>
<tr><td>表 13.4</td></tr>
</table>

外阴痛的病因分析

盆底肌异常

肌肉张力增加

肌肉过敏

肌无力

肌筋膜痛

神经性疼痛

中枢敏化

膀胱或肠源性局部疼痛

周围神经病

复杂性局部疼痛综合征

心理因素

慢性疼痛性抑郁、内源性或情境性焦虑

性心理问题，原发性或继发性疼痛性功能障碍

其他可能的因素

炎症介质

雌激素对疼痛的影响

疼痛易感基因

神经性疼痛似乎也是导致外阴疼痛的主要病因之一[26,27]。大多数外阴学者认为外阴痛是由中枢致敏引起的，这是一种全身性疼痛阈值降低的系统疾病，这也解释了同时伴随的头痛、纤维肌痛、颞下颌关节紊乱综合征等倾向。研究发现与正常对照组相比，外阴痛组女性的疼痛阈值降低[28]。但是，据报道在前庭痛的女性中神经纤维的数量有所增加，尚不清楚是否这可导致超敏反应或疼痛[29,30]。

在部分手术的患者中激素问题也是原因之一。显然，雌激素缺乏而不是外阴疼痛为疼痛、阴道萎缩以及萎缩性阴道炎的唯一因素。然而，一些临床医生和研究人员认为，对正常水平的雌激素不敏感会导致或加重外阴灼伤和疼痛[31]。

虽然与对照组相比，在外阴疼痛的女性中还没有发现组织学炎症改变，但最近的数据表明，用"外阴前庭疼痛"（vestibulodynia）一词来代替外阴前庭炎可能过早。尽管没有临床和组织学炎症表现，但有炎症介质增加的报道[32-35]。肥大细胞有不同程度的增加或者正常[36,37]。甚至在细胞水平也可能有炎症的改变，可能与 CD4 阳性 T 细胞募集与前庭淋巴组织有关[38,39]。然而，并没有证明抗炎治疗对外阴疼痛有效。

最后，慢性疼痛患者的焦虑和抑郁情绪会使症状加剧，并在有生殖器疼痛的患者中会被放大，疼痛对隔离性活动、人际关系和自我形象的影响也会被放大。患有外阴疼痛的女性通常存在心理异常[40,41]。包括 PeterLynch 在内的一小部分外阴痛的临床医生认为，性心理障碍是唯一病因（参见第十六章）[42,43]。这方面的证据包括对这些女性抑郁和功能障碍的研究，以及一项临床试验。该试验结果显示外阴疼痛的女性接受手术、生物反馈或认知行为疗法治疗可有同样的改善。外阴学家认为，外阴疼痛的女性合并抑郁、焦虑和性功能障碍者，这些方面需要得到最大程度的改善。这种功能障碍是否是导致疼痛的所有原因（这方面在发病机制中有不同程度的表现），还是由于持续和无法解释的疼痛而引起的，引起了激烈的争论。大多数外阴学家认为，焦虑和抑郁只是外阴痛的一部分，尽管它是一个非常重要而且需要注意的问题。

以往有关外阴疼痛的病因学理论被普遍怀疑，其中包括慢性酵母菌感染、亚临床人类乳头瘤病毒感染（28 例）和草酸尿（29 例）。许多女性外阴疼痛的关键和常见的恶化因素包括刺激性（过敏性）接触性皮炎如过度洗涤、局部用药、润滑剂、内裤衬垫 / 卫生巾和雌激素缺乏。

治疗

尽管一项为期两年的研究显示，高达 22% 的患者有过症状自发消退的经历，但大多数女性都仍有持续的症状，并且需要治疗[10]（表 13.5）。有三种主要的治疗外阴痛的特效疗法：盆底理疗、神经病变 / 疼痛综合征的药物治疗以及对焦虑 / 抑郁 / 性心理障碍的关注（表 13.4）。此外，对于这些一线治疗无效的前庭外阴疼痛型女性，可以通过手术切除疼痛区

域，一般效果良好。此外，还有一些非特异性的对所有患者都很适用的普通疗法，包括患者教育、局部麻醉剂和避免刺激物。最后，对不能耐受或对标准疗法无反应的患者，也有一些可供选择的疗法。

最佳的治疗是需要关注产生不适的所有因素。不考虑心理因素、停用刺激物、治疗伴随疾病及患者教育的单纯针对神经性疼痛的药物处方很少能充分改善外阴痛患者的症状。

表 13.5
外阴痛 / 阴茎痛 / 阴囊痛 / 痛觉缺乏的治疗
非特异性的一般治疗
患者教育讲义
多数是咨询
评估和治疗机会性异常情况，如刺激性接触性皮炎、雌激素缺乏症和感染等
外用 2% 利多卡因凝胶和 5% 利多卡因软膏（应用时可能有外阴灼痛）
骨盆底评估和理疗（未在男性中研究）
神经性疼痛 / 疼痛综合征，口服药物治疗（见个体患者的治疗方案）
度洛西汀，以 20 mg/d 开始治疗，最多增加至 60 mg/d
文拉法辛控释片 / 缓释片，从 37.5 mg 开始，可增加至每天 150 mg
三环类抗抑郁药，以 5 ~ 10 mg 起始，最高用药可达 150 mg/h
加巴喷丁以 100 mg 开始，最高达 1200 mg 每日 3 次
普瑞巴林以 25 mg 开始，最高达 300 mg 每日 3 次
咨询
认知 - 行为疗法
心理咨询
性治疗
抗抑郁治疗
前庭切除术（疼痛局限于前庭部位）
其他疗法（仅在女性中报道）
局部治疗
5% 利多卡因软膏于阴道内上药
雌二醇乳膏于阴道内上药
2% 阿米替林 /2% 巴氯芬混合
2% 阿米替林 /2% 巴氯芬 /2% 氯胺酮混合
0.2% 硝酸甘油，一周 3 次，并在性生活前 5 ~ 10 min 使用
加巴喷丁复方制剂
（在某些患者可用肉毒杆菌毒素、催眠疗法或针灸疗法）

重视患者的教育和心理因素是最重要的。在普

通外行人的字典中，没有外阴痛这个概念。有一份讲义是非常有用的（附录 3），不仅可以提醒人们有关外阴痛的事实，而且可以在书面上具体地证实这种病症的本质，并且可以让患者感受到并非独自在经历这种疼痛。简要地讨论关于盆底异常、神经病变和焦虑 / 抑郁等主要因素是比较重要的，而感染、恶性肿瘤和性传播疾病则相对不重要。应建议避免使用不必要的刺激物，如肥皂、不必要的局部药物、一般护理用品、内裤衬垫和一些刺激性润滑剂。应鼓励阴道冲洗，并附上列出这些常见刺激物的讲义。纠正相关的异常问题可以改善一些女性的症状，如雌激素缺乏的治疗，治疗炎症性阴道炎，以及任何皮肤病，都可以减轻患者的外阴疼痛症状。

所有患者都会出现与其不适相关的焦虑和抑郁，而且性心理因素是普遍存在的。必须认识到这一点，并且大多数患者需要治疗，虽然在与心理治疗师达到某种关系后，在问题咨询到结束时，患者通常会反应非常好 [44-46]。可以将患者转诊至专业咨询，或使用性治疗和抗抑郁药，同时可搭配治疗神经性疼痛的药物一起治疗（见后文）。性生活时的外阴阴道疼痛不仅是女性的问题，还会影响她的伴侣。此外，伴侣对她的疼痛的反应影响了她的治疗效果。与她的伴侣一起进行治疗可能对双方都有益 [47-49]。

盆底物理疗法对于外阴痛患者来说是一种非常有用的疗法 [50,51]。这种治疗不仅可以治疗盆底异常，还可以为害怕接触性疼痛的患者提供脱敏，并为抑郁、焦虑、恐惧和孤独的患者提供情感支持。物理治疗的目标包括加强骨盆底肌肉，进而使外阴痛患者敏感的肌肉放松。对于外阴痛的盆底物理治疗领域的研究很少。个体治疗师使用不同的方法来实现这些目的，根据患者的需要和治疗师的训练和经验进行个体化治疗。一些女性表现出肌肉紧张。对于这种患者，在开始盆底肌肉治疗之前，需要放松臀部及其他关节。其他方法包括盆底锻炼，以加强盆底结构，从而有助于训练这些肌肉放松。最常使用的方法是动员软组织以及松弛骨盆韧带、盆底以及相关结构的肌筋膜。一些患者可以使用直肠和膀胱训练治疗。定期与物理治疗师会面 1 h 有很大的心理益处。因为费用、羞愧以及对自身的暗示，许多女性不愿意寻求正式的心理咨询，认为自己的痛苦不是真实的，而是心理层面的。但患者通常可以接受

物理治疗并且感觉非常有用，通过物理治疗可以获得很大的心理益处。

外阴学者通常认为口服药物治疗神经性疼痛 / 疼痛综合征是非常有效的，但对于外阴痛和一般的神经性疼痛缺乏高质量的试验研究数据。这些药物属于抗抑郁药或抗惊厥药（表 13.6）。对于不耐受的患者，每种药物通常以较低剂量开始治疗，并且剂量逐渐增加，以使身体适应这些药物。这些药物的疗效通常会滞后，因为它们没有疼痛抑制作用，而是通过神经治疗起作用。在达到最佳剂量后，症状改善可能需要 2 ～ 4 周。通过添加不同类别的药物，通常可以增加单一用药的疗效。

我通常先给患者服用抗抑郁药而不是抗惊厥药，原因有三点。首先，给药是每日一次，而不是像一线抗惊厥药物加巴喷丁那样，每日 3 次。其次，根据所选择的药物，滴定时间表可以根据所选药物进行简单及快速的剂量调整。再次，这类药物增加了抗抑郁和抗焦虑作用的"副作用"。最常用的抗抑郁药是度洛西汀（欣百达），它是一种 5- 羟色胺去甲肾上腺素再摄取抑制剂。因为它耐受性好且价格便宜，可以快速滴定至有效剂量。起初剂量为 20 mg/d，持续 1 周，然后 40 mg/d 持续 1 周，最终达到 60 mg/d 的目标剂量。该药物的优点还在于被美国食品和药品监督管理局（FDA）批准用于神经性疼痛。与其相似的文拉法辛（郁复伸）同样有用，但它更可能产生恶心和戒断综合征。

三环类抗抑郁药，包括阿米替林、地西帕明和丙咪嗪，使用历史最长。回顾性数据表明，这些药对神经性疼痛有益处 [52,53]。常见的副作用包括口眼干燥、嗜睡、便秘和食欲增加，少见的副作用有阵发性焦虑、心悸、震颤和失眠。阿米替林容易导致昏睡及食欲增加，而地昔帕明最易产生震颤和焦虑。丙咪嗪是一种较强的缓释制剂，耐受性良好。

尽管在过去选择性 5- 羟色胺再摄取抑制药没有被用于神经性疼痛，然而，最近发表的文章建议将这些药物用于神经性疼痛的治疗 [54]。通常许多女性反对使用抗抑郁药。可向患者仔细解释使用三环类抗抑郁药物的理由（主要治疗神经性疼痛，而抗抑郁药的副作用是偶发的），以消除患者的困惑，医生使用三环类抗抑郁药不是认为她们的精神出了问题。

加巴喷丁和普瑞巴林是抗惊厥药中最常用于治

表 13.6

外阴疼痛 / 生殖器疼痛综合征的治疗

外阴疼痛是一种生殖器疼痛综合征，其定义为在没有相关客观皮肤病、特定神经性疼痛如带状疱疹后神经痛或感觉迟钝的情况下的慢性灼热、刺激、粗糙和酸痛的感觉。

外阴痛通常被认为是一种多因素症状，由于盆底功能障碍而易发生神经性疼痛，焦虑/抑郁问题并使症状恶化。通常常见的刺激物（抗酵母膏、内裤衬垫、肥皂和一些局部麻醉剂）会使不适感加剧，并且雌激素缺乏是许多老年女性或哺乳期女性存在疼痛综合征的另一种常见恶化因素。男性也可以存在疼痛综合征。这些治疗方法包括骨盆底物理疗法也可以治疗男性疼痛综合征。

非特异治疗措施对于治疗外阴痛非常重要，包括消除刺激物，必要时进行女性雌激素代替治疗，局部应用 2% 利多卡因凝胶较为舒适，可用于性生活前，以及治疗感染。女性应该加入国家外阴痛学会（NVA.org）。这是一个极好的了解外阴痛信息交流场。

特异治疗措施需要注意盆底肌肉无力和压痛，神经性疼痛伴焦虑、抑郁，通常需要至少 3 个月症状改善。常常可以通过致电女性保健理疗失禁中心来咨询认证的具有外阴痛专业知识的物理治疗师。

由治疗外阴痛经验丰富的女性物理治疗师进行盆底物理治疗。我相信这是加强和放松骨盆底肌肉以及护理和手把手互助理疗法。

关于用于神经性疼痛的口服药物，大多数女性要么不耐受，要么这第一次用药时没有改善。所有药物应从非常低的剂量开始，因为患有外阴痛的女性通常对药物的副作用很敏感。增加药物直到患者感到舒适，达到目标剂量，或者产生限制性副作用。我使用的药物包括以下这些，按照我的偏好顺序为：

A. 度洛西汀（欣百达）每天 30 mg 为起始量，增加至 60 mg 每日 2 次。

B. 湾文拉法辛（怡诺思）37.5 mg 缓释片为起始量，增加到每日 150 mg。

C. 加巴喷丁（诺立汀）每天 100 mg 为起始量，每天最高至 3600 mg。

D. 阿米替林或地昔帕明以 10 mg 片剂的一半为起始量，最高至 150 mg。

E. 丙咪嗪缓释片，75 mg 为起始量，最高至 150 mg。

F. 普瑞巴林（乐瑞卡），一般很难买到），每天 50 mg 为起始量，最高至每天 2 次，每次 150 mg。

G. 托吡酯，起始剂量为 25 mg，可缓慢增加剂量至 400 mg。

可以在 lilbyedwardsmd.com 网站找到任何这些药物的说明，包括血药浓度时间表和副作用。

对上述治疗措施不满的症状，其他疗法包括：

1. 10 mg 地西泮栓剂作为肌肉松弛药，每日或物理治疗前 1 ～ 2 h 使用。

2. 应用于外阴的局部治疗包括

A. 2% 阿米替林 /2% 巴氯芬混合每日 3 次。

B. 2% 阿米替林 /2% 巴氯芬 /2% 氯胺酮混合每日 3 次。

C. 外用 4% 加巴喷丁复合制剂，每天使用 2 ～ 3 次。

D. 用 5% 利多卡因软膏沾湿棉球，夜间置于阴道口内，用于前庭痛型患者。有人建议在利多卡因中加入雌二醇（Estrace）乳膏于阴道上药。

E. 将肉毒杆菌 A 毒素作为肌肉松弛剂注入肛提肌。

3. 大多数综合药房都有这些药剂的配方。

由经验丰富的外科医生进行的前庭切除术是对前庭痛（外阴前庭痛）的患者明确有效的治疗方式。许多人发现盆底物理治疗和神经性疼痛止痛药物联合治疗后，前庭切除术也是有益的，并且对于生殖器疼痛综合征患者尤其有用，通常其他疼痛综合征也会同时改善。或疼痛总是严格限于入路（前庭）的患者，前庭切除术更为成功。

据报道，行为认知疗法和心理疗法对外阴痛患者也是有益的，并且对于生殖器疼痛综合征患者会要求进行性咨询。性治疗 / 夫妻咨询。当夫妻希望对性生活更舒服时会要求进行性咨询。

从逻辑上讲，在诊断外阴痛后，将患者转诊至疼痛诊所所给予药物和阻滞等治疗就足够了。如果您所在地区有一个爱心疼痛诊所，那就更理想了。大多数症状只是外阴疼痛，只需要让患者安心，给予其同情。只需要让患者耐药性感染，应该做培养来确诊，给予其同情。因为可以举刊以使患者专注于感染而不是潜在的因素和对外阴痛的治疗。并且局部用药可以刺激皮肤，对于反复或耐药性皮肤，因该避免刊培养来确诊，并在可能的情况下通过持续口服和进行性活动都很舒适。

虽然没有治愈外阴痛的方法，但大约 80% 的女性对药物治疗可以抑制，并且日常活动和进行性活动都很舒适。

疗神经病变的药物。这些药物已被 FDA 批准用于带状疱疹后神经痛和糖尿病神经病变。加巴喷丁同样也是一种常用于外阴痛的药物 [55]。其副作用包括疲劳和依赖性水肿，但总的来说，它比三环类抗抑郁药的耐受性要好得多。如果无效或不能耐受，普瑞巴林可作为一种类似的替代药物。需要强调的是，外阴痛患者不能耐受药物时，我的使用方法是从 100 mg/d 每开始滴定治疗，之后增至每日 3 次，最大量可达 1200 mg。普瑞巴林具有相似的副作用，每日服用 2 次，初始量为 50 mg，以后逐渐增加至每日 150 ～ 300 mg。目前尚无其他关于普瑞巴林用于外阴痛的研究资料。但作者单位一项尚未发表的研究显示，在 28 例患者中有 10 例因药物的副作用而终止治疗，12 例患者症状改善 2/3，4 例无改善，另 2 例患者无性伴侣而无法"测试"她们的疼痛（2007 年 8 月 ISSVD 报道）

有两种抗惊厥药物（托吡酯和拉莫三嗪）用于神经性疼痛，这方面的数据更少。这些药物会干扰口服避孕药的作用，尤其是拉莫三嗪，还可能出现特别严重的 Stevens-Johnson 综合征 / 中毒性表皮坏死松解症。

外用药物也用于外阴痛的治疗，常用的有 5% 利多卡因乳膏、2% 阿咪替林 / 巴氯芬的水剂混合物和 2% ～ 6% 加巴喷丁，晚上使用。2% 阿米替林乳膏对 56% 的患者有改善作用 [56]。局部皮质类固醇无效，局部外用睾酮也无效。最近一些临床医生和物理治疗师认为 5 ～ 10 mg 复方地西泮阴道栓剂可诱导盆底肌肉松弛，尽管双盲对照试验显示盆底肌肉张力或疼痛没有变化 [57]。复方地西泮阴道栓剂可以在开始物理治疗前 1 h 或晚上使用。目前尚无公开发表的有关药物吸收、成瘾或用药后对驾车安全性的报道，但本研究中观察到外用地西泮 10 mg 阴道栓 1 h 后，在血清中检测不到地西泮。

局部注射治疗见于以下三种情况：首先，少数患者有重复性的穴位按压点（触痛点）。对这些痛点区域，首先，我们可以用 30 号针头注射皮质类固醇，如曲安奈德，剂量 0.2 ～ 0.3 ml，有助于缓解疼痛。如用药后患者疼痛缓解，可将此剂量作为以后的巩固剂量。其次，由经验丰富的妇科医生或疼痛诊所医生采用神经阻滞治疗也可缓解部分女性的疼痛。最后，一些临床医生将 A 型肉毒杆菌毒素注射

到盆底肌肉中，使盆底肌肉放松。该药用于止痛的报道时间较长，另有一些缓解外阴痛的报告，其使用剂量及方法不同，常用的最高剂量可达 100 U [58]。

前庭切除术是治疗女性前庭痛、局限于前庭的外阴痛最有效的治疗方法，有 56% ～ 85% 的患者疼痛得到改善 [59,60]。在研究报道中，原发性（终身）前庭痛手术效果不佳，故而手术技术似乎并不重要。所幸原发性前庭痛大多不需要采取手术，因为前述治疗方法足以控制疼痛。此外，许多医生认为，对正在服用神经性疼痛药物、接受过咨询以及盆底物理治疗的患者，疗效更好。手术治疗包括切除处女膜在内的疼痛区域。术中应将缺损的阴道壁进行修复覆盖。

随着时间的推移，一些治疗外阴痛的方法证实是无效的。这些方法包括口服和外用皮质类固醇、全身性和病灶区应用干扰素、在无明确真菌感染的情况下口服和外用抗真菌药物，激光消融，人乳头瘤病毒治疗以及给予低草酸盐饮食。当女性出现外阴痛症状时，药物治疗真菌或细菌性阴道病是最简单的途径。然而，这种附加刺激是不需要的，可能加重患者耐药或复发性感染。正确的治疗方法是对感染性或接触性皮炎的相关因素进行评估，经确诊后建议应用按摩、外用温和的润肤剂，如凡士林、冷敷和局部使用利多卡因等方法治疗。

阴囊痛，痛觉缺失

与外阴痛一样，阴囊痛、阴茎痛和痛觉缺失是指有疼痛症状，但没有明确的皮肤病变、感染性及神经性病变（如带状疱疹神经痛或糖尿病神经病变）。该定义来自于外阴痛，因为男性生殖器的特发性疼痛少见，少有研究报道。有时，术语"红色阴囊综合征"是阴囊痛的同义词。有人将红色阴囊综合征定义为皮质类固醇使用过度导致的皮肤发红，也称为类固醇成瘾 [61]。

阴囊痛和阴茎痛等同于男性的外阴痛。其临床症状相似，多数男性对治疗外阴痛有反应。对疼痛症状的描述文献中少有报道。本章对该症的报道主要是基于笔者和 Peter Lynch 的经验。这些患者有肛门生殖器疼痛，但在缺乏客观的物理或实验室证据。

临床表现

尽管生殖器感觉障碍是男性生殖皮肤科诊所治疗中的第二常见疾病，但尚不清楚阴囊痛和阴茎痛的频率[11]。就像外阴疼痛的最初印象一样，男性生殖器疼痛的发病率可能被低估了。阴茎痛和阴囊痛只在成年男性中有报道。患者主诉为阴茎或阴囊疼痛或肿胀，通常有发热和灼烧感（图 13.3）。不适程度分为灼烧、刺痛、酸痛、疼痛或过敏，但通常不会发痒。这些人有时会出现皮肤质地的变化。对患有外阴痛的女性，肛周皮肤会受到影响。上述不适常会影响性生活和运动。通常情况下，患者会像患有外阴痛的女性一样咨询多名临床医生，并接受过许多局部抗真菌治疗。有时局部使用皮质类固醇药物，有时会导致类固醇皮炎或萎缩发红，从而加剧症状。

Peter Lynch 强烈认为阴囊痛和阴茎痛伴有心理性功能障碍，或者是由其产生的（见第十六章讨论）。他报告了 13 名男性，表现出不同寻常程度的心理性功能障碍。这些人的年龄从 35 岁到 70 岁不等，平均 50 岁。其中 8 人从未结过婚，但 4 位年长男性中有 3 人结过婚。当疼痛与诱因联系在一起时，最常见的是性接触，因而会产生负罪感或焦虑感。9 名男性只有阴茎疼痛，2 名只有阴囊疼痛，还有 2 名两个症状都有。在所有患者中，阴茎疼痛要么是单独存在，要么主要累及龟头。所有患者均出现发红，

但多数患者在检查时表现出轻度红斑。一些正在使用外用皮质类固醇药物的患者表现为明显红肿。患者的病情有所好转，但服用抗抑郁药，包括阿米替林，效果不明显。笔者在过去 10 年里诊治过 16 位男性。他们都遵循类似的流行病学模式，都看过多名医生，大多数人都有阴茎疼痛。

诊断

就像外阴痛一样，阴囊痛和阴茎痛的诊断，是由于慢性疼痛的存在，缺乏客观、可确定的疼痛原因。有时背景会出现红肿，应与刺激性接触性皮炎相鉴别。深部生殖器疼痛可能是由于睾丸异常、前列腺炎或腹股沟疝所致，需要泌尿科医生的评估。

病理生理学

本病的病理生理机制尚不清楚，病例报告提示与精神性功能障碍[62]、神经性疼痛[63]和某种红斑性肢痛症[64]有关。Peter Lynch 认为所有的生殖器疼痛症状都是由心理性功能障碍引起的，而且生殖器疼痛的男性比大多数外阴痛患者表现出更严重的功能障碍。笔者相信阴囊痛和阴茎痛很可能就像外阴痛一样是由神经性和心理因素引起的，因为患者服用加巴喷丁和三环类抗抑郁药后病情有所好转。然而，笔者认为心理和生理因素都可能引发这种综合征。

虽然盆底功能障碍是导致男性盆腔疼痛和慢性前列腺炎症状的一个因素[65,66]，但盆底异常作为引起阴茎痛和阴囊痛的病因尚未有报道。

治疗

正如诊断一样，治疗也是根据我们关于外阴痛的信息推断出来的，可以从前面的章节中获得细节。患者教育、避免刺激物和心理支持至关重要（表 13.4）。据报道有效的药物包括三环类抗抑郁药、加巴喷丁和普雷巴林[62-64]。笔者使用这些药物以及多洛西汀和文拉法辛，并采用盆底物理治疗。

对于患有外阴痛的女性，应该转诊这些患者进行咨询。生殖器疼痛综合征可能会影响生活，给予这些患者细致和富有同情心的护理可以显著改善他们的生活质量，并且至少在理论上可以改善一些患者的症状。

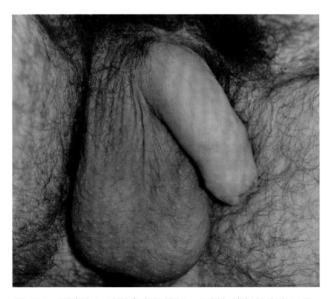

图 13.3　阴囊发红是阴囊痛的特征，必须与接触性皮炎区分

痛觉缺失

像阴囊痛、阴茎痛和外阴痛一样，痛觉缺失是一种疼痛综合征，通常与外阴痛和阴囊痛同时存在，但尚无报告。关于病因和治疗方法，必须从外阴痛的经验中推断出来。

参考文献

1. Swamiappan M. Anogenital pruritus—an overview. *J Clin Diagn Res.* 2016;10(4):WE0–WE3.
2. Liu T, Ji RR. New insights into the mechanisms of itch: are pain and itch controlled by distinct mechanisms? *Pflugers Arch.* 2013;465(12):1671–1685.
3. Chuquilin M, Alghalith Y, Fernandez KH. Neurocutaneous disease: cutaneous neuroanatomy and mechanisms of itch and pain. *J Am Acad Dermatol.* 2016;74:197–212.
4. Pereira MP, Kremer AE, Mettang T, et al. Chronic pruritus in the absence of skin disease: pathophysiology, diagnosis and treatment. *Am J Clin Dermatol.* 2016;17(4):337–348.
5. Lavery MJ, Stull C, Kinney MO, et al. Nocturnal pruritus: the battle for a peaceful night's sleep. *Int J Med Sci.* 2016;17(3). Pii: E425. doi: 10.3390/ijms17030425.
6. Reich A, Medrek K, Szepietowski JC. Interplay of itch and psyche in psoriasis: an update. *Acta Derm Venereol.* 2016;96(217):55–57. doi: 10.2340/00015555-2374.
7. Ständer S, Weisshaar E, Raap U. Emerging drugs for the treatment of pruritus. *Expert Opin Emerg Drugs.* 2015;20(3):515–521. doi: 10.1517/14728214.2015.1051964.
8. Reed BD, Haefner HK, Harlow SD, et al. Reliability and validity of self-reported symptoms for predicting vulvodynia. *Obstet Gynecol.* 2006;108:906–913.
9. Sutton JT, Bachmann GA, Arnold LD, et al. Assessment of vulvodynia symptoms in a sample of U.S. women: a follow-up national incidence survey. *J Womens Health (Larchmt).* 2008;17:1285–1292.
10. Reed BD, Haefner HK, Sen A, et al. Vulvodynia incidence and remission rates among adult women: a 2-year follow-up study. *Obstet Gynecol.* 2008;112:231–237.
11. Elakis JA, Hall AP. Skin disease of penis and male genitalia is linked to atopy and circumcision: caseload in a male genital dermatology clinic. *Australas J Dermatol.* 2016. doi: 10.1111/ajd.12485.
12. Falsetta ML, Foster DC, Woeller CF, et al. Identification of novel mechanisms involved in generating localized vulvodynia pain. *Am J Obstet Gynecol.* 2015;213:38.e1–38.e12.
13. Kalra B, Kalra S, Bajaj S. Vulvodynia: an unrecognized diabetic neuropathic syndrome. *Indian J Endocrinol Metab.* 2013;17:787–789.
14. Oaklander AL, Rissmiller JG. Postherpetic neuralgia after shingles: an under-recognized cause of chronic vulvar pain. *Obstet Gynecol.* 2002;99:625–628.
15. Khoder W, Hale D. Pudendal neuralgia. *Obstet Gynecol Clin North Am.* 2014;41:443–452.
16. Pérez-López FR, Hita-Contreras F. Management of pudendal neuralgia. *Climacteric.* 2014;17:654–656.
17. Edwards L. Subsets of vulvodynia: overlapping characteristics. *J Reprod Med.* 2004;49:883–887.
18. Masheb RM, Lozano C, Richman S, et al. On the reliability and validity of physician ratings for vulvodynia and the discriminant validity of its subtypes. *Pain Med.* 2004;5:349–358.
19. Harlow BL, Stewart EG. A population-based assessment of chronic unexplained vulvar pain: have we underestimated the prevalence of vulvodynia? *J Am Med Womens Assoc.* 2003;58:82–88.
20. Arnold LD, Bachmann GA, Rosen R, et al. Assessment of vulvodynia symptoms in a sample of US women: a prevalence survey with a nested case control study. *Am J Obstet Gynecol.* 2007;196:128.e1–128.e6.
21. Reed BD, Cantor LE. Vulvodynia in preadolescent girls. *J Low Genit Tract Dis.* 2008;12:257–261.
22. Brown CS, Foster DC, Bachour CC, et al. Presenting symptoms among black and white women with provoked vulvodynia. *J Womens Health (Larchmt).* 2015;24:831–836.
23. Nguyen RH, Reese RL, Harlow BL. Differences in pain subtypes between Hispanic and non-Hispanic white women with chronic vulvar pain. *J Womens Health (Larchmt).* 2015;24:144–150.
24. Thibault-Gagnon S, Morin M. Active and passive components of pelvic floor muscle tone in women with provoked vestibulodynia: a perspective based on a review of the literature. *J Sex Med.* 2015;12:2178–2189.
25. Witzeman K, Nguyen RH, Eanes A, et al. Mucosal versus muscle pain sensitivity in provoked vestibulodynia. *J Pain Res.* 2015;8:549–555.
26. Hampson JP, Reed BD, Clauw DJ, et al. Augmented central pain processing in vulvodynia. *J Pain.* 2013;14:579–589.
27. Yunus MB. Editorial review: an update on central sensitivity syndromes and the issues of nosology and psychobiology. *Curr Rheumatol Rev.* 2015;11:70–85.
28. Phillips N, Brown C, Bachmann G, et al. Relationship between nongenital tender point tenderness and intravaginal muscle pain intensity: ratings in women with provoked vestibulodynia and implications for treatment. *Am J Obstet Gynecol.* 2016;215(6):751.e1–751.e5. pii: S0002-9378(16)30392-1. doi: 10.1016/j.ajog.2016.06.047.
29. Bohm-Starke N. Medical and physical predictors of localized provoked vulvodynia. *Acta Obstet Gynecol Scand.* 2010;89:1504–1510.
30. Tommola P, Unkila-Kallio L, Paetau A, et al. Immune activation enhances epithelial nerve growth in provoked vestibulodynia. *Am J Obstet Gynecol.* 2016;215(6):768.e1–768.e8. pii: S0002-9378(16)30472-0. doi: 10.1016/j.ajog.2016.07.037.
31. Goldstein AT, Belkin ZR, Krapf JM, et al. Polymorphisms of the androgen receptor gene and hormonal contraceptive induced provoked vestibulodynia. *J Sex Med.* 2014;11:2764–2771.
32. Baker DA, Peresleni T, Kocis C. Inflammatory markers in vestibulodynia [4]. *Obstet Gynecol.* 2016;127(suppl 1):1S–2S.
33. Falsetta ML, Foster DC, Woeller CF, et al. A role for bradykinin signaling in chronic vulvar pain. *J Pain.* 2016;17(11):1183–1197. pii: S1526-5900(16)30181-X. doi: 10.1016/j.jpain.2016.07.007.
34. Seckin-Alac E, Akhant SE, Bastu E, et al. Elevated tissue levels of tumor necrosis factor-α in vulvar vestibulitis syndrome. *Clin Exp Obstet Gynecol.* 2014;41:691–693.
35. Jayaram A, Esbrand F, Dulaveris G, et al. Decreased concentration of protease inhibitors: possible contributors to allodynia and hyperalgesia in women with vestibulodynia. *Am J Obstet Gynecol.* 2015;212:184.e1–184.e4.
36. Regauer S, Eberz B, Beham-Schmid C. Mast cell infiltrates in vulvodynia represent secondary and idiopathic mast cell

hyperplasias. *APMIS*. 2015;123:452–456.

37. Papoutsis D, Haefner HK, Crum CP, et al. Vestibular mast cell density in vulvodynia: a case-controlled study. *J Low Genit Tract Dis*. 2016;20:275–279.

38. Leclair CM, Leeborg NJ, Jacobson-Dunlop E, et al. CD4-positive T-cell recruitment in primary-provoked localized vulvodynia: potential insights into disease triggers. *J Low Genit Tract Dis*. 2014;18:195–201.

39. Tommola P, Bützow R, Unkila-Kallio L, et al. Activation of vestibule-associated lymphoid tissue in localized provoked vulvodynia. *Am J Obstet Gynecol*. 2015;212:476.e1–476.e8.

40. Iglesias-Rios L, Harlow SD, Reed BD. Depression and posttraumatic stress disorder among women with vulvodynia: evidence from the population-based woman to woman health study. *J Womens Health (Larchmt)*. 2015;24:557–562.

41. Jones GT. Psychosocial vulnerability and early life adversity as risk factors for central sensitivity syndromes. *Curr Rheumatol Rev*. 2016;12:140–153.

42. Micheletti L, Radici G, Lynch PJ. Provoked vestibulodynia: inflammatory, neuropathic or dysfunctional pain? A neurobiological perspective. *J Obstet Gynaecol*. 2014;34:285–288.

43. Mascherpa F, Bogliatto F, Lynch PJ, et al. Vulvodynia as a possible somatization disorder. More than just an opinion. *J Reprod Med*. 2007;52:107–110.

44. Flanagan E, Herron KA, O'Driscoll C, et al. Psychological treatment for vaginal pain: does etiology matter? A systematic review and meta-analysis. *J Sex Med*. 2015;12:3–16.

45. Anderson AB, Rosen NO, Price L, et al. Associations between penetration cognitions, genital pain, and sexual well-being in women with provoked vestibulodynia. *J Sex Med*. 2016;13:444–452.

46. Goldfinger C, Pukall CF, Thibault-Gagnon S, et al. Effectiveness of cognitive-behavioral therapy and physical therapy for provoked vestibulodynia: a randomized pilot study. *J Sex Med*. 2016;13:88–94.

47. Rancourt KM, Rosen NO, Bergeron S, et al. Talking about sex when sex is painful: dyadic sexual communication is associated with women's pain, and couples' sexual and psychological outcomes in provoked vestibulodynia. *Arch Sex Behav*. 2016;45(8):1933–1944.

48. Sadownik LA, Smith KB, Hui A, et al. The impact of a woman's dyspareunia and its treatment on her intimate partner: a qualitative analysis. *J Sex Marital Ther*. 2016:1–14.

49. Rosen NO, Bergeron S, Sadikaj G, et al. Daily associations among male partner responses, pain during intercourse, and anxiety in women with vulvodynia and their partners. *J Pain*. 2015;16:1312–1320.

50. Hartmann D, Sarton J. Chronic pelvic floor dysfunction. *Best Pract Res Clin Obstet Gynaecol*. 2014;28:977–990.

51. Polpeta NC, Giraldo PC, Teatin Juliato CR, et al. Clinical and therapeutic aspects of vulvodynia: the importance of physical therapy. *Minerva Ginecol*. 2012;64:437–445.

52. Leo R, Dewani S. A systematic review of the utility of antidepressant pharmacotherapy in the treatment of vulvodynia pain. *J Sex Med*. 2013;10:2497–2505.

53. Reed BD, Caron AM, Gorenflo DW, et al. Treatment of vulvodynia with tricyclic antidepressants: efficacy and associated factors. *J Low Genit Tract Dis*. 2006;10:245–251.

54. Lee YC, Chen PP. A review of SSRIs and SNRIs in neuropathic pain. *Expert Opin Pharmacother*. 2010;11:2813–2825.

55. Spoelstra SK, Borg C, Weijmar Schultz WC. Anticonvulsant pharmacotherapy for vulvodynia for generalized and localized vulvodynia: a critical review of the literature. *J Psychosom Obstet Gynaecol*. 2013;34:133–138.

56. Pagano R, Wong S. Use of amitriptyline cream in the management of entry dyspareunia due to provoked vestibulodynia. *J Low Genit Tract Dis*. 2012;16:394–397.

57. Crisp CC, Vaccaro CM, Estanol MV, et al. Intra-vaginal diazepam for high-tone pelvic floor dysfunction: a randomized placebo-controlled trial. *Int Urogynecol J*. 2013;24:1915–1923.

58. Pelletier F, Parratte B, Penz S, et al. Efficacy of high doses of botulinum toxin A for treating provoked vestibulodynia. *Br J Dermatol*. 2011;164:617–622.

59. Swanson CL, Rueter JA, Olson JE, et al. Localized provoked vestibulodynia: outcomes after modified vestibulectomy. *J Reprod Med*. 2014;59:121–126.

60. Tommola P, Unkila-Kallio L, Paavonen J. Surgical treatment of vulvar vestibulitis: a review. *Acta Obstet Gynecol Scand*. 2010;89:1385–1395.

61. Narang T, Kumaran MS, Dogra S, et al. Red scrotum syndrome: idiopathic neurovascular phenomenon or steroid addiction? *Sex Health*. 2013;10:452–455.

62. Hosthota A, Bondade S, Monnappa D, et al. Scrotodynia: diagnostic and therapeutic challenge. *Skinmed*. 2016;14:237–238.

63. Miller J, Leicht S. Pregabalin in the treatment of red scrotum syndrome: a report of two cases. *Dermatol Ther*. 2016;29:244–248.

64. Prevost N, English JC III. Case reports: red scrotal syndrome: a localized phenotypical expression of erythromelalgia. *J Drugs Dermatol*. 2007;6:935–936.

65. Anderson RU, Wise D, Sawyer T, et al. Equal improvement in men and women in the treatment of urologic chronic pelvic pain syndrome using a multi-modal protocol with an internal myofascial trigger point wand. *Appl Psychophysiol Biofeedback*. 2016;41:215–224.

66. Potts JM. Male pelvic pain: beyond urology and chronic prostatitis. *Curr Rheumatol Rev*. 2016;12:27–39.

推荐阅读

Ben-Aroya Z, Edwards L. Vulvodynia. *Semin Cutan Med Surg*. 2015;34:192–198.

Bergeron S, Likes WM, Steben M. Psychosexual aspects of vulvovaginal pain. *Best Pract Res Clin Obstet Gynaecol*. 2014;28:991–999.

Edwards L. Vulvodynia. *Clin Obstet Gynecol*. 2015;58:143–152.

Eppsteiner E, Boardman L, Stockdale CK. Vulvodynia. *Best Pract Res Clin Obstet Gynaecol*. 2014;28:1000–1012.

Haefner HK, Collins ME, Davis GD, et al. The vulvodynia guideline. *J Low Genit Tract Dis*. 2005;9:40–51.

Khoder W, Hale D. Pudendal neuralgia. *Obstet Gynecol Clin North Am*. 2014;41:443–452.

Parada M, D'Amours T, Amsel R, et al. Clitorodynia: a descriptive study of clitoral pain. *J Sex Med*. 2015;12:1772–1780.

Stockdale CK, Lawson HW. 2013 Vulvodynia Guideline update. *J Low Genit Tract Dis*. 2014;18:93–100.

第十四章

儿童外阴疾病

Libby Edwards 著，缴晓兵 译，朱丽荣 审校

虽然许多影响儿童生殖器部位的皮肤疾病与影响成人的皮肤疾病相似，但儿童生殖器症状存在独特的问题。

生殖器疾病通常会使患者感到焦虑，他们害怕出现不孕症、恶性肿瘤、性功能障碍、生育能力问题和性传播疾病。儿童的生殖器症状和异常情况使父母更加焦虑。他们感到对孩子的疾病负有责任，但无法使其减轻。通常情况下，父母会调查性传播疾病的可能性，或者提出性虐待情况，从而导致其更加焦虑、防御性增高及愤怒。此外，父母过度关注孩子的症状会导致孩子出现焦虑，影响其对随后治疗的关注。

对于有生殖器问题孩子的父母来说，最主要的治疗方法是让他们放心，并让他们警惕在互联网上找到的信息。打印的资料是有帮助的，因为书面文字被认为是有权威性的，使家长知道这是一个已被其他人认识并分享给他人的问题。他们的孩子并不孤单，而且疾病相关信息和治疗方法都是可以获得的。特别要强调的是，家长需要认识到生殖器疾病不是父母的错误，这不会影响生育能力和性功能，或者导致恶性肿瘤的发展。这一点对许多家庭来说至关重要。

正常外生殖器

在青春期前外生殖器的外观随着儿童的年龄和个体之间的差异而有所不同。一般来讲，临床医生在新生儿期检查时不会仔细检查生殖器，除非存在性虐待或疾病。因此，正常的外生殖器往往被忽视，而且，除了处女膜外，很少有关于外阴正常变异和变化的相关信息。

女性

女性新生儿的生殖器反映了母体激素的作用。雌激素会使小阴唇增大，并向外延展超过大阴唇。黏膜呈粉红色，弹性强且湿润。厚厚的处女膜皱褶覆盖着阴道和尿道开口，经常有乳白色生理性分泌物。

出生8周后，母体激素的作用减弱。大阴唇失去了饱满的外观，下面的小阴唇退化成为阴蒂系带的前部。不需要分离小阴唇即可容易地看到阴道口。薄薄的处女膜环位于阴道口内。处女膜有多种正常的形态。此时的黏膜很薄而且萎缩，经常伴有令父母担心的红斑。摩擦、尿液、粪便、过度清洗和肥皂等会对菲薄娇嫩的皮肤产生刺激。在儿童早期，这些组织缺乏弹性，外伤后易撕裂。在轻度的外阴刺激下，许多儿童很容易形成阴蒂与阴蒂包皮之间的粘连及阴唇中线粘连，这两种情况通常在儿童晚期时改变。然而，最近的一项研究报告称，1/3的女性大学生存在不同程度的阴蒂粘连[1]。

随着青春期的开始，所有外阴和阴道组织将增厚，中线毛发将生长。大阴唇因脂肪积累而丰满，小阴唇有不同程度的拉长和增厚。阴蒂增大，处女膜随着中心开口的增大而增厚。与婴儿时期相似，黏膜逐渐变成粉红色、柔软、有弹性且湿润。内源性雌激素刺激阴道产生白色分泌物。由于持续的使人不习惯的潮湿状态，一些女孩会出现瘙痒感。

男性

母体激素对男性生殖器的影响不太明显。在男性新生儿阴囊经常出现肿胀，这是由于在分娩过程

中出现鞘膜积液或阴囊积水。阴囊和阴茎体的色素沉着在出生时可能更为突出，尤其是在深色人种中。一项对 10 421 名新生儿的研究显示，由于无法收缩包皮，所有新生儿都存在包皮部分过长[2]。到了青春期，只有 6.8% 的男孩不能收缩包皮。

青春期前，阴茎又短又细。色素沉着与其他身体部位相似。阴囊没有下垂，皮肤柔软、薄，呈粉红色，皱褶少。在阴囊内两个睾丸均可触及。早产儿更有可能出现睾丸未下降，通常是单侧的。一般来说，睾丸会在 9 月龄时下降。有时需要手术矫正，而那些睾丸没有下降的患者即使得到矫正，罹患睾丸恶性肿瘤的风险也更大。阴囊上可能出现小粟粒。

青春期时阴茎的长度和周长均增大，腺体发育并增厚。阴囊和睾丸也增大，逐渐下垂。阴囊的皮肤变黑、变厚，形成粗糙的纹理。大多数但不是所有的男性会折叠成皱褶。阴毛首先沿着生殖器底部生长，然后延伸到腹股沟和大腿内侧，而且变得更黑、更粗糙、更卷曲。

先天畸形

尿道下裂和阴茎下弯畸形

尿道下裂是一种发育异常，尿道开口异常地位于阴茎表面下方。女孩也可能出现尿道下裂，尿道开口于阴道。大约每 500 名新生儿中有 1 名患有尿道下裂。

尿道下裂可以是轻微的，如尿道开口在龟头腹侧。尿道下裂也可以很严重，如在阴茎体近端有较大的开口（图 14.1）。当尿道开口在阴茎与阴囊交界处时，阴茎会向腹侧弯曲（阴茎下弯），阴茎尿道变得非常短。在尿道下裂最严重的病例中，尿道开口在会阴，阴囊被分成两部分，阴茎下弯会很严重。

10% 的尿道下裂患儿睾丸未下降，可能伴有腹股沟疝，但其他泌尿生殖系统异常很少见。然而，严重的尿道下裂可与不明确的生殖器相混淆，尤其是由于先天性肾上腺皮质增生导致的女婴男性化。

尿道下裂和阴茎下弯的治疗依赖于外科手术，通常在生后 1 年内治疗。病情轻微的病例通常由于美观原因进行修复，并使孩子可以站立位排尿。然

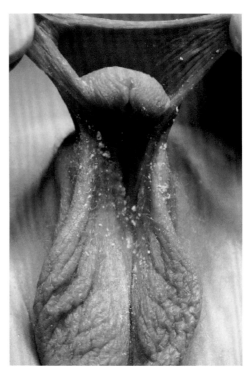

图 14.1 尿道下裂是一种公认的先天畸形，是指尿道开口的位置较正常尿道口向近端和腹侧偏离。该儿童还表现出经常伴有阴茎下弯畸形，即阴茎轴是向腹侧弯曲的

而，对严重的尿道下裂和阴茎下弯进行修复对于保证性功能正常是必不可少的。患有尿道下裂的新生儿不应行包皮环切术，因为包皮将用于重建手术。

鞘膜积液

先天性鞘膜积液是指睾丸周围阴囊内的液体聚集（图 14.2）。腹膜鞘状突可以连接腹腔和睾丸的鞘膜，当它存在未闭时则出现鞘膜积液。如果通道较狭窄，仅有腹膜液体能聚集在睾丸鞘膜囊内，会导致阴囊肿胀，而使睾丸难以触及。如果通道较大，肠袢或大网膜可以进入腹膜鞘状突，形成腹股沟疝。当疝出的内脏进入阴囊时，就会出现完全的腹股沟斜疝。鞘膜积液引起的阴囊肿胀可通过阴囊透光试验与腹股沟疝鉴别。前者透射光强，后者不透射光。

少量鞘膜积液通常在生后 1 年内消失。如果鞘膜内的液体量随时间而变化，则提示与腹腔相连的腹膜鞘状突是未闭的。这需要手术矫正，通常在出生后 1 年完成。对于较多的鞘膜积液，即使量没有变化，通常也需要手术矫正。

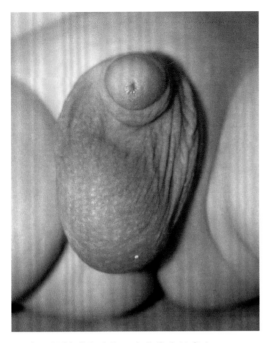

图 14.2　先天性鞘膜积液像一个非常大的睾丸

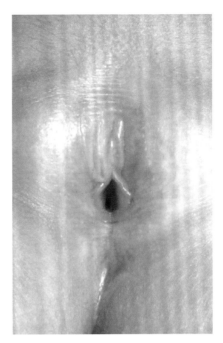

图 14.3　前庭后部中线融合引起的阴唇粘连

阴唇粘连

临床表现

阴唇粘连表现为阴道口中线的融合。这是青春期前女孩最常见的阴道阻塞。79% ~ 93% 的患病女童属于后部粘连（图 14.3），有时形成前、中部粘连 [3]。不常见的情况是外阴前庭完全融合，并遮盖尿道（图 14.4）。阴唇粘连的女孩是无症状的，除非因粘连导致尿潴留或阴唇后的感染。对反复发生泌尿系感染的女孩应检查是否存在阴唇粘连，解除粘连可预防感染 [4]。有时，即使是不完全的粘连也很麻烦，因为尿液可能部分滞留在粘连部位上面，当孩子站着的时候就会滴落。

诊断

根据临床表现做出诊断。位于阴道口表面光滑、平坦的平面可能提示阴道的缺失，但通过在融合处的一条居中的薄而透明的线性纤维组织可以将其辨别出来。

病理生理学

粘连通常由于外阴皮肤的轻微慢性炎症导致，而炎症是由于机械性创伤、感染或皮肤疾病引起的，

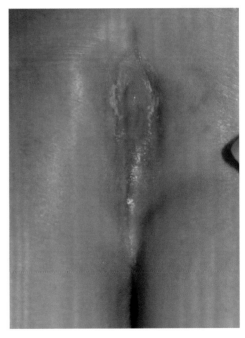

图 14.4　该患儿出现了近乎完全的阴道粘连，尽管并未出现任何功能紊乱

包括硬化性苔藓或接触性皮炎。一些人认为，由于局部雌激素应用通常会分开阴唇粘连，因而低雌激素水平可能是导致阴唇粘连的原因。然而，存在阴唇粘连女孩的血清雌激素水平与无阴唇粘连的女孩相同 [5]。而且，在正常的婴儿由于雌激素缺乏（与

青春期后的女孩相比），外阴上皮较薄，易受刺激，与雌激素化良好的外阴皮肤相比更容易出现瘢痕。总体而言，外阴上皮容易出现瘢痕，而且菲薄的青春期前的皮肤更容易出现。

治疗

　　总体而言，除了保持身体健康以外并不需要特别的治疗，因为阴唇粘连会随着青春期的到来而逐渐缓解。传统上治疗完全粘连或有症状的阴唇粘连的方法是局部应用雌激素乳膏，配合轻柔的按摩和良好的卫生习惯。最近的数据显示，局部应用皮质类固醇更有效，尽管几乎所有报告都存在一个缺点，即缺乏关于所使用药物效力的相关信息。他们报道了"倍他米松乳膏"，但它包括多种药物，从中效制剂到强效制剂[6,7]。与局部应用雌激素相比，局部应用皮质类固醇的治疗效果更好，起效更快，复发率更低。此外，也有局部应用雌激素导致乳房发育和阴道出血的报道[7]。一项对50个女孩应用局部雌激素治疗的研究提示复发性阴唇粘连的发生率为74%[8]。使用局部皮质类固醇治疗对于有皮肤基础疾病的女孩至关重要，特别是硬化性苔藓。这种疾病如果没有得到适当的治疗，可导致其他结构出现永久性瘢痕。大多数外阴病专家治疗具有症状的阴唇粘连时会使用一种强效的局部应用的皮质类固醇软膏（比乳膏的刺激性小得多），如0.05%丙酸氯倍他索或0.05%二丙酸倍他米松软膏，每天应用2次，每次使用非常小剂量的软膏，持续数月。患有皮肤病的儿童应在阴唇粘连缓解的数周内，或至少在硬化性苔藓患儿的青春期内，使用低效力的皮质类固醇软膏，如每日应用0.05%地奈德软膏，或每周应用3次强效的药物治疗。

　　有时，由于疼痛、感染或尿潴留而需要采取手术分离。对于合作的儿童，可以用利多卡因或丙胺卡因局部麻醉完成。对于易受惊吓的儿童，最好在全身麻醉或清醒镇静下治疗。最近的一份报告显示，鼻内应用咪达唑仑是全身麻醉一种有效且安全的替代治疗[9]。润滑良好的棉签有时可用于分离阴唇。对更困难的瘢痕可以用15号刀片分离粘连的边缘。应每天使用雌激素乳膏或皮质类固醇软膏直至伤口愈合，以防止粘连复发，否则可能立即出现病情反复情况。临床医生最初应每隔几天重新评估该区域，

以发现愈合过程中的早期复发。

红色斑块和丘疹

尿布皮炎

　　尿布皮炎被看作是由于尿布区域独特环境导致的皮肤病。必须将尿布皮炎与尿布区域多发的其他皮肤疾病相区分。在旧布尿布、新型一次性尿布和新一代布尿布同时存在的年代，造成痛苦和苦恼的顽固性尿布皮炎的情况变得愈发少见。

临床表现

　　尿布皮炎的特征是在尿布区域出现鳞屑、红色斑块，严重时会出现浸渍和糜烂。通常而言，有几个因素会导致这种闭塞性皮炎，其特征与导致的原因相关。

　　尿布皮炎最常见的病因是与尿液和粪便接触后产生的刺激，其特点是皮炎发生在与尿液和粪便直接接触的皮肤皱褶相对较少的突起表面（图14.5和图14.6），以会阴、臀部、下腹和大腿上部最常见。在尿布边缘常见锐利的皮疹边界。皮肤呈粉红色至亮红色，常伴有水肿和表面糜烂，从而产生富有光泽且光滑的外观。被侵蚀的皮肤会变得娇嫩、疼痛，尤其是当它接触到尿布湿巾中含有的乙醇或丙二醇等刺激性物质时。

　　存在一种严重的刺激性皮炎，被称为Jacquet尿

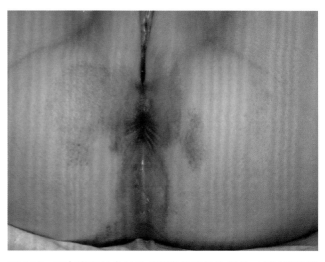

图14.5　尿布皮炎最常见的是刺激性接触性皮炎，有时继发感染念珠菌。该患儿因腹泻导致皮肤受到刺激，引发尿布皮炎

布皮炎、婴儿臀部肉芽肿或假性湿疣（见"婴儿臀部肉芽肿"一节）。其特征是有锐利边缘的红色结节，表面糜烂，外观呈脐形。这种病变典型地累及大阴唇、肛周皮肤和会阴（图 14.7 和图 14.8）。

摩擦性皮炎最明显的部位是大腿内侧，尿布的紧固片和腰带下以及其他与尿布摩擦的皮肤表面。它由此消彼长的轻微红斑和丘疹组成，通常对尿布的反应很快，从而使水分降到最低。

尿布处皮肤皱褶内由于潮湿和摩擦引起的皮肤损伤也可发生在颈部皱褶、腋窝下和大腿脂肪褶皱之间。这些损伤和皮肤干燥的部分有相对明显的分

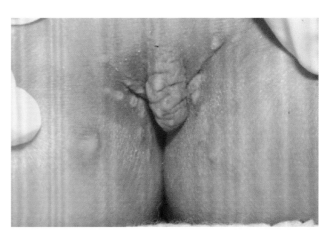

图 14.8　本例患儿存在生殖器畸形伴慢性尿失禁，皮损表现为糜烂、浸润的平顶丘疹，为婴儿臀部肉芽肿进一步发展的表现

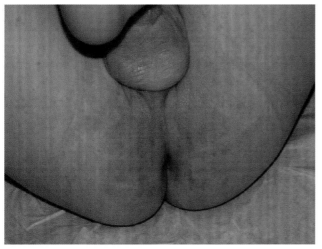

图 14.6　该男孩患有轻度尿布皮炎，也是由粪便对皮肤的刺激性作用导致的

界线。受影响的区域可能出现渗出、浸渍和发红。被水浸泡的皮肤出现浅表皮肤脱落很常见。

当白念珠菌感染合并尿布皮炎时，感染首先影响皮肤皱褶处，可见红斑较深、发亮，周围可见鳞屑（图 14.9）。其特征是卫星圈样或圆形糜烂。

念珠菌尿布皮炎的特点是臀部光滑、发亮，可见卫星样丘疹和脓疱聚集。通过显微镜检查、培养或对治疗的反应可以确诊。

银屑病是一种不太容易引起尿布皮炎的皮肤病。这是因为银屑病与刺激性尿布皮炎一样是一种由刺激和损伤引起的皮肤病。尿布区域的银屑病通常不

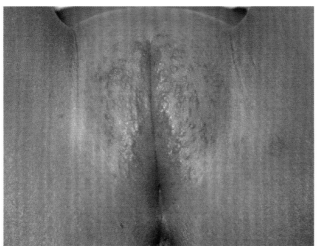

图 14.7　有时生殖器皮肤表现出某种不同寻常的反应模式，即分散浸润式丘疹，可呈红色或暗色。这种模式被称为 Jacquet 尿布皮炎、假性湿疣或婴儿臀部肉芽肿

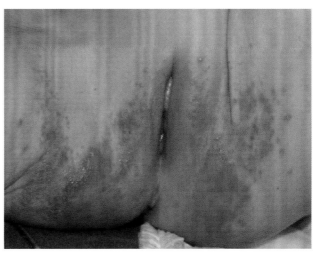

图 14.9　念珠菌感染的特点通常是在富有光泽且光滑的尿布皮炎周围围绕着圆形、合并糜烂的并呈卫星状排列的丘疹

伴有生殖器外银屑病（至少在疾病初期）。

诊断

依据在尿布区域出现的红斑或鳞屑，伴或不伴糜烂和浸渍，即可诊断尿布特异的皮炎。除刺激性皮炎和念珠菌病外，还应排除其他病因。虽然不需要组织学检查，但对受累皮肤进行真菌培养可以帮助排除念珠菌感染。

对治疗的反应有助于确诊。对于任何尿布皮炎，通过使用屏障，频繁更换尿布，并应用低效力的皮质类固醇和抗真菌药物，应该在 1 ～ 2 周内缓解。

银屑病表现为干燥部位出现银白色鳞屑，病变边界明显。脂溢性皮炎类似于尿布皮炎，但患儿也有头皮疾病，有时还会出现大面积红斑和黄色鳞屑。苔藓样变提示特应性皮炎。尿布部位的特应性皮炎通常伴有脸颊、手臂背侧和腿部的瘙痒性湿疹斑块。水疱的存在提示过敏性接触性皮炎，而使用尿布湿巾等潜在过敏原的历史支持这一诊断。

肠病性肢端皮炎是一种罕见的因缺锌所导致的疾病。其特点是腹泻、脱发以及肛门生殖器周围皮肤和口周区域出现界限分明的红色硬斑。

尿布部位也可以发生朗格汉斯细胞组织细胞增生症和婴儿臀部肉芽肿（见"婴儿臀部肉芽肿"一节）。

最近有报道发现川崎病患儿的尿布部位可以出现银屑病样皮炎。在有不明原因发热和淋巴结病的幼儿中若出现上述皮损，应考虑该诊断[10]。

病理生理学

尿布皮炎的发病是由多种因素所引起的，但其中最主要的因素是刺激性接触，有时伴有念珠菌病（表 14.1）。尿布的潮湿及尿布与暴露于尿液和粪便的皮肤之间的摩擦均可以引发刺激性接触。特应性皮炎或银屑病偶尔也会导致尿布皮炎。

尿布接触性皮炎是当尿布区域的皮肤与尿液、粪便等刺激性物质长期接触时发生的一种皮肤病。不及时更换尿布，并且尿布下的皮肤受热、浸渍，均能加重这种皮炎的严重程度。这通常是由婴儿时期伴随病毒性疾病而出现的稀便引起的。浓缩尿液、蛋白水解酶和吸收不良引起的粪便高 pH 对敏感皮肤尤其成问题。此外，使用刺激性强的肥皂和洗涤剂清洁尿布区域，会使已经发炎的皮肤进一步受到刺激，从而形成难以打破的恶性循环。

间擦性皮炎是一种由长期潮湿和皮肤皱褶间摩擦引起的刺激性皮炎，常发生于天气炎热的季节，通常伴有汗疹或痱子。皮损局限于皮肤皱褶，该处更易保有汗水而致潮湿，从而造成浸渍和渗出并引发疾病。

治疗

尿布皮炎的治疗主要是通过改变环境来消除常见的刺激物，并重新评估遗留下来的皮炎。无论何种病因，所有的尿布皮炎都会随着刺激性物的消除以及摩擦及浸渍的减少而改善。随着含凝胶的一次性尿布的出现，尿布皮炎的问题已经大大减少。在过去的 30 ～ 40 年里，这种一次性尿布一直是婴幼儿的首选尿布。一次性尿布在广告中被宣传为比含有乙烯基或橡胶衬垫的棉质尿布更方便，更卫生，且更不容易引发尿布皮炎。棉质尿布的棉芯和不透气的外层可引起刺激性接触性皮炎，因此，许多家庭都欣然接受一次性尿布这样的解决方案。然而，这样做的成本很高，而且一次性尿布的降解时间很长。在过去的 15 年里，布尿布经历了一次改头换面，出现了一种可重复使用的布尿布。这种尿布的性价比较高，比传统的布尿布引发尿布皮炎的可能性小，而且更环保。

除了高质量的尿布和频繁更换尿布外，在涉及的区域涂抹隔离乳膏有助于防止尿液和粪便的伤害。含有高浓度且不透水的氧化锌或凡士林的糊状物是最有效的[11]。每次换尿布时都要在皮肤上大量涂抹，并避免使用清洁香皂和尿布湿巾（不包括只含水的新湿巾）所造成的进一步刺激是非常关键的[12]。然而，对于粘连的粪便，最好通过用温水轻轻冲洗肛门周围区域将其去除，并拍干皮肤。在肛门的皮肤上涂抹隔离霜比通过摩擦或使用刺激性清洁剂来清除粪便更有效。温和的皮质类固醇制剂，如 1% 或 2.5% 氢化可的松软膏（非乳膏），每天使用 2 次，并涂上隔离乳膏或软膏，可以加速炎症消退。不应在覆盖尿布的情况下使用强效皮质类固醇。虽然这将提高药物的效果，但据报道，一些婴儿在覆盖尿布的情况下接受强力皮质类固醇治疗，引发免疫抑制而导致肾上腺抑制甚至死亡[13]。如有真菌感染问题，在治疗方案中应加入抗真菌药物。可将制霉菌素制成软膏，比唑类乳膏的刺激性小。当病情严重，出现糜烂时，应口服抗真菌药物，直至痊愈。

在采取这些措施后，如存在持续的皮炎，通常表明具有持续的刺激过程或者其他疾病。慢性腹泻是皮炎持续存在的常见原因，这是真菌感染的诱发因素。应对儿童的饮食和生长参数进行评估，并寻找潜在的疾病，如感染或吸收不良。在没有腹泻的情况下，皮肤活检可能有助于鉴别其他原发性皮肤疾病。

表 14.1
尿布皮炎：多因素发病

包括下面的部分或者全部因素：
- 刺激性接触性皮炎。
  尿液
  粪便
  肥皂
  水
  湿巾
  香水
  乳膏
- 摩擦性皮炎（尿布与皮肤及皮肤皱褶之间的摩擦）
- 间擦性皮炎（热量，汗水及排泄物的湿气，以及有时存在的白念珠菌对皮肤皱褶造成的刺激）
- 白念珠菌感染

白念珠菌感染

脂溢性皮炎

脂溢性皮炎是一种常见的婴儿皮炎，但是这类疾病只累及患有严重疾病的婴儿的生殖器区域。

临床表现

脂溢性皮炎首次发生在出生后 4 ～ 6 周时，但很少在 1 岁后。头皮脂溢性皮炎在青春期后很常见，但不会累及生殖器。在婴儿中最常见的受累区域是头皮、面部和耳后区域，以及包括颈部、腋窝、腹股沟区域和脂肪堆积部位之间的摩擦性皱褶。头皮通常先受累，常出现皮肤油腻及黄色鳞屑，并出现轻度炎症。尿布区是第二常见的发疹区。脂溢性尿布皮炎由红斑、界限明显且油腻的鳞屑斑块以及浸渍的鳞屑组成（图 14.10 和图 5.26）。念珠菌经常在该区域发生二重感染。腹股沟皱褶的影响更严重。但在许多情况下，腹股沟和会阴区域的皮损常融合在一起。一些孤立的鳞屑斑块可以扩散到其他屈曲区域甚至躯干。新生儿虽然没有主动摩擦和搔抓的能力，但与特应性皮炎不同，脂溢性皮炎是非瘙痒性的。

诊断

脂溢性皮炎的诊断通常是依靠婴儿出现的头皮受累及摩擦性红斑和黄色鳞屑做出的。发病年龄和皮损分布是对诊断最有帮助的临床特征。诊断很少需要活检。脂溢性皮炎的组织学特征并非是诊断性的。病理下可以见到伴角化不全的海绵层水肿、中度棘层肥厚以及中性粒细胞渗出，同时亦可以在表浅血管周围见到淋巴细胞浸润。

脂溢性皮炎的鉴别诊断包括特应性皮炎、间擦性皮炎和朗格汉斯组织细胞增生症。银屑病可以与脂溢性皮炎很相像，表现为腹股沟皮肤出现界限清楚的鳞屑斑块。脐周区域的受累和头皮后部分区域出现界限清晰的斑块，而不是弥漫性头皮受累，有

图 14.10　脂溢性皮炎的典型皮损为黄色鳞屑，并且病变在皮肤皱褶区域比较明显。生殖器脂溢性皮炎的发生与头痂及全身性脂溢性皮炎相关，因此诊断通常不是问题

助于区分这两类疾病。脂溢性皮炎的病理活检可以
与银屑病很相像，故对诊断并无帮助。

病理生理学

脂溢性皮炎对有大量皮脂腺的皮肤区域造成影
响，包括头皮、面部和耳后以及摩擦性区域。脂溢
性皮炎的病因尚不清楚。皮肤对共生酵母菌——卵
形圆孢菌的异常反应与脂溢性皮炎的发病机制有关，
因此，使用外用和口服抗真菌药物治疗可以改善病
情，尽管局部应用皮质类固醇更有效。然而，目前
还不清楚这些药物所发挥的作用是由其抗炎特性带
来的，还是由其抗真菌特性带来的。γ-6- 脱氢酶功能
的受损所引发的必需脂肪酸的改变，同样是婴儿脂
溢性皮炎的发病机制之一。

治疗

尿布区域脂溢性皮炎的治疗包括低效力氢化可
的松软膏和隔离乳膏或软膏。抗真菌治疗对继发性
念珠菌病是有帮助的。对头皮应通过治疗得到最大
程度的改善。这可以通过矿物或婴儿油来去除鳞屑
来实现。使用抗脂溢性洗发水或温和的婴儿洗发水，
以及温和的局部皮质类固醇头皮溶液（如含 1% 或
2.5% 氢化可的松）来清洗头部，以减少复发性炎
症，这亦是有效的治疗方法。不建议用酸性洗发液
和其他角化剂来擦洗和洗发。

特应性皮炎

特应性皮炎是一种极度瘙痒的疾病，刺激物可
促使摩擦和搔抓，并进一步引起红斑、苔藓样硬化
及表皮脱落（图 14.11 至图 14.13）（见第六章）。婴
儿的尿布区域相对少见，因为该处皮肤受到尿布的
覆盖且保持湿润，故尿布有助于保护皮肤免受摩擦
和搔抓。此类疾病的治疗包括局部应用皮质类固醇
和避免刺激物。

银屑病

银屑病是儿童生殖器部位较为少见的一种皮肤
病（见第六章）。银屑病的特点是表皮细胞代谢增
加，使皮肤变厚，并被致密的鳞屑覆盖。银屑病往
往率先累及受到刺激或受伤的皮肤，所以生殖器和
尿布区域往往受到影响。

银屑病的斑块呈红色，边界清楚且增厚（图
14.14 和图 14.15）。通常银屑病也可以累及脐部、头
皮和臀裂处皮肤，指甲可能会出现小的凹陷。然而，
通常不会出现可以明确诊断的银屑病的特异性体征。

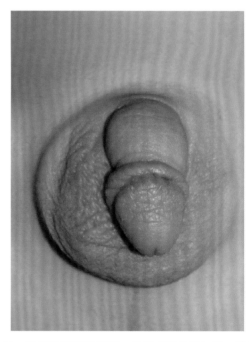

图 14.11　摩擦促使苔藓样变，并使皮肤皱褶加重，这是生殖
器皮肤特应性皮炎的特征

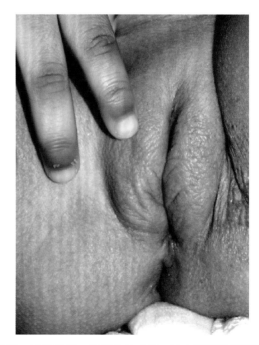

图 14.12　患儿很痒，即使在检查时，她也不停地搔抓发生苔
藓样变的外阴

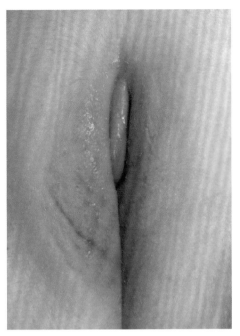

图 14.13　患儿为右利手，故右侧大阴唇苔藓样变明显并发红，同时存在阴蒂包皮的水肿

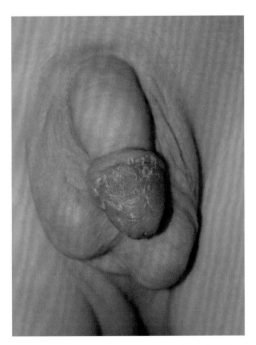

图 14.14　龟头上界限分明的鳞屑是银屑病的典型表现。没有苔藓样变，也没有因摩擦或搔抓而产生的擦伤。其余皮肤并未出现银屑病的体征

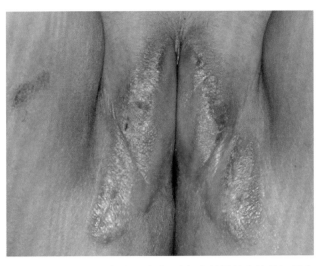

图 14.15　这些界限分明、增厚、有银色鳞屑的斑块是银屑病的特征性皮损。该患儿除了皮肤表现外，仅有的其他体征为指甲凹陷

以提供诊断依据，因为银屑病是慢性进展的，皮肤的其他部位最终几乎总是会被累及而表现为典型的银屑病样病变。

该病的治疗包括对受累皮肤的仔细护理和局部应用皮质类固醇。对于偶发的不幸患有严重或广泛疾病的儿童，则可能需要全身治疗。

肛周细菌性皮炎（肛周链球菌皮炎，肛周链球菌蜂窝织炎）

最初细菌性皮炎被称为链球菌性皮炎，但现在金黄色葡萄球菌已被证明是这种非生殖器性皮炎的常见病因，这表明此类疾病应有更广泛的命名[14]。虽然这主要是一种儿童疾病，但有时也发生于成年人（见第六章）。

临床表现

肛周链球菌性皮炎通常发生在 3 ~ 5 岁儿童，男孩比女孩更常见。最常见的表现是 2 ~ 3 cm 的红斑向肛门周围扩展，很少伴有硬化改变（图 14.16、图 14.17）。在其他患者中，这种红斑可伴具有疼痛感的肛门裂隙和黏液样分泌物，可引起排便疼痛。便秘和粪便潴留是常见的，而且经常无法辨别裂隙是由原发性疾病引起的，还是由坚硬的粪便引起的。最后，肛门边缘可以出现界限清楚的牛肉红色的鳞屑状，并带有浸渍的陈旧性皮炎。此外，还可以看

皮肤皱褶和尿布区域的银屑病可以与脂溢性皮炎及皮肤念珠菌病相像，这往往是一个帮助诊断的次要因素。即使特征的病理活检也往往不能明确诊断。在诊断一度无法明确的病例中，该病的病程最终可

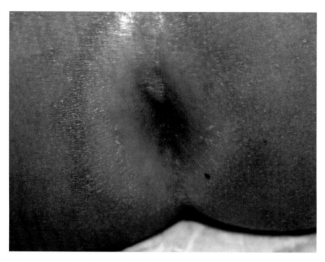

图 14.16 肛周细菌性皮炎表现为发红、鳞屑及裂隙

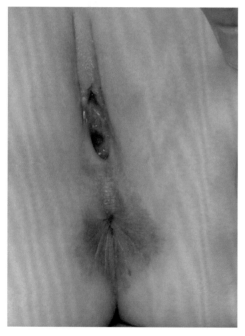

图 14.17 为了将这种皮肤发红、水肿的肛周细菌性皮炎与湿疹和念珠菌病进行鉴别，需要有阳性的培养结果以及对抗生素治疗有效的反应

到肛周皮肤硬化和卫星样陈旧斑块。病变区域的出血是很常见的。女孩会表现出外阴和阴道受累，男孩会表现出阴茎受累。

在所有形式的肛门-生殖器链球菌性皮炎中，瘙痒、擦伤以及由搔抓及摩擦引起的苔藓样变均是常见的。上述情况叠加所引起的湿疹样改变可能会延误诊断。

诊断

肛周细菌性皮炎的诊断往往依靠临床证据，并通过链球菌的常规培养所明确。培养的结果大部分为 A 族 β 溶血性链球菌或金黄色葡萄球菌。要求实验室培养这些微生物是很重要的，因为许多实验室从肛周拭子中选择肠道病原体。咽部的培养往往得到相同的微生物。

肛周细菌性皮炎的鉴别诊断包括蛲虫感染、刺激性或念珠菌性皮炎、特应性皮炎、银屑病、炎症性肠病和性虐待。由瘙痒引起的搔抓和摩擦是常见的，并可能混淆诊断。应对所有的肛周皮炎进行培养，以排除细菌的致病因素。

病理生理学

虽然其他细菌亦可以引发这种独特的儿童皮炎，但肛周皮肤的细菌性感染大部分是由 A 族 β 溶血性链球菌或金黄色葡萄球菌所引起的。许多被诊断为肛周链球菌皮炎的患者的咽部培养亦呈阳性，但患者并没有咽炎的症状。据推测，受到感染的咽部或其他身体部位所引发的手指污染是肛门感染的主要来源。

治疗

肛周细菌性皮炎的治疗选择取决于培养结果。在等待培养结果时，可使用一种可以覆盖链球菌及大多数金黄色葡萄球菌的抗生素。头孢菌素远远优于青霉素、大环内酯类抗生素和阿莫西林[15]。在试验中发现头孢呋辛仅对肛周 B 族 α 溶血性链球菌显示出优于青霉素，因此该研究被终止[15]。

复发性肛周细菌性皮炎是很常见的。在 81 例患有由 B 组 α 溶血性链球菌感染所引起的肛周疾病患儿中，有 32.1% 的病例出现复发[16]。由于复发是常见的，一些临床医生支持抗生素治疗应维持 21 天，以确保皮肤在停药前已被治愈[17]。一天使用 2～4 次莫匹罗星软膏也可以减少复发。粪便软化剂对因肛门周围炎症和裂隙引起的排便疼痛儿童很有效果，在使用抗生素治疗等待进一步改善病情时，1% 或 2.5% 氢化可的松软膏可以减轻疼痛。

蛲虫感染

蛲虫感染是幼儿肛周瘙痒的常见原因。

临床表现

蛲虫感染的唯一症状通常是肛周皮肤和（或）外阴的皮炎和瘙痒。搔抓的症状往往比明显的发红和鳞屑更为突出。主诉夜间瘙痒是最大的困扰，可能十分严重，而让孩子醒来。患儿偶尔会诉疼痛而不是瘙痒。不同寻常的是，在女孩中蛲虫可迁移到阴道，导致外阴皮炎并出现阴道排液。在男孩中则可引起阴茎炎。蛲虫累及阑尾是不常见的并发症，可以引起腹痛[18]。这通常不会引起组织学上真正的炎症，但却导致了约 7% 的儿童阑尾炎[19,20]。由蛲虫引起的疼痛与阑尾炎不同，通常可以通过嗜酸性粒细胞增多、正常白细胞计数以及中性粒细胞的正常比例来预测[20]。同时也有一些关于蛲虫引起盆腔炎性疾病的病例报告[21]。

诊断

蛲虫感染的诊断是在出现不明原因的肛周或外阴瘙痒的情况下做出的，伴有或不伴有轻度皮炎，并通过患儿对治疗的反应得到证实。通常很难找到蛲虫来帮助诊断。夜间，有时会在轻轻外翻的会阴或肛管内发现成虫。通常早上起来立刻用透明胶带可以在肛门上方收集到虫卵。在低功率光学显微镜下很容易看到黏附在胶带上的虫卵，其外观呈厚壁卵圆形结构。

蛲虫感染的鉴别诊断包括肛周细菌性皮炎、特应性皮炎、刺激性皮炎和念珠菌病。夜间出现严重的肛周瘙痒症状并伴有轻微的炎症有助于区分这种疾病和其他形式的皮炎。

病理生理学

蛲虫病是人类较常见的一种寄生虫病，是由蛲虫感染引起的。蛲虫在儿童比在成人中更为常见，超过 20% 的学龄儿童感染过这种无处不在的寄生虫。

蛲虫感染开始于吞食虫卵，通常发生在接触过含有虫卵的肛周皮肤或污垢的手指上。卵在十二指肠中孵化，在通过肠道的过程中成熟。移至肛周皮肤后，怀孕的雌虫将虫卵存放在肛门边缘，引起瘙痒。在虫卵存放 4 ~ 6 h 后，它们变得具有传染性。当虫卵被吞咽时，循环再次开始。

治疗

长期以来，对蛲虫的治疗一直是单次使用美苯达唑 100 mg，并局部应用温和的皮质类固醇软膏治疗皮炎。由于无法解释的原因，美苯达唑已不再用于商业用途，但可以在合成药房买到。也可以单次使用噻嘧啶 11 mg/kg 治疗蛲虫感染。对于成人和儿童可以口服阿苯达唑 400 mg，2 周后重复一次。

往往有多个家庭成员同时受到感染，因此，必须同时进行广泛的治疗以达到治愈。再感染常见于学龄儿童。

建议在 2 ~ 3 周内再次治疗，因为药物对第一次治疗时摄入的虫卵并无效果。

肠病性肢端皮炎及肢端皮炎样皮疹

肠病性肢端皮炎是一种由缺锌引起的罕见皮肤病，具有特征性表现。这些发现也与营养缺乏和其他一些不常见的代谢紊乱有关。

临床表现

肠病性肢端皮炎的典型表现是口周皮炎、腹泻和脱发的三联征。婴儿易被激怒且发育不良。

皮损由口周红斑样、边界清楚的鳞屑性斑块组成。有时，皮肤可能出现泡状斑块和结痂（图 14.18 和图 14.19）。最明显的部位是嘴部、眼睛和生殖器周围的皮肤。婴儿的颈部皱褶常被累及，而肢端也可能有类似的斑块，尤其是在年龄较大的儿童和成人中。尿布皮炎通常非常严重，并且很难通过标准治疗治愈。继发性感染葡萄球菌和念珠菌是常见的情况。甲营养不良、甲沟炎及口腔炎也很常见。

诊断

肠病性肢端皮炎的诊断是基于典型的三联征，即在口周和肢端分布的皮损、脱发和腹泻，通过血清中低水平的锌、碱性磷酸酶和脂质可以进一步明确诊断。皮肤活检是特征性的，但并不是诊断性的。在早期病变中，由于细胞质呈气球状的透明细胞的存在，且同时缺乏正常的嗜碱性粒细胞，因而表皮上部呈现苍白样外观。角质层下的囊泡可能存在于表皮上部，并存在弥漫性的角化不全。在时间较长的皮损处，表皮增生和角化不全的表现均是非特异性的。

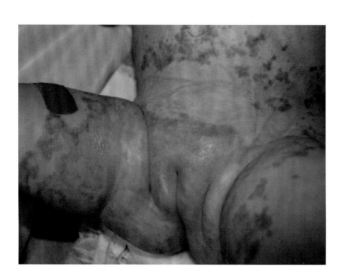

图 14.18　虽然非常罕见，这些界限清晰的带有结痂边界的弧形斑块，以及口周皮肤类型的病变，是肠病性肢端皮炎的典型表现

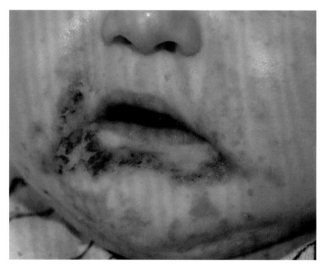

图 14.19　肠病性肢端皮炎也会累及口周皮肤，亦表现为弧形、结痂的斑块

类似的肢端皮炎也见于其他营养缺乏状态，包括生物素、蛋白质和必需脂肪酸缺乏。这些缺乏可以伴随着囊性纤维化、神经性厌食、慢性疾病和克罗恩病。有机酸血症也会引起这些皮肤症状，包括枫糖浆尿病、甲基丙二酸血症和苯丙酮尿症。当锌缺乏筛查正常时，血清代谢筛查可以区分这些疾病。

严重的脂溢性皮炎或银屑病，特别是在合并念珠菌感染的情况下，亦可能有相似的外观，但伴随的生殖器外的皮肤表现往往是具有特征性的。头皮皮炎提示脂溢性皮炎，正常的实验室检查结果可排除肠病性肢端皮炎。

病理生理学

肠病性肢端皮炎是缺锌的典型表现。缺锌可由一种罕见的常染色体隐性疾病或营养缺乏状态所引起。肠外营养也可能导致医源性缺锌。缺锌在一些中东国家的青少年人中流行。

所有肠病性肢端皮炎患者的血清锌及碱性磷酸酶等锌依赖性金属蛋白的含量均较低。在遗传性疾病中，锌在肠壁的转运存在缺陷，已鉴别出其相关基因 SLC39A4[22]。

经母乳喂养的婴儿在断奶前通常不会出现肠病性肢端皮炎的症状。在新生儿肠道中可能缺乏的锌结合配体似乎存在于母乳中，这可以解释上述观察结果。在中东的青少年中，锌缺陷是由于摄入大量植酸盐而产生的，植酸盐可与锌结合在一起，使肠道无法吸收。

治疗

补锌是肠病性肢端皮炎的主要治疗方式。建议口服葡萄糖酸锌、醋酸锌或硫酸锌，剂量为 5 mg/（kg·d）。补充 1 ~ 2 天后症状改善，皮损部位 3 ~ 4 天后出现治疗反应。头发在 2 ~ 4 周内开始生长。在疾病症状消失后，若是由遗传性疾病引发的缺锌，则应继续补锌，并每年监测血清锌水平 1 ~ 2 次。其他营养缺乏引起的肢端皮炎样皮疹是通过查明营养缺乏的原因并加以纠正来治疗的。治疗每一种代谢紊乱都需要采用其独特的治疗方式。

朗格汉斯细胞组织细胞增生症，Letterer-Siwe 病型

朗格汉斯细胞组织细胞增生症原命名为组织细胞增生症 X，是一组由朗格汉斯细胞增殖而引发的疾病，而朗格汉斯细胞是免疫系统中主要存在于皮肤中的抗原呈递细胞。一般来说，这是一种罕见的多系统疾病，主要发生在儿童，男孩发病稍多于女孩。

临床表现

朗格汉斯细胞组织细胞增生症通常发生于 2 岁或 2 岁以下的儿童，可影响其内脏和皮肤。皮肤损害是大多数儿童最早表现出来的体征，全身表现通常发生在皮肤疾病发生数周至数月之后。

患儿的头皮上出现类似脂溢性皮炎的红斑状鳞屑样皮疹。皮损也可累及摩擦性区域，包括腹股沟皱褶和尿布区域。与脂溢性皮炎或其他炎性生殖器皮疹不同，朗格汉斯细胞组织细胞增生症的鳞屑样丘疹呈浸润性并非常结实（图14.20）。耳廓后区和腋窝也普遍受到累及。潮湿的鳞屑和结痂通常覆盖丘疹，但通常可见红褐色或紫色损伤。溃疡常见，可能存在于口腔黏膜。手掌和脚底的紫色结节是提示预后不良的体征。

朗格汉斯细胞组织细胞增生症是一种全身疾病，异常的朗格汉斯细胞扩散到皮肤和皮肤外的位置，包括肝、骨髓、淋巴结和中枢神经系统。即使早期治疗，这种暴发性过程也可能是致命的。垂体浸润可导致尿崩症，眼眶浸润可导致眼球突出。典型的症状有发热、贫血、血小板减少、肝和脾大以及腺病。骨肿瘤在临床上很难鉴别。一些婴儿可出现典型的组织学外观，并且从来不会发展出皮肤外的表现。这些患者均被发现有所谓的自愈网状组织细胞增生症。

预后取决于发病年龄、症状持续时间和全身受累程度。出生6个月后发病，无血小板减少和肺受累，无广泛全身受累，无紫癜性皮损，均为良好的预后征象。

诊断

朗格汉斯细胞组织细胞增生症的诊断是通过皮肤活检做出的。免疫组织化学和偶尔使用的电子显微镜可以用来证实诊断。

皮肤活检显示浸润的组织细胞具有朗格汉斯细胞的特征，有明显的细胞边界、粉红色颗粒状细胞质和一个肾形细胞核。在斑块病变处浸润可呈带状或结节状，亦可以是嗜表皮的，引发临床上可见的瘀点和糜烂。需要通过免疫组织化学来鉴定浸润组织细胞的类型。在这种疾病中，细胞S100和CD1呈阳性，朗格汉斯细胞限制性蛋白——Langerin（CD207）诱导了Birbeck颗粒的形成，其特异性很高[23]。如果临床诊断不明确，可以用电镜进行超微结构分析来证实Birbeck颗粒的存在，这一发现亦能明确诊断。

朗格汉斯细胞组织细胞增生症的皮疹与严重的脂溢性皮炎最为相像。任何患有脂溢性皮炎样皮疹的婴儿，若出现紫癜、溃疡、硬化或对局部治疗反应不良，均应行病理活检以排除该病。亦需要与间擦性皮炎相鉴别，但由于缺乏头皮、躯干或四肢的累及，所以与朗格汉斯细胞组织细胞增生症的表现明显不同。腹股沟出现结节和溃疡性病变也提示疥疮。在无疥疮史或没有其他病变可以提示诊断时，则需要进行皮肤活检。

病理生理学

朗格汉斯细胞组织细胞增生症是由朗格汉斯细胞在皮肤和其他器官的浸润引起的。尽管研究已经证明朗格汉斯细胞组织细胞增生症的病灶所含的细胞是克隆性的，但尚不清楚其发病机制和起源，也尚不清楚其他类型的朗格汉斯细胞组织细胞增生症的疾病过程中累及的部位的原因。

治疗

所有被诊断为皮肤朗格汉斯细胞组织细胞增生症的患者都应该接受肿瘤专家对全身疾病的全面检查。可以用局部皮质类固醇、润肤剂、抗生素软膏和良好的局部护理来进行治疗。局部应用氮芥也可以用于严重皮肤受累的患者，且效果良好。随着时间的推移，许多患者的皮肤损伤会自发缓解。全身受累的患者需要由肿瘤学家治疗。

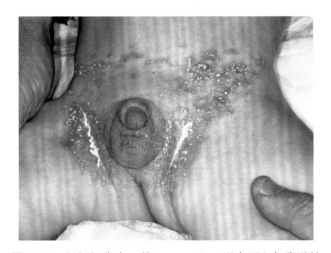

图14.20　组织细胞病X的Letterer-Siwe型表面上与脂溢性皮炎或酵母菌感染相像，腿的皱褶处有丘疹。然而，该丘疹呈浸润型，并且对针对酵母菌感染和脂溢性皮炎的治疗无效

疥疮

疥疮是一种相当常见的疥虫感染，非常痒，并

首先累及皮肤皱褶处。婴儿的表现与成人相比可以不同。

临床表现

疥疮表现为一种严重的瘙痒性皮炎，常见于婴幼儿，但也见于成人。由于大多数患者有皮肤剥脱和皮肤结痂，所以很难找到皮肤的病原体。其他的原发性病灶包括水疱和丘疹，大多数患者会将其去除。对婴幼儿诊断最重要的线索是手指、手和手腕的皮肤病变。与年龄较大的儿童和成年人不同的是，在达到能够走路的年龄前，这些婴儿的头部也会出现病变。婴儿疥疮常常出现在阴茎、阴囊及腋窝皮肤皱褶处（图14.21）。这些结节性病灶坚实，在肤色较浅的儿童中表现为红色、类似皮肤颜色或红棕色，在肤色较深的儿童中表现为色素沉着。这些病变表现为对疥虫的超敏反应，活检结果非常不典型，可能被误认为是组织细胞增生症或淋巴瘤。这些结节在治疗后仍可持续数月。

在年龄较大的儿童和青少年中，病变的典型分布位于指蹼、腕关节、臀间裂、肘部、腰部、手表带处和戒指处、乳头和生殖器周围。在2岁以上的患者，除非存在免疫功能抑制或长期卧床，否则不会累及头皮和面部。在老年人结节性疥疮常见于阴茎和阴囊，但一般不见于其他皮肤皱褶或腋窝。

疥疮常因误诊而导致病程延长从而复杂化。局

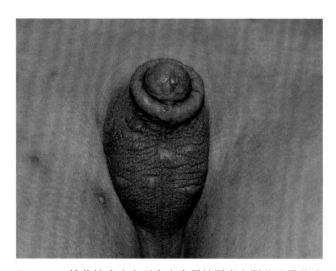

图14.21　结节性疥疮主要发生在男性阴囊和阴茎及婴儿腋窝，表现为浸润性瘙痒性结节。这些症状在治疗后会持续数周，没有其他疾病具有类似特征

部使用皮质类固醇可以掩盖疥虫感染，并且会通过抑制免疫超敏反应而促进疥虫的传播，从而引起临床表现。剥落的湿疹样病灶因感染金黄色葡萄球菌从而产生结痂和脓疱。亦可见到荨麻疹。

诊断

结合典型分布区域的临床特点和显微镜油镜检查到感染证据可以进行疥疮的诊断。在婴幼儿中出现手部损害、虫眼和结节病变是典型的疾病特点。

在显微镜油镜下观察到的皮肤损伤和指甲碎片可用于诊断。疥虫、部分疥虫、虫卵和粪便通过显微镜放大10～40倍进行确认。虫卵呈卵圆形，中间是半透明的。粪便明显比虫卵小，呈圆形或椭圆形，通常呈金黄色，成簇出现。在皮肤镜检查中，使用偏振光放大皮肤进行检查有助于确定洞内疥虫以及损伤的位置[24]。这对于结节性疥疮的评估也是有用的[25]。

活检组织学显示为非诊断性的皮肤棘细胞层水肿皮炎。有时可能会发现虫洞或疥虫，但这是罕见的情况。结节病灶表现为致密的炎症，伴有不典型的组织细胞和淋巴细胞的聚集。这可能被误认为是儿童朗格汉斯细胞组织细胞增生症或淋巴瘤。在婴儿中如出现结节样改变，需要考虑疥疮，即使临床上并无其他证据支持。

疥疮的鉴别诊断包括其他湿疹样皮肤病，如脂溢性皮炎和特应性皮炎。有多处皮肤擦伤，临床强烈怀疑是疥疮时，有时可能需要通过皮肤活检来确诊。询问并检查其他家庭成员的感染症状和体征往往有帮助。虽然局部应用皮质类固醇可以减轻疥疮的症状，但在停药后临床表现会加重，而且可以复发。

病理生理学

疥疮是由皮肤感染疥虫引起的。这种微小的疥虫是人类所特有的，并且在人群中流行。密切接触是传播疥虫的必要条件。一旦疥虫出现且未被发现，大多数家庭成员会被感染。

感染开始于一种新受精的雌虫，它钻进皮肤并产卵。疥虫偏爱角质层薄、毛囊皮脂腺少的皮肤。由于疥虫的这种特性，在儿童中可累及头皮。而在成人中，感染仅限于颈部以下区域。

成虫体长约0.5 mm，有八条腿，肉眼观察呈椭

圆形、半透明、灰色。儿童比成人更容易感染大量疥虫，这可能与人体对寄生虫的免疫反应有关。疥疮的症状通常发生在感染疥虫后4周到4个月。这是由于在临床症状出现前，宿主必须对疥虫、粪便和虫卵产生超敏反应。

治疗

有许多比较不同治疗方法的文献，包括局部应用氯菊酯、苯甲酸苄酯、硫磺软膏及口服伊维菌素药物的各种浓度和疗程[26]，但治愈率最高的两个方法分别是：应用5%氯菊酯乳膏每天2次和口服伊维菌素200 μg/kg，持续1～2周。伊维菌素是这两种选择中最便宜的一种，并且药效可达全身。

对于氯菊酯乳膏，必须注意使其覆盖全身所有区域，包括2岁以下婴儿的头皮。氯菊酯乳膏必须应用持续一整夜。应用前不宜沐浴，因为可能增加药物经皮吸收。指甲应该修剪并洗净。在过去24 h内与患者或其家属接触过的衣物和床上用品应进行清洗。同时，为了避免复发，应对所有家庭成员进行治疗。症状的持续通常与治疗不足或再次复发有关，而与耐药性关系较小。

单剂量口服伊维菌素已被证明对疥疮有很高的疗效。更多的试验已表明这种制剂对儿童是安全的。将来这种口服治疗可能取代局部治疗。

疥疮引起的瘙痒是由于人体对疥虫的免疫反应所致，所以只要死虫留在皮肤里，瘙痒就不会迅速消失。局部应用皮质类固醇，如0.1%曲安奈德软膏，有助于缓解瘙痒并缓解由搔抓引起的湿疹。结节病灶可持续数月。最有效的治疗方法是，在特殊的抗疥疮治疗后，使病灶内局部注射曲安奈德剂量达到10 mg/ml，大约每个结节中含有0.1 ml。在儿童中，先使用强效局部麻醉剂如利多卡因/普里洛卡因乳膏或0.4%、0.5%利多卡因乳膏进行预处理后再使用曲安奈德注射。

婴儿臀部肉芽肿（假性湿疣，Jacquet尿布皮炎）

婴儿臀部肉芽肿是一种罕见、独特的对肛门生殖器区域的强烈慢性刺激性反应。这在婴儿中更为常见，成人也可出现该疾病，暂定名称为成人臀部肉芽肿。

临床表现

婴儿臀部肉芽肿是一种发生在尿布区域的结节状、从类似皮肤颜色到红棕色的皮肤损伤（图14.7和图14.8）。有个别病灶表现为硬化的平顶丘疹，可能出现中央部糜烂，在外观和分布上通常是单独出现。丘疹多成簇出现，主要发生在生殖器表面前部、阴阜和会阴处。虽然肛周皮肤可能会累及，但臀部通常不会被累及。通常情况下，在婴儿臀部肉芽肿发生前，先出现刺激性的尿布皮炎并且应用强效外用皮质类固醇治疗，有时伴有念珠菌感染。

诊断

既往有尿布皮炎史有助于诊断，但这不是必要条件。当医生看到患有慢性疾病的患者时，病史往往会被错误地记住，而且毫无帮助。更有用的是慢性腹泻病史或药物、麻醉剂、抗感染药物的应用。必要时，可通过皮肤活检确诊。婴儿臀部肉芽肿组织学表现为深部浸润性结节伴表皮增生及角化不全，有中性粒细胞浸润。真皮层由密集浸润的中性粒细胞、淋巴细胞、组织细胞、浆细胞、嗜酸性粒细胞、巨细胞和出血组成。纤维梭形细胞和细胞有丝分裂是罕见的。

婴儿臀部肉芽肿的鉴别诊断包括感染性肉芽肿、滑石粉肉芽肿、锆肉芽肿或异物反应等肉芽肿形成过程。疥疮结节可以表现为相似的外观。卡波西肉瘤、淋巴瘤和组织细胞浸润，如朗格汉斯细胞组织细胞增生症，在尿布区域也可出现类似的情况。

通过健康婴儿尿布皮炎发展为结节的图片通常足以诊断。如果有不确定因素，可进行皮肤活检。缺乏梭形细胞增殖和有丝分裂有助于将这种疾病与肉瘤和淋巴瘤相区分。

病理生理学

婴儿臀部肉芽肿被认为是一种由于潮湿、尿失禁、局部环境的浸渍刺激产生的独特的刺激性皮炎[27]。本病尤其可能发生在慢性腹泻的婴儿中，但也可能发生在对其他刺激物和过敏原的反应中，尤其是在成人中。一些人认为，在感染环境中使用强效外用皮质类固醇可能导致发病[27]，但笔者强烈认为局部应用皮质类固醇对发病并无重要影响，而大多数顽固性尿布疹皮炎是用皮质类固醇治疗的，但这并没有影响。

治疗

当局部浸渍和炎症环境得到改善后，婴儿臀部肉芽肿病变在数周或数月后会自行消退。

婴儿肛周锥状突起

婴儿肛周锥状突起属于膨胀性突出，通常发生在年龄较小的女孩，通常位于肛门前部的中线处。它们通常出现在中缝处，呈锥状软组织肿胀，表面光滑，有时有轻微红斑（图14.22至图14.24）。有时这些突起可以位于肛周皮肤的其他区域。大多数锥状突起在出生后2年出现并且无症状。

婴儿肛周锥状突起可在正常儿童中出现，多伴便秘，且与硬化性苔藓有关[28,29]。这种结构多出现在排便擦拭后产生机械刺激或其他任何刺激处，而这种刺激被认为是导致突出物增大或水肿的原因之一。这些病变的病理结果显示为棘皮性表皮，真皮表层明显水肿，真皮深层有炎性浸润。

这些病变可能与肛周皮肤附属物混淆，实际上可能是附属物和生殖器疣。

这些突起可以在不需要任何治疗的情况下在数年内自行消退。对这些突起没有必要治疗，因为没有症状且无相关潜在的原因。重要的是要认识到这种突起，而不必担心这是一种性虐待的迹象。

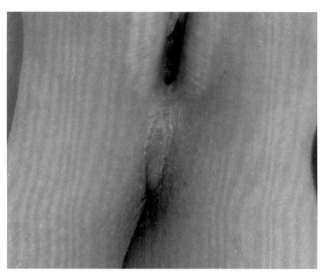

图14.23 硬化性苔藓与锥状突起的发生有关，可能是由于皮肤萎缩和炎症导致水肿

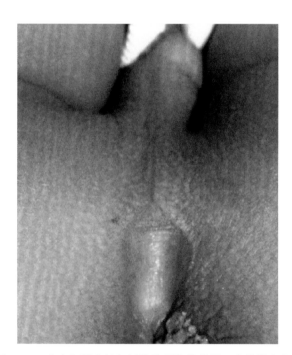

图14.24 患有肛周疣的年轻男孩偶然发现了一个非常突出的粉红色锥状突起

尿道脱垂

尿道脱垂即尿道远端黏膜外翻。这种情况在黑人青春期前女孩和绝经后女性中最为常见。症状通常较轻，包括肿物感、排尿困难、出血和便秘[30]。

通常可以通过肉眼诊断，黏膜呈红色，易碎，并且在尿道口周围呈环状。

脱垂发生在雌激素缺乏的组织中，主要发生在

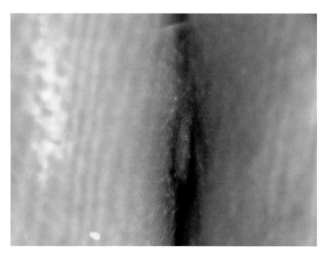

图14.22 粉红色的锥状突起是位于中线的一种线状或锥形肿胀，从12点方向的肛周皮肤延伸到会阴体

腹腔内压力增加的情况下，如排便紧张、哭泣和咳嗽，但有时也出现自发的脱垂。远端尿道的结构依赖于周围组织的支持。在青春期前，这些雌激素依赖的组织体积较小且呈萎缩状态，支持能力差（图14.25）。尿道脱垂可能被误认为是阴道出血、外伤、肿瘤或软组织块，但这些在这个年龄段是不太可能出现的。

大多数脱垂随青春期和内源性激素分泌的出现而自行消退。通过坐浴可以帮助减少肿胀，从而使脱垂恢复。局部应用雌激素可以帮助加强组织支持力，从而减少复发的风险。并发症非常罕见。如果保守治疗不能解决脱垂，并且临床表现显著，全身麻醉下手术复位通常是有用的，或者切除也是有效的[30,31]。如果反复出现外阴出血，对黏膜进行手术切除并复位也是有疗效的。

毛细血管瘤

血管瘤是发生在婴儿期的良性、增殖性血管肿瘤，在女孩和早产儿中更为常见。这些病变的原因尚不清楚。大多数在出生时没有，在出生后2～3周内皮肤会呈淡红色，然后快速增长，通常持续大约4个月。之后持续缓慢地生长至1岁，然后开始逐渐退化。一半的血管瘤在5岁时消失。其余的大部分在9岁前消失。

虽然血管瘤最常见的部位是面部和头皮，但在生殖器也比较常见，尤其是外阴（图14.26和图14.27）。确诊的血管瘤表现为亮红色、边界清楚的结节或斑块。血管瘤可以发生在皮肤表面和深层。

血管瘤的并发症往往与它们在身体上的位置和大小有关。溃疡是生殖器血管瘤的常见并发症，伴有疼痛。溃疡性血管瘤通常是非常疼痛的，很容易出现感染，导致遗留瘢痕伴退化。严重疼痛会引起便秘和尿潴留。

如果生殖器血管瘤不阻塞阴道口，无溃疡，大小适中，通常的治疗方法是观察而不是积极治疗。对复杂性血管瘤需要通过口服普萘洛尔使血管瘤退化从而进行治疗，并且避免了过去系统性或局部应用皮质类固醇、手术以及激光治疗的并发症[32,33]。普萘洛尔的副作用较少见，但也可能是危险的，因此在最初应用普萘洛尔时需要监测。心动过缓、低血压和低血糖是重要的不良反应。近年来，口服阿替洛尔有较好的疗效，且无心动过缓、低血压或低血糖等副作用，并且外用替莫洛尔有较好的疗效和耐受性[34,35]。激光对使用β受体阻滞剂但无效的患儿仍然有效[36]。

当较大的血管瘤逐渐消退后，血管瘤带来的皮

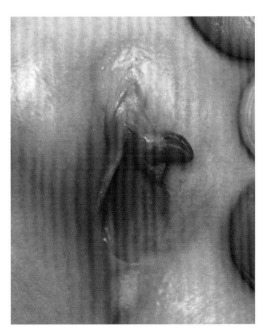

图14.25 儿童尿道脱垂最常发生在具有非洲遗传背景的儿童上

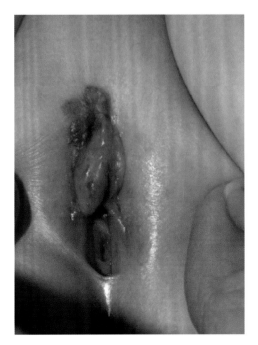

图14.26 外阴是先天性/毛细血管瘤的常见部位。这张照片不仅显示了明显的表面红色斑块，而且由于血管瘤部分较深，导致右侧阴蒂包皮肿胀

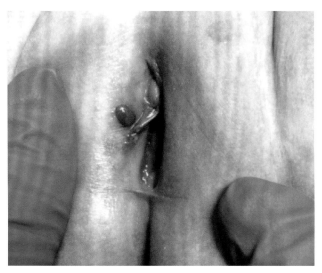

图 14.27　该亮红色小结节代表了一个血管瘤，它有可能由于摩擦、尿液和粪便的刺激而产生糜烂和疼痛（Courtesy of Catherine Leclair，MD.）

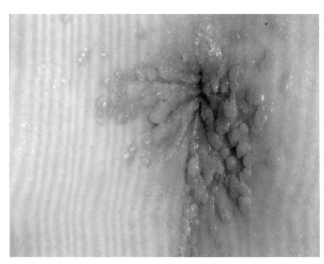

图 14.28　肛门生殖器疣可以呈皮色或褐色，常见于 2 岁以下儿童

肤变化仍然持续存在，特别是深部血管瘤，覆盖在血管瘤上层的皮肤可能出现萎缩、毛细血管扩张、松弛和质地异常。在血管瘤消退时可能出现脂肪组织的沉积，因此，深部血管瘤可能消退不完全。

皮色病变

肛门与生殖器疣（生殖器疣，尖锐湿疣，人乳头瘤病毒感染）

　　生殖器疣是儿童相对常见的感染。主要问题是考虑到儿童期性虐待以及痛苦及压力最小的治疗方法。关于肛门及生殖器疣的主要讨论见第五章。

　　生殖器疣在婴幼儿中是越来越常见且愈发困难的问题，这可能反映了成人感染这种病毒的发病率的增加。婴儿和儿童生殖器疣通常出现在肛门周围（图 14.28）。较少的情况下，外阴和阴茎会受到影响。疣在其他黏膜处则不常见，如口腔、鼻咽和眼结膜。

　　儿童有几种途径可以感染生殖器疣。对于青少年和成年人来说，感染通常是通过性传播。年幼的婴儿往往是通过产道，对于剖宫产的婴儿可能是接触羊水从而被感染。此外，在常规换尿布和洗澡的过程中，生殖器疣和常见手疣病毒均可由母亲或护理人员传播给儿童。尽管生殖器疣可以通过接触传播，但儿童尖锐湿疣的存在应提醒护理人员注意性虐待的可能[37-39]。对于 3 岁龄以内出现生殖器疣的儿童，围生期感染的可能性更大。

　　尚不清楚围生期病毒感染的潜伏期，但可能长达数年。喉部乳头状瘤病是由出生时感染的人乳头状瘤病毒在呼吸道引起感染，一般在 2 ~ 4 岁时才出现，可表现为尖锐、嘶哑和微弱的哭声。对 3 岁以上的儿童或新发生的生殖器疣的患儿，应考虑性虐待的可能。人乳头瘤病毒分型与病毒的传播方式无关，也不能用来确定是否存在性虐待。任何类型的病毒都可以通过性虐待、接触或垂直传播。

　　尖锐湿疣的鉴别诊断包括扁平湿疣、传染性软疣和软垂疣。扁平湿疣一般为扁平形态，梅毒也可以表现为扁平疣，尤其是在婴儿中。假性湿疣或婴儿臀部肉芽肿也可以类似于生殖器疣。如果存在疑问，可以通过活检证实诊断。

　　在超过一半的感染儿童中，生殖器疣会在 5 岁内会逐渐消退[40]。通过各种破坏性方法治疗生殖器疣后多伴随复发。由于排便时疼痛及反复治疗可使发病率增高。建议在儿童时期对疣进行更温和且更加保守的治疗。治疗最重要的方面是对父母的教育。应与儿童父母讨论治疗的困难、复发的频率、传播的方式和潜伏期。

　　笔者更喜欢用最小痛苦的方法治疗儿童生殖器疣。笔者常用的方案为每周三次使用伊米喹莫特外敷一夜，并根据炎症程度调整治疗频率。对治疗有抵抗的儿童，可以在晚上睡眠后使用。此外，普达非洛是另一种创伤很小的治疗方式，其应用频率可根据炎症的严重程度进行调整。如果没有局部麻醉剂，笔者不会采取痛苦的生殖器疣治疗方法。同样的治疗也可以用于儿童和成人。

传染性软疣

传染性软疣是一种在儿童期非常常见的由 DNA 痘病毒引起的传染性皮肤病，这部分会在第五章主要讨论。学龄前和小学儿童最容易感染。传染性软疣在免疫功能低的儿童和成人中很常见，而且更为严重。

传染性软疣表现为皮色或粉红色有光泽的丘疹，常表现为水疱状，因此得名"水疣"（图 14.29 和图 14.30）。这些病变几乎只发生在可能是轻微的特异反应性皮炎中。生殖器区域是常见的受累部位，但这并不意味着在青春期前儿童中存在性传播。

在健康儿童中传染性软疣很少持续超过 2 年。因此，避免瘢痕形成或采用痛苦的治疗过程以及对患儿家长的教育是治疗中最重要的方面。许多家长甚至在了解该病的自发缓解倾向后仍坚持治疗。有

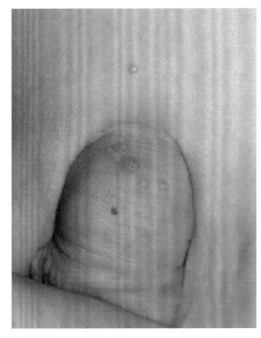

图 14.30 虽然该婴儿的阴茎上有传染性软疣，但这绝不意味着性虐待

时，由于传染性软疣的传染性，儿童护理提供者需要对暴露病灶进行治疗。

由于传染性软疣会自行消退，有多种治疗方法可以清除传染性软疣，因此，对这种良性疾病可能造成瘢痕的激进的、非常痛苦的治疗不应该用于儿童，尤其是用在生殖器区域内的传染性软疣。虽然冷冻疗法和刮除术快速有效，但对儿童来说，这是一种痛苦而可怕的治疗方式。首选非手术治疗，但目前还没有经美国食品和药品监督管理局（FDA）批准的药物疗法。

斑蝥素是一种有效的治疗药物，可以无痛地涂抹在皮肤表面，使传染性软疣在晚上或第二天早上形成水疱[41]。首先将少量药物涂抹于儿童生殖器的单一损伤处，以观察药物的反应情况，之后再进行大规模治疗，并根据需要调整剂量以产生小水疱。如果出现疼痛或灼伤，在使用 4 h 内需停用斑蝥素以避免出现大水疱。这种药物的优点是可以在诊室使用，通常只需要 2 ~ 3 次治疗，每次间隔 1 ~ 2 周。目前这种药物在美国还没有上市，但有消息称未来会上市。它对一些皮肤疾病非常有效，因而使药剂师在药房配制该药来帮助临床医师照顾儿童或者治疗传染性软疣是非常合理的，所有复方药店都有该

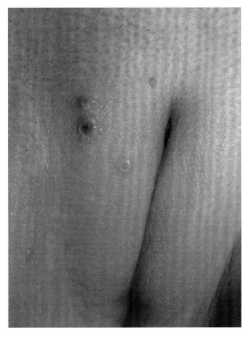

图 14.29 传染性软疣通常在湿疹 / 特应性皮炎的环境中出现。在小女孩的一个病灶周围表现出软疣的皮炎、炎症和鳞屑。这有时预示着对病毒的免疫反应和病灶的消退

药 0.7% 的棉胶制剂配方。

　　另一种合理的治疗方法是在家中连夜使用 5% 米喹莫特乳膏 2 ~ 3 次，并根据刺激程度调整剂量，或者每天 2 次到每周 3 次应用 5% ~ 10% 氢氧化钾[42]。目前 5% 氢氧化钾在英国可用于传染性软疣的治疗[43]。口服西咪替丁的开放性试验提示其可能有效。

白色病变

硬化性苔藓

　　硬化性苔藓在主要第八章讨论。这种生殖器皮肤疾病的特征是皮肤呈白色，皱褶，脆弱，瘙痒。该病最常见于绝经后女性，但也经常发生在青春期前女孩，男孩很少发生该病。

　　儿童期硬化性苔藓通常发生在 7 岁以前。通常情况下，硬化性苔藓仅影响生殖器，但有时在男性和女性都会出现生殖器外病变。由于皮肤较脆弱且有紫癜样皮疹，有时会被误诊为性虐待[44]。虽然许多患有硬化性苔藓的儿童没有症状，但也有一些儿童感到瘙痒或刺激感。67% 的患有硬化性苔藓的女孩存在严重便秘。由于肛周受累，在排便时出现肛裂和疼痛，导致粪便滞留[45]。一项关于青春期前女孩硬化性苔藓的研究并未证实上述为常见情况。男孩一般不会因为发生肛周硬化性苔藓而便秘，因为他们几乎从未有过肛周受累。

　　硬化性苔通常见于年轻女孩的肛门及生殖器区域，边界分明，皮肤呈皱褶、平滑或蜡样，可见白色斑块。通常也有红色皮疹。与成人相比，在皮肤白皙的女孩中已经出现轻度、光滑的较薄的皮肤损伤，很难做出硬化性苔藓的诊断。由于斑块覆盖于外阴和肛周皮肤，并由会阴体上较窄的受累区域相连接，所以通常将其描述为一个沙漏或数字 8 样的结构。皮肤萎缩的典型表现是出现有光泽的纹理或皱纹。伴有搔抓带来的撕裂和擦伤使皮肤变得脆弱，表现为出血、皮肤损伤和裂缝（图 14.31 至图 14.34）。随着疾病的进展，当阴蒂包皮瘢痕遮盖阴蒂时会出现阴蒂包茎，伴有小阴唇的回缩（图 14.35）。然而，青春期前的女孩通常只有发育不全的小阴唇，而且至少阴蒂包皮在中线聚集是较为常见的，因此很难发现疾病造成的瘢痕。在女孩中反复细菌感染

尤其常见，并可能与导致某种相关刺激有关，可出现继发性感染性阴道炎导致的阴道排液。

　　在男性中生殖器硬化性苔藓通常只影响阴茎头和阴茎包皮，不累及肛周皮肤。这种疾病是造成男性包

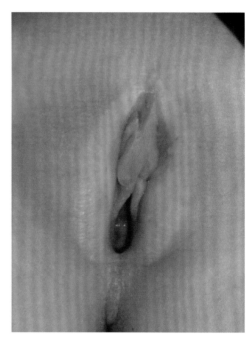

图 14.31　硬化性苔藓在女孩中比男孩更常见，典型表现为白色斑块，并伴有起皱的皮肤

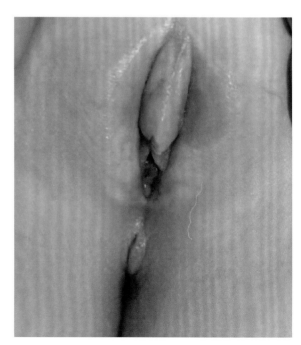

图 14.32　有时皮肤质地会异常光滑而不是出现皱褶。阴蒂水肿强烈提示硬化性苔藓，正如粉红色的锥状突起和裂隙

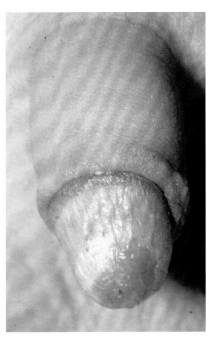

图 14.33　硬化性苔藓是男孩包茎病最常见的病因之一。该患儿在手术前并没有被怀疑患有硬化性苔藓

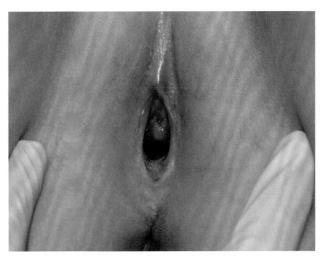

图 14.35　经过局部治疗后，该儿童的皮肤质地变化变小，颜色正在恢复正常，阴蒂包皮水肿已经消失。然而，在阴蒂上留下了阴蒂包皮的瘢痕，所以阴蒂包皮不能被回缩。如果硬化性苔藓得到了很好的控制，她的阴蒂包茎可能会在青春期后逐渐恢复正常

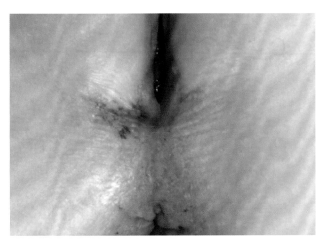

图 14.34　在硬化性苔藓中常见的紫癜有时提示存在性虐待。当然，硬化性苔藓的潜在诊断并不排除其他性创伤事件

皮过长的主要原因，约占需要包皮环切术的 40%[46]。

　　当通过临床特征不能确诊时，皮肤活检有时是有帮助的。不幸的是，当临床特征并不完全时，组织学特征亦可能无法诊断。不能做出诊断时，必须根据经验对儿童进行密切随访。

　　生殖器疾病的鉴别诊断包括炎症后色素丢失的刺激性皮炎、蛲虫感染和性虐待。慢性单纯性苔藓有时呈白色。白癜风也能产生类似的皮肤颜色，但缺乏硬化性苔藓所见的萎缩和出血。生殖器外病变可能被误认为是白癜风、硬斑病或扁平苔藓。

　　儿童硬化性苔藓的治疗与成人硬化性苔藓的治疗相同。对男孩而言，包皮环切术是治疗硬化性苔藓的首选方法，但并不总是有效的，而且在非常少数的男孩中出现尿道口狭窄[47]。皮质类固醇或他克莫司的联合治疗可进一步改善硬化性苔藓，并预防尿道口狭窄[48,49]。

　　对于女孩而言，最明确的治疗方法是每天使用一种强效外用皮质类固醇[50]。该药通常会在几天内显著改善症状，并在数天内清除病灶。长期以来，外阴疾病专家通过长期观察，发现停药会导致复发和瘢痕出现，最近的数据也证实了这一观点[51]。持续每周使用 1 ~ 3 次强效激素，或者持续使用弱效激素，对于预防复发和瘢痕至关重要。外用睾酮、孕酮或雌激素治疗这种疾病除了具有润滑作用外，并没有其他益处。

　　外阴硬化性苔藓通常发生反复感染。这种感染有时是导致硬化性苔藓相关瘙痒的直接原因。对于皮肤严重感染或渗出的女孩，应在局部应用皮质类固醇的同时，给予疗程为 1 周的抗葡萄球菌 / 抗链球菌抗生素治疗。

　　尽管一度认为硬化性苔藓在女孩青春期后会消退，但最近的数据显示，尽管症状可能会显著改善，

但该病常持续存在[52]。在 21 例青春期后发生硬化性苔藓的女孩中，16 例持续存在硬化性苔藓，5 例已痊愈[53]。雌激素的出现和由此引起的生殖器皮肤增厚可能是使这种症状改善的原因。然而，这些患者仍有外阴瘢痕形成和闭塞的风险，并出现尿道狭窄和性交困难。虽然在儿童中恶性肿瘤作为硬化性苔藓的后遗症极为罕见，但这些儿童发育成年后并且有持续性硬化性苔藓的患者仍有罹患鳞状细胞癌的风险。

白癜风

与硬化性苔藓最常混淆的疾病是白癜风。这两种疾病在儿童中均有发生。白癜风主要在第八章讨论。这种白色疾病至少部分属于自身免疫性疾病，与硬化性苔藓类似，表现为 Köebner 现象，即易出现在刺激和损伤区域。因此，肛门及生殖器皮肤多受累。有趣的是，白癜风和硬化性苔藓有时同时发生。

白癜风表现为局部脱色，皮肤完全呈白色，表面无鳞屑、皱纹或增厚（图 14.36 和图 14.37），也没有紫癜、瘢痕或皮肤脆弱。白癜风多是无症状的，除非是由湿疹等皮肤病引起的。通常情况下，在性交部位会有伴随的皮肤脱色。儿童的生殖器皮肤与成人相比非常光滑，儿童的硬化性苔藓通常是光滑的，因此，白癜风有时很难与硬化性苔藓相区分。

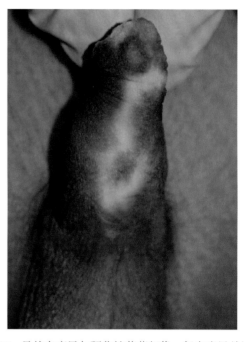

图 14.36 虽然白癜风与硬化性苔藓相像，但白癜风并没有表现出皮肤皱缩或异常光滑的质地变化，其颜色呈乳白色，而不是仅仅比周围皮肤浅

白癜风的治疗选择很少。外用皮质类固醇是最容易使皮肤恢复原状的治疗，也是最有效的。一种治疗选择是使用非常少量的强效制剂，如 0.05% 丙酸氯倍他索或丙酸氟倍他索。笔者通常推荐的方案

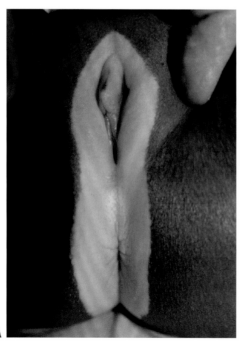

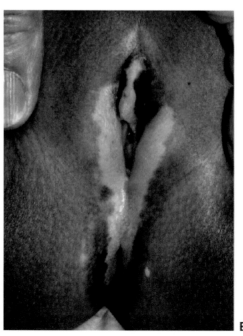

图 14.37 （A）白癜风的典型表现是亮白色、分界明显的色素脱失。（B）治疗 8 个月后，色素再生进展良好

是每天使用 2 次，持续 6 周，再间歇 6 周，总疗程持续 6 ~ 12 个月。笔者建议应用剂量很小。在应用下一个治疗周期前，患儿应就诊，以观察药物的疗效及副作用。

钙调神经磷酸酶抑制剂他克莫司（0.03%）和吡美莫司也被使用。虽然这些药物没有获得美国 FDA 的批准，但有证据表明其疗效，且副作用较小。其他用于炎性疾病的药物暂不应用于白癜风。这些药物每天使用 2 次。

目前，诸如紫外线和皮肤移植等其他疗法并未被实际应用。

其他

青春期前阴道炎

虽然通过图谱中的图片来了解女童的阴道炎并不适用，但这也是不应该忽视的生殖器疾病。青春期前女孩的阴道缺乏雌激素。因此，青春期前女孩阴道炎的病因与绝经前女性不同（表 14.2）。青春期前女孩基本不发生外阴阴道念珠菌病和细菌性阴道炎。父母和医生通常不区分外阴炎和阴道炎，将所有的内裤上的黄色污渍归为"外阴阴道炎"。这部分讨论只涉及阴道炎症的病因。

感染通常是首要考虑因素，也是急性阴道炎最常见的病因。阴道入口通常是非常发红的，可以看到黄色分泌物，主要是在内裤上。最常见的感染原因是 A 族 β 型溶血性链球菌和蛲虫，其他细菌也可能是致病的，包括金黄色葡萄球菌和流感嗜血杆菌。进行水痘接种前，水痘也是化脓性阴道炎的病因之一。

评估包括检查肛周皮肤是否有肛周细菌性（链球菌性）皮炎的表现，常规阴道口培养，以及针对蛲虫的透明胶带检测。有时通过培养识别细菌病原，从而改善口服抗生素治疗方案，但还是会伴随很快的复发。这些女孩可能存在异物作为感染原。青春期前阴道炎也可发生性传播疾病，因此，对于有风险的儿童或未明确病因的儿童，需要评估淋病和衣原体感染。

由于尿液瘘管进入阴道导致出现大量黄色水样分泌物的情况是罕见的。

到目前为止，引起慢性阴道排液和阴道炎最常见的原因是残留的异物。尽管最常见的异物是进入阴道

的厕纸，但也可能有各种各样其他异物。患有慢性阴道炎且未明确病因的患儿应在全身麻醉后检查。

表 14.2
青春期前阴道炎 / 阴道排液的原因
感染性
A 组 β 型溶血性链球菌
金黄色葡萄球菌
蛲虫
水痘
淋病
沙眼衣原体
非感染性
异物
膀胱或输尿管阴道瘘
外阴炎被误认为阴道炎
特应性皮炎 / 慢性单纯性苔藓
硬化性苔藓

阿弗他溃疡（外阴溃疡，Lipschütz 溃疡）

阿弗他溃疡很少被发现，但相当常见，非常疼痛的非性传播的外阴溃疡主要发生在 11 ~ 20 岁年轻女孩。这些主要在第十一章讨论。这类疾病的发病情况和临床表现非常典型，通常可以通过电话进行诊断。

溃疡几乎只发生于女性。通常表现为喉咙痛和不适的前驱症状，之后出现外阴疼痛，之后很快脱落、结痂，形成一个或多个溃疡（图 14.38 和图 14.39）。溃疡大多数是多发的，主要分布在黏膜上，有时也

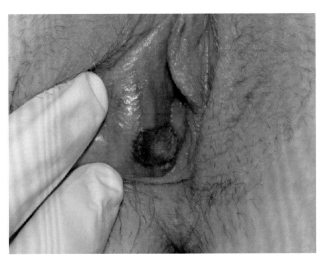

图 14.38 外阴溃疡的最初表现为紫色坏死斑块，但这个阶段持续时间较短，故大多数临床医生无法看到这个阶段的病变

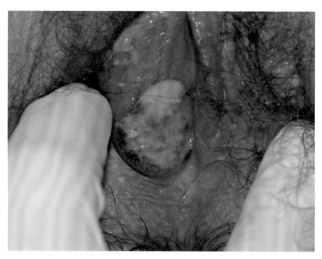

图 14.39 到第二天，坏死的表面已经脱落，留下了带有白色纤维蛋白基底的溃疡

会累及干燥的角质化皮肤。溃疡边界清楚，伴"穿孔"，通常可见白色凝固物基底（图 14.40）。偶尔溃疡周围出现红肿，提示伴随出现蜂窝织炎。

最常与溃疡混淆的疾病是单纯疱疹病毒（HSV）感染。但 HSV 通常以水疱开始，逐渐扩张至表面糜烂，而不是溃疡。在不能明确诊断的病例中，建议通过分子检查除外 HSV 感染。如果担心儿童遭受性虐待，患病的女童应被记录下来，否则，无须假定该溃疡是由病毒导致，从而避免活检或其他有痛性检查。

溃疡的治疗包括强的松，即每天早上用 1 mg/kg，每天最多应用 40 mg，超重者最多应用 60 mg。持续使用这种药物直至疼痛减轻，通常需要 4 ～ 5 天。凉爽的浴缸浸泡，应用凡士林作为屏障，以及口服麻醉剂，均可以改善不适，同时使皮肤溃疡开始愈合。一些女孩存在严重的排尿困难，可以让患儿在温水槽中小便或抹上厚重的隔离霜再小便，从而减少不适。

通常情况下，若溃疡只发生一次，并不能说明患者可能出现白塞病或其他疾病。然而，有些女孩会出现复发。经常复发的患者需要进行眼科评估，以除外炎症性眼病，并且进行炎症性关节炎、神经系统疾病或肠道疾病的筛查。

复发性溃疡患者可通过口服氨苯砜（25 ～ 100 mg/d）来抑制溃疡。有时会使用秋水仙碱，但需要对腹泻患者限制使用。肿瘤坏死因子阻断剂阿达木单抗和依那西普对复发性溃疡有较好的抑制作用。

参考文献

1. Wiesmeier E, Masongsong EV, Wiley DJ. The prevalence of examiner-diagnosed clitoral hood adhesions in a population of college-aged women. *J Low Genit Tract Dis.* 2008;12:307–310.
2. Yang C, Liu X, Wei GH. Foreskin development in 10 421 Chinese boys aged 0–18 years. *World J Pediatr.* 2009;5:312–315.
3. Jaresová V, Hrochová V, Sottner O, et al. [Synechia vulvae infantum—incidence on Department of Obstetrics/Gynaecology, Teaching Hospital Na Bulovce, the First Medical Faculty of Charles University in Prague, Czech Republic from 2001 through 2005]. *Ceska Gynekol.* 2007;72:131–135.
4. Melek E, Kılıçbay F, Sarıkaş NG, et al. Labial adhesion and urinary tract problems: the importance of genital examination. *J Pediatr Urol.* 2016;12:111.
5. Cağlar MK. Serum estradiol levels in infants with and without labial adhesions: the role of estrogen in the etiology and treatment. *Pediatr Dermatol.* 2007;24:373–375.
6. Ertürk N. Comparison of estrogen and betamethasone in the topical treatment of labial adhesions in prepubertal girls. *Turk J Med Sci.* 2014;44:1103–1107.
7. Mayoglou L, Dulabon L, Martin-Alguacil N, et al. Success of treatment modalities for labial fusion: a retrospective evaluation of topical and surgical treatments. *J Pediatr Adolesc Gynecol.* 2009;22:247–250.
8. Granada C, Sokkary N, Sangi-Haghpeykar H, et al. Labial adhesions and outcomes of office management. *J Pediatr Adolesc Gynecol.* 2015;28:109–113.
9. Acker A, Jamieson MA. Use of intranasal midazolam for manual separation of labial adhesions in the office. *J Pediatr Adolesc Gynecol.* 2013;26:196–198.
10. Haddock ES, Calame A, Shimizu C, et al. Psoriasiform erup-

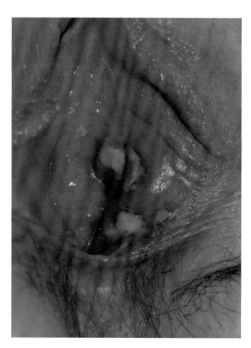

图 14.40 大多数情况下，这些溃疡是多发的，并伴有突出的不规则边界

tions during Kawasaki disease (KD): a distinct phenotype. *J Am Acad Dermatol.* 2016;75(1):69–76.e2. doi: 10.1016/j.jaad.2016.02.1146.

11. Xhauflaire-Uhoda E, Henry F, Piérard-Franchimont C, et al. Electrometric assessment of the effect of a zinc oxide paste in diaper dermatitis. *Int J Cosmet Sci.* 2009;31:369–374.

12. Yu J, Treat J, Chaney K, et al. Potential allergens in disposable diaper wipes, topical diaper preparations, and disposable diapers: under-recognized etiology of pediatric perineal dermatitis. *Dermatitis.* 2016;27:110–118.

13. Semiz S, Balci YI, Ergin S, et al. Two cases of Cushing's syndrome due to overuse of topical steroid in the diaper area. *Pediatr Dermatol.* 2008;25:544–547.

14. Heath C, Desai N, Silverberg NB. Recent microbiological shifts in perianal bacterial dermatitis: *Staphylococcus aureus* predominance. *Pediatr Dermatol.* 2009;26:696–700.

15. Meury SN, Erb T, Schaad UB, et al. Randomized, comparative efficacy trial of oral penicillin versus cefuroxime for perianal streptococcal dermatitis in children. *J Pediatr.* 2008;153:799–802.

16. Olson D, Edmonson MB. Outcomes in children treated for perineal group A beta-hemolytic streptococcal dermatitis. *Pediatr Infect Dis J.* 2011;30:933–936.

17. Herbst R. Perineal streptococcal dermatitis/disease: recognition and management. *Am J Clin Dermatol.* 2003;4:555–560.

18. Hamdona SM, Lubbad AM, Al-Hindi AI. Histopathological study of *Enterobius vermicularis* among appendicitis patients in Gaza strip, Palestine. *J Parasit Dis.* 2016;40(1):176–183. doi: 10.1007/s12639-014-0472-0.

19. Lala S, Upadhyay V. *Enterobius vermicularis* and its role in paediatric appendicitis: protection or predisposition? *ANZ J Surg.* 2016;86(9):717-719. doi: 10.1111/ans.13464.

20. Fleming CA, Kearney DE, Moriarty P, et al. An evaluation of the relationship between *Enterobius vermicularis* infestation and acute appendicitis in a paediatric population—a retrospective cohort study. *Int J Surg.* 2015;18:154–158. doi: 10.1016/j.ijsu.2015.02.012.

21. Mentessidou A, Theocharides C, Patoulias I, et al. *Enterobius Vermicularis*-associated pelvic inflammatory disease in a child. *J Pediatr Adolesc Gynecol.* 2016;29:e25–e27.

22. Kambe T, Fukue K, Ishida R, et al. Overview of inherited zinc deficiency in infants and children. *J Nutr Sci Vitaminol (Tokyo).* 2015;61(suppl):S44–S46.

23. Lau SK, Chu PG, Weiss LM. Immunohistochemical expression of Langerin in Langerhans cell histiocytosis and non-Langerhans cell histiocytic disorders. *Am J Surg Pathol.* 2008;324:615–619.

24. Park JH, Kim CW, Kim SS. The diagnostic accuracy of dermoscopy for scabies. *Ann Dermatol.* 2012;24:194–199.

25. Suh KS, Han SH, Lee KH, et al. Mites and burrows are frequently found in nodular scabies by dermoscopy and histopathology. *J Am Acad Dermatol.* 2014;71:1022–1023.

26. Abdel-Raheem TA, Méabed EM, Nasef GA, et al. Efficacy, acceptability and cost effectiveness of four therapeutic agents for treatment of scabies. *J Dermatolog Treat.* 2016;27(5):473–479.

27. Al-Faraidy NA, Al-Natour SH. A forgotten complication of diaper dermatitis: Granuloma gluteale infantum. *J Family Community Med.* 2010;17:107–109.

28. Zavras N, Christianakis E, Tsamoudaki S, et al. Infantile perianal pyramidal protrusion: a report of 8 new cases and a review of the literature. *Case Rep Dermatol.* 2012;4:202–206.

29. Ferrari B, Taliercio V, Luna P, et al. Infantile perianal protrusion. *Dermatol Online J.* 2014;21(3). pii: 13030/qt7sd9w7sv.

30. Holbrook C, Misra D. Surgical management of urethral prolapse in girls: 13 years' experience. *BJU Int.* 2012;110:132–134.

31. Ballouhey Q, Galinier P, Gryn A, et al. Benefits of primary surgical resection for symptomatic urethral prolapse in children. *J Pediatr Urol.* 2014;10(1):94–97.

32. MacIsaac ZM, Nayar HS, Gehris R, et al. Treatment for infantile hemangiomas: selection criteria, safety, and outcomes using oral propranolol during the early phase of propranolol use for hemangiomas. *J Craniofac Surg.* 2016;27:159–162.

33. Raphael MF, Breur JM, Vlasveld FA, et al. Treatment of infantile hemangiomas: therapeutic options in regard to side effects and adverse events—a review of the literature. *Expert Opin Drug Saf.* 2016;15:199–214.

34. Ji Y, Wang Q, Chen S, et al. Oral atenolol therapy for proliferating infantile hemangioma: a prospective study. *Medicine (Baltimore).* 2016;95:e3908

35. Frommelt P, Juern A, Siegel D, et al. Adverse events in young and preterm infants receiving topical timolol for infantile hemangioma. *Pediatr Dermatol.* 2016;33(4):405–414. doi: 10.1111/pde.12869.

36. Chinnadurai S, Sathe NA, Surawicz T. Laser treatment of infantile hemangioma: a systematic review. *Lasers Surg Med.* 2016;48:221–233.

37. Bussen S, Sütterlin M, Schmidt U, et al. Anogenital warts in childhood—always a marker for sexual abuse? *Geburtshilfe Frauenheilkd.* 2012;72:43–48.

38. Stefanaki C, Barkas G, Valari M, et al. Condylomata acuminata in children. *Pediatr Infect Dis J.* 2012;31:422–424.

39. Unger ER, Fajman NN, Maloney EM, et al. Anogenital human papillomavirus in sexually abused and nonabused children: a multicenter study. *Pediatrics.* 2011;128:e658–e665.

40. Allen AL, Siegfried EC. The natural history of condyloma in children. *J Am Acad Dermatol.* 1998;39:951–955.

41. Moye VA, Cathcart S, Morrell DS. Safety of cantharidin: a retrospective review of cantharidin treatment in 405 children with molluscum contagiosum. *Pediatr Dermatol.* 2014;31:450–454.

42. Seo SH, Chin HW, Jeong DW, et al. An open, randomized, comparative clinical and histological study of imiquimod 5% cream versus 10% potassium hydroxide solution in the treatment of molluscum contagiosum. *Ann Dermatol.* 2010;22:156–162.

43. Potassium hydroxide 5% for the treatment of molluscum contagiosum. *Drug Ther Bull.* 2014;52:118–120.

44. Delmarre E, Delteil C, Mallet S, et al. [Vulvar lichen sclerosus in children misdiagnosed as sexual abuse]. *Arch Pediatr.* 2015;22:383–386.

45. Maronn ML, Esterly NB. Constipation as a feature of anogenital lichen sclerosus in children. *Pediatrics.* 2005;115:e230–e232.

46. Kiss A, Király L, Kutasy B, et al. High incidence of balanitis xerotica obliterans in boys with phimosis: prospective 10-year study. *Pediatr Dermatol.* 2005;22:305–308.

47. Celis S, Reed F, Murphy F, et al. Balanitis xerotica obliterans in children and adolescents: a literature review and clinical series. *J Pediatr Urol.* 2014;10:34–39.

48. Homer L, Buchanan KJ, Nasr B, et al. Meatal stenosis in boys following circumcision for lichen sclerosus (balanitis xerotica obliterans). *J Urol.* 2014;192:1784–1788.

49. Ebert AK, Rösch WH, Vogt T. Safety and tolerability of adjuvant topical tacrolimus treatment in boys with lichen sclerosus: a prospective phase 2 study. *Eur Urol.* 2008;54:932–937.

50. Casey GA, Cooper SM, Powell JJ. Treatment of vulvar lichen sclerosus with topical corticosteroids in children: a study of 72 children. *Clin Exp Dermatol.* 2015;40:289–292.

51. Ellis E, Fischer G. Prepubertal-onset vulvar lichen sclerosus: the importance of maintenance therapy in long-term outcomes. *Pediatr Dermatol.* 2015;32:461–467.

52. Smith SD, Fischer G. Childhood onset vulvar lichen sclerosus does not resolve at puberty: a prospective case series. *Pediatr Dermatol.* 2009;26:725–729.

53. Powell J, Wojnarowska F. Childhood vulvar lichen sclerosus. The course after puberty. *J Reprod Med.* 2002;47:706–709.

推荐阅读

Bandow GD. Diagnosis and management of vulvar ulcers. *Dermatol Clin.* 2010;28:753–763.

Casey GA, Cooper SM, Powell JJ. Treatment of vulvar lichen sclerosus with topical corticosteroids in children: a study of 72 children. *Clin Exp Dermatol.* 2015;40:289–292.

Celis S, Reed F, Murphy F, et al. Balanitis xerotica obliterans in children and adolescents: a literature review and clinical series. *J Pediatr Urol.* 2014;10:34–39.

Ellis E, Fischer G. Prepubertal-onset vulvar lichen sclerosus: the importance of maintenance therapy in long-term outcomes. *Pediatr Dermatol.* 2015;32:461–467.

Ersoy-Evans S, Akıncı H, Doğan S, et al. Diaper dermatitis: a review of 63 children. *Pediatr Dermatol.* 2016;33:332–336.

Ertürk N. Comparison of estrogen and betamethasone in the topical treatment of labial adhesions in prepubertal girls. *Turk J Med Sci.* 2014;44:1103–1107.

Garden AS. Vulvovaginitis and other common childhood gynaecological conditions. *Arch Dis Child Educ Pract Ed.* 2011;96:73–78.

MacIsaac ZM, Nayar HS, Gehris R, et al. Treatment for infantile hemangiomas: selection criteria, safety, and outcomes using oral propranolol during the early phase of propranolol use for hemangiomas. *J Craniofac Surg.* 2016;27:159–162.

McGreal S, Wood P. Recurrent vaginal discharge in children. *J Pediatr Adolesc Gynecol.* 2013;26:205–208.

Ravanfar P, Wallace JS, Pace NC. Diaper dermatitis: a review and update. *Curr Opin Pediatr.* 2012;24:472–479.

Rush J, Dinulos JG. Childhood skin and soft tissue infections: new discoveries and guidelines regarding the management of bacterial soft tissue infections, molluscum contagiosum, and warts. *Curr Opin Pediatr.* 2016;28:250–257.

Rome ES. Vulvovaginitis and other common vulvar disorders in children. *Endocr Dev.* 2012;22:72–83.

Rosman IS, Berk DR, Bayliss SJ, et al. Acute genital ulcers in non-sexually active young girls: case series, review of the literature, and evaluation and management recommendations. *Pediatr Dermatol.* 2012;29:147–153.

Stefanaki C, Barkas G, Valari M, et al. Condylomata acuminata in children. *Pediatr Infect Dis J.* 2012;31:422–424.

Wampler SM, Llanes M. Common scrotal and testicular problems. *Prim Care.* 2010;37:613–626.

第十五章

阴道炎和阴茎头炎

Libby Edwards 著，顾成磊 译，孟元光 审校

阴道炎和阴茎头炎是对疾病的一种描述，而不是诊断。引起阴道和阴茎头炎症的情况有很多。有时也代指一些非炎症状态，如细菌性阴道病、肿瘤、云母状和角化性假上皮瘤性阴茎头炎，也都被归于此类别。因为阴道炎和阴茎头炎指的是位置而不是病因，所以与其他情况有相当大的重叠。例如，扁平苔藓导致阴道炎和阴茎头炎，但由于扁平苔藓通常也会影响其他皮肤表面，因此，这类疾病主要在本书的其他部分讨论。

阴道炎

阴道炎的临床表现有好多种。通常情况下表现为大量阴道分泌物或异味。通常，若阴道分泌物刺激外阴，可引起接触性皮炎；若感染扩大到外阴，可造成外阴瘙痒或前庭粗糙（图 15.1）。在罕见情况下，糜烂性皮肤病导致阴道的粘连和狭窄，甚至将阴道壁完全融合。

阴道炎可分为有所重叠的两类——真正的阴道炎和阴道病。真正的阴道炎的特点是炎症表现，如黄色阴道分泌物以及阴道和前庭发红。阴道病的特点是不伴有红斑或化脓性阴道分泌物。典型的例子是细菌性阴道病，其不具备炎症的体征和症状。虽然白念珠菌是阴道炎最常见的原因，这种感染有时不伴有可见的红斑，或者载玻片上白细胞增加。此外，细胞溶解性阴道病和阴道乳杆菌病的患者具有典型的炎症症状，特别是瘙痒。

在评估阴道和阴道分泌物之前，检查者必须了解正常的阴道上皮和阴道分泌物特征（见第四章）。正常的绝经前且初潮后女性的阴道是粉红色、湿润

的，有突出的皱褶和皱襞。青春期前女孩和绝经后女性的阴道是苍白的，阴道上皮光滑，皱襞消失。

在雌激素水平较高的正常阴道分泌物悬滴涂片中存在从上皮组织表面脱落的成熟、大的、扁平和折叠的上皮细胞（图 15.2）。乳杆菌存在，使阴道的 pH 低于 5。虽然白细胞经常存在，但每个上皮细胞中白细胞的数量不应超过一个。

感染性阴道疾病

患者和医生一般都认为"阴道炎"（vaginitis）一词指的是阴道感染。事实上，许多临床医生进一

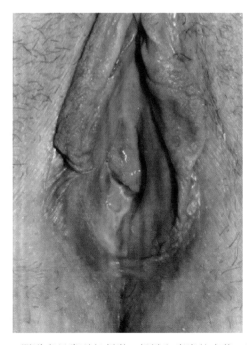

图 15.1 阴道炎经常引起刺激、粗糙和瘙痒的症状，可能由感染延伸到外阴或由刺激性阴道分泌物引起的接触性皮炎引起。表现为非特异性红斑，有时也表现为黏膜水肿

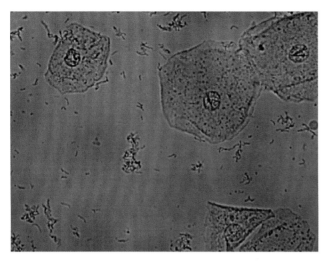

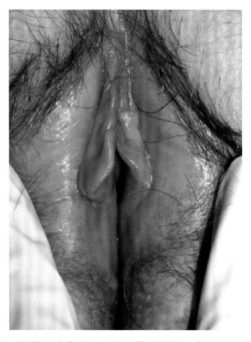

图 15.2　这是一张绝经前女性正常阴道分泌物涂片，可见较大、重叠的成熟鳞状上皮细胞以及丰富的乳杆菌。每个鳞状上皮细胞上对应一个或更少的白细胞，本视野中无

步简化，并认为所有外阴阴道症状，特别是当伴随异常分泌物时，是由酵母菌或细菌性阴道病引起的。当然，这些都是最常见、引人注目的或容易诊断的阴道炎的形式，也会出现其他较少描述的过程。

念珠菌性阴道炎

　　念珠菌性外阴阴道炎（Candida vulvovaginitis，VVC）极其常见，特别是由白念珠菌引起的。通常，任何外阴阴道瘙痒或灼烧首先是被认为是 VVC 引起的，无论在显微镜涂片或培养中是否发现念珠菌。CDC 报告说，至少 75% 的女性在一生中至少经历过一次念珠菌病，其中 40% ~ 45% 的女性有一次以上的念珠菌病发作[1]。目前尚不知念珠菌病真正的患病率，因为研究依靠的是自我诊断。这是一种不可靠的衡量方法，可能高估了患病率[2]。大多数就诊于笔者的患者诊断为念珠菌病频繁发作，但极少是造成患者慢性症状的真正原因。

临床表现

　　白念珠菌和热带念珠菌通常表现为外阴瘙痒、灼烧感和排尿困难。白念珠菌性阴道炎典型的阴道分泌物特点是白色浓稠、呈块状的凝乳样分泌物，但通常患者的阴道分泌物可以是少量的，甚至外观正常。前庭红斑很常见，在有些患者会发展为更广泛的红斑、皮肤皱褶裂隙以及周围的卫星脓肿、糜烂及囊领（图 15.3）。VVC 通常在月经期和性活动

图 15.3　阴道念珠菌病有时会扩散到外阴，表现为外阴红斑、皲裂以及小阴唇和阴蒂水肿

后发生或加剧。在少数情况下，在性交时立即发生明显的水肿。

　　非白念珠菌引起的阴道炎，包括光滑念珠菌、近平滑念珠菌、克柔念珠菌和酿酒酵母，约占所有念珠菌感染的 15%[3]。这些感染绝大多数是无症状的。在对 223 名有症状和无症状女性进行阴道分泌物培养时，17% 的无症状女性光滑念珠菌培养为阳性，4% 的有症状女性光滑念珠菌培养为阳性[4]。当出现症状时，症状多表现为刺激感及灼热感而非瘙痒。阴道分泌物的表现也缺乏典型性，且通常没有外阴的发红、裂隙和卫星脓肿。

　　复杂性 VVC 的定义为严重的非白念珠菌性病或复发性 VVC。复发性 VVC 是指 1 年内发作 4 次或更多次症状性感染。

诊断

　　白念珠菌的诊断需要阴道分泌物的湿涂片发现存在白念珠菌，不能仅靠病史诊断。有时外阴的红斑、裂隙及卫星脓肿是由其他原因引起的，如银屑病。可通过阴道分泌物的湿涂片检查发现念珠菌。加入 10% 氢氧化钾破坏细胞组分，有利于识别出芽酵母、假菌丝及菌丝。然而，该检查方法的简易性通常被非皮肤科医生所低估。当临床高度怀疑白假

丝酵母菌感染，但湿涂片为阴性，或湿涂片为阳性但患者的症状未改善时，应行阴道分泌物培养或分子检测。

在首次标本中识别非白念珠菌是十分困难的。只有白念珠菌和热带念珠菌的菌丝、假菌丝及出芽酵母可在10倍镜下被正常识别（图15.4）。非念珠菌在40倍镜下仅可见微小的出芽酵母（图15.5）。然而，非念珠菌感染通常表现为较多的出芽酵母，因此，几乎每个视野存在至少一个酵母菌。对非念珠菌最好用湿涂片评估，而不是氢氧化钾处理的涂片。细胞溶解产生的碎片会使小的出芽酵母模糊不清。

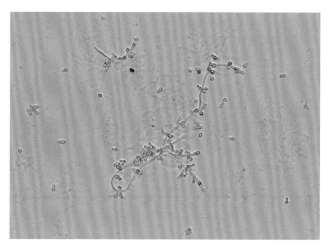

图15.4 在阴道中白念珠菌的真菌制片中可见假丝及出芽酵母

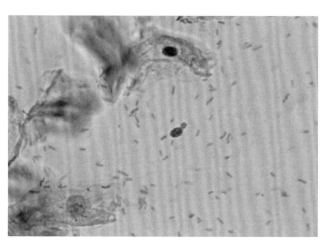

图15.5 在非念珠菌中仅见出芽酵母，而没有假菌丝。在这张湿涂片中可见典型的光滑念珠菌的典型形态：有一个较大的卵圆形芽和一个较小的芽，形成一个保龄球瓶形

分子检测点实验和聚合酶链反应技术与筛查阴道微生物也证实了这一诊断，但成本明显较高。

只有在诊断疑难病例的情况下才进行念珠菌阴性道炎的组织活检，因为通常采用的是不那么贵和不太痛苦的诊断方法。然而，急性阴道念珠菌病的典型组织样本显示，炎症主要由淋巴细胞以及一些浆细胞和中性粒细胞组成，与间质水肿和海绵体水肿一样。真菌常出现在阴道上皮最表层。慢性念珠菌病的炎症较轻。

白念珠菌性阴道炎常与湿疹共存，并可诱发湿疹。因此，在对湿疹或任何其他瘙痒性外阴阴道疾病进行鉴别诊断时应考虑白念珠菌病。外阴银屑病、接触性皮炎和硬化性苔藓是常被误诊为念珠菌性阴道炎的其他瘙痒性皮肤病。

白念珠菌性阴道炎	诊断

- 瘙痒，通常发生在前庭，偶尔延伸到整个外阴和肛周皮肤。
- 病变范围从正常的外阴或前庭红斑和阴道发红的单独阴道炎，到广泛发红、周围脱皮、卫星丘疹、脓疱或囊领以及外阴受到影响时出现的裂隙。
- 阴道分泌物可从临床正常的外观，到块状"干燥"的分泌物。
- 阴道pH低于5。
- 湿涂片显示菌丝、假菌丝或出芽酵母。
- 培养（复发或久治不愈时）显示白假丝酵母菌。

复发性或久治未愈性白念珠菌性阴道炎	诊断

- 培养提示念珠菌感染。对于湿涂片以及症状符合的患者，如药物治疗无效，需进一步培养证实。

非白念珠菌感染容易产生烧灼感，因此，对疑似非白念珠菌感染的患者，应考虑鉴别诊断外阴痛的其他常见疾病。最常见的情况是，记录在案的非白念珠菌病是偶发性的，而不是病原性的。当感染消失时，症状仍然存在。外阴痛是这种环境中最常见的情况。其他可能包括糜烂性皮肤病，如扁平苔藓，以及其他阴道感染和炎症过程，如剥脱性炎性阴道炎（desquamative inflammatory vaginitis，DIV）。

非白念珠菌阴道炎	诊断

- 通常无症状，偶尔出现刺激、灼热和硬化。
- 外阴和阴道正常。
- 临床阴道分泌物正常。
- 阴道 pH 低于 5。
- 通过湿涂片可检出芽酵母，没有菌丝及假菌丝。
- 培养真菌为光滑念珠菌、近平滑念珠菌、克柔念珠菌和酿酒酵母等。

病理生理学

外阴阴道念珠菌感染最常见的原因是白念珠菌，约占念珠菌感染的 85%[3]。虽然大多数美国学者并没有发现非白念珠菌感染在念珠菌感染中占如此大的比例，但事实上，因非白念珠菌所致疾病通常无症状，而导致诊断率被低估。

单纯白念珠菌的存在并不能诊断念珠菌阴道炎。最近的研究表明，在 12% ~ 37% 无症状女性中[5,6] 真菌培养呈阳性，而在免疫抑制和孕妇中真菌培养呈阳性的比例更高。念珠菌感染是由过多的微生物以及对这些微生物的炎症反应组成的。皮肤外阴念珠菌与念珠菌对上皮细胞的表面侵袭有关。

VVC 的危险因素包括由于疾病或药物导致的免疫抑制、未控制的糖尿病、频繁性行为、口交、杀精剂、避孕套以及高雌激素状态，包括高雌激素口服避孕药和妊娠。复发性 VVC 往往与内裤衬垫和裤袜的使用有关[7]。抗生素会增加真菌的定植和感染。许多人认为，这种风险的增加是在细菌清除时酵母菌过度生长的结果，这也是使用益生菌取代乳杆菌的一个基本原理。然而，念珠菌病通常发生在乳杆菌丰富的环境中[8]。乳杆菌的流失导致更高的阴道 pH，该环境不利于念珠菌的生长，因此，缺乏乳杆菌的念珠菌性阴道炎是罕见的。阴道 pH 相对较高的情况包括阴道萎缩和细菌性阴道炎。在富含乳杆菌的女性，发生阴道感染假丝酵母菌的可能性是常人的 4 倍[9]。

治疗

有多个有效和安全的治疗白念珠菌性阴道炎的选择，单次剂量和短程药物治疗均显示病原清除率超过 90%。除了制霉菌素是不太有效的之外[8]，没有任何一种口服或局部制剂显示出具有独特的优势。然而，制霉菌素软膏比唑类乳剂在缓解症状方面更具有优势。

国际外阴阴道疾病学会（ISSVD）提出了治疗急性和复杂性外阴阴道假丝酵母菌病的一系列方案。这可以在 www.ISSVD.org 上找到。

口服或外用唑类是最常开具的处方[10]。单次口服氟康唑 150 mg 与局部用药的成功率相同。除了方便和依从率较高外，这种单次口服方案还能避免外阴和阴道受到乙醇、防腐剂和稳定剂的刺激。这种治疗方案还有一个优点是可以同时治疗外阴和阴道。口服方案最常见的副作用是头痛，发生率大约为 13%（相比之下，接受安慰剂治疗的患者只有 7%），恶心的发生率为 7%。口服酮康唑几乎不用于治疗此病，因为它具有肝毒性，另外一个原因是美国食品和药品监督管理局（FDA）撤销了对其治疗浅表真菌感染的批准。伊曲康唑是另一种已知有效的口服唑类药物，未被批准用于治疗外阴阴道念珠菌病。虽然体外研究已经表明伊曲康唑是非白念珠菌病治疗的一个有效选择，但还没有确定的临床试验。笔者没有使用伊曲康唑清除对氟康唑耐药的非白念珠菌病患者成功的经验。伊曲康唑有与数个重要药物发生相互作用和需要大剂量的缺点。

有多种类似的产品可供选择，剂量从一枚阴道栓剂（克霉唑阴道片 500 mg）到数枚栓剂或乳膏，每天将一枚放置于阴道，连用 7 天。它的优点包括：不需要处方即可获得几种非常有效、价格低廉的唑类产品，并且避免了接触口服药物。当出现明显的外阴念珠菌病时，除了阴道局部用药外，还可以外阴使用唑乳膏，每天 2 ~ 4 次，以加快缓解，直至皮肤病灶消失。当外阴阴道有明显炎症时，这些唑类药物可引起灼烧和不适。

制霉菌素是治疗白念珠菌感染的一种经典药物，但通常不使用。由于其为油性软膏，因而对炎症反应的舒缓性好，但它没有唑类药物有效。笔者使用制霉菌素软膏联合氟康唑治疗以外阴炎为主、且使用乳类制剂时可产生烧灼感和刺激的女性患者。当女性患者因副作用、过敏或严重的药物反应而不能使用氟康唑时，可以将治疗方案更换为每天将制霉菌素软膏或复合阴道栓剂放置于阴道，并持续 2 周。当有明显的外阴疾病时，可每天用制霉菌素乳膏或软膏涂抹外阴 2 ~ 3 次，直到皮肤病灶消失。

白念珠菌阴道炎患者一般在 2 ~ 3 天内症状消失。患有严重的外阴阴道念珠菌病的患者需要更长的时间来缓解症状。

使用这些标准疗法而无法清除病变的患者通常不会出现耐药念珠菌病，而症状的出现通常与念珠菌无关。在免疫功能良好的患者，白念珠菌病的症状不消失，通常与外阴痛或皮肤病有关，如单纯性苔藓或硬化性苔藓。尽管经常使用经验性抗真菌治疗和长疗程的氟康唑维持治疗，耐药白念珠菌尚未成为临床问题[11]。

有些患者经治疗痊愈，但念珠菌病复发。对一年中有四次或四次以上的发作或复发的患者，可以采用维持治疗。氟康唑每周 150 mg，在几乎所有患者的治疗过程中可以清除病原体。由于氟康唑仅被 FDA 批准用于单纯念珠菌病的单次剂量治疗，因此 200 mg 制剂的使用避免了多剂量超适应证用药预授权问题。尽管每周使用氟康唑一次，患者偶尔也会出现念珠菌感染，但应被记录在案。对于罕见的患者，可以每周两次使用氟康唑进行治疗。外用药物，如任何唑类，或硼酸 600 mg 复合胶囊阴道每周两次插入，也可抑制白念珠菌的生长。

乳杆菌（益生菌）在治疗复发念珠菌病中的作用是有争议的，目前尚无确切的数据（12-14）。

白念珠菌病	治疗

- 氟康唑 150 mg 单次口服（90% 治愈率）。若症状持续，可 1 周内重复。
- 任何一种唑类栓剂或乳剂，通过阴道给药。
- 如需要，可局部外用唑类或制霉菌素每日两次涂抹外阴。

复发性白念珠菌阴道炎	治疗

- 氟康唑 200 mg 每周一次，持续 3 ~ 6 个月。有时需要每 3 天一次（经培养证实酵母菌持续存在）。
- 若氟康唑存在禁忌，可阴道给予唑类或硼酸 600 mg，每周 2 ~ 3 次，持续 3 ~ 6 个月。
- 如需用药，可超过 6 个月。
- 没有证明益生菌和饮食存在益处，尽管有一些关于益生菌尚存争议的证据。

不幸的是，许多非白念珠菌感染，尤其是由光滑假丝酵母菌和啤酒酵母菌引起的感染，对包括氟康唑、特康唑和布康唑在内的常规治疗没有反应，尽管体外药敏实验表明这些药物是敏感的。对这些非白念珠菌感染，首先可以尝试使用一种唑，但是应该告知患者其感染可能不会被清除。耐药非白念珠菌的产生与该菌的特性有关，而与宿主是否存在免疫抑制无关。

与非白念珠菌不同，除了免疫抑制患者外，耐白念珠菌是不常见的。由于在治疗过程中会出现耐药性，因此，要避免低剂量治疗和间断用药。

在假定不良反应是耐药性的结果而采取积极的抗炎治疗之前，应进行阴道真菌培养以明确诊断。一些临床医生也主张检测药敏，而大多提供者认为药物敏感性并无帮助，体外测试显示临床耐药性的结果易受影响。

对唑类耐药的非白念珠菌假丝酵母菌属感染的一线治疗方法是硼酸胶囊，临床药师将 600 mg 硼酸放入明胶胶囊中[15]，每天将胶囊置入阴道持续 2 周。硼酸胶囊对一些患者有刺激性，特别是已经被感染所刺激的患者。大多数女性有明显改善，但不一定治愈，症状在治疗停止后会复发，需要硼酸维持治疗。制霉菌素阴道片或软膏有时比唑类药物更有效。

目前证明最有效的药物是阴道内用氟胞嘧啶。将 14 粒 500 mg 氟胞嘧啶胶囊溶解在 45 g 水溶性乳膏中，每天将 6.4 g 药物放入填充乳膏的阴道涂抹器中并置入阴道，持续 1 周。因本药十分昂贵，因此，鉴于药物成本，许多药店并不出售此药，需要大量购买。本药会较快出现耐药性。如需要购买，可按以下方式联系 PharmaLogics 制药公司 [电话号码（248）552-0070]。该公司会邮寄药物。

可于市面上购买到两性霉素霜剂，并且可以每天使用。但该药常有刺激性，且常常失效。复方两性霉素阴道栓（80 mg）对某些患者的刺激性较小，但目前缺乏关于阴道内两性霉素有效性的数据。这些栓剂有几种配方，通常可以从任何复方药店买到。

龙胆紫药水是另一种强效杀菌剂，但出于实用性原因，该药物的使用甚少。对某些患者来讲，这是一种极端的刺激药物，有时甚至导致水疱和糜烂。同时它也很难清理，会导致衣服和家具的永久紫染。通常的治疗方案是每周使用一次 1% 的溶液，用饱和纱布拭子涂抹在阴道壁上。然而，为了避免龙胆紫浓度较高时出现偶然的起疱反应，笔者于第一次治疗时使用 0.25% 的溶液，以后浓度依 0.25%、0.5% 和 0.75% 逐渐递增，最后再用 1.0% 溶液。每周于诊室用药一次，持续 4 ~ 6 周，同时每天局部应用制霉菌素或硼酸维持治疗。

非白念珠菌念珠菌性阴道炎	治疗

- 氟康唑 150 mg 试验性使用一次；可在 3 天内重复；或任何外用的唑栓或乳霜，根据说明书使用。
- 若无效，见表 15.1。
- 将硼酸胶囊置于阴道，600 mg 每日 2 次，持续 2 ~ 4 周。
- 将制霉菌素软膏置于阴道每日 2 次，持续 2 ~ 4 周。
- 将氟胞嘧啶软膏置于阴道 7 ~ 14 天。
- 两性霉素栓、两性霉素 / 氟胞嘧啶栓。
- 龙胆紫。
- 上述组合。

滴虫性阴道炎

临床表现

滴虫性阴道炎可引起极度瘙痒和刺激。排尿困难和下腹痛较常见，在大多数患者可见大量黄色或绿色阴道分泌物。

体检时前庭常有鲜红色红斑。阴道也伴有炎症，虽然"草莓"样宫颈具有典型的散在、点状、鲜红出血点和丘疹，但这种外观的灵敏度或特异度并不高。典型的阴道分泌物量大，呈化脓性、泡沫状。阴道 pH 高于正常值，这与大多数极具炎症性的阴道疾病和缺乏乳杆菌有关。

毛滴虫可发生在男性，但一般无症状。一些患者可伴脓性尿道分泌物。

诊断

如果立即在高倍镜下进行镜检，通常可由湿涂片法进行诊断。经鉴定，毛滴虫明显，特异度可达 100%。这些鞭毛虫呈泪滴状，并且异常活跃，所以它们的运动不易被错过，并且富含中性粒细胞。然而，若没有发现毛滴虫，并不能排除诊断。随着毛滴虫变冷，它们失去了典型的泪滴形状，呈圆形且不喜活动，所以很难将其从淋巴细胞中区分出来。显微镜检查的灵敏度从 44% 到 68% 不等[16]。因此，当高度怀疑时，如果湿涂片检查未显示阳性，应该使用培养物或 DNA 探针，因为分子检测是最灵敏的[17]。虽然灵敏度较低，但薄的涂片显示毛滴虫的存在通常与存在感染有关，尽管准确性取决于医生

表 15.1			
难治性非白念珠菌阴道炎的治疗			
药物	剂量	优点	缺点 [a, b]
硼酸阴道胶囊	600 mg 塞入，每日 2 次，×2 ~ 4 周	最初用于治疗对唑类耐药的感染；经济；通常有效	有时有刺激性，如被误服，具有毒性
制霉菌素阴道片或软膏	塞入每日 2 次，1 个月	经济，无刺激性	中等有效性
龙胆紫	1% 溶液每周一次涂抹患处	通常有效	会产生糜烂性接触性皮炎，污染皮肤和衣服
结合氟胞嘧啶 14 粒 500 mg 胶囊融于 40 g 溶剂	塞入 1 ~ 2 周	耐受性好，有效	昂贵
两性霉素栓剂	阴道用 2 ~ 4 周	—	昂贵，可有刺激性
两性霉素 / 结合氟胞嘧啶使用阴道栓剂	阴道用	—	昂贵，可有刺激性
栓剂			

[a] 所有这些方法通常疗效不佳。为了获得最佳的治疗效果，必须依次或同时使用几种方法。
[b] 除了制霉菌素外，其他是买不到的，而且必须为复合制剂。
特康唑和布康唑已在实验室中被证明对非白念珠菌有更强的活性。这一点在已发表的临床试验中还没有在患者中得到证实，作者也没有发现它们有什么用处。

的专业技能[18]。活检并无特殊的组织学表现。

滴虫性阴道炎的鉴别诊断包括所有可引起化脓性阴道炎的病因，包括与萎缩的阴道上皮、阴道内异物或任何糜烂性阴道皮肤疾病相关的 DIV 和炎症。

病理生理学

滴虫病是由阴道毛滴虫原虫引起的。这种疾病通常是通过性行为进行传播。阴道是受累的主要区域，但病原体还潜伏在男性或女性的其他区域，包括尿道旁导管、尿道和女性尿道旁腺。包皮环切术可以降低男性毛滴虫的感染率。危险因素包括使用宫内节育器和高龄女性。

滴虫性阴道炎	诊断

- 分泌物、刺激、瘙痒和灼烧。
- 红色黏膜和黏膜改变，有时呈典型的"草莓样"宫颈。
- 阴道分泌物呈白色或黄色。
- pH 高于 5。
- 湿涂片法显示活动滴虫。如为阴性以及怀疑指数高，对毛滴虫进行分子研究。

治疗

对滴虫病应通过口服治疗，因为局部治疗不能根除隐匿在尿道和尿道旁管道内的微生物。此外，必须治疗性伴侣，以防止立即再次感染。口服甲硝唑，剂量为 500 mg，每日 2 次，持续 1 周，或单次 2 g 通常是有效的，口服替硝唑一次 2 g 同样有效。对女性应警惕甲硝唑类药物在某些患者饮酒情况下的双磺胺类作用，但替硝唑的耐受性较好，治愈率略高。

虽然治疗失败通常是由于再次感染所致，但某些治疗失败是由于耐药性所致。4% ~ 10% 的患者对甲硝唑有耐药性，1% 的患者对替硝唑有耐药性[20]。通常大剂量疗法可以克服耐药性[21]。其他治疗包括帕罗霉素和联合治疗[21,22]。体外数据表明，质子泵抑制剂对机体有益[23]。一些国家已经批准用于治疗细菌和真菌阴道感染的抗菌药物奥替尼丁二盐酸盐。该药对甲硝唑耐药或非耐药性阴道毛滴虫均显示出良好的疗效。

偶有患者对甲硝唑过敏。如替代疗法无效，可采用脱敏治疗[21]。

滴虫性阴道炎	治疗

- 甲硝唑 500 mg 每日 2 次，持续 1 周，或甲硝唑或替硝唑 2 g 1 次。
- 局部的唑类药物可以缓解，但不能治愈。

细菌性阴道病

细菌性阴道病是一种绝经前女性常见的可引起不适、但通常是良性的阴道菌群紊乱。

临床表现

报告指出患有细菌性阴道病的女性阴道分泌物增多，尤其是在性交过程中接触碱性精液后伴有难闻的鱼腥味。尽管理论上刺激性碱性分泌物增多，但通常不伴或伴有轻微瘙痒和灼烧症状，阴道或肛门发红也不常见。较多女性并无症状。症状性细菌性阴道病的并发症是早产以及患人类免疫缺陷病毒（HIV）等性传播疾病的风险增加[25,26]。

诊断

细菌性阴道病较易诊断。除了显微镜检外，无须其他实验室检查。快速、高效的湿涂片法提示细胞及乳杆菌的丢失。对于正式诊断，阴道分泌物应至少符合以下三个金标准：有大量乳状阴道分泌物；由于乳杆菌的丢失，阴道 pH 低于 4.5；分泌物接触 10% 或 20% 氢氧化钾时，有鱼腥味（氨试验呈阳性）；阴道涂片镜检提示存在细胞（图 15.6）。线索细胞是鳞状上皮细胞，由球芽孢杆菌覆盖，使细胞质表现为毛玻璃样外观，细胞的脆性边缘模糊，并有不规则的边界。细菌性阴道病的特征是白细胞并不增加。

在实际应用中，阴道 pH 高以及阴道分泌物呈乳白色是非特异性的。在没有线索细胞和乳杆菌的情况下，不能进行诊断。分子研究表明阴道微生物群提示细菌性阴道病，但如果没有线索细胞和其他标准，并不能明确诊断。此外，细菌性阴道病存在于具有从较少到很多的线索细胞的细菌谱上。

阴道活检不适用于此种疾病，但推测活检可为正常。恶臭的气味和大量但正常的生理性分泌物可与细菌性阴道病类似，但高 pH 和特征性的显微镜检

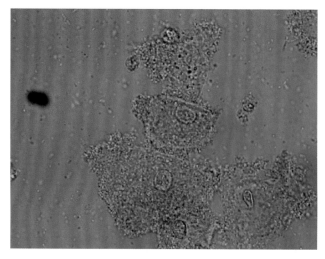

图 15.6　线索细胞。细菌性阴道病的典型症状是细胞被小细菌覆盖，从而形成毛玻璃样的细胞外观，同时附着于边界，导致边界不规则

表 15.2

细菌性阴道炎的治疗

药物	剂量	1 个月的治愈率（%）
甲硝唑凝胶	经阴道睡前应用 1 周	70% ～ 80%
甲硝唑口服	500 mg 每日 2 次，1 周	70% ～ 80%
	2g 顿服	65% ～ 70%
克林霉素口服	300 mg 每日 2 次，5 ～ 7 天	65% ～ 70%
克林霉素阴道用药	睡前用 100 mg，3 天	65% ～ 70%

是诊断标准。毛滴虫感染可以产生大量分泌物，pH 高于 5，同 DIV 相似。但对于这些疾病，湿涂片法显示白细胞增加，无线索细胞，并且氨试验呈阴性。

病理生理学

细菌性阴道病是由于细菌的比例发生变化引起的。这些微生物通常是正常阴道菌群的一部分，这种情况属于多细菌失调。虽然细菌性阴道病发生在性生活活跃的女性，但大多数临床医生认为，它不属于性传播疾病，这是基于该病的流行病学以及为防止复发而治疗性伴侣的不重视。危险因素包括冲洗，具有女女同性性行为，塞入卫生棉条以外的用具或物质，具有非洲基因背景，以及存在宫内节育器 [27,28]。细菌性阴道病的特征气味是暴露于碱性物质如氢氧化钾或精液后由细菌胺释放而产生的。

治疗

治疗时用甲硝唑 500 mg，每日 2 次，连续 7 天，或一次 2 克，通常可以消除这些症状，但单次剂量治疗的效果稍差（表 15.2）。局部使用甲硝唑，每日 2 次，连续 5 天，2% 克林霉素阴道乳膏，睡前使用 3 ～ 7 天，同样有效，副作用较口服甲硝唑少。口服克林霉素尚未得到广泛研究，但同样有效。最近有研究表明口服甲硝唑与局部治疗相比，对高危孕妇有更好的疗效 [29]。最近已使用替硝唑。一些人认

为替硝唑可能比甲硝唑略有效，其他有活性的抗生素包括大环内酯和青霉素 [30]。益生菌有时被用于细菌性阴道病。研究表明其可提高乳杆菌的正常种群，从而防止复发。但也有证据表明使用乳杆菌是用于初步治疗。选择乳杆菌可能有助于确定益处 [31]。然而，2014 年的 Cochrane 综述发现，没有足够的数据推荐这种疗法（Huang）。

复发是常见的，除非阴道中的乳杆菌重新恢复。应提醒患者冲洗和阴道内使用的材料会增加细菌性阴道病的发病率。已建议将大剂量甲硝唑局部用于复发性细菌性阴道病，但这对笔者的患者并没有帮助。笔者借用了复发性念珠菌病的护理标准，使用了慢性抑制剂量的药物。采用克林霉素，每天 2 次，每次 300 mg，持续 1 周，之后每天 2 次，每次 150 mg，已取得了一定的成效。大多数患者明白几个月后停止使用克林霉素的时间。口服甲硝唑可造成不适，所以笔者使用的其他抑制药物是阴道甲硝唑凝胶和克林霉素乳膏，在初次清洁后每周置入几次。证据并不支持对性伴侣进行治疗 [32]，但一些临床医生发现对性伴侣治疗有时似乎是有效的。

由于细菌性阴道病使获得性传播疾病、盆腔炎疾病、将来不孕倾向以及妊娠并发症的风险显著增加，因此，即使疾病无症状，也应考虑治疗。

细菌性阴道炎

像滴虫一样，细菌性阴道炎会产生阴道炎症性

分泌物。细菌性阴道炎是一种非常不常见的疾病，有时会与细菌性阴道病混淆，但这两种疾病完全无关。细菌性阴道病的特征是缺乏炎症。然而，炎症与细菌性阴道炎有关，并确定了一种特殊的细菌。大多数情况下，细菌培养中发现的病原体与疾病无关，而不是炎症的病因。

临床表现

外阴和阴道发红、刺激、生涩和疼痛，伴有黄色或黄绿色阴道分泌物，这是细菌性阴道炎的典型主诉。性交困难也较常见。

体格检查时，外阴红斑较常见，常伴有外阴皮肤轻微玻璃样变。虽然皮肤皱褶内的鳞屑和裂隙较常见，但有时外阴看起来完全正常。阴道上皮一般为红色，阴道分泌物非常多，在显微镜下可见脓性，湿涂片下可见中性粒细胞明显增多（图 15.7）。通常许多上皮细胞是未成熟的副基底细胞，这意味着存在糜烂或上皮细胞更新增加，表现为干燥的角质化上皮上的鳞屑。通常还会出现乳杆菌减少，导致 pH 高于 5。尤其是在病原微生物是 B 组链球菌（group B Streptococcus，GBS）或 A 组链球菌时，有时可发现球菌链（图 15.8）。

诊断

诊断是由临床拟诊和细菌培养综合得出的，但

图 15.7 细菌性阴道病的少见情况，湿涂片显示白细胞和副基底细胞，这与糜烂性阴道炎、脱屑性阴道炎和萎缩性阴道炎很难区分。进行一些列阴道壁和其他黏膜的临床评估，以及阴道培养有时有助于诊断

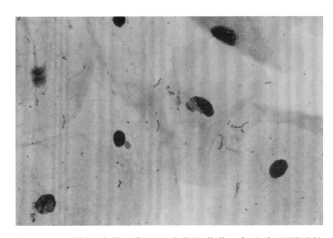

图 15.8 B 族链球菌通常是无症状的菌落，但也有及罕见的情况引起细菌性阴道炎的炎症。B 组链球菌和 A 族 b 溶血性链球菌（少见）可在湿片上见到链状球菌。在白细胞增多的情况下，这些通常代表病原体

需要对治疗后的反应进行确诊。最常见的情况是，尤其是当确定病原菌为无乳链球菌（GBS）时，采用适当的抗生素治疗并不能缓解体征或症状，而该微生物恰好是炎症、受损上皮的定植体[33]。由于特定的表型[34]，炎症偶尔会在治疗后迅速缓解，尽管抗生素治疗后立即复发较为常见。尚未描述组织学，但活检可能表现为急性炎症浸润以及间质和表皮水肿。

症状性细菌性阴道炎的体征和症状可与以下疾病的体征和症状相同：年龄、怀孕、哺乳引起的萎缩性阴道炎、DIV 以及伴有炎性糜烂性皮肤病如扁平苔藓。这些疾病的不同之处在于它们所处的环境、细胞培养呈阴性以及对适当治疗（如局部雌激素治疗）的反应。如前所述，这些疾病不仅与细菌性阴道炎相似，还可能因细菌定植或继发性细菌感染而变得更为复杂。

病理生理学

细菌性阴道炎是由一种特殊细菌引起的感染。A 组 β 溶血性链球菌（Group A β-hemolytic Streptococcus，GAS）感染在儿童中较为常见（见第十四章），但有时也发生于成年女性[35]。造成复发性 GAS 阴道炎的原因与男性伴侣的无症状携带有关[36]。由 GBS 造成的阴道炎是否存在是存有争议的，尽管它并不常见，但的确是存在的[37]。治疗阴道炎的临床医生报告，偶尔有患者出现阴道脓性分泌物和刺激症状，培养

后产生 GBS，并在使用抗生素后情况立即显著改善。然而，绝大多数细菌培养只出现 GBS。金黄色葡萄球菌通常出现在易感染的环境中（如卫生棉条），并常与细菌性外阴炎或周围性葡萄球菌滤泡炎有关。大肠埃希菌有时会造成阴道炎，但大肠埃希菌和其他肠道制剂往往是污染物，治疗后效果并不显著。

治疗

细菌性阴道炎的治疗包括改善萎缩性阴道炎或糜烂性阴道疾病在内的诱发条件，以及鉴别和清除异物。应针对培养中发现的微生物给予有活性的抗生素进行治疗。通常可能需要长期治疗，同时治疗所有潜在的疾病。极难根除 GBS，用青霉素 V 钾或口服克林霉素治疗后往往立即复发。理论上讲，使用更新的益生菌可能有助于减少复发。

局部皮质类固醇，如曲安奈德软膏，每天用于受刺激的外阴黏膜两次，可以更快地改善舒适度，因为这是一种非特异性的抗炎药物。

由于一些女性在使用抗生素特别是与局部类固醇联合使用时容易产生念珠菌病，笔者每周使用氟康唑一次，以防止在使用抗生素和局部皮质类固醇时并发真菌感染。这种口服药物可以避免已受到刺激的外阴和阴道受到局部抗真菌药物的刺激。

需氧阴道炎

需氧阴道炎是了解甚少的感染性阴道炎，首先由 Donders 描述和报道。需氧阴道炎和脱屑性阴道炎很可能是同一病原菌引起的。因其也是由正常阴道菌群被破坏而导致的，与细菌性阴道炎难免有些重叠，也表现为使用抗菌药物无法去除症状和体征，以及阴道分泌物的镜下表现出相同。

临床表现

患者会经历不同程度的灼烧、疼痛和性交困难，有时还会感到瘙痒。体格检查发现包括前庭、阴道和子宫颈等正常或深部红斑，阴道分泌物呈黄色或绿色。

诊断

临床表现及显微镜下可见白带和副基底层细胞，乳杆菌丢失，pH 高于 5，即可进行诊断。还需要排除萎缩性阴道炎、感染（特别是滴虫病）、引起炎性阴道炎的糜烂性皮肤病以及细菌性阴道炎。微生物培养，如 B 组链球菌、金黄色葡萄球菌或大肠埃希菌，并不能证明诊断为细菌性阴道炎，因为这些是常见的非病原体。

病理生理学

与细菌性阴道炎一样，需氧阴道炎是因正常阴道菌群失调引起的。乳杆菌缺乏，培养物通常发现 1 ~ 2 个肠道来源细菌，如 B 组链球菌、金黄色葡萄球菌和大肠埃希菌。除了微生物成分外，还有萎缩和炎症成分。

治疗

治疗包括使用抗生素、雌激素和皮质类固醇，最好是对感染部位外用抗生素，对萎缩部位外用雌激素，对炎症部位外用皮质类固醇，如醋酸氢化可的松，每个阴道使用 25 mg 直肠栓剂。稀释的聚维酮碘冲洗有效益。也常使用益生菌。

与乳杆菌增加有关的阴道疾病

乳杆菌是雌激素水平正常的女性阴道中的正常寄生菌，帮助创建阴道正常的酸性环境。一些医生认为，如果乳杆菌的数量超过正常范围，则会出现症状，但这一观点仍存在争议。此外，虽然此处讨论的疾病都被称为阴道炎，显示缺乏临床显著的炎症症状，并且在涂片检查中也未发现白细胞数量增加，主要表现为外阴瘙痒或皮肤刺激性。

细胞溶解性阴道病（Doöderlein 细胞溶解）

虽然这类阴道疾病的存在仍有争议，但最近一项针对 1152 例有念珠菌病症状患者的涂片的研究表明，根据细胞学标准，3.8% 的患者患有细胞溶解性阴道病[38]。

临床表现

患者表现出类似于真菌感染的症状，表现为瘙痒、刺激以及大量块状白色阴道分泌物。在体格检查中，外阴皮肤颜色正常，无发红，并且大多数阴道的 pH ≤ 4.5。

诊断

细胞溶解性阴道病的诊断是通过阴道酸性环境下的症状结合阴道分泌物的细胞学检查的特征性表现得出的[34]。镜下可见大量上皮细胞，许多细胞呈碎片状，或细胞核与细胞质分离。很难将这些细胞核与白细胞相区分，我们可以通过相差显微镜或革兰氏染色来识别。此外，乳杆菌极其丰富，无酵母菌相，白细胞数量没有增加，并且无特异性的组织学表现，活检也无明确指示。

念珠菌阴道炎是需要与细胞溶解性阴道炎鉴别的主要疾病，乳杆菌阴道炎也有相同的症状和特征性的分泌物。然而，这些疾病可以通过各自酵母型的表现或细长的乳杆菌以及有无细胞溶解来区分。

细胞溶解性阴道病（存在争议）	诊断

- 外阴瘙痒、刺激。
- 干涩，有大量分泌物。
- pH低于5。
- 涂片显示大量乳杆菌，无酵母型，或者无线索细胞，但是有大量裸核上皮细胞或者碎片状的上皮细胞。
- 真菌培养阴性。

病理生理学

一些医生提出细胞溶解性阴道病的原因是由于乳杆菌异常增加，导致乳酸产生增多。最近的一份报告表明，过氧化氢的产生增加是诱导因素[39]，但其他临床医生认为，导致阴道上皮增生的原因不明（Eduard Friedrich，Jr，MD，Personal Communication，1987）。

治疗

细胞溶解性阴道病的治疗方法是用碳酸氢钠稀溶液进行碱性冲洗。将30 ~ 60 g碳酸氢钠和1 L温水混合。患者每周冲洗2 ~ 3次，直到感到舒适为止。采用这种方法不能根治细胞溶解性阴道病。若要控制症状，可能需要每周冲洗1 ~ 2次。

细胞溶解性阴道病	治疗

- 用碳酸氢钠冲洗以控制症状，每周2 ~ 3次；在1 L温水中加入30 ~ 60 g碳酸氢钠。

阴道乳杆菌病（乳杆菌病）

自Horowitz等引入乳杆菌以来，人们对这种与高水平的乳杆菌有关的情况依然了解甚少[40]。虽然乳杆菌端端结合会形成长纤维的现象已充分认知，但缺乏证据表明这会引起症状。

临床表现

阴道乳杆菌病患者有瘙痒和刺激症状。她们通常认为是由真菌引起的。此外，这些患者经常描述有类似真菌感染的白色黏稠厚重分泌物。体格检查显示外阴和阴道正常。常见凝乳状阴道分泌物。阴道分泌物的pH通常呈酸性。

诊断

这种情况的诊断是基于瘙痒和刺激的症状并结合阴道分泌物的特征性显微镜表现。显微镜下细长的乳杆菌以前被认作是纤毛菌属。显微镜下未见白细胞增多，无酵母型（图15.9）。阴道的组织病理学尚未被描述，在诊断中也并不重要。活检一般也是正常的。

最常与阴道乳杆菌病混淆的疾病是阴道念珠菌病和细胞溶解性阴道病。然而，瘦长的乳杆菌有特有的显微镜外观。由于细胞溶解，故无酵母型。

阴道乳杆菌病（存在争议）	诊断

- 外阴阴道瘙痒、刺激。
- 干涩，有大量分泌物。
- pH低于5。
- 涂片检查见大量细长乳杆菌，无酵母型，或者无线索细胞。
- 真菌培养阴性。

病理生理学

乳杆菌数量增加被认为导致了这种有争议的状况。阴道乳杆菌病往往发生在近期治疗念珠菌病的患者身上。抗真菌治疗是否为导致乳杆菌病的诱因，以及对于有这些症状的女性经验性的抗真菌治疗是否不可避免，我们目前尚不清楚。

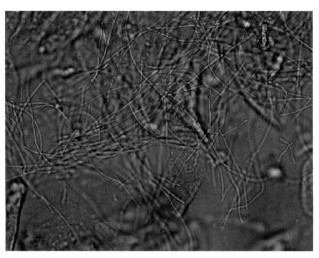

图 15.9 关于乳杆菌病引起外阴阴道瘙痒和刺激症状这一观点，是有争议的。这些乳杆菌首尾相连，产生长链。它们与酵母菌的区别在于乳杆菌的直径更小，并且无分枝结构

治疗

无论是用多西环素（100 mg，每日 2 次，持续 2 周）、阿莫西林 / 克拉维酸（500 mg，每日 2 次，持续 1 周），还是环丙沙星（250 mg / 2 次，持续 1 周），都可以消除症状，杀灭乳杆菌。然而，笔者发现，在经治过的存在瘙痒或刺激 / 灼烧症状的女性中，即使在显微镜下观察到乳杆菌已被杀灭，但这些症状仍会持续。因此，我们不再相信阴道乳杆菌病是导致这些症状的一种原因。

阴道乳杆菌病	治疗

- 口服多西环素 100 mg 每日 2 次；阿莫西林 / 克拉维酸 500 mg 每日 2 次；环丙沙星 250 mg 每日 2 次，持续 1 周。

非感染性阴道炎

虽然感染是引起急性阴道炎最常见的原因，但慢性阴道炎的症状在本质上通常不是传染性的。

萎缩性阴道和萎缩性阴道炎

萎缩性阴道表现为苍白、干涩，并且 pH 高于 5。当阴道由于阴道壁薄和干涩而受到刺激或侵蚀时，会出现阴道红肿，并且在涂片上会发现白细胞。这就是萎缩性阴道炎。

临床表现

在许多女性阴道萎缩发生在体内雌激素撤退后，这在 20 世纪初已极为普遍。萎缩性阴道炎的特点是感觉阴道干涩和刺激，有时有瘙痒。性交时感到疼痛，并且性交会加重症状。体格检查时，外阴的黏膜通常是苍白且光滑的。正常粗糙、潮湿、粉红色的阴道皱襞被苍白、扁平、干涩的黏膜所取代。偶尔阴道会出现大量脓性分泌物，但这种情况很少。更严重的疾病伴有斑片状红斑，表现为阴道糜烂。在此情况下，脆弱的上皮因性交摩擦或者膀胱、直肠的膨出导致的阴道壁压力增加而受损。感染会引起症状性的萎缩性阴道炎，如出现阴道红斑，分泌物中出现白细胞，这是发展成糜烂所致。更少见的情况是继发感染。

诊断

萎缩阴道的诊断是在雌激素缺乏的前提下，结合特征性光滑、苍白的阴道上皮和阴道分泌物的典型显微镜表现得出的。这些分泌物为小圆形未成熟的副基底细胞。它们是从薄的萎缩的上皮细胞脱落下来的，而不是通常从雌激素化良好的阴道表面脱落的成熟的大扁平上皮细胞（图 15.10）。乳杆菌缺失，阴道 pH 高于 5。这些迹象都表明存在雌激素缺乏。当糜烂导致严重感染时，会出现萎缩性阴道炎，并且涂片上出现大量白细胞。若患者在使用雌激素治疗后症状和体征迅速恢复正常，则可诊断为萎缩性阴道炎。阴道活检既不是诊断萎缩性阴道炎的常规检查，也不是必要检查。然而，在组织学上，组织显示上皮变薄。此外，靠近表面的上皮细胞在逐渐变扁平的过程中缺乏正常的发育，这也是特征性的表现。

DIV 的表现与萎缩性阴道炎相似，伴有副基底层细胞和阴道脓性分泌物，且培养呈阴性。然而，萎缩性阴道炎患者的病史应有雌激素缺乏的表现，并且可以迅速改善症状。细菌性阴道炎如图 15.10 所示，但是培养呈阳性且抗生素治疗迅速起效，从而排除了诊断。需氧性阴道炎也有相似的临床表现，但其经常发生在绝经前女性，并且局部雌激素治疗并不能缓解病程。

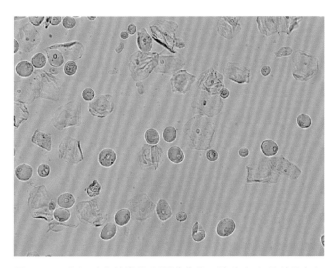

图 15.10 绝经后女性常发生阴道萎缩，涂片上出现副基底细胞。这些小而圆的鳞状细胞是从只有几层厚的上皮细胞脱落下来的，所以这些细胞在脱落进入阴道分泌物之前不会生长为大扁平上皮细胞

萎缩性阴道 / 阴道炎	诊断

- 有时无症状，有时出现烧灼、干涩和性交困难。
- 阴道苍白、光滑、干涩（阴道萎缩）；阴道红润、光滑（萎缩性阴道炎）。
- 无分泌物（阴道萎缩）或黄色分泌物（萎缩性阴道炎）。
- pH ≥ 5。
- 涂片显示副基底细胞，乳杆菌减少，无线索细胞，无酵母菌（阴道萎缩），白细胞增多（萎缩性阴道炎）。

病理生理学

阴道上皮需要雌激素才能使鳞状细胞正常成熟。在雌激素缺乏的情况下，上皮细胞层数减少，上皮细胞变得脆弱。萎缩的阴道发生糜烂和继发性细菌感染的风险较高，从而导致炎症造成疼痛和皮肤刺激性。有趣的是，绝经后定期性交的女性以及存在雌激素外周转化的肥胖女性在一定程度上避免了阴道萎缩。

治疗

对萎缩性阴道和萎缩性阴道炎采用全身或局部雌激素替代治疗的效果是相当的。局部替代可以用乳膏、阴道用制剂或阴道环来完成。将 1 g 雌二醇或结合雌激素软膏（普雷马林）置于阴道，每周 3 次，

在使用 1 周内症状即可缓解。一些临床医生发现结合雌激素软膏比雌二醇的刺激性更大。正常的阴道上皮细胞可以保持每周 1 ～ 3 次阴道内应用雌激素，每次剂量 0.5 g 或 1 g。

刺激性更小的是 10 μg 雌二醇阴道制剂（阴道片），也是通过上药器每周 3 次，或者是每 3 个月在阴道深处置入惰性且无刺激性的阴道环，使雌激素缓慢释放。一个综述含有 37 个试验，这些试验对比了这些局部激素替代方法。结果显示，这些治疗方法效果相当。一些研究发现，与雌二醇片和环相比，使用结合雌激素软膏导致的子宫增厚、出血和乳腺压痛的情况更多[41]。当 25 μg 配方的雌二醇停产时，尽管生产商的数据表明 10 μg 与 25 μg 雌二醇疗效相当，但是许多供应商发现 10 μg 剂量的配方疗效欠佳，需要每周进行 3 次放药。25 μg 雌二醇仍然可以在加拿大药房买到。一般来说，局部用药只是局部起效，且通常只有局部副作用。

有相当一部分患者在使用雌激素的最初几周内可能出现念珠菌病。患者至少应该知道这种可能性，并且最多每周服用 150 ～ 200 mg 氟康唑，或者在雌激素治疗的最初 2 周每周使用 2 ～ 3 次阴道内栓剂或乳霜。

对于萎缩性阴道和萎缩性阴道炎的治疗存在几个困难。药品说明书讨论了患乳腺癌和子宫内膜癌的风险，以及发生脑卒中和心脏病的风险增加。对此女性可以放心，因为局部雌激素几乎没有系统性不良反应。目前的共识是局部雌激素不会增加乳腺癌复发的风险，即使是在积极治疗乳腺癌的患者。最近一项研究表明局部雌激素对心肌梗死和脑卒中有保护作用[42]。

在过去几年里，使用局部雌激素的成本显著增加，很多患者对此都有疑问，特别是近来医保声明不批准 ≥ 65 岁的女性使用雌激素替代治疗。目前尚无通用的配方。目前在夏洛特，使用优惠券后患者购买一管 30 g 结合雌激素软膏需要花费 300 美元，一管 42.5 g 雌二醇花费 280 ～ 305 美元。应提醒患者，在使用雌激素的最初 2 周后，一般每周 0.5 g 即可维持正常的阴道上皮状态，费用约为每周 7 美元。加拿大药店的售价并无显著下降，但对于那些使用雌二醇阴道片的女性来说，在加拿大 25 μg 配方的制剂也可以在一定程度上减少花费，因为此种配方的

激素无须频繁用药。另外，虽然雌二醇软膏可以减少配方含量，但是尚不明确全身性吸收激素的情况，目前也没有检测低吸收水平的方法。将售价低廉的口服雌二醇片置入阴道会引起乳腺疼痛和阴道出血，表明存在全身性吸收。

在患者中雌二醇上药器的使用并不常见，因为会引起不适并且清洗困难。一些患者仅将雌激素软膏涂在外阴上，或者把少量乳膏挤在手指上，然后用手指把药涂抹在阴道内。这样做药量是不够的。许多患者忘记用雌二醇，还有一些患者在发现症状持续时便放弃用药。

因此，如果症状持续存在，医生应该随访湿涂片，以保证按规定使用药物，并且患者的症状中并无其他因素。如果湿涂片恢复正常但症状持续存在，则认为雌激素替代治疗失败。

萎缩性阴道炎患者长期或间歇性使用雌激素替代治疗效果良好。然而，一些患者不需要持续的治疗来维持舒适感，特别是那些有明确病因，如感染或局部糜烂导致症状的患者，以及性生活不活跃的患者。

对于少数由于上药器引起不适而不愿使用局部雌激素的患者，或者患者所处的医疗环境不允许用药，那么医生就需要随机应变了。

书面宣传单和细心的患者教育有时可以使患者心安。出于某种原因，即使是由供应商撰写的书面材料，也往往比办公室里简单的口头指导使患者更加放心。

对于使用上药器后感到不适的女性，可以使用雌二醇片或置入雌二醇环。这些通常比外用的乳膏贵一些。在最初使用全身雌激素治疗的一个月内，药物可促进萎缩皮肤的修复，充分改善阴道萎缩的情况，并且一些患者随后即可耐受上药器。一些没有禁忌证的患者可能会选择使用全身性雌激素，因为有其他好处。或者，可将雌二醇制成膏状，既便宜，耐受性也好。同样，我们还不清楚结合雌激素的吸收程度。

Ospemifene（Osphena）是一种相对较新的口服药物。它能发挥雌激素的有益作用，而且在发生血栓栓塞和乳腺癌的发生上不良反应更低。然而，这种昂贵的药物在乳腺癌和血栓栓塞性疾病中的禁忌证与雌激素是一样的。

部分微波消融 CO_2 激光治疗技术（MonaLisa Touch）是目前已被批准用于治疗阴道萎缩的一系列疗法。目前相对有限的研究显示其疗效较好，但患者的随访时间较短，因此，尚未显示"该疗法可永久性"消除萎缩。

对于不愿或不能使用局部雌激素的女性，其他替代疗法包括简单的润滑，或者使用承诺可以延长作用时间的商业性阴道润滑剂（如 Replens），或者在上药器或手指涂抹少量凡士林后涂抹在阴道内。对于伴有显著的萎缩性阴道炎炎症刺激症状的女性，可以在每周的最初几个晚上向阴道内放入 25 mg 醋酸氢化可的松直肠栓剂。

萎缩性阴道 / 萎缩性阴道炎	治疗

- 局部雌激素替代治疗。
- 雌二醇阴道软膏或结合雌激素软膏，每天 1 g，每周 3 次，然后以最低的用药频率控制症状。
- 阴道用雌二醇阴道片，每周 3 次，然后最低的用药频率控制症状。
- 使用雌二醇环，每 3～4 个月更换一次。
- 系统性雌激素替代治疗。
  口服。
  皮肤贴。
- 在最初治疗的 2 周，考虑每周口服氟康唑或阴道用 2～3 次唑类软膏，以预防继发性念珠菌病。

脱屑性炎性阴道炎（DIV）

DIV 是一种常见的阴道红斑综合征，有大量化脓性分泌物，阴道培养无相关感染征象。

临床表现

DIV 的症状包括刺激感、灼烧感、性交痛，有时还伴有瘙痒。患者常诉阴道有黄色或绿色分泌物。其他部位的黏膜，如口腔黏膜和牙龈的黏膜，并无炎症表现。

DIV 可发生在任何年龄，包括绝经前和绝经后。在体格检查中，由于阴道脓性分泌物的刺激，患者的外阴表现出不同程度的红肿（图 15.11）。有的患者阴道发红十分明显，有的则比较轻微，但未出现糜烂（图 15.12 和图 15.13）。阴道上皮有时出现小的红色丘疹，类似于滴虫病典型的"草莓宫颈"。在有的患者，阴道呈均匀一致的红色。无外阴或阴

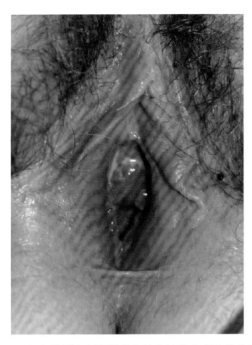

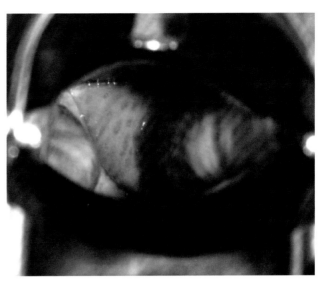

图 15.13　剥脱性炎性阴道炎的阴道红斑有时表现为小而分散的斑点，类似于"草莓子宫颈"，提示可能存在滴虫感染

图 15.11　患有脱屑性炎性阴道炎的女性常表现为前庭红斑和黏膜改变。由于水肿，上皮有时异常光滑，但从不会因结构丧失而留下瘢痕

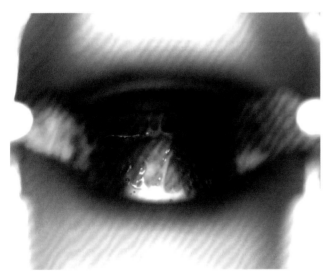

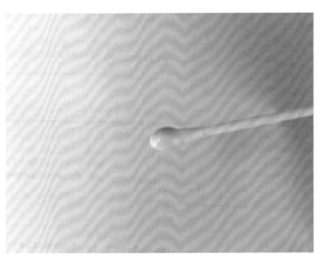

图 15.14　脱屑性炎性阴道炎，如糜烂性阴道皮肤病和萎缩性阴道炎，它的阴道分泌物是化脓性的，呈各种颜色，如黄色、绿色，或有时呈灰白色

图 15.12　剥脱性炎性阴道炎最常见的特征是阴道不同程度的弥漫性发红

道的瘢痕。

　　DIV 阴道分泌物虽然有特点，但并不具有特异性，与扁平苔藓、良性黏膜（瘢痕性）类天疱疮等引起的萎缩性阴道炎、细菌性阴道炎、需氧性阴道炎和糜烂性阴道炎相同（图 15.14 和图 15.15）。在 DIV 中可见到一些副基底细胞。这些细胞呈小圆形且不成熟，它们是从上皮脱落下来的一些细胞。这

些上皮中的细胞增殖速度很快，迅速发育为正常大小的扁平细胞。炎症通常会募集大量白细胞。通常情况下无乳杆菌，阴道 pH 高于 5。然而，许多有症状的女性在无感染的情况下，阴道湿涂片出现了大量白细胞，包括中性粒细胞或淋巴细胞，并且 pH 和乳杆菌数量正常。这并不属于诊断范畴。部分医生将这种图像称为 DIV，因为没有其他诊断的可能性。

诊断

　　在雌激素充足、无其他皮肤和黏膜疾病且培养

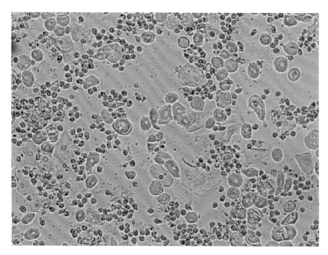

图 15.15　这种经典但非特异性的湿涂片显示白细胞和副基底细胞显著增加，乳杆菌缺失。这种湿涂片的表现与萎缩性阴道炎和糜烂性阴道皮肤病如扁平苔藓和良性黏膜类天疱疮相同

阴性的情况下，通过阴道红斑和特征性分泌物的临床表现可诊断为 DIV。DIV 的组织学表现分为两组，一组是有苔藓状的浸润但不伴有基底膜改变，另一组是非特异性混合炎性浸润。浸润的细胞有淋巴细胞、嗜酸性粒细胞和浆细胞[43]。

少数患者的直接免疫荧光活组织检查显示沿基底膜排列的非特异性但明显的细小颗粒状 C3。尚不清楚这些非特异性发现是相同过程的不同表现形式，还是代表两个过程。苔藓样改变可能只是生殖器黏膜和修复的黏膜皮肤上任何炎症常见的非特异性反应模式。

鉴别诊断包括萎缩性阴道炎、扁平苔藓的糜烂性阴道炎或另一种糜烂 / 大疱性皮肤病、厌氧性阴道炎、细菌性阴道炎以及与留存异物相关的炎症或感染。

脱屑性炎性阴道炎	诊断

- 阴道口刺激、烧灼感和性交困难。
- 阴道黏膜变红，常可见前庭红肿，有时小阴唇也红肿。
- 有黄绿色分泌物。
- pH 通常高于 5。
- 湿片显示副基底细胞，白细胞增多，乳杆菌减少。
- 培养呈阴性，滴虫检查呈阴性，雌激素充足，不伴阴道、外阴或口腔的糜烂性皮肤病。

病理生理学

DIV 有几种不同的概念。相关专著很少，而且受限于个人观点或临床观察。过去一些有经验的临床医生认为，类似脱屑性炎性牙龈炎，DIV 是阴道内发生的任何非感染性糜烂性黏膜皮肤病，特别是发生在阴道内的扁平苔藓引起的临床表现。然而，现在大多数医生认为 DIV 不同于这些侵蚀性疾病，因为侵蚀性扁平苔藓和良性黏膜类天疱疮主要发生在绝经后女性中，并且糜烂和瘢痕是显著可见的，而 DIV 不伴有口腔黏膜和外阴疾病，瘢痕和糜烂也没有出现。现在大多数学者认为 DIV 是一种特定的疾病，表现为非感染性红斑，不伴糜烂，并且发生在不患扁平苔藓的人群中。它可能发生自自身免疫紊乱性疾病或超敏反应，根源在于对皮质类固醇和克林霉素乳膏（一种以抗炎作用而闻名的抗生素）的反应[44]。

治疗

首先，应纠正所有雌激素缺乏，并治疗所有伴随的感染。

DIV 的一线特异性疗法是局部应用克林霉素乳膏[40]或醋酸氢化可的松 25 mg 直肠栓剂，置阴道内治疗。笔者指导患者每晚置入一剂克林霉素霜，并在 1 个月内重新评估。从理论上讲，口服克林霉素是一种更好的选择，可以减少局部用药的潜在刺激性。然而，实际上，局部克林霉素不具有很大的刺激性，并且口服制剂也不会产生显著的临床获益。在病变清除或显著改善的患者中，可以逐渐降低应用频率，并且在一些患者中可以完全停止药物治疗。在对外用克林霉素没有反应的女性中，每晚使用醋酸氢化可的松栓剂，当病情改善时逐渐降低使用频率。克林霉素和皮质类固醇都会增加患念珠菌病的风险，笔者会开 150 mg/w 的口服氟康唑来预防念珠菌感染。对这些方案无反应的女性，可以配合使用 200 mg 阴道栓剂，或者可以置入强力的皮质类固醇——0.05% 丙酸氯倍他索软膏。此外，可以混合使用克林霉素乳膏和皮质类固醇。

通常，阴道培养产生 B 组链球菌。如果发生了罕见的 GBS 阴道炎，笔者用 2 周口服阿莫西林或克林霉素来治疗患有炎性阴道炎并且培养显示 GBS 的女性，在使用抗生素后重新评估湿涂片。

脱屑性炎性阴道炎	治疗

- 局部用克林霉素乳膏，每晚在阴道内使用 1/2 ～ 1 个敷贴 2 ～ 4 周。
- 每夜使用醋酸氢化可的松 25 mg 直肠栓剂置于阴道 2 ～ 4 周。重新评估湿涂片。
- 如果两者都不可控制，则氢化可的松栓剂和克林霉素乳膏均需使用 2 ～ 4 周。
- 如果不加控制，考虑每晚使用 200 mg 复方氢化可的松栓剂或 1 g 氯倍他索软膏（长期使用可能导致肾上腺抑制）。一旦得到控制：
  - 发病频率降低时控制用药条件。
  - 停药并等待再次复发。
- 考虑每周使用氟康唑，以预防继发性念珠菌病。

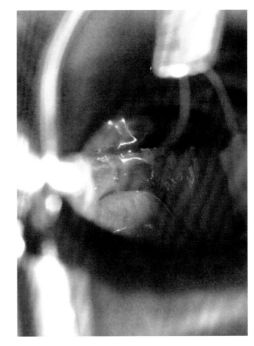

图 15.16　糜烂性和起疱性阴道皮肤病都表现出斑片状阴道糜烂。该女性患有扁平苔藓，是迄今为止最常见的糜烂性黏膜疾病

特定皮肤病引起的糜烂性阴道炎

一些侵蚀性和起疱性皮肤病表现出对黏膜的偏爱，包括阴道黏膜，并且通常包括外阴的黏膜和化生黏膜。这些主要在第六章和第十一章讨论。

扁平苔藓是这些疾病中最常见的。其他黏膜糜烂性疾病包括良性黏膜（瘢痕）类天疱疮、寻常型天疱疮和多形性红斑。这些疾病表现出明显的糜烂，并且还经常影响其他黏膜，特别是口腔黏膜（图 15.16）。此外，这些疾病中的大多数也表现出先天性干燥以及角质化的皮肤表面损伤，因此不难确诊。

对患者是根据临床表现、病变边缘或糜烂的常规组织学结果以及附近但未受影响的上皮的直接免疫荧光活检结果来进行判断的。

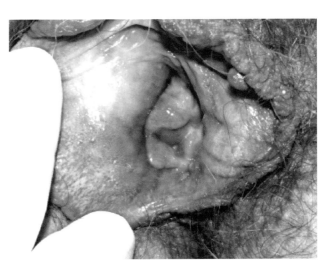

图 15.17　前庭内膜炎（以前称为外阴前庭炎综合征）有时被误认为是阴道炎。这种前庭红斑存在于正常红肿的范围内，但湿涂片和培养是正常的

前庭外伤（外阴前庭炎综合征，局限性外翻性外阴痛）

外阴前庭炎不是一种阴道疾病，但由于阴道口发红以及刺激和灼热的症状，它经常被误认为是阴道炎（见第十三章初步讨论）（图 15.17）。

生理性阴道分泌物

绝经前女性常常诉有大量阴道分泌物，有时伴有异味。患者偶尔会主诉由瘙痒或粗糙引起了对自身的刺激，但更常见、最主要的特征是存在令人不快的分泌物。通常患者确信感染是产生分泌物的原因，并且她经常被诊断为先前的感染。

体格检查没有显著异常，有时阴道分泌物很多，但颜色和黏稠度正常。pH 正常，湿涂片没有酵母型、线索细胞、滴虫或白细胞增多的证据。存在乳杆菌。氨试验为阴性，阴道分泌物气味正常。

通过分泌物增加、正常湿涂片和阴性培养，可"诊断"为生理性分泌物。鉴别诊断包括所有其他阴道炎，尤其是细菌性阴道病。此外，偶尔患者会因腹股沟区域出汗过多而出现"分泌物"和异味。这可以通过用除臭剂对止汗剂的反应来诊断。

对生理性分泌物的治疗依赖于患者教育（参见患者讲义）。患者可能接受评估的结果，有时会出现症状缓解，但更常见的是，因不能明确根源而烦恼，或者拒绝相信自己的分泌物是正常的。

有些女性因其分泌物和其异味而感到非常痛苦，并继续要求重新评估和采取经验性治疗。偶尔患者会因症状而丧失信心，认为其他人会闻到自己的味道。她们因此而避免工作和参加社交活动。这些女性因身体与常人有所不同而感到痛苦，最好是接受咨询和精神药物治疗，但她们通常对这种方式有强烈的抵抗。

生理性阴道分泌物	治疗

- 患者教育（见讲义）。
- 消除她们的疑虑。
- 重新评估一次或两次，以确保效果。

龟头炎

龟头炎是指龟头的炎症。当炎症囊括了包皮时，使用术语"龟头包皮炎"。因为完整的包皮提供了一个潮湿、闭塞、温暖的空间，对某些生物来说这是一个有利的生长环境，所以各种类型的龟头炎在未行包皮环切术的男性更为常见。

传染性龟头炎 / 龟头包皮炎

龟头包皮炎通常是一种传染病。尽管酵母菌是最常被诊断出的病原体，但是培养揭示其他微生物也是常见的病因。一家性传播疾病诊所对 219 名患有龟头包皮炎的男性进行了评估，其中有 118 名患者在临床上被诊断出患有传染性疾病。然而，只有 75 人的培养得到了阳性结果。对 77% 的患者采用抗真菌剂治疗，但只有 20% 的患者在培养中发现了白念珠菌。在细菌中，其余病原体包括金黄色葡萄球菌和 B 组和 D 组链球菌的细菌[45]。

念珠菌性龟头炎

临床表现

念珠菌性龟头炎表现为红色丘疹、浅表糜烂或

白色丘疹（图 15.18）。糜烂呈散在的和圆形的。但由于这种皮肤非常脆弱、闭塞和由此产生的浸渍，因此糜烂可以变得更加融合并且边界不清。白色丘疹代表存在酵母菌感染，如口腔鹅口疮，可通过温和的刮擦去除。除非患者存在失禁或肥胖，否则阴茎的干燥外包皮和阴茎体可以不受影响，但潮湿的股褶和臀沟会受到影响。臀沟受累通常以皲裂为特征。

诊断

通过从皮肤或从糜烂边缘刮下的白色物质鉴定真菌成分来确认诊断。可以通过培养或检查显微涂片来完成。活组织检查不常用，但偶尔在没有怀疑诊断时也可使用。角质层下脓包和渗入角质层的菌丝以及假菌丝很常见。在与感染的伴侣性交后，经过包皮环切术的男子有时会受到酵母菌的刺激。大多数情况下，表现为轻微的短暂性红斑和刺激症状。这是自限的，无须治疗即可迅速恢复。

在对任何龟头炎症进行鉴别诊断时应包括念珠菌性龟头炎。念珠菌性龟头炎不仅非常常见，而且还使其他原因导致的炎症复杂化，如银屑病或单纯疱疹病毒感染。扁平苔藓和阴茎上皮内瘤变（凯拉增生

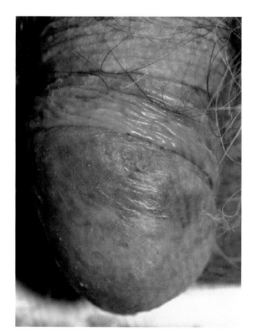

图 15.18 在行包皮环切的男性患念珠菌病的风险较高，通常表现为非特异性斑片状发红。对于没有其他风险或对治疗有抵抗力的人，应该使用真菌制剂或进行培养

性红斑和鲍恩病）与念珠菌性龟头炎症状相似。

| 念珠菌性龟头炎 | 诊断 |

- 龟头刺激和瘙痒。
- 未经过包皮环切术的人，用棉签去除红肿、糜烂、白色丘疹和斑块。
- 对白色物质进行真菌检测显示为酵母菌。
- 另一种情况，培养后显示念珠菌。

病理生理学

阴茎念珠菌病几乎完全限于未行包皮环切术的男性[45]。感染率相当高，在 478 名就诊于性传播疾病诊所的男性中本病占 26.2%，超过 18% 的人表现出念珠菌性龟头炎[46]。来自肠道或性伴侣的白念珠菌成为病原体，风险因素包括年龄大于 60 岁，患有糖尿病、免疫抑制和尿失禁[46]。

治疗

每天两次使用唑类药物如克霉唑、咪康唑、益康唑或酮康唑的局部治疗通常是有疗效的。患有极度糜烂性疾病的男性在抹药时可能会有严重烧灼感。制霉菌素软膏可用于这些患者，但有时会出现浸渍。另一种治疗方法是使用氟康唑口服治疗。

| 念珠菌性龟头炎 | 治疗 |

- 如果没有糜烂，每天 1 次或 2 次外用唑油膏。
- 如果有糜烂或疼痛，使用制霉菌素软膏每天 1～4 次。
- 氟康唑每日 100～200 mg，直至痊愈。
- 治疗性伴侣的酵母菌。尽可能治疗糖尿病、尿失禁和肥胖等。
- 首次复发时使用首选药物。

细菌性龟头炎 / 龟头包皮炎

细菌感染的复发主要发生在未行包皮环切术的男性中，可引起龟头和包皮的炎症。细菌性龟头炎也可伴有肛周感染。龟头和包皮的红斑、脓疱和疼痛是常见的临床表现，特别是在化脓性链球菌引起的情况下。在培养物上发现的其他细菌包括无乳链球菌（*Streptococcus agalactiae*）和金黄色葡萄球菌

（*Staphylococcus aureus*）。

通过培养和对治疗的反应进行诊断。治疗包括根据培养报告回报的真菌敏感性口服抗生素以及避免已知的接触性过敏源。

| 细菌性龟头炎 / 龟头包皮炎 | 诊断 |

- 刺激感和疼痛。
- 未行包皮环切术的男性出现阴茎红肿、糜烂和渗出。
- 培养提示化脓性链球菌、金黄色葡萄球菌或无乳链球菌。

| 细菌性龟头炎 / 龟头包皮炎 | 治疗 |

- 按照培养结果口服抗生素。

非传染性龟头炎 / 龟头包皮炎

环状龟头炎（赖特综合征）

阴茎龟头上的赖特综合征病变称为环状龟头炎（见第六章和第十章）。这些病变在临床和组织学上与密切相关的疾病——脓疱性银屑病难以区分。未行包皮环切术的男性表现出白色环状丘疹，有时会聚集成弧形斑块（图 15.19）。已行包皮环切术的男性通常会出现相对清晰的鳞屑、结痂的丘疹以及与银屑病无法区分的斑块（图 15.20 和图 15.21）。患有赖特综合征的患者和患有脓疱性银屑病的患者通常在手掌和足部上具有相关的环形结痂斑块，并且有时这些斑块可以覆盖较大的区域。治疗包括局部皮质类固醇，口服阿维 A 酸和口服氨甲蝶呤。

假性上皮瘤、云母性和角化性龟头炎

临床表现

假性上皮瘤、云母性和角化性龟头炎在龟头的表现为无痛性，相对无症状，存在过度角化，有时出现结痂斑块（图 15.22 和图 15.23）。这种情况最常见于老年男性，通常发生在较晚行包皮环切术的男性[47]。

诊断

依靠临床表现进行诊断，活检是金标准。皮肤

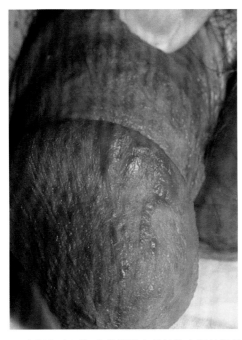

图 15.19　在行包皮环切术的男性中赖特综合征特征性地显示环状病变，有时聚结为白色，因此得名术语环状（"圆形"）龟头炎。有时伴有手掌和脚掌的鳞屑/外皮或脓疱（From Lynch P，Edwards L. Genital Dermatology. New York，NY：Churchill Livingstone；1994，with permission.）

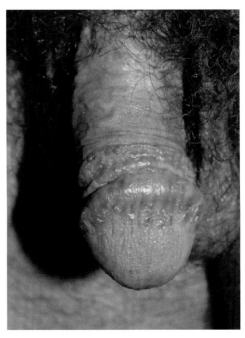

图 15.21　比赖特综合征更常见的是龟头的银屑病，在行包皮环切术的男性显示界限分明的丘疹和鳞屑斑块

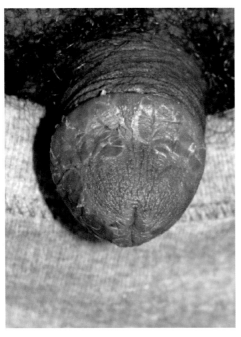

图 15.20　在患有赖特综合征的包皮阴茎可见红色丘疹和斑块，具有鳞屑或结痂，在临床和组织学上无法与银屑病区分

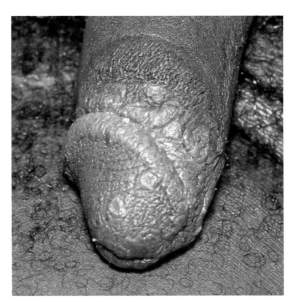

图 15.22　龟头过度角化和结痂是假性上皮瘤性、角化性和云母性龟头炎的特征，这是一种罕见的疾病，可以与鳞状细胞癌相似状，并可能表现出恶性潜能

活检提示高分化上皮伴假毛囊炎增生，并且可见轻度慢性炎症细胞浸润的正常真皮层。

　　在鉴别诊断中难度最大的是鳞状细胞癌，可通过活检识别。

病理生理学

　　这种疾病的病因不明确，但是普遍认为是一种癌前病变，进展为浸润性鳞状细胞癌的可能性较大[48]。

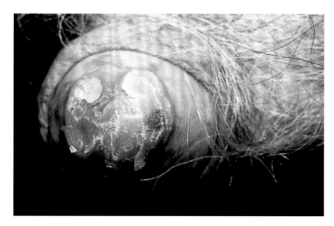

图 15.23　假性上皮瘤性、角化性和云母状龟头炎通常表现出厚的黏附性鳞屑，在未行包皮环切术的男性表现为增厚，并呈白色

治疗

尽管损害可以预测，但手术切除是更好的办法，一方面可以预防可能发生的恶化或转移，另一方面可以保证有足够的组织明确组织学检查。此外，成功应用的还有局部使用氟尿嘧啶化疗及光动力疗法。

发育完全的龟头炎

发育完全的龟头炎是一种原因未知、罕见、有特色的皮肤疾病，这一点在第六章和第十一章已阐述过。发育完全的龟头炎外观表现为界限清楚的红色饱满斑块（图 15.24）。虽然发育完全的龟头炎大多数没有症状，但也可表现为轻微的皮肤瘙痒或过敏。

该疾病的诊断主要依靠将临床表现及组织学表现相结合，并且要除外类似表现的疾病，如扁平苔藓、生殖器念珠菌病、鲍恩病和银屑病。该病的组织学特点非常典型，表现为上层皮肤浓密的血浆细胞浸润。浆细胞性龟头炎与很多炎症过程类似，尤其是在没有行包皮环切术的男性中。扁平苔藓、生殖器念珠菌病、鲍恩病和银屑病等是首要的辨别诊断。

尽管该病的诱因并不明确，但浆细胞性龟头炎并不表现为感染性或肿瘤性，局部使用皮质类固醇、维 A 酸和激光治疗都证实有效。然而，这是一个慢性过程，在仅切除辅以局部治疗的情况下有复发趋势。

引起龟头炎的其他非感染因素：扁平苔藓、生殖器念珠菌病、鲍恩病、凯拉增生性红斑

其他疾病可能有倾向性地影响龟头和阴茎。常见的良性皮肤病有银屑病和扁平苔藓（图 15.25）。这些病都表现为红色且通常边界清楚的丘疹或斑块，好发在未行包皮环切术的男性（在第六章讨论过）。这些表现往往是非特异性的，并且容易与表现为红色丘疹的上皮性肿瘤（鲍恩病和凯拉增生性红斑）、浆细胞性龟头炎和生殖器念珠菌病等相混淆（图 15.26）。银屑病和扁平苔藓在检查时形态学比较

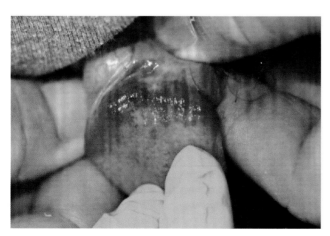

图 15.24　浆细胞性龟头炎（Zoon 龟头炎）表现为深红色或紫色丘疹，或者既往紫癜含铁血黄素形成的红色、棕色或橙色斑点

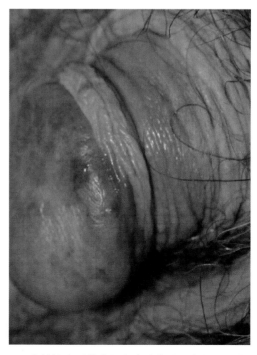

图 15.25　糜烂性扁平苔藓的表浅非特异性糜烂。诊断需结合其他部位特异性的黏膜病或针对糜烂边缘的活检

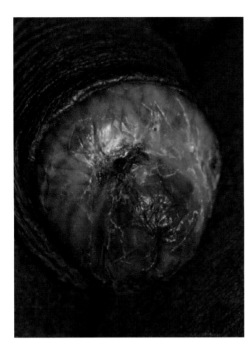

图 15.26　龟头是扁平苔藓相对常见的发病部位，表现类似于念珠菌病和上皮内瘤变

特异，但往往也需要活检。

　　阴茎上皮性肿瘤（也可以称为鳞状细胞原位癌、鲍恩病或凯拉增生性红斑）也可以在龟头上产生红色丘疹。如果在龟头发现慢性无反应的红色丘疹或斑块，应该做活检，以排除未发现未治疗的肿瘤。

参考文献

1. *Vulvovaginal Candidiasis—2015 STD Treatment Guidelines.* https://www.cdc.gov/std/tg2015.htm
2. Achkar JM, Fries BC. *Candida* infections of the genitourinary tract. *Clin Microbiol Rev.* 2010;23:253–273.
3. Gamarra S, Morano S, Dudiuk C, et al. Epidemiology and antifungal susceptibilities of yeasts causing vulvovaginitis in a teaching hospital. *Mycopathologia.* 2014;178:251–258.
4. Pirotta MV, Garland SM. Genital Candida species detected in samples from women in Melbourne, Australia, before and after treatment with antibiotics. *J Clin Microbiol.* 2006;44:3213–3217.
5. Watson CJ, Fairley CK, Grando D, et al. Associations with asymptomatic colonization with Candida in women reporting past vaginal candidiasis: an observational study. *Eur J Obstet Gynecol Reprod Biol.* 2013;169:376–379.
6. Solís-Arias MP, Moreno-Morales M, Dávalos-Tanaka M, et al. [Vaginal colonization by Candida spp. Frequency and description of the species isolated in asymptomatic women]. *Ginecol Obstet Mex.* 2014;82:1–8.
7. Patel DA, Gillespie B, Sobel JD, et al. Risk factors for recurrent vulvovaginal candidiasis in women receiving maintenance antifungal therapy: results of a prospective cohort study. *Am J Obstet Gynecol.* 2004;190:644–653.
8. van de Wijgert JH, Borgdorff H, Verhelst R, et al. The vaginal microbiota: what have we learned after a decade of molecular characterization? *PLoS One.* 2014;9:e105998.
9. McClelland RS, Richardson BA, Hassan WM, et al. Prospective study of vaginal bacterial flora and other risk factors for vulvo-vaginal candidiasis. *J Infect Dis.* 2009;199:1883–1890.
10. Pappas PG, Kauffman CA, Andes D, et al. Clinical practice guidelines for the management of candidiasis: update by the Infectious Diseases Society of America. *Clin Infect Dis.* 2009;48:503–535.
11. Shahid Z, Sobel JD. Reduced fluconazole susceptibility of Candida albicans isolates in women with recurrent vulvovaginal candidiasis: effects of long-term fluconazole therapy. *Diagn Microbiol Infect Dis.* 2009;64:354–356.
12. Hanson L, VandeVusse L, Jermé M, et al. Probiotics for treatment and prevention of urogenital infections in women: a systematic review. *J Midwifery Womens Health.* 2016;61:339–355.
13. Vicariotto F, Del Piano M, Mogna L, et al. Effectiveness of the association of 2 probiotic strains formulated in a slow release vaginal product, in women affected by vulvovaginal candidiasis: a pilot study. *J Clin Gastroenterol.* 2012;46(suppl):S73–80.
14. Abad CL, Safdar N. The role of lactobacillus probiotics in the treatment or prevention of urogenital infections—a systematic review. *J Chemother.* 2009;21:243–252.
15. Iavazzo C, Gkegkes ID, Zarkada IM, et al. Boric acid for recurrent vulvovaginal candidiasis: the clinical evidence. *J Womens Health (Larchmt).* 2011;20:1245–1255.
16. Šoba B, Skvarč M, Matičič M. Trichomoniasis: a brief review of diagnostic methods and our experience with real-time PCR for detecting infection. *Acta Dermatovenerol Alp Pannonica Adriat.* 2015;24:7–10.
17. Levi AW, Harigopal M, Hui P, et al. Comparison of Affirm VPIII and Papanicolaou tests in the detection of infectious vaginitis. *Am J Clin Pathol.* 2011;135:442–447.
18. Heller DS, Pitsos M, Skurnick J. Does the presence of vaginitis on a Pap smear correlate with clinical symptoms in the patient? *J Reprod Med.* 2008;53:429–434.
19. Güdücü N, Gönenç G, Işçi H, et al. Clinical importance of detection of bacterial vaginosis, trichomonas vaginalis, candida albicans and actinomyces in Papanicolaou smears. *Clin Exp Obstet Gynecol.* 2012;39:333–336.
20. *Trichomoniasis—2015 STD Treatment Guidelines.* https://www.cdc.gov/tg2015/trichomoniasis.htm
21. Keating MA, Nyirjesy P. Trichomonas vaginalis infection in a Tertiary Care Vaginitis Center. *Sex Transm Dis.* 2015;42:482–485.
22. Nyirjesy P, Gilbert J, Mulcahy LJ. Resistant trichomoniasis: successful treatment with combination therapy. *Sex Transm Dis.* 2011;38:962–963.
23. Aksoy Gökmen A, Girginkardeşler N, Kilimcioğlu AA, et al. [In vitro susceptibility of Trichomonas vaginalis to metronidazole, ornidazole and proton pump inhibitors pantoprazole and esomeprazole]. *Mikrobiyol Bul.* 2016;50:133–139.
24. Küng E, Pietrzak J, Klaus C. In vitro effect of octenidine dihydrochloride against Trichomonas vaginalis. *Int J Antimicrob Agents.* 2016;47:232–234.
25. Kenyon C, Colebunders R, Crucitti T. The global epidemiology of bacterial vaginosis: a systematic review. *Am J Obstet Gynecol.*

2013;209:505–523.

26. Bradshaw CS, Brotman RM. Making inroads into improving treatment of bacterial vaginosis—striving for long-term cure. *BMC Infect Dis*. 2015;15:292.

27. Bautista CT, Wurapa E, Sateren WB, et al. Bacterial vaginosis: a synthesis of the literature on etiology, prevalence, risk factors, and relationship with chlamydia and gonorrhea infections. *Mil Med Res*. 2016;3:4.

28. Brown JM, Hess KL, Brown S, et al. Intravaginal practices and risk of bacterial vaginosis and candidiasis infection among a cohort of women in the United States. *Obstet Gynecol*. 2013;121:773–780.

29. Darwish A, Elnshar EM, Hamadeh SM, et al. Treatment options for bacterial vaginosis in patients at high risk of preterm labor and premature rupture of membranes. *J Obstet Gynaecol Res*. 2007;33:781–787.

30. Amaya-Guio J, Martinez-Velasquez MY, Viveros-Carreño DA, et al. Antibiotic treatment for the sexual partners of women with bacterial vaginosis. *Cochrane Database Syst Rev*. 2015;5:CD011701. doi: 10.1002/14651858.CD011701.

31. Santos CM, Pires MC, Leão TL, et al. Selection of Lactobacillus strains as potential probiotics for vaginitis treatment. *Microbiology*. 2016;162(7):1195–1207. doi: 10.1099/mic.0.000302.

32. Mehta SD. Systematic review of randomized trials of treatment of male sexual partners for improved bacteria vaginosis outcomes in women. *Sex Transm Dis*. 2012;39:822–830.

33. Sonnex C. Genital streptococcal infection in non-pregnant women: a case-note review. *Int J STD AIDS*. 2013;24:447–448.

34. Savini V, Marrollo R, D'Antonio M, et al. Streptococcus agalactiae vaginitis: nonhemolytic variant on the Liofilchem® Chromatic StreptoB. *Int J Clin Exp Pathol*. 2013;6:1693–1695.

35. Verstraelen H, Verhelst R, Vaneechoutte M, et al. Group A streptococcal vaginitis: an unrecognized cause of vaginal symptoms in adult women. *Arch Gynecol Obstet*. 2011;284:95–98.

36. Sobel JD, Funaro D, Kaplan EL. Recurrent group A streptococcal vulvovaginitis in adult women: family epidemiology. *Clin Infect Dis*. 2007;44:e43–e45.

37. Clark LR, Atendido M. Group B streptococcal vaginitis in postpubertal adolescent girls. *J Adolesc Health*. 2005;36:437–440.

38. Batashki I, Markova D, Milchev N. [Frequency of cytolytic vaginosis—examination of 1152 patients]. *Akush Ginekol (Sofiia)*. 2009;48:15–16.

39. Shopova E, Tiufekchieva E, Karag'ozov I, et al. Cytolytic vaginosis—clinical and microbiological study. *Akush Ginekol (Sofiia)*. 2006;45(suppl 2):12–13.

40. Horowitz BJ, Mårdh PA, Nagy E, et al. Vaginal lactobacillosis. *Am J Obstet Gynecol*. 1994;170:857–861.

41. Suckling J, Lethaby A, Kennedy R. Local oestrogen for vaginal atrophy in postmenopausal women. *Cochrane Database Syst Rev*. 2006;4:CD001500.

42. Mikkola TS, Tuomikoski P, Lyytinen H, et al. Vaginal estradiol use and the risk for cardiovascular mortality. *Hum Reprod*. 2016;31:804–809.

43. Murphy R, Edwards L. Desquamative inflammatory vaginitis:
what is it? *J Reprod Med*. 2008;53:124–128.

44. Reichman O, Sobel J. Desquamative inflammatory vaginitis. *Best Pract Res Clin Obstet Gynaecol*. 2014;28:1042–1050.

45. Lisboa C, Ferreira A, Resende C, et al. Infectious balanoposthitis: management, clinical and laboratory features. *Int J Dermatol*. 2009;48:121–124.

46. Lisboa C, Santos A, Dias C, et al. Candida balanitis: risk factors. *J Eur Acad Dermatol Venereol*. 2010;24:820–826.

47. Perry D, Lynch PJ, Fazel N. Pseudoepitheliomatous, keratotic, and micaceous balanitis: case report and review of the literature. *Dermatol Nurs*. 2008;20:117–120.

48. Child FJ, Kim BK, Ganesan R, et al. Verrucous carcinoma arising in pseudoepitheliomatous keratotic and micaceous balanitis, without evidence of human papillomavirus. *Br J Dermatol*. 2000;143:183–187.

49. Zhu H, Jiang Y, Watts M, et al. Treatment of pseudoepitheliomatous, keratotic, and micaceous balanitis with topical photodynamic therapy. *Int J Dermatol*. 2015;54:245–247.

推荐阅读

ACOG Committee Opinion No. 659: The Use of Vaginal Estrogen in Women with a History of Estrogen-Dependent Breast Cancer. *Obstet Gynecol*. 2016;127:e93–e96.

Edwards SK, Bunker CB, Ziller F, et al. 2013 European guideline for the management of balanoposthitis. *Int J STD AIDS*. 2014;25:615–626.

Horowitz BJ, Mårdh PA, Nagy E, et al. Vaginal lactobacillosis. *Am J Obstet Gynecol*. 1994;170:857–861.

Huang H, Song L, Zhao W. Effects of probiotics for the treatment of bacterial vaginosis in adult women: a meta-analysis of randomized clinical trials. *Arch Gynecol Obstet*. 2014;289(6):1225–1234. doi: 10.1007/s00404-013-3117-0. PMID 24318276.

Oliveira AS, Ferrão AR, Pereira FM, et al. Trichomonas vaginalis: an updated overview towards diagnostic improvement. *Acta Parasitol*. 2016;61:10–21.

Perry D, Lynch PJ, Fazel N. Pseudoepitheliomatous, keratotic, and micaceous balanitis: case report and review of the literature. *Dermatol Nurs*. 2008;20:117–120.

Reichman O, Sobel J. Desquamative inflammatory vaginitis. *Best Pract Res Clin Obstet Gynaecol*. 2014;28:1042–1050.

Shopova E, Tiufekchieva E, Karag'ozov I, et al. Cytolytic vaginosis—clinical and microbiological study. *Akulsh Ginekol (Sofiia)*. 2006;45(suppl 2):12–13.

Sonnex C. Genital streptococcal infection in non pregnant women: a case-note review. *Int J STD AIDS*. 2013;24:447–448.

Subramanian C, Nyirjesy P, Sobel JD. Genital malodor in women: a modern reappraisal. *J Low Genit Tract Dis*. 2012;16:49–55.

Sulaica E, Han T, Wang W, et al. Vaginal estrogen products in hormone receptor-positive breast cancer patients on aromatase inhibitor therapy. *Breast Cancer Res Treat*. 2016;157:203–210.

第十六章

生殖器皮肤病学、性心理、免疫抑制与衰老专题

Peter J. Lynch 和 Libby Edwards 著，于 多 张 楠 译，郭红燕 郑 虹 审，陆 叶 校

特定的生活状态会改变肛门生殖器疾病带来的影响，并且慢性肛门生殖器症状也会给生活状况带来特定的影响。这些是我们容易理解的，性心理障碍会对生殖器症状产生影响，并且情感创伤通常伴有慢性肛门生殖器症状。免疫抑制个体不仅面临更多的感染和恶性肿瘤的风险，还常常拥有不典型的临床表现。一些炎症性疾病、皮肤病（尤其是银屑病）、赖特病和口腔溃疡等疾病在人类免疫缺陷病毒（HIV）感染者中发病率增加。衰老会带来一些混杂因素，干扰生殖器疾病的治疗，而且一些炎症性皮肤病在老年人中更为常见，包括硬化性苔藓和扁平苔藓。

心理方面

虽然整个状况在改善，但在过去有关生殖器官疾病以及它们在患者的心理、社会和性功能方面所产生影响的临床讨论经常是非直接的，被淡化，甚至被完全回避。为了使提供的护理质量达到最优，我们需要与几乎每一个因生殖器疾病就诊的患者探讨这些方面的问题。为此有两种方式。一种是在与医生面对面交流之前由患者私下填写计算机化问卷，为患者提供间接表达这些担忧的机会。另一种是在检查时由医生提出讨论。在少数情况下，对于那些文化比较保守或性格比较害羞的患者，合适的做法是推迟至第二次或第三次就诊时再提出这一讨论。由于篇幅有限，本章仅涉及与生殖器疾病相关的社会心理或性功能的一些方面。

显然心理因素可以在所有疾病的病理生理方面发挥一定作用，只是程度有所不同。不幸的是，对于大多数疾病，这些心理因素是什么，以及它们在疾病的发生中发挥怎样的作用，目前尚未达成共识。我们需要了解性心理对患者疾病影响的程度、严重性及持续时间等信息。但是，即便我们掌握了这些信息，对于心理因素究竟是导致疾病的诱因还是疾病造成的结果一直存在争议。本质上，这是一种近似"鸡生蛋，蛋生鸡"的辩题。大家可以讨论，但永远无法得出让所有人满意的结果。有鉴于此，我们将本章分为三个部分：①社会心理障碍和性功能障碍可导致疾病；②社会心理障碍和性功能障碍可影响疾病病程；③疾病可能造成社会心理障碍和性功能障碍。

社会心理障碍可导致疾病

我们（PJL）认为，社会心理障碍和性功能障碍起重要的病因性作用的主要生殖器疾病包括：①慢性特发性生殖器疼痛；②不明原因的慢性瘙痒及搔抓痕迹；③坚持认为外生殖器的某一部分异常，尽管临床检查正常（躯体变形障碍）；④有意或无意自伤（人工皮炎）。

慢性特发性生殖器疼痛（见第十三章）

黏膜皮肤疼痛可继发于潜在的皮肤或神经疾病，也可以作为特发性疾病出现。主要的特发性黏膜皮肤疼痛疾病涵盖包括头部（舌头、嘴唇、面部、头皮）和肛门生殖器区域（外阴、阴茎、阴囊和肛门）

在内的无法解释的疼痛。在后四个部位发生的特发性疼痛通常被称为外阴痛、阴茎痛、阴囊痛和肛门痛。其中只有外阴痛有足够的研究支持我们在此讨论。但是，我们（PJL）有一定理由相信，接下来引用的关于外阴痛的研究，也可以推论至肛门生殖器区域其他三个部位发生的疼痛。

几乎所有患有外阴痛的患者都有心理、社会和性功能障碍，虽然程度不一[1-3]。当然，主要的问题是，是疼痛导致了功能障碍，还是功能障碍导致了疼痛。目前大部分临床医生倾向于前一种解释，但也有少数医生包括我们中的一些人（PJL）倾向于赞同后者。一些数据显示社会心理障碍和（或）性功能障碍先于疼痛出现，这可以为后一种解释提供理论支持。在这一方面，有可以接受的证据表明，外阴疼痛常于严重的抑郁、焦虑、躯体化、关系障碍和痛苦的身体、性或心理创伤之后出现[1,3]。

无论是社会心理障碍和性功能障碍导致疼痛或是继发于疼痛，目前公认外阴痛是一种虚弱不良状态，并且对生活质量（quality of life，QoL）有严重的负面影响[4,5]。事实上，患有外阴痛的女性生活质量显著差于大多数患有其他普通皮肤病的女性，也比患有其他外阴疾病的女性差[4]。最后，药物和规范序贯治疗对大多数外阴痛患者能产生良好的效果，那么显而易见，这些个体也能从一些心理疗法中获益[1,6,7]。

不明原因的慢性瘙痒及搔抓

正如皮肤疼痛一样，瘙痒既可以作为特发性过程出现（心因性瘙痒），也可以继发于潜在的全身、皮肤或神经系统病变（见第十三章）。心因性瘙痒（包括神经官能性表皮剥脱、结节性痒疹以及寄生虫妄想所致瘙痒）与各种心理问题相关，尤其是强迫行为、焦虑和抑郁[8-10]。

心因性表皮剥脱（神经官能性表皮剥脱）和结节性痒疹用于形容那些皮肤外表正常却存在长期搔抓、挖伤或揪扯皮肤的患者[11,12]。这些情况在各个方面都不同于诸如特应性皮炎和慢性单纯性苔藓等瘙痒性皮肤病引起的搔抓和摩擦。首先，不存在特异性过敏性问题或其他可识别的潜在疾病。其次，表皮剥脱明显更深，因此通常表现为溃疡而不是糜烂。再次，每一处抓痕之间存在正常的皮肤间隔。

另一方面，那些具有更严重形式的神经官能性表皮剥脱患者，认为自己的皮肤中有"虫子"（寄生虫妄想）或纤维状物质（Morgellons 病）。这些都是错觉和妄想。后面的这两种情况（从心理学角度看是同一种情况）仅发生于肛门生殖器区域，虽然身体的其他区域也存在问题。

三环类、苯二氮䓬类、选择性 5- 羟色胺再摄取抑制药（SSRIs）以及抗精神病药物对于心因性瘙痒具有良好的疗效，这也证实了此类瘙痒主要与心理障碍相关的推测。

身体形态功能障碍（躯体变形障碍）

躯体变形障碍（body dysmorphic disorder，BDD）是一种自我偏见，即轻微或根本不存在的外表缺陷却造成极大的痛苦，导致社会心理或性功能障碍。BDD 很常见，在总人群中的发病率达 2% ～ 3%[13]。而在一些特殊群体中，如曾经做过整形、美容的患者或精神病患者，其发病率甚至高达 10%[14]。在第 5 版精神疾病诊断与统计手册（Diagnostic and Statistical Manual of Mental Disorders，DSM-5）中，BDD 被归入强迫症（obsessive-compulsive disorder，OCD）范畴。BDD 与 OCD 之间存在极高的共病性[15]。BDD 与抑郁、焦虑性障碍和社交恐惧症等其他精神障碍之间也存在共病性[14,15]。具有轻微解剖学异常的患者只对其 OCD 的严重程度上进行区分，而没有解剖学异常的患者可以将其诊断为幻想问题[14]。

毫无疑问，关注微小或想象中的缺陷主要集中于头面部及毛发，但也可以涉及生殖器[16,17]。这种过度关注的问题既可以相对较轻，本质上只是一种强迫症，也可以达到较严重的程度，演变为完全的 BDD。对于生殖器的关注通常是围绕局部的大小和颜色。

就对尺寸的关注而言，无疑男性最关注的是阴茎的大小。他们通常会认为实际上正常的阴茎太小[17]。而另一方面，对于女性来说，她们通常会误认为自己的小阴唇太大或不太对称[16]。男性对于阴茎的关注已经催生了一个巨大的产业，包括使用非处方药品，宣称保证能够增大阴茎尺寸。与此类似，对于阴唇大小和不对称性的误解也导致女性生殖器整容行业的蓬勃发展。

很少有人公开表达对生殖器颜色的关注。然而，从互联网搜索可以看出，有相当多的女性认为她们的外生殖器（主要是大阴唇）或肛周区域颜色太深。这种担忧导致了很多生殖器和肛门美白产品和服务的出现。另外，很多有前庭疼痛的女性会检查外阴前庭区域，并认为颜色异常发红。医生在检查时确认存在"过度"红色会加强患者的这一感觉。然后这种"过度"红肿会被认为是导致前庭疼痛的炎症表现。由此产生了"外阴前庭炎"这一术语。但是，已有多项研究表明，即使无任何症状，且活检结果完全正常的女性，往往也会有类似程度的前庭红肿，而且在所有研究中，没有任何一种抗炎治疗可以消除红肿或改善疼痛。但另一方面，仍有一些研究支持炎症存在，但这些研究并不具有说服力，所研究的问题也没有得到解决[18]。我们认为红色是一种正常表现，与炎症和疼痛无关，因此我们赞同外阴痛的分类共识，认为应该取消"前庭痛"这一词汇[19]。

同样的情况也发生在男性。少数男性患有特发性阴囊皮肤疼痛。他们在自我检查时，也会认为存在过度红肿。由此他们会认为发红是不正常的，并且与疼痛直接相关。而那些不熟悉生殖器皮肤颜色的医生会肯定这种想法。对这种发红的关注严重时可以达到BDD的程度。但是，经验丰富的医生检查后无一例外认为这种红色均在正常的阴囊壁颜色变异范围内，局部无病理表现。有关这种"红色阴囊综合征"的报道很少[20]，但是我们已经见到过50例这样的患者，说明这种现象比文献中所说的更为常见。

幸运的是，大部分BDD患者对SSRIs单药治疗或SSRIs联合心理治疗具有良好的反应[21]。

自伤（自伤皮炎，人工皮炎，非自杀性自伤）

涉及皮肤的自伤行为是一种少见的情况，指个体反复通过烧、割或摩擦，或者使用化学制剂或其他类似行为，故意损害皮肤[22,23]，不包括指甲造成的损伤和一次性损伤行为（如纹身和皮肤穿刺）。自伤可以发生于任何年龄，但大多数发生在青少年和年轻人[22,23]。患者强烈否认他们在做任何损伤皮肤的事情，这是自伤行为的一个特征[22]。大多数患者为女性。自杀意念甚至自杀企图也很常见[23]。

自伤有两个主要特点：诈病，驱动因素是继发获益，并且主要发生于有中度至重度心理障碍的患者。他们这种行为的目的是满足一种内在或未被认识到的情感需求。这些个体潜在的精神异常因人而异，但一般包括焦虑、抑郁、双相障碍或人格障碍[23]。事实上，人格障碍在其中普遍存在，非自杀性自伤已经成为边缘型人格障碍的一项诊断标准[23]。

这些自己造成的外伤很容易被发现，但很难证明外伤是自伤直接造成的。其中一个重要线索是伤口仅出现在患者可以触碰到的部位，最常见的部位包括面部、手臂和腿部，但也有一小部分发生于生殖器[22,24,25]。目前关于生殖器自伤的文献报道很少。但如果在互联网上进行简单的搜索，就可以发现这一现象比医生原本意识到的更为普遍。我们中的一些人（PJL）主要基于轶事报道得出结论，严重的生殖器自伤行为（如自截阴茎）在男性中更为常见，而那些伤害相对较轻的行为（如生殖器割伤）更多地发生于年轻女性。2010年的电影《黑天鹅》（the Black Swan）为我们呈现了一个戏剧性且令人不安的非自杀性自伤行为的场景。在2001年的电影《钢琴教师》（The Piano Teacher）中，生殖器自伤行为也有突出体现。作为一种文化传统仪式，第三世界女性生殖器割礼不在本书的讨论范畴之内[26]。

社会心理障碍影响疾病病程

虽然社会心理问题与生殖器疾病之间并非完全的因果关系，但社会心理问题在很多生殖器疾病中起重要作用。在很多生殖器疾病中均存在这种联系。本章将详细讨论两个例子——特应性皮炎和银屑病。其中心理因素对发病时间、病变范围、严重性和病程均有重要影响。目前已发表的关于这两种疾病的文献几乎均与疾病的各种不同病损形式相关联，但是有理由认为，当生殖器受累时，患者的社会心理障碍较其他部位受累时更严重。

特应性皮炎与慢性单纯性苔藓

如第六章所述，我们认为慢性单纯性苔藓是特应性皮炎的局部发作形式，因此本章中我们将这两种情况视为同一种疾病。特应性皮炎仅发生于一小部分特殊的患者，他们因为潜在的"特应性"体质或角化上皮细胞分化过程中出现的基因缺陷（如丝蛋白基因突变）而存在对该类疾病的易感性。是否存在心理功能障碍似乎是决定这些易感个体是否发病的主要因素之一。通常情况下，这些心理方面的因素在生命早期就已经存在，而且通常是不和谐的家庭关系造成的结果[27]。而且，患有特应性皮炎的婴儿和儿童患注意缺陷多动障碍（attention deficit hyperactivity disorder，ADHD）和自闭症谱系障碍的风险更高[28]。

在成年人中，多项针对特应性皮炎患者的研究显示其存在严重的焦虑和抑郁[29,30]。这两种精神障碍的存在会加重瘙痒，继而导致不断地抓挠，进而形成"瘙痒 - 搔抓循环"，这也是这种疾病的特征。另外，有证据表明特应性皮炎和单纯性苔藓患者存在更严重的躯体化障碍、强迫行为和更强烈的自杀意念[29-32]。在更多的精神分析词汇中，特应性皮炎患者通常被描述为易怒、怨恨、内疚和敌对。进行心理和教育干预后能改善湿疹疾病的预后，说明心理因素在特应性皮炎和慢性单纯性苔藓的发生发展中发挥着巨大的作用[33]。

银屑病

很明显，银屑病的发生具有遗传和生物学上的易感性。但是对于特应性皮炎来说，心理因素似乎会影响发病的时间、疾病的严重程度以及对治疗的反应。有一些共识认为，至少对于某些患者而言，高压力状态会导致银屑病发作和加重[34,35]。与对照组相比，银屑病患者的焦虑和抑郁程度明显更严重。而且似乎有理由相信，疾病至少在一定程度上是由压力造成的[30,36]。另外，男性银屑病患者酒精饮用量更多，而且两种性别的患者吸烟量均高于对照组[37,38]。这些行为也可能与明显的焦虑和抑郁相关。

银屑病患者出现述情障碍（无法理解、发展和描述情感）的风险更高，这种性格特点可能在他们疾病的发生发展过程中起重要作用[39]。最后，人们发现银屑病患者具有更多不良的社会名声，更易与社会脱节，并且易于有缺乏社会支持的感觉[40]。

疾病造成的社会心理障碍

健康状况欠佳往往会对患者的生活质量产生不利影响。通过有效的问卷调查评价生活质量可能是评估社会心理障碍的最佳方法[41]。这些调查在大量皮肤病患者中开展，但由于篇幅有限，我们在此仅讨论银屑病和特应性皮炎。对于这些生活质量研究

的结果，有五个方面值得探讨。

第一，相比于重大系统性疾病，慢性皮肤病似乎对整体生活质量有更严重的不利影响。考虑到与高血压和糖尿病等"看不见"的疾病相比，那些患有可见疾病的人会接受到更多不良的社会反应，这一结果并不奇怪。另外，在普通人群中存在一种没有根据的恐惧，即皮肤病是会传染的。

第二，银屑病和特应性皮炎这两种类型的疾病对生活质量的影响程度并不是微不足道的，而是相当显著的[42,43]。

第三，随着皮肤病变严重程度增加，湿疹和特应性皮炎对患者生活质量的不利影响也随之增加。这也是意料之中的。因为随着病情加重，社交和亲密关系可能会对患者造成更多的烦恼[44,45]。

第四，银屑病和特应性皮炎的分布区域包括面部和（或）肛门生殖器区域，这增加了这两种疾病对整体生活质量尤其是亲密关系的不利影响[45-47]。

第五，在对疾病严重程度和其对生活质量影响评估方面，患者与医生之间存在较大的差异。通常情况下，医生对生活质量下降程度的评价轻于患者自己的感受，这在很大程度上是由于临床医生对疾病对于生活质量影响的估计几乎完全基于他们对疾病累及范围和严重程度的观察，而没有考虑到即使是轻微的疾病，对个体可能意味着什么。使用患者自己完成的生活质量问卷可以缩小患者与医生之间观点的差异。但遗憾的是，这种调查方式几乎只被用于临床研究，而不面向个体临床使用。需要改变这种情况，因为低估疾病对患者生命质量的影响是对患者的贬低，从而不可避免地会对医患关系带来负面影响，同时也可能会影响患者对治疗的反应。

免疫抑制

感染和恶性肿瘤在因药物或疾病而出现免疫抑制的患者中更常见，也更有可能出现不典型的表现。此外，由于 HIV 感染导致免疫抑制的患者罹患某些炎症性、非传染性皮肤病的风险增加，最常见的是银屑病、反应性关节炎（Reiter 病）、Stevens-Johnson 综合征（SJS）/ 中毒性表皮坏死松解症（TEN）和口腔溃疡。

感染

单纯疱疹病毒感染（见第十章）

单纯疱疹病毒（HSV）感染是免疫抑制的一种常见并发症，有时表现为慢性逐渐扩大和进展的溃疡，而不是短期的疱疹和糜烂，因为免疫系统不能控制感染。

临床表现

与其他个体相比，免疫抑制患者的 HSV 更易表现为频繁发作以及复发，造成持续性和进行性溃疡，而非自限性的短期暴发。而且，HSV 在 HIV 感染控制不良的患者中尤其严重。HSV 的危险因素与 HIV 相似：多个性伴侣和静脉注射毒品。

与典型 HSV 感染一样，免疫抑制患者感染 HSV 后是很痛苦的，而且经常会出现慢性无法愈合的糜烂，并逐渐扩大衍变为不典型的溃疡，造成诊断困难（图 16.1 至图 16.5）。然而，免疫抑制患者的生殖器溃疡通常是 HSV 感染所致，而且通过仔细问诊可以发现先前发生的、更为典型的反复 HSV 感染暴发。这些特点都能帮助提示这一诊断。这些患者在感染 HSV 之初均表现为典型的红色基底表面簇集性

小水疱，然后迅速破裂形成界限清楚的散在糜烂面。与免疫功能正常的患者不同，免疫抑制患者经常会出现迁延不愈的糜烂，逐渐融合、变深，形成大面积、边界清的疼痛性溃疡。最初溃疡可能比较浅

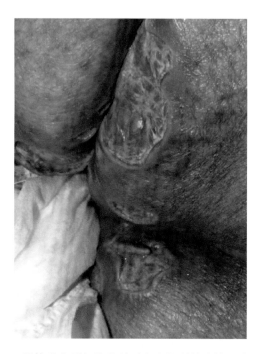

图 16.2　异体造血干细胞移植后免疫抑制的女性，这些大的圆形臀沟处的溃疡由小疱疹衍变而来

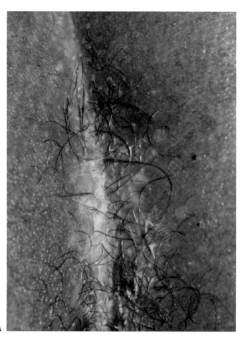

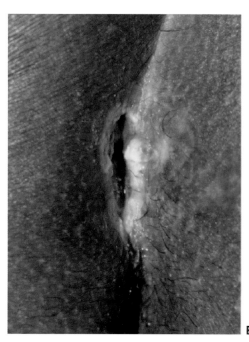

图 16.1　肾移植后出现免疫抑制的患者，早期 HSV 感染表现为臀裂处的浅表糜烂（A）。数周后，这些糜烂互相融合变深，形成溃疡，伴有白色隆起的边界，失去最初水疱形成过程的所有迹象（B）

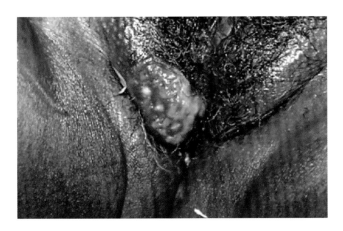

图16.3 这个大的疼痛性溃疡呈非特异性形态，但在免疫抑制患者生殖器溃疡最常见的病因是HSV感染，确诊需要通过活检和分子研究，因为其他感染和恶性肿瘤也可导致溃疡

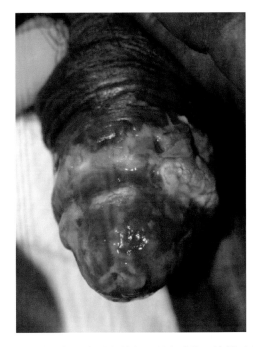

图16.5 免疫抑制患者更容易发生混合感染。该男子患有侵袭性HSV感染、念珠菌病以及表现为生殖器疣的鳞状细胞癌，经过包皮环切和激光去疣，加上口服抗病毒药和抗真菌治疗，患者的情况得到了较好的改善

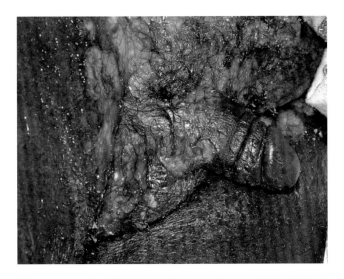

图16.4 HIV免疫抑制导致该男子的耐药HSV感染不断进展

非可以证实为其他情况。有时免疫抑制患者HSV感染并不表现为溃疡型，而是外生形成假瘤（图16.6）。

表，但如果不予治疗或继发感染，溃疡会变深，失去正常的边界。巨细胞病毒感染可与HSV感染同时发生，并且在免疫抑制患者中表现为与HSV感染相似的溃疡。同时感染念珠菌或人乳头瘤病毒（HPV）也很常见，会使临床表现发生改变。

男性的HSV溃疡通常分布于肛周和臀沟以及阴茎、阴囊和腹股沟处。在女性患者中，溃疡可能累及外阴的黏膜部分并延伸至大阴唇和小阴唇外侧，甚至达下肢褶皱或大腿内侧。与男性患者相同，女性HSV感染也常常向肛周和臀裂部位扩散。就免疫抑制患者而言，任何位于或靠近皮肤黏膜表面的迁延不愈的溃疡几乎都可以认为是HSV感染所致，除

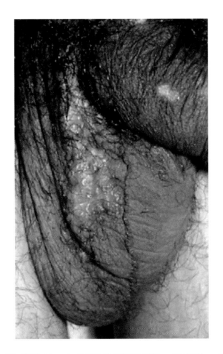

图16.6 患者患有HIV和慢性阴囊疱疹，表现为一种不寻常的外生病灶形态，仅见于免疫抑制状态，为丘疹性HSV感染

诊断

　　如在免疫抑制情况下发生殖器溃疡，即可做出推断性诊断。但是，由于存在其他感染和恶性肿瘤的可能性，因此，在开始治疗前应进一步明确诊断。确诊可以很快完成，其速度取决于可用的实验室检测方法。在拭子上行荧光抗体检测、聚合酶链反应检测以及在溃疡边缘取活检是最快的确诊方法。活检的优点是可以检测出同时存在的巨细胞病毒感染，缺点是不能区分 HSV 和水痘 - 带状疱疹病毒感染，但这通常很容易在临床上通过皮损的位置和分布进行区分。

　　在疱疹形成的慢性溃疡边缘取活检，其组织学特点与免疫功能正常患者疱疹的组织学特点相同。

　　尽管免疫抑制宿主的生殖器溃疡大部分是由 HSV 引起，但这类患者生殖器溃疡的鉴别诊断非常广泛。阳性检测结果和治疗有效将有助于确诊。

　　对于获得性免疫缺陷综合征患者，特别是 HSV 检测阴性或对 HSV 治疗无反应，需要仔细考虑鉴别梅毒和 CMV。软下疳、性病淋巴肉芽肿、腹股沟肉芽肿、结核、非典型分枝杆菌感染和深部真菌感染（芽生菌病、球孢子菌病和孢子菌病）也可导致溃疡，但非常罕见，通常不需要深入评估。一般来说，这些真菌感染并不表现出生殖器易感性，而且临床表现与 HSV 溃疡不同，通常呈浸润性、溃疡型结节或斑块。在一些罕见的情况下，阿米巴病患者会出现匐行性溃疡，边界为紫色隆起，说明腹壁或会阴脓肿突向皮肤。

　　HIV 控制不佳的患者有时会出现异常大的口腔溃疡，或"鹅口疮"，从形态上与慢性 HSV 溃疡难以区分。这些溃疡通常发生于口腔，但也可弥漫，形成巨大的破坏性生殖器溃疡。

免疫抑制宿主的 HSV 感染	诊断

- 疼痛性溃疡的形态。
- 通过聚合酶链反应技术、免疫印迹法（Western blot）、活检或培养鉴定病毒；活检为其他病原体的检测提供便利。

病理生理学

　　免疫抑制患者的 HSV 溃疡通常由先前存在的复发性疾病重新活动形成，而不是发生于初次发病时。细胞免疫功能发生改变的患者（如 HIV 感染），或正在接受免疫抑制剂治疗的患者，更容易发生更严重的疱疹感染。由于宿主不健全的免疫系统不能起到监测作用，HSV 感染（通常为 2 型）较少反复发作，而是迁延转为慢性或溃疡。另外，一些 HSV 溃疡可合并 CMV 感染。丘疹假瘤样疱疹形态可能是针对 HSV 感染的无效免疫反应所致[48]。

处理

　　HSV 所致溃疡患者应口服阿昔洛韦、泛昔洛韦或伐昔洛韦治疗。住院患者和营养吸收障碍的 HIV 患者应接受静脉阿昔洛韦治疗。口服剂量为阿昔洛韦 400 mg，每日 3 次；伐昔洛韦 1 g，每日 2 次；或泛昔洛韦 500 mg，每日 2 次。共用药 5～10 天。由于复发率高，而且慢性溃疡形成会增加 HSV 和其他病原传播给他人的风险，因此，一旦治愈，通常需要长期口服抗病毒治疗。而且，HSV 和 HIV 具有协同作用，HSV 感染和活动可加速 HIV 的传播和进展[49,50]。对 HSV 感染抑制而非治疗的建议用药剂量为阿昔洛韦 400～800 mg，每日 2～3 次，泛昔洛韦 500 mg，每日 2 次，或伐昔洛韦 500 mg，每日 2 次。免疫抑制患者使用标准剂量复发风险高，因此通常使用更大剂量。有意义的是，接受有效抗逆转录病毒治疗的 HIV 患者仍然频繁出现 HSV 暴发和脱落。据此逻辑，持续的 HSV 抑制治疗可能会带来益处[51]。同时感染 HIV 和 HSV 的患者开始抗逆转录病毒治疗后，在治疗的前 3 个月发生 HSV 相关溃疡的风险会增加。在此期间，发生 HSV 溃疡的频率会降低到基线水平[52]。这似乎是免疫重建导致炎症综合征所致，而非感染加重，使用替代的抗疱疹药物并不能改善这种情况[53]。

　　肥厚性或丘疹性 HSV 感染通常很难治疗，有时是对 HSV 的免疫反应所致，而非病毒本身造成的。因此，添加免疫抑制剂沙利度胺作为辅助治疗曾被报道有效[48,54]。局部使用咪喹莫特也成功地用于治疗免疫抑制患者的肥厚型 HSV 感染[55,56]。

　　在免疫抑制患者中，病毒对于阿昔洛韦甚至伐昔洛韦和泛昔洛韦耐药的情况可能会越来越普遍。法国最近的一项研究显示，在 2002—2006 年间研究的 HSV 感染免疫抑制患者中，阿昔洛韦耐药的发生率为 3.8%，而在 2007—2011 年研究的患者中，这一比例升高至 15.7%[57]。与此同时，在正常个体中阿昔洛韦耐药的 HSV 感染的发病率持续报道均不超过 0.5%。这种耐药性的增加在异基因造血干细胞移植的患者中表现得尤为明显。

对于已知 HSV 感染但对治疗无反应的患者，应进行病毒培养和药敏试验，但这些很难实现而且获得结果很慢。应为那些感染耐药性 HSV 的患者提供传染病咨询。静脉注射膦甲酸和西多福韦是一线治疗方案，每日局部外用 5% 咪喹莫特和西多福韦凝胶（复方）也都是有效的治疗方法[58]（CDC 指南 2015）。最近，在一些小型开放性系列研究中，布罗福韦酯也被证实有效[59]。

免疫抑制宿主的 HSV 感染	治疗

- 阿昔洛韦 400 mg 每日 3 次，伐昔洛韦 1 g 每日 2 次，或泛昔洛韦 500 mg 每日 2 次，共用药 5 ~ 10 天。
- 后续抑制用药：阿昔洛韦 400 ~ 800 mg，每日 2 次至每日 3 次，伐昔洛韦 500 mg 每日 2 次，或伐昔洛韦 500 mg 每日 2 次。
- 如治疗无效，应进行病毒培养和药敏试验，并咨询传染病专家。

生殖器疣（见第五章）

当看到非常大的肛门生殖器疣时，应怀疑存在免疫抑制的可能。免疫抑制患者的生殖器疣除了具有大和多的特点外，高危型 HPV 感染引起鳞状细胞癌（squamous cell carcinoma，SCC）的风险也大大增加。

临床表现

在免疫抑制宿主中，发生于所有皮肤表面的疣感染往往更为严重。疣会更多，更大，且更难治疗。有时疣会表现出不正常的过度角化。

在免疫抑制个体身上发现的生殖器疣形态多样：小叶状、丘疹状、扁平状和纤维状。疣体通常更大，可融合形成斑块，且非常难以治疗（图 16.7、图 16.8）。这些疣有可能长得过大以至于阻塞器官腔道。生殖器疣通常会延伸至肛管内造成排便困难（图 16.9）。有时会呈现出肛门生殖器疣不常见类型的角化（图 16.10）。当这些疣变大形成斑块时，可

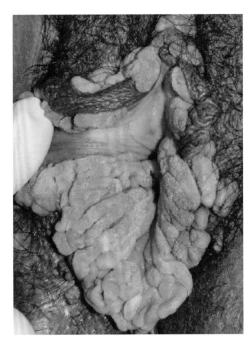

图 16.7 免疫抑制患者，生殖器疣通常生长迅速，并且互相融合形成耐药性斑块

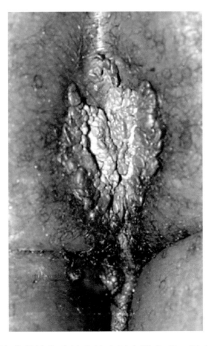

图 16.8 该获得性免疫缺陷综合征女性患者，图中疣的大小和数量准确反映了其免疫抑制状态

能会继发细菌感染，尤其是金黄色葡萄球菌和链球菌，或酵母菌感染。在免疫抑制患者的疣中发现的潜在致癌 HPV 血清型比例也有所增加（HPV 16、18、31、33），但是在 HIV 患者中 HPV 16 型的侵袭

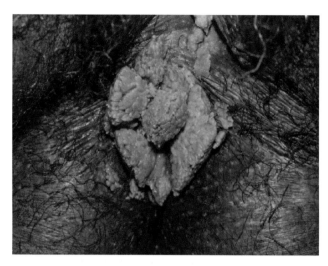

图 16.9 因白血病而出现免疫抑制的患者，生长旺盛的疣体堵塞了肛门口

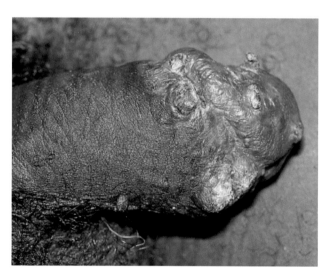

图 16.10 虽然生殖器区域一般不会出现干燥、角化和疣状的生殖器疣，但在 HIV 患者中更容易出现非典型形态

性似乎低于其他致癌 HPV 类型[60]。这一发现，以及不健全的免疫系统，解释了免疫抑制患者尤其是艾滋病患者肛门生殖器鳞状细胞癌发病率增加的现象。

诊断

生殖器 HPV 感染通常可以通过临床表现做出诊断。然而，对病变进行活检以确诊也是简单易行的。活检需要刮取病变基底部附近的组织。如果疣体扁平，体积巨大或色素沉着（除了天生肤色深的患者外），建议进行活检，因为这些特点提示存在增生问题。

免疫抑制患者生殖器疣的组织病理学特点与免疫正常宿主相同。上皮细胞呈核周空泡化。这些挖空细胞细胞核大，核深染，周围空泡化。

脂溢性角化病的临床表现可能与疣相似，如传染性软疣或色素痣。真皮内痣、皮赘、珍珠状阴茎丘疹、外阴丘疹和扁平湿疣也易与生殖器疣混淆。对大的病变，尤其是伴有溃疡时，建议活检，以排除鳞状细胞癌或其他未考虑到的感染。

病理生理学

由于免疫系统缺陷而未被控制的 HPV 感染会比普通的 HPV 感染更难治，更严重。

治疗

在免疫抑制患者中，肛门生殖器疣不能自愈。已有多种方法可用于免疫正常和免疫抑制宿主的生殖器疣的治疗，但是现有的治疗方法并不能彻底地消灭病毒，即使在正常宿主中也是如此。缺乏正常功能的免疫系统，会在某种程度上将治疗变成仅能通过维持治疗进行疾病控制的情况。一种替代疗法是去除最大的病灶，尤其是阻塞孔道或继发感染的斑块。对溃疡和质硬的病灶应予手术切除，并进行病理检查，以排除鳞状细胞癌。要牢记，与鳞状上皮相比，宫颈和肛管内的移行上皮发生恶变的风险更高，因此，应注意对高危患者的这些区域进行反复评估。

用于免疫功能正常患者的传统治疗方法也是用于免疫缺陷患者的标准治疗方法。液氮治疗、鬼臼毒素、家用普达非洛、斑螯素、冷刀手术和激光手术均可单独或联合使用。虽然家用咪喹莫特（一种局部免疫增强剂）在免疫系统缺陷患者中效果欠佳，但在某些患者可能有一些效果。局部使用西多福韦也被证实可以使患者获益。

传染性软疣（参见第五、十四章）

临床表现

目前认为成人感染严重的或生殖器外传染性软疣可能是免疫缺陷的一种皮肤标志。它可能在很多临床状态下出现，包括 HIV 感染、真菌病、结节病、淋巴瘤和白血病。在免疫抑制宿主中，传染性软疣的特征表现是大量难治性病变，类似于疣病毒感染

（图 16.11）。这种病变不具有自限性，这一点与免疫功能正常宿主不同，而且不限于面部、胡须区、腹部和生殖器区域，可能遍布全身。在艾滋病患者中生殖器传染性软疣相当常见。

虽然病灶可表现为典型的粉红色、白色或皮肤色的蜡状的脐状丘疹，但在免疫抑制患者中，病灶通常数量更多，且形态不典型（图 16.12）。这些患者的病灶通常融合形成斑块，单个病灶比通常的 2 ~ 3 mm 大得多。

在男性患者病变通常分布于阴茎、阴囊、大腿内侧以及肛周。而在女性患者中，病变通常位于阴唇即大腿内侧，也可见于肛周。

诊断

如有必要，对单个病灶进行活检是传染性软疣的首选确诊方法。表皮细胞内含有病毒感染引起的特征性大的细胞质内嗜酸性包涵体，这与免疫正常患者的活检标本所见相同。对免疫抑制宿主需要进行活检，以排除深部真菌感染或肿瘤。如果活检病理未见特征性细胞质型嗜酸性包涵体，或强烈怀疑为另一种病原体感染，则需要送组织进行培养，因为常规染色通常无法看到真菌和其他病原微生物。发生于免疫抑制宿主的传染性软疣可与很多感染相

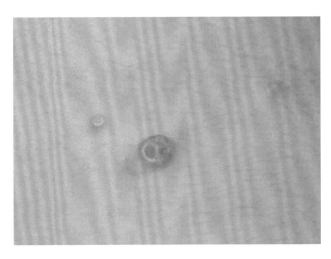

图 16.12 免疫抑制患者的传软性软疣病灶有时可以非常大而且不典型

混淆。播散性隐球菌病、组织胞浆菌病、球孢子菌病和马尔尼菲青霉菌病都具有与软疣类似的临床特征（图 16.12）。软疣也可能呈现与疱疹类似的发亮、脐状外观，因此在鉴别诊断时也应考虑 HSV 感染。有时，疣、痣和基底细胞癌也可能具有类似于传染性软疣的表现。

病理生理学

成人生殖器传染性软疣是由痘病毒感染产生的性传播结节。与生殖器疣相同，在免疫系统功能缺陷的情况下，这种感染通常会产生较大的不典型难治性病变。

治疗

在免疫抑制患者中，传染性软疣通常对治疗有较强的抵抗性。虽然不论治疗与否，免疫正常宿主最终都能清除病毒，但是在丧失正常免疫功能的患者中，病变往往不能自愈。针对最大、最麻烦的病灶进行治疗比大面积破坏受损皮肤更实际。尽管尝试了很多疗法，轻液氮治疗仍是最主要的治疗方法。也可以使用斑蝥素，但在美国无法买到，仅能使用复方制剂。有时斑蝥素会引起明显的水疱，尤其在生殖器区域，因此在确定耐受性前应谨慎使用。冷冻疗法和斑蝥素具有疼痛轻、刺激小和出血少的优点。刮除具有较好的疗效，但会引起较严重的疼痛和出血。局部外用维 A 酸可以减少新病灶的产生，但用于生殖器则具有很强的刺激性。据报道，5% 咪

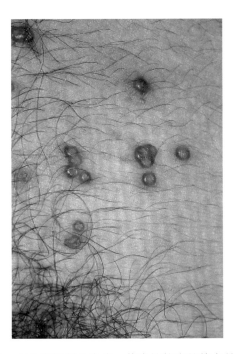

图 16.11 在免疫抑制患者中，传染性软疣的特点是数目更多、更大、形态不典型和难治性

咪莫特乳膏对免疫功能正常的传染性软疣患者有一定疗效，因此对免疫抑制患者也可能有效。局部外用西多福韦对某些免疫抑制的传染性软疣患者也有效。软疣通常不具有恶性潜能，而且一般不会阻塞孔道。

股癣（见第六章）

免疫抑制患者比其他人更容易得股癣，他们的真菌感染可能表现出不典型的形态。股癣的典型表现为中心清晰、边缘有鳞状癣的炎性斑块，但免疫抑制个体的感染通常更广泛。（图 16.13 和图 16.14）。阴茎和阴囊有时也会受累，这在免疫功能正常的患者中不常见。在免疫抑制的患者中，股癣可能累及臀部，偶尔延伸至腹部。尽管女性较少患股癣，但病灶可能延伸到外阴的毛发部位。另外，毛囊受累常见，表现为斑块内的丘疹或脓疱。

免疫抑制个体的股癣有时表现为角化过度、鳞状斑块，通常没有典型的环形鳞状边界且中心清晰（图 16.15）。在黑人患者中，鳞片和斑块通常表现为色素沉着而不是红斑。通常合并甲真菌病。

皮肤癣菌感染通常很容易通过镜检诊断，在氧化钾试剂中出现斑片或斑块外围出现的鳞片是典型

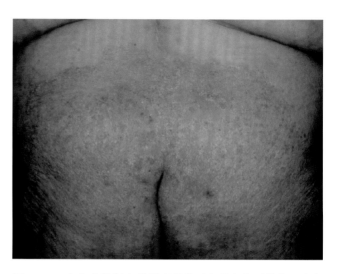

图 16.14　在免疫抑制患者股癣通常不表现出典型的中心清晰和鳞状边缘，而是整个斑块表面遍布均匀的鳞片，而且阴囊受累在免疫抑制个体中更常见

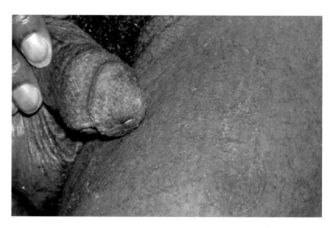

图 16.15　皮癣通常不累及阴茎，但是在免疫抑制的情况下，皮肤癣菌病的发病部位可不典型，并出现过度角化

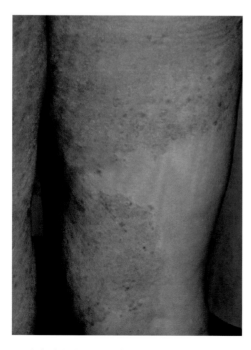

图 16.13　在免疫抑制患者或使用外用皮质类固醇激素的患者中，皮肤癣菌病常表现为弥漫性病变和真菌性毛囊炎。该免疫抑制的患者身上有由红色丘疹组成的环状斑块，代表真菌感染已延伸到毛囊

表现。通过活检也可检测出病原体。

腹股沟鳞状红斑暴发应与多种疾病鉴别，包括股癣、白念珠菌感染、红癣和擦伤。因为 HIV 感染患者比其他人更容易患银屑病，因此在对股癣进行鉴别诊断时应考虑到银屑病。HIV 感染患者脂溢性皮炎的发病率也增高，表现为沿腹股沟皱褶分布有黄色鳞片。

对于免疫抑制患者的股癣通常需要比免疫功能正常患者采取更积极的治疗（详见第六章）。对于病变累及广泛或毛囊受累的免疫抑制宿主需要采取口服药物治疗。口服药物联合外用药物治疗可以更快、更彻底地清除股癣。

免疫抑制患者在复发早期使用局部抗真菌治疗有较好的效果，与普通发病时一致。有许多有效的局部外用抗真菌药物，包括任何一种唑类药物，如克霉唑、益康唑和酮康唑，或非唑类药物特比萘芬。持续性抑制治疗通常有助于预防股癣复发。

挪威疥疮（结痂性疥疮）

挪威疥疮被定义为免疫抑制患者所患的疥疮，有更高的寄生虫载量。患者可能因为疾病或使用药物而导致免疫抑制，或因皮疹而被误诊为湿疹，局部外用皮质类固醇治疗可导致挪威疥疮发生。

临床表现

通常，疥疮的特点是强烈的瘙痒和抓痕，偶尔有细小的线状水肿性丘疹，称为"隧道"，集中在指缝和皮肤皱褶区域。通常不累及颈部以上区域，但儿童和重病患者除外。

但是，典型的挪威疥疮表现为厚的黄色角化过度的丘疹和斑块，而不是离散的、有抓痕和结痂的丘疹（图16.16）。角化过度的斑块通常发生在手、脚、头皮、耳朵、臀部和生殖器，但也可以发生于任何一处皮肤表面。指甲因甲下和甲周结痂而增厚，痂内含大量疥螨。免疫抑制宿主的阴囊、龟头或阴茎可能受累，出现角化过度、黄色的鳞状斑块。

诊断

对从鳞片上刮下的物质进行显微镜检查可以确

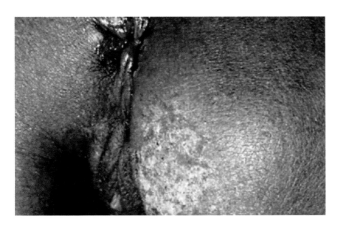

图16.16 挪威疥疮，或称为结痂性疥疮，特指发生于免疫抑制宿主的疥疮，典型表现为特征性的过度角化、黄色结痂斑块

诊。由于挪威疥疮患者有大量疥螨，因此很容易观察到疥螨、虫卵和粪便。当需要活检时，镜下会表现为表皮海绵状增生和混合性血管周围炎性浸润，以嗜酸性粒细胞为主。常可见疥螨、卵、卵壳或粪便沉积。持续性疥疮结节表现为致密的炎性浸润，以嗜酸性粒细胞为主。

疥疮常表现为明显的继发性湿疹样改变，偶尔伴有水疱，因此，生殖器挪威疥疮的鉴别诊断包括湿疹、特应性皮炎和过敏性接触性皮炎。无特征的擦伤性丘疹应与咬伤反应相鉴别。对没有湿疹病史的患者，如出现剧烈瘙痒，夜间更严重，突然暴发大量皮疹，应高度怀疑疥疮可能。

因为挪威疥疮表现为角化过度的斑块，而不是离散的剥脱性丘疹，当它发生在生殖器或头皮上时，需与不典型的银屑病、股癣甚至脂溢性皮炎进行鉴别。脓疱性湿疹也可能出现类似于疥疮的症状。

病理生理学

人型疥螨感染会导致疥疮发生。严重感染完全为宿主免疫力低下所致，而不是存在致病力更强的疥螨。

治疗

疥疮的主要治疗方法是5%除虫菊酯乳膏，但考虑到挪威疥疮更严重，而且具有结痂、皮肤增厚而难以渗透的特点，通常最好的治疗方式是局部治疗联合口服伊维菌素200 μg。单独使用伊维菌素通常无效[61]。对耐药疾病有时需要重复使用以上两种药物，有时需要每日局部外用药物。从脖子到脚趾涂抹除虫菊酯，保持8～10 h，然后洗掉。头部和头皮受累的免疫抑制患者也需要治疗这些部位，并应尽可能对甲下部位进行治疗。所有其他家庭成员和亲密接触者也应一起治疗。应用热水清洗近期穿过的衣服和使用的床单。尽管一些人主张用袋封存衣服和日常用品数天以代替洗涤，但我曾观察过一名免疫抑制患者身上的鳞片/痂皮，发现其中的疥螨在收集标本1周后仍存活并活动。

与HIV有关的非感染性疾病

HIV相关银屑病（见第六章和第十章）

银屑病可以由暴晒、链球菌感染和HIV感染诱发，在其他类型的免疫抑制中并不常见。

临床表现

艾滋病可导致银屑病突然发作，无论是银屑病的明显恶化，还是突然发作，均应考虑行 HIV 检测。这种情况常发生于晚期艾滋病患者。

这些患者身上的银屑病外观很典型，界限清楚，红色丘疹或斑块表面覆有银色鳞屑，常发生于膝盖、肘部、头皮、脐部、腰骶部、手和脚。然而，艾滋病相关银屑病较免疫正常的患者病变分布得更加广泛，治疗也更加困难。

银屑病可能表现为常见的斑块型，然而，在 HIV 患者中，呈"相反"形态分布的发生率逐渐升高，表现为皮损首先出现在肛周和生殖器周围的皮肤（图16.17）。界限清楚的斑块可能出现于腹股沟皱褶、耻骨弓上区域、臀裂、腋下、乳房下以及脐部。银屑的分布密度低于典型的分布于干燥皮肤的银屑病。银屑病可能出现于大阴唇，偶尔见于阴囊和阴茎。

严重的银屑病可能全身发作。这种广泛发作的红疹和鳞片称为表皮剥脱样红皮病，在 HIV 患者中更为常见。该病偶见生殖器皮损。然而表皮剥脱样红皮病可能由其他严重的皮肤病引起，如过敏性皮炎和药物反应，这在 HIV 感染患者中也更为常见。

诊断

尽管银屑病的诊断并不困难，但对 HIV 的识别需要建立在对突发银屑病的高度怀疑上。病理组织活检对典型银屑病的诊断是有帮助的。如果特征不明显，也并不能除外诊断。可从患者的其他典型皮损评估（尤其是支架、肘部、膝部和头皮）。

发生在腹股沟和臀裂处的银屑病可与其他皮肤病变类似或同时存在，如股癣、念珠菌病、红癣、脂溢性皮炎或湿疹。尽管典型的银屑病表现为界限清楚的红色斑块，表面有白色鳞屑，生殖器银屑病通常没有明显的鳞屑，表面的红色皮肤常为浸渍状，并在凸起的区域呈表面光亮。只要可以除外感染，局部应用皮质类固醇是对银屑病、湿疹和脂溢性皮炎的主要治疗，因此，对上述疾病的鉴别并不总是必要的。

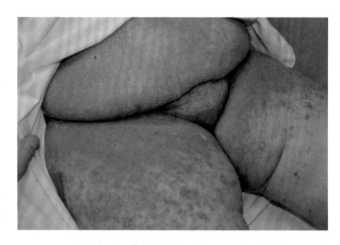

图 16.17　这些广泛分布包括乳房下方及腋下等皮肤皱褶处的红色鳞片状斑块。虽然真菌检测呈阳性，但抗真菌治疗无效，同时这位 HIV 感染女性经活检证实为银屑病

病理生理学

HIV 患者银屑病的易感性并不是从直觉上判断的。HIV 抑制 T 细胞功能，而银屑病是 T 细胞相关的疾病。同时，2 型细胞因子在 HIV 中占主导地位，而 1 型细胞因子在银屑病中起主要作用[62]。然而，HIV 感染是有缺陷的免疫系统试图工作时机体出现的非感染性炎性疾病。

处理

对于 HIV 患者来说，改善银屑病最重要的治疗方式是抗 HIV 病毒治疗，这同时会对银屑病有实质性的改善。另外，生殖器银屑病的一线治疗对于免疫抑制患者和免疫正常患者同样适用（见第六章）。积极治疗包括维生素 A 类全身治疗，应用免疫抑制剂，如氨甲蝶呤和环孢霉素，以及阿达木单抗、依那西普等肿瘤坏死因子[63]。支持治疗包括对继发感染的治疗，如金黄色葡萄球菌、链球菌、人白念珠菌感染都是常见的。

反应性关节炎（见第十章）

病因

反应性关节炎是与银屑病相关的反应性皮肤病变，表现为持续 3 个月以上关节炎、尿道炎以及结膜炎。该病常见于男性 HIV 患者，但在其他免疫抑制疾病中罕见。多种微生物被认为是诱发该病的原因，如衣原体、沙门氏菌、志贺氏菌、鼠疫耶尔森菌及解脲支原体等。对许多反应性关节炎患者检测时发现人白细胞抗原（human leukoclyte antiqen，HLA）-B27 基因型或其他相似基因型。

　　反应性关节炎在 HIV 患者的表现与免疫正常的患者大致相同，约 2/3 的患者有皮损表现，主要分布于生殖器、手掌以及脚底。生殖器皮损常见于阴茎，尤其是龟头和包皮，外阴少见，阴毛覆盖的外阴皮肤是常见皮损分布区域。皮损与脓疱性银屑病相似，有时呈典型的银屑病红斑及鳞屑改变。在未行包皮环切的男性中，皮损通常是位于龟头上的白色环形"漩涡状"的丘疹或斑块（环状龟头炎）（图 16.18）。这些皮损也同样会出现在黏膜以及外阴、阴道和宫颈的黏膜移行区。在经过包皮环切的男性和阴毛覆盖的外阴皮肤，斑块表现为红色表面有鳞屑，常常结痂（图 16.19）。这些皮损与银屑病难以区分。皮损在手掌和脚底表现为脓疱，并会进展为增厚角化的斑块，称为脓溢性皮肤角化病（图 16.20）。偶尔也会在其他皮肤发现脓疱或角化的外皮。多数患者同时出现结膜炎和尿道炎。非对称分布的大关节关节炎常见。

　　对于反应性关节炎的诊断主要依靠临床表现。尿道炎常先于皮损发生，通常要进行淋病和衣原体感染的评估。非对称的关节炎、结膜炎和皮损随后出现，但是患者通常并不会表现出疾病的全部方面。环状龟头炎和脓溢性皮肤角化病是典型表现，详见第十章。反应性关节炎与合并关节炎的银屑病在某

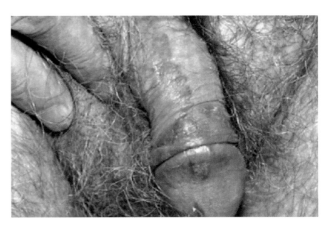

图 16.19　已行包皮环切的赖特综合征患者，表现为龟头银屑病的红疹和鳞屑，而不是环形白色丘疹

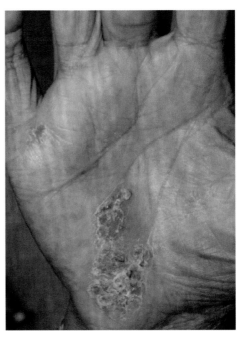

图 16.20　赖特综合征有时可通过生殖器皮损以及患者手掌或脚底典型的界限清楚且高度角化的脓疱（也称为脓溢性皮肤角化病）诊断

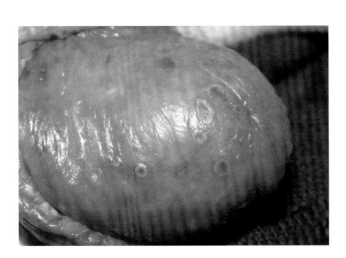

图 16.18　未行包皮环切的赖特综合征患者，表现为环状龟头炎的典型环形白色丘疹，常被误诊为真菌感染

种程度上类似。因此，有时对于两者并不能明确鉴别，因为"不完全反应性关节炎"可以单独存在，不与结膜炎和（或）尿道炎同时发生，造成鉴别诊断困难。

　　局部应用皮质类固醇可改善反应性关节炎的皮肤症状。关节炎患者常可通过非甾体抗炎药、止痛药和或休息改善症状。伴有严重皮损或关节炎的银屑病患者需要在严密监护下应用氨甲蝶呤或肿瘤坏

死因子药物。口服维生素 A 类药物如维生素 A 酸或异维甲酸可以显著改善皮损，但这些药物通常会加重关节病变。结膜炎是自限性疾病。

Stevens-Johnson 综合征 / 中毒性表皮坏死松解症（曾于第十章讨论）

HIV 患者患 Stevens-Johnson 综合征（SJS）和中毒性表皮坏死松解症（TEN）的风险显著升高，就像对药物的迅速猛烈的超敏反应一样。HIV 患者不仅患病风险升高，SJS 和 TEN 在 HIV 患者中表现得更加严重。

这些疾病以扁平的中心有水疱的红疹（SJS）或伴有疼痛的红色蜕皮改变（TEN）以及黏膜损害起病（图 16.21、图 16.22）。

造成这些皮肤表现最常见的药物包括抗生素中的青霉素、磺胺类和喹诺酮类；抗惊厥药物中的卡马西平、巴比妥类、苯妥英以及拉莫三嗪；心血管药物中的氢氯噻嗪、呋塞米和普鲁卡因酰胺；以及别嘌呤醇和非甾体抗炎药物。复发的生殖器疱疹病毒也会导致全身疱疹反应，一些患者并无确切原因。

治疗主要针对病因并提供支持治疗。其他治疗

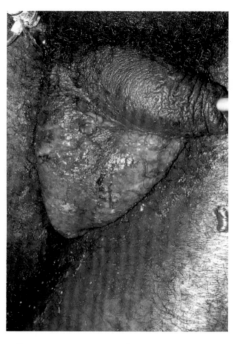

图 16.22　像 Stevens-Johnson 综合征一样，中毒性表皮坏死松解症是一种在 HIV 患者中发病风险更高的对药物过敏的疱疹疾病。疾病表现为广泛分布的蜕皮样改变，而不是分散的皮疹，主要表现为口腔及生殖器黏膜损害

包括静脉注射丙种球蛋白和环孢菌素，但仍有争议。

口疮（见第十一章）

HIV 患者患口疮的风险升高。这些分布于口腔和生殖器的溃疡常常更大、更深，也更难治愈。这些疼痛的皮损是由免疫复合物介导导致的，这在免疫正常的个体中不常见。

典型的口疮为 1 ~ 3 mm 的底部为白色纤维、由红斑环绕的圆形小皮损，而 HIV 患者的口疮通常深大，需与免疫抑制的溃疡性生殖器疱疹病毒患者鉴别（图 16.23）。皮损通常直径为数厘米，界限清楚，边缘干净。皮损在愈合后常常有明显瘢痕。

溃疡性生殖器疱疹病毒感染是需要鉴别的最主要疾病，其他感染性或肿瘤性溃疡需要经活检排除。局部针对溃疡的治疗对于该病患者是不够的，全身应用皮质类固醇类药物可促进愈合。可尝试使用秋水仙碱和氨苯砜。沙利度胺可用于治疗该类患者，但神经毒性限制了其使用。

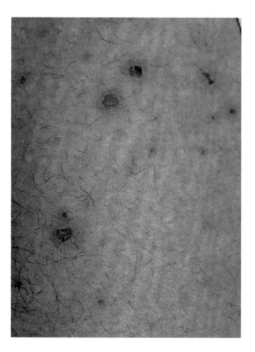

图 16.21　HIV 患者患 Stevens-Johnson 综合征（SJS）的风险显著升高，表现为对药物的过敏或复发生殖器疱疹病毒后的疱疹疾病。皮损包括扁平的中心有水疱的红疹、坏死的上皮以及一系列黏膜损害

肿瘤性疾病

肿瘤在慢性免疫抑制的患者中更易发生，因为

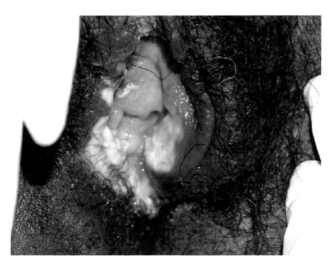

图 16.23　巨大的溃疡经常在 HIV 患者发生，这与单纯疱疹病毒感染导致的溃疡难以鉴别

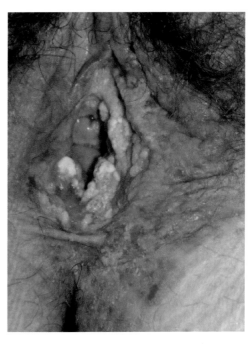

图 16.24　生殖器鳞状细胞癌在免疫抑制患者中主要与 HPV 感染有关，表现为疣状皮损。当皮损向恶性转变时疣大量生长并常伴有溃疡

非典型细胞并不会被免疫系统常规识别。在恶性肿瘤中皮肤淋巴网状组织癌最常见。然而，HIV 与卡波西肉瘤、淋巴瘤和鳞状细胞癌密切相关。

鳞状细胞癌（曾于第五章讨论）

　　所有慢性免疫抑制的患者都更容易患上这种常见的恶性肿瘤。通常肛周和生殖器的鳞状细胞癌与人乳头瘤病毒（HPV）感染相关，尽管相比之下对硬化苔藓患者更应密切随访。免疫抑制患者也更易患上紫外线引起的皮肤癌，但并非在肛周和生殖器区域。肛周和生殖器的鳞状细胞癌，高级别上皮内病变（HSIL）以及不同级别的上皮内病变已经分别在第五、六、八章讨论。

　　免疫抑制患者除了对肛周和生殖器鳞状细胞癌更为易感外，肿瘤也通常更大，浸润性更强。最早的临床表现为生殖器疣，伴有多病灶或皮损或合并皮损。这些典型表现为扁平疣或簇状分叶的疣（Buschke-Lowenstein 疣）。生长通常更快，对疣的治疗效果较差。生成的斑块或结节通常呈角化或巨块型，常常伴有溃疡（图 16.24 和图 16.25）。阴茎的鳞状细胞癌可发生于包皮、龟头或冠状沟，也可发生于其他部位。

　　肛门直肠鳞状细胞癌常见于接受肛交的 HIV 感染男性，但并不限于这些患者。即便没有进行过肛交，该疾病也可表现为多发生殖器疣。鳞状细胞癌可表现为硬化样溃疡斑块或大的角化性疣状结节或

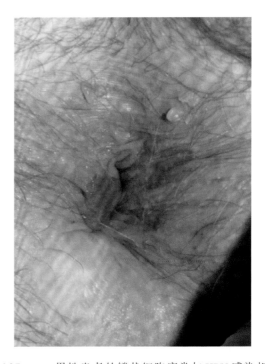

图 16.25　HIV 男性患者的鳞状细胞癌常与 HPV 感染相关，最常发生于肛门，图中的斑块呈硬化改变，这种硬化超过肉眼可见的肿瘤范围

斑块。

　　诊断主要通过活检，这与免疫正常的患者相同。疣状的角化的肛周生殖器鳞状细胞癌需要与大的生

殖器疣相鉴别，后者在活检时无恶性改变。但这并不能除外鳞状细胞癌。任何大的疣状病变（无论是免疫正常还是免疫抑制的患者）经活检未见恶性改变时需彻底重新评估，并详细切片以寻找恶性病变。

除了与其他肿瘤表现相似外，鳞状细胞癌与感染性病变类似，如深部的真菌感染，不常见的分枝杆菌感染如结核、HPV 或 CMV 引发的病毒感染，脓疮和寄生虫感染，包括皮肤阿米巴感染。

本主题曾于第五章进行讨论，如第五、六、八章的图表所示。然而，绝大多数免疫抑制患者会患有感染性疾病。在浸润性鳞状细胞癌中常检测出 HPV 的 DNA。HPV 16、18、33 型与肛周生殖器鳞状细胞癌密切相关，且常在免疫抑制患者尤其是 HIV 患者中检测到。免疫抑制和致癌的 HPV 型感染很可能促进了 HIV 患者肛周生殖器鳞状细胞癌的发生。

外科手术切除是治疗肛周生殖器鳞状细胞癌的主要治疗方法。局部放疗可单独或联合手术应用，这取决于鳞状细胞癌的分期。

AIDS 相关的卡波西肉瘤（见第七和第九章）

卡波西肉瘤是一种与 HIV 和 8 型疱疹病毒感染的男男同性恋患者密切相关的罕见肿瘤，也见于地中海地区的老年男性。该病常在患有 AIDS 的男男同性恋患者中发现。卡波西肉瘤在 HIV 患者中常以粉色或红色丘疹起病，随后变成紫红色（图 16.26）。皮损常常增大形成斑块，陈旧的皮损呈红棕色，是

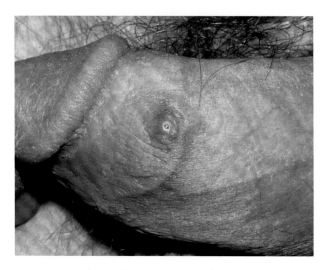

图 16.26　尽管阴茎并不是卡波西肉瘤的好发区域，但这种暗红色、紫色或棕色肿瘤也可见于生殖器区域

含铁血黄素沉积于皮肤导致的。早期的皮损偶尔也会是扁平的，与瘀斑相似。卡波西肉瘤在深色皮肤患者中皮损颜色接近于黑色。

AIDS 相关的卡波西肉瘤皮损常于面部和耳部起病，10% ～ 15% 的患者以口腔黏膜损伤为初期表现。生殖器皮损偶尔发生，常见于阴茎体，也可见于耻骨弓上区域。皮损斑块进展后常导致阴茎淋巴水肿。随着斑块的增大，皮损可能发生溃疡，成为金黄色葡萄球菌、链球菌和白念珠菌等的感染源。因为卡波西肉瘤几乎均发生于同性恋或双性恋男性，因此，女性生殖器累及相关报道较少。

诊断主要依靠活检，常需与杆菌性血管瘤病相鉴别。活检也可同时明确并发感染，如深部真菌感染（组织胞浆菌病和隐球菌病）或病毒感染（巨细胞病毒）。上述感染也有在卡波西肉瘤皮损中发生的报道。

HIV 相关的卡波西肉瘤与 8 型疱疹病毒、巨细胞病毒、人乳头瘤病毒甚至乙型肝炎病毒均有相关性。

对于卡波西肉瘤的治疗取决于疾病的临床分期和皮损分布区域。除非出于心理或美容原因，小的皮损一般不需要治疗。对这些皮损可采用液氮或外科切除的方式得到成功治疗。对较大的斑片或斑块可行放疗。被美国食品和药品监督管理局（FDA）认可的治疗方式包括维 A 酸局部治疗和脂质体柔红霉素、脂质体多柔比星、紫杉醇和 α- 干扰素的全身治疗。

老年问题

老年患者与年轻患者的问题既有相似，也有不同，尤其在外阴皮肤方面。很多问题与年龄相关。对这些混杂因素的考虑能最大限度地缓解患者的外阴症状。

正常外阴老化

女性外阴老化

绝经后外阴最显著的变化就是阴阜和大阴唇毛发减少，常常以阴阜中心最为显著。一些女性外阴毛发几乎完全脱落。许多女性同时出现阴阜和大阴唇皮下脂肪减少。

除了视觉上的改变外，雌激素缺乏和盆底肌力量减弱也导致尿失禁的发生。外阴黏膜逐渐苍白，变薄而光滑，出现 Fordyce 斑和外阴乳头瘤病，而绝经前女性的外阴上皮是粉色、有弹性的。小阴唇萎缩，有时会完全消失，这与外阴苔藓样改变和硬化样苔藓难以鉴别（图 16.27）。常常出现尿道肉阜，呈鲜红色，通常无症状，为尿道口的肉状赘生物（图 16.28）。尿道脱垂较少发生，表现为尿道黏膜的环形突出（图 16.29）。

阴道上皮变得光滑和苍白，失去富于雌激素的皱褶（图 16.30）。阴道变得干涩，上皮变薄，常引起性交困难。在显微镜下，上皮细胞变得小而圆（副基底细胞），取代大而扁平的折叠细胞。乳杆菌缺失。在长期缺乏雌激素的情况下，阴道的分泌在显微镜下几乎是去细胞化的。肥胖女性可能会经历外周脂肪的转化，使雌激素缺乏的体征较少。由于盆底肌肉力量减弱，可能出现膀胱脱垂和直肠脱垂（图 16.31）。

男性外阴老化

男性外阴随年龄增长变化不明显。与女性相同，男性外阴的毛发会减少。阴茎和阴囊的皮肤会更加松弛。增大的前列腺会导致尿频，前列腺切除优势

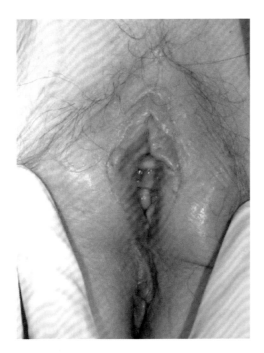

图 16.27　绝经后的外阴黏膜变得光滑、干燥、苍白，小阴唇萎缩

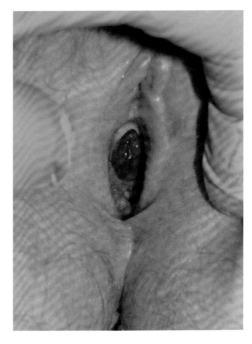

图 16.28　尿道肉阜表现为尿道口的深红色组织

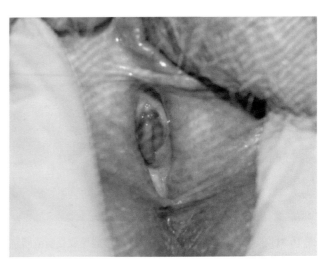

图 16.29　尿道脱垂表现为环周的尿道黏膜从尿道口脱出，黏膜常柔软，可伴有出血，需要手术切除

会导致尿失禁和性功能障碍。

使老年外阴症状恶化的因素

尿失禁

随着年龄的增长，尿失禁成为导致慢性肛门生殖器不适的因素。大多数老年女性的尿失禁是由生产、雌激素减少和盆底肌力量减弱导致的。为了治疗这种症状，许多女性购买不需要处方即可销售的

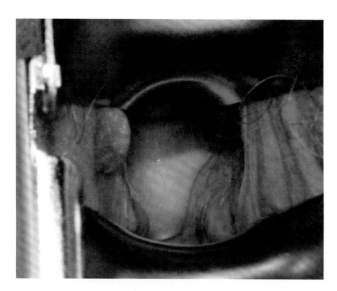

图 16.30　雌激素水平下降后，阴道壁粉色的皱褶逐渐消失，阴道壁变得光滑、苍白

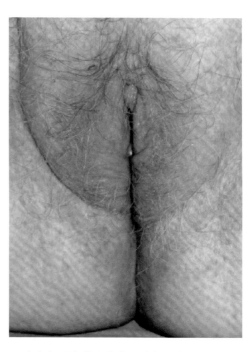

图 16.32　在老年尿失禁患者中，接触性皮炎常见，表现为界限不清的红疹和水肿

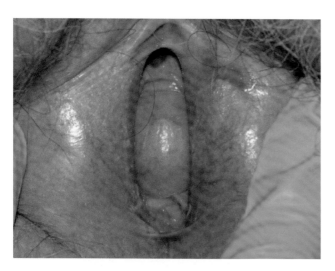

图 16.31　随着年龄增长，松弛的盆底肌可能导致直肠或膀胱脱垂，表现为阴道口可见光滑突出的膀胱壁

产品用于清洗和治疗[64]。男性也会有肌肉力量的减弱，以及需要外科治疗的前列腺疾病也可能导致尿失禁的发生。神经源性疾病可以干扰正常男性和女性的直肠及膀胱功能。尿，尤其是大便残留于皮肤时会造成刺激症状，导致以界限不清的水肿红斑为特点的尿布皮炎（图 16.32）。

　　皮肤的持续潮湿会导致糜烂，促进真菌的滋生和皮肤皱褶的摩擦。这会导致溃烂性皮炎，成为其他皮肤疾病的主要表现和诱因（见第六章）（图 16.33）。

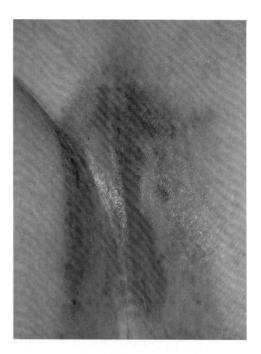

图 16.33　皮肤皱褶处的温暖潮湿以及摩擦是诱因，这种环境也适合真菌滋生。上述因素可导致擦烂性皮炎的发生，表现为皮肤皱褶处发红和浸渍改变

　　当尿失禁导致尿布皮炎时，外阴和肛周皮肤呈现接触性皮炎的特殊表现。最初称为新生儿腹股沟肉芽肿、Jacquet 尿布皮炎或假性皮疹，现已发现常

见于老年成人，有时会演变为成人型腹股沟肉芽肿[65,66]。该皮损也见于接触腐蚀性化学品如苯佐卡因后，外观呈腐蚀性结节状（图16.34）。对于这类接触性皮炎以及其他溃烂性皮炎的治疗包括严格避免接触化学品、尿液和大便，保持局部皮肤干燥，必要时勤换成人尿布或软布隔离皮肤，使皮肤仅有轻微湿润即可。一些充当屏障的粉剂和膏剂用于保护皮肤免受尿和大便的刺激。局部应用皮质类固醇激素没有帮助。

肥胖

超重在老年成人中尤为常见，可能导致多种复杂的外阴表现。肥胖合并尿失禁时，尿液和汗液聚集在皮肤皱褶处，同时皮肤表面的摩擦增多。肥胖会导致糖尿病风险增高，也增加念珠菌感染的风险。

当出现外阴疾病时，对于肥胖患者的治疗较困难。因病变皮肤难以展现，用药相对困难。对于皮肤皱褶难以靠两只手分离从而实现治疗。但患者坐于座便时这种情况可以得到改善。有些皮肤皱褶在这种体位下可以展开。此外，超重的患者通常会有更多的排泄物、汗液以及皮肤皱褶中的污垢。

肥胖在许多患者中会影响性功能，导致体位困难且感受欠佳。这在因慢性外阴疼痛或瘙痒而性功能障碍的老年成人患者中尤为明显。这些患者可能会失去性冲动和润滑作用。一个好的性治疗师会为这些患者提供一些有帮助的建议。

关节炎

与肥胖一样关节疼痛、僵硬，需要用药，而且影响性功能。餐中口服非甾体抗炎药可能会有帮助，或者建议患者咨询其家庭医生可能会获益。

心理因素

健康水平下降、因为死亡或失智而失去朋友和家人、关节炎导致的疼痛、体力下降、智力衰退、身体素质下降、对失能和恶性肿瘤的恐惧是导致老年人情绪障碍的常见原因。这些因素均会影响患者对外阴疾病的耐受和治疗能力，而抑郁和焦虑会放大疼痛和瘙痒。心理咨询可为患者提供一种迫切的情感倾诉方式，抗抑郁可明显地改善生活治疗。

性功能下降

在老年人性功能逐渐下降。性激素水平的降低、糖尿病、心血管疾病、神经系统疾病、药物的不良反应、抑郁、失去伴侣、疼痛、肌肉力量和耐力的下降、前列腺手术以及对外表和性能力自信的下降成为影响性功能和体验的因素。对于存在以上因素的许多患者来说，外阴瘙痒和疼痛是终止性行为的最终原因。情感支持、对心理咨询的指引以及关于患者伴侣关于性行为的期待和愿望的理解可以减轻慢性外阴疾病的影响。单纯帮助患者承认其对未来性功能的渴望和期待就会对整个治疗计划有很大帮助。例如，因为硬化性苔藓而导致外阴瘢痕的老年女性可能不会进行性行为。她与伴侣之间坦诚的交流可以帮助决定是否行粘连的松解。

最常见的老年生殖器肛周疾病

与女性年龄增长相关的特殊外阴疾病包括硬化性苔藓和扁平苔藓。在老年男性中最常见的皮肤疾病是恶性肿瘤，尤其是鳞状细胞癌。乳腺外发生的佩吉特病、基底细胞癌以及恶性黑色素瘤也可在老年男性中发生，但不常见。

萎缩性阴道炎（最初讨论见第十五章）

由于女性健康倡议（Women's Health Initiative）的广泛发行，目前绝经后女性会常规进行全身雌激

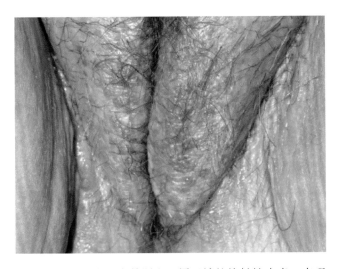

图16.34　一种发生在外阴和肛周区域的接触性皮炎，表现为不连续的丘疹和结节，通常由残留在皮肤上的尿液和大便导致

素替代治疗，除非患者存在禁忌证。近年来阴道萎缩或萎缩性阴道炎少见，对该疾病的诊断率也已经下降。阴道萎缩通常会导致性交困难、外阴阴道疼痛、僵硬和烧灼感等。

几乎所有女性在卵巢停止分泌雌激素后都会发生阴道萎缩，阴道变得干涩，上皮变薄。性行为不活跃的女性通常意识不到上述变化。性行为活跃的女性通常会因润滑能力下降而感觉性交疼痛。皮肤和黏膜的薄弱可能会导致膀胱脱垂、直肠脱垂或性行为后的阴道壁擦伤。擦伤也会导致继发性炎症反应。在萎缩性阴道炎患者阴道壁可见红疹，分泌物为黄色。湿法检验可见白细胞和副基底细胞数量增加，乳杆菌缺乏，阴道内 ph ≥ 5。

对于萎缩性阴道炎的诊断包括低雌激素水平、特征性的湿法检验涂片，并可通过雌激素替代治疗缓解。

对于萎缩性阴道炎的治疗主要为雌激素替代，可行局部或全身的雌激素替代治疗。全身的雌激素替代治疗超越了本书讨论的范围，可使用口服或贴片剂型，对于未行子宫全切除术的患者应同时添加孕激素。全身治疗相比局部治疗为患者提供了额外的获益和风险。

局部治疗包括雌二醇（ESTRACE）或结合雌激素软膏（倍美力，Premarin），每周 3 次，每次 1 g 涂抹阴道，2 ~ 3 周后缓解，维持治疗可仅用 0.5 g，每周 2 次。雌二醇阴道片剂（VAGIFEM）10 μg 阴道用药每周 3 次是有效的，虽然目前缺乏数据支持，但也得到了强烈的推荐。加拿大推荐使用 25 μg，这样可以减少用药次数，花费更少。可将雌激素缓释环（ESTRING）放入阴道，每 3 个月更换，尽管每 3 ~ 4 个月才购买一次，但该治疗花费更大。最便宜的雌激素替代治疗是合成雌激素，需要 0.01% 雌二醇混入凡士林或 VersaBase，相当于制作出售的乳膏。尽管阴道放入雌二醇片剂可以很好地实现雌激素替代，也非常便宜，但这需要更高的剂量。与口服雌激素和孕激素相比，随之而来的风险也升高。

对于通过应用雌激素未能缓解症状的女性，需要复查分泌物湿涂片，以评估是否应用了足量雌激素以及是否存在继发感染。依从性差、念珠菌感染、外阴痛、由扁平苔藓引发的阴道炎或脱屑性阴道炎均可导致上述情况。

雌激素替代治疗存在最初几周提高念珠菌病的风险，同时每周口服氟康唑 200 mg 或在应用雌激素的前 2 ~ 3 周同时应用非处方药氮唑类栓或乳膏可以避免该并发症。

许多女性对雌激素有恐惧心理，担心用药费用、用药体验欠佳或用药时有烧灼感。对上述障碍的解决方法已在第十五章讨论。

治疗对于大多数女性是简单易行且效果显著。性行为不活跃的女性可在阴道分泌物正常后减少或停止雌激素的使用。性行为活跃的患者需要持续行雌激素替代治疗。

硬化萎缩性苔藓（见第八章）

硬化萎缩性苔藓是一种主要在绝经后女性外阴发生的疾病。据某家疗养院报道在尿失禁女性中该病发病率高达 3%[67]。硬化萎缩性苔藓表现为瘙痒和疼痛，出现皱缩的白色斑块，小阴唇萎缩，阴蒂包皮将阴蒂覆盖。病因由多种因素导致，包括自身免疫问题、遗传因素以及局部环境。萎缩性硬化性苔藓通常对局部合成皮质类固醇制剂如氯倍他索或 0.05% 乌倍他索药膏有效，同时需要治疗其他因素如继发感染、雌激素缺乏和尿失禁导致的浸渍。3% ~ 5% 疾病控制不佳的患者可进展为鳞状细胞癌。然而，最近的一项研究报道合并硬化性萎缩性苔藓的鳞状细胞癌患者在患病 300 个月后有 1/3 的人进展为鳞状细胞癌，但该研究无疾病控制满意的对照组[68]。显然，年龄更大的女性患者患病时间更长，也会有更高的恶变风险。具有增厚以及过度角化皮损的患者恶变的风险也更高。最近一项对于 507 例女性患者的报道证实长期治疗可降低恶变和生成瘢痕的风险，所以每周 3 次的合成皮质类固醇或每日一次的类固醇如 0.1% 曲安奈德软膏是防止恶变和生成瘢痕的必要治疗方法[69]。

侵蚀性黏膜扁平苔藓（见第六、十一章）

曾被认为发病罕见的侵蚀性黏膜扁平苔藓现已成为外阴阴道瘙痒、烧灼感和形成瘢痕的常见原因。目前最常见于绝经后女性，最常见的皮损分布部位为前庭。患者会出现性交困难、小阴唇萎缩和阴蒂包皮覆盖现象。侵蚀性外阴阴道扁平苔藓常与口腔扁平苔藓伴发。牙龈和口腔后方溃烂以及舌部的白色条纹和过度角化是典型的皮损。外阴扁平苔藓常与阴道侵蚀性扁平苔藓相关。阴道扁平苔藓可导致粘连和瘢痕形成从而使阴道闭锁，同时，其产生的炎症反应分泌物可刺激外阴，与外阴扁平苔藓共同造成不适。

与硬化性苔藓相似，扁平苔藓主要通过局部应用合成类固醇如氯倍他索或 0.05% 乌倍他索药膏以及局部护理治疗。对于阴道萎缩和扁平苔藓共同导致阴道壁变薄和皮损的女性患者，雌激素应用尤为重要。应用扩张器可防止阴道闭锁。除了轻度扁平苔藓外，上述治疗通常仅能获得局部改善，同时应用他克莫司、吡美莫司、氨甲蝶呤和羟氯喹等药物可获得更好的效果。与硬化性苔藓相同，控制不良的病变进展为鳞状细胞癌的风险升高，每周 3 次的合成皮质类固醇或每日长期应用皮质类固醇如 0.1% 曲安奈德药膏是非常重要的。

老年人的生活和健康发生了显著变化。一些特殊问题如尿失禁和外阴疾病在老年患者中更为常见，应当予以诊断和治疗，同时应当对老年人体型改变和情绪低落予以同情并妥善处理。

参考文献

1. Bergeron S, Likes WM, Steben M. Psychosexual aspects of vulvovaginal pain. *Best Pract Res Clin Obstet Gynaecol.* 2014;28:991–999.

2. Ben-Aroya Z, Edwards L. Vulvodynia. *Semin Cutan Med Surg.* 2015;34:192–198.

3. Jones GT. Psychosocial vulnerability and early life adversity as risk factors for central sensitivity syndromes. *Curr Rheumatol Rev.* 2016;12:140–153.

4. Ponte M, Klemperer E, Sahay A, et al. Effects of vulvodynia on quality of life. *J Am Acad Dermatol.* 2009;60:70–76.

5. Chisari C, Chilcot J. The experience of pain severity and pain interference in vulvodynia: the role of cognitive behavioural factors, psychological distress and fatigue. *J Psychosom Res.* 2017;93:83–89.

6. Dunkley CR, Brotto LA. Psychological treatments for provoked vestibulodynia: integration of mindfulness-based and cognitive behavioral therapies. *J Clin Psychol.* 2016;72:637–650.

7. Goldfinger C, Pukall CF, Thibault-Gagnon S, et al. Effectiveness of cognitive-behavioral therapy and physical therapy for provoked vestibulodynia: a randomized pilot study. *J Sex Med.* 2016;13:88–94.

8. Oliveira EC, Leppink EW, Derbyshie KL, et al. Excoriation disorder: impulsivity and its clinical associations. *J Anxiety Disord.* 2015;30:19–22.

9. Caccavale S, Bove D, Bove RM, et al. Skin and brain: itch and psychiatric disorders. *G Ital Dermatol Venereol.* 2015;151(5):525–529.

10. Pereira MP, Kremer AE, Mettang T, et al. Chronic pruritus in the absence of skin disease: pathophysiology, diagnosis and treatment. *Am J Clin Dermatol.* 2016;17(4):337–348.

11. Koblenzer CS, Gupta R. Neurotic excoriations and dermatitis artefacta. *Semin Cutan Med Surg.* 2013;32:95–100.

12. Zeidler C, Ständer S. The pathogenesis of prurigo nodularis—'super-itch' in exploration. *Eur J Pain.* 2016;20:37–40.

13. Phillipou A, Castl D. Body dysmorphic disorder in men. *Aust Fam Physician.* 2015;4:798–801.

14. Mufaddel A, Osman OT, Almugaddam F, et al. A review of body dysmorphic disorder and its presentation in different clinical settings. *Prim Care Companion CNS Disord.* 2013;15(4). pii: PCC.12r01464.

15. Frias A, Palma C, Farrois N, et al. Comorbidity between obsessive-compulsive disorder and body dysmorphic disorder: prevalence, explanatory theories, and clinical characterization. *Neuropsychiatr Dis Treat.* 2015;11:2233–2244.

16. Veale D, Eshkevari E, Ellison N, et al. Psychological characteristics and motivation of women seeking labiaplasty. *Psychol Med.* 2014;44:555–556.

17. Veale D, Eshkevari E, Ellison N, et al. Phenomenology of men with body dysmorphic disorder concerning penis size compared to men anxious about their penis size and to men without concerns: a cohort study. *Body Image.* 2015;13:53–61.

18. Akopians AL, Rapkin AJ. Vulodynia: the roe of inflammation in the etiology of localized provoked pain of the vulvar vestibule (vestibulodynia). *Semin Reprod Med.* 2015;33:239–245.

19. Bornstein J, Goldstein AT, Stockdale CK, et al. 2015 ISSVD, ISSWSH, and IPPS consensus terminology and classification of persistent vulvar pain and vulvodynia. *Obstet Gynecol.* 2016;127:745–751.

20. Miller J, Leicht S. Pregabalin in the treatment of red scrotum syndrome: a report of two cases. *Dermatol Ther.* 2016;29(4):244–248.

21. Skapinakis P, Caldwell DM, Hollingworth W, et al. Pharmacological and psychotherapeutic interventions for management of obsessive-compulsive disorder in adults: a systematic review and network meta-analysis. *Lancet Psychiatry.* 2016;3(8):730–739. pii: S2215-0366(16)30069-4.

22. Uçmak D, Harman M, Akkurt ZM. Dermatitis artefacta: a retrospective analysis. *Cutan Ocul Toxicol.* 2014;33(1):22–27. doi: 10.3109/15569527.791830.

23. Horner G. Nonsuicidal self-injury. *J Pediatr Health Care.* 2016;30:261–267.

24. Rasian M, Donaldson J, Royle J. Penile self-harm: a case report and concise clinical review. *Scand J Urol.* 2015;49:341–343.

25. Farahani F, Gentry A, Lara-Torre E, et al. Self-attempted labiaplasty with elastic bands resulting in severe necrosis. *J Low Genit Tract Dis.* 2015;19:e35–e37.

26. Rouzi AA, Alturki F. Female genital mutilation/cutting: an update. *Clin Exp Obstet Gynecol.* 2015;42:300–303.

27. Mitchell AE, Fraser JA, Ramsbotham J, et al. Childhood atopic dermatitis: a cross-sectional study of relationships between child and parent factors, atopic dermatitis management, and disease severity. *Int J Nurs Stud.* 2015;52:216–228.

28. Chen MH, Su TP, Chen YS, et al. Is atopy in early childhood a risk factor for ADHD and ASD? A longitudinal study. *J Psychosom Res.* 2014;77:316–321.

29. Kim SH, Hur J, Jang JY, et al. Psychological distress in young males with atopic dermatitis: a cross-sectional study. *Medicine (Baltimore).* 2015;94(23):e49. doi: 10.1097/MD.000000000000949.

30. Dalgard FJ, Gieler U, Tomas-Aragones L, et al. The psychological burden of skin diseases: a cross-sectional multicenter study

among dermatological out-patients in 13 European countries. *J Invest Dermatol.* 2015;135(4):984–991.

31. Liao YH, Lin CC, Tsai PP, et al. Increased risk of lichen simplex chronicus in people with anxiety disorder: a nationwide population-based retrospective cohort study. *Br J Dermatol.* 2014;170:890–894.

32. Kouris A, Christodoulou C, Efstathiou V, et al. Comparative study of quality of life and obsessive-compulsive tendencies in patients with chronic hand eczema and lichen simplex chronicus. *Dermatitis.* 2016;27:127–130.

33. Ersser SJ, Cowdell F, Latter S, et al. Psychological and educational interventions for atopic eczema in children. *Cochrane Database Syst Rev.* 2014;(1):CD004054.

34. Hunter HJ, Griffiths CE, Kleyn CE. Does psychological stress play a role in the exacerbation of psoriasis? *Br J Dermatol.* 2013;169:965–974.

35. Ramrod C, Sjöström K, Svensson A. Subjective stress reactivity in psoriasis—a cross sectional study of associated psychological traits. *BMC Dermatol.* 2015;15:6. doi: 10.1186/s12895-015-0026-x.

36. Molina-Leyva A, Almodovar-Real A, Carrascosa JC, et al. Distribution pattern of psoriasis, anxiety and depression as possible causes of sexual dysfunction in patients with moderate to severe psoriasis. *An Bras Dermatol.* 2015;90:338–345.

37. Zou L, Lonne-Rahm SB, Helander A, et al. Alcohol intake measured by phosphatidylethanol in blood and the lifetime drinking history interview are correlated with the extent of psoriasis. *Dermatology.* 2015;230:375–380.

38. Phan C, Siigal ML, Lhafa M, et al. Metabolic comorbidities and hypertension in psoriasis patients in France. Comparisons with French national databases. *Ann Dermatol Venereol.* 2016;143:264–274.

39. Korkoliakou P, Christodoulou C, Kouis A, et al. Alexithymia, anxiety and depression in patients with psoriasis: a case–control study. *Ann Gen Psychiatry.* 2014;13(1):38.

40. Lahousen T, Kupfer J, Gieler U, et al. Differences between psoriasis patients and skin-healthy controls concerning appraisal of touching, shame and disgust. *Acta Derm Venereol.* 2016;96(217):78–82. doi: 10.2340/00015555-2373.

41. Prinsen CA, de Korte J, Augustin M, et al. Measurement of health-related quality of life in dermatological research and practice: outcome of the EADV Taskforce on Quality of Life. *J Eur Acad Dermatol Venereol.* 2013;27:1195–1203.

42. Raho G, Koleve DM, Garattini L, et al. The burden of moderate to severe psoriasis: an overview. *Pharmacoeconomics.* 2012;30:1005–1013.

43. Blome C, Radtke MA, Eissing L, et al. Quality of life in patients with atopic dermatitis: disease burden, measurement and treatment benefit. *Am J Clin Dermatol.* 2016;17:163–169.

44. Korman NJ, Zhao Y, Pike J, et al. Relationship between psoriasis severity, clinical symptoms, quality of life and work productivity among patients in the USA. *Clin Exp Dermatol.* 2016;41:514–521.

45. Holm JG, Agner T, Clausen ML, et al. Quality of life and disease severity in patients with atopic dermatitis. *J Eur Acad Dermatol Venereol.* 2016;30(10):1760–1767.

46. Ryan C, Sadlier M, De Vol E, et al. Genital psoriasis is associated with significant impairment in quality of life and sexual functioning. *J Am Acad Dermatol.* 2015;72:978–983.

47. Syed Nong Chek SR, Robinson S, Mohd Affandi A, et al. Clinical characteristics of patients with facial psoriasis in Malaysia. *Int J Dermatol.* 2016;55(10):1092–1095.

48. Sbidian E, Battistella M, Legoff J, et al. Recalcitrant pseudotumoral anogenital herpes simplex virus type 2 in HIV-infected patients: evidence for predominant B-lymphoplasmocytic infiltration and immunomodulators as effective therapeutic strategy. *Clin Infect Dis.* 2013;57:1648–1655.

49. Munawwar A, Singh S. Human herpesviruses as copathogens of HIV infection, their role in HIV transmission, and disease progression. *J Lab Physicians.* 2016;8:5–18.

50. Desai DV, Kulkarni SS. Herpes simplex virus: the interplay between HSV, Host, and HIV-1. *Viral Immunol.* 2015;28:546–555.

51. Péré H, Rascanu A, LeGoff J, et al.; ANRS EP24 study group. Herpes simplex virus type 2 (HSV-2) genital shedding in HSV-2-/HIV-1-co-infected women receiving effective combination antiretroviral therapy. *Int J STD AIDS.* 2016;27:178–185.

52. Fife KH, Mugwanya K, Thomas KK, et al.; Partners in Prevention HSV/HIV Transmission Study Team. Transient, increase in herpes simplex virus type 2 (HSV-2)-associated genital ulcers following initiation of antiretroviral therapy in HIV/HSV-2-coinfected individuals. *J Infect Dis.* 2016;213:1573–1578.

53. Yi TJ, Walmsley S, Szadkowski L, et al. A randomized controlled pilot trial of valacyclovir for attenuating inflammation and immune activation in HIV/herpes simplex virus 2-coinfected adults on suppressive antiretroviral therapy. *Clin Infect Dis.* 2013;57:1331–1338.

54. Charles P, Richaud C, Beley S, et al. Pseudotumoral rectosigmoid herpes simplex virus type 2 in an HIV-infected patient: dramatic improvement with thalidomide. *J Clin Virol.* 2016;78:12–13.

55. Leeyaphan C, Surawan TM, Chirachanakul P, et al. Clinical characteristics of hypertrophic herpes simplex genitalis and treatment outcomes of imiquimod: a retrospective observational study. *Int J Infect Dis.* 2015;33:165–170.

56. Deza G, Martin-Ezquerra G, Curto-Barredo L, et al. Successful treatment of hypertrophic herpes simplex genitalis in HIV-infected patient with topical imiquimod. *J Dermatol.* 2015;42:1176–1178.

57. Frobert E, Burrel S, Ducastelle-Lepretre S, et al. Resistance of herpes simplex viruses to acyclovir: an update from a ten-year survey in France. *Antiviral Res.* 2014;111:36–41.

58. Perkins N, Nisbet M, Thomas M. Topical imiquimod treatment of aciclovir-resistant herpes simplex disease: case series and literature review. *Sex Transm Infect.* 2011;87:292–295.

59. El-Haddad D, El Chaer F, Vanichanan J, et al. Brincidofovir (CMX-001) for refractory and resistant CMV and HSV infections in immunocompromised cancer patients: a single-center experience. *Antiviral Res.* 2016;134:58–62.

60. Massad LS, Xie X, Burk RD, et al. Association of cervical precancer with human papillomavirus types other than 16 among HIV co-infected women. *Am J Obstet Gynecol.* 2016;214:354.e1–354.e6.

61. Fujimoto K, Kawasaki Y, Morimoto K, et al. Treatment for crusted scabies: limitations and side effects of treatment with ivermectin. *J Nippon Med Sch.* 2014;81:157–163.

62. Fife DJ, Waller JM, Jeffes EW, et al. Unraveling the paradoxes of HIV-associated psoriasis: a review of T-cell subsets and cytokine profiles. *Dermatol Online J.* 2007;13:4.

63. Gallitano SM, McDermott L, Brar K, et al. Use of tumor necrosis factor (TNF) inhibitors in patients with HIV/AIDS. *J Am Acad Dermatol.* 2016;74:974–980.

64. Erekson EA, Martin DK, Brousseau EC, et al. Over-the-counter treatments and perineal hygiene in postmenopausal women.

Menopause. 2014;21:281–285.

65. Isogai R, Yamada H. Factors involved in the development of diaper-area granuloma of the aged. *J Dermatol.* 2013;40:1038–1041.

66. Van L, Harting M, Rosen T. Jacquet erosive diaper dermatitis: a complication of adult urinary incontinence. *Cutis.* 2008;82:72–74.

67. Deo MS, Kerse N, Vandal AC, et al. Dermatological disease in the older age group: a cross-sectional study in aged care facilities. *BMJ Open.* 2015;5(12):e009941.

68. Micheletti L, Preti M, Radici G, et al. Vulvar lichen sclerosus and neoplastic transformation: a retrospective study of 976 cases. *J Low Genit Tract Dis.* 2016;20:180–183.

69. Lee A, Bradford J, Fischer G. Long-term management of adult vulvar lichen sclerosus: a prospective cohort study of 507 women. *JAMA Dermatol.* 2015;151:1061–1067.

推荐阅读

Bhutani M, Polizzotto MN, Uldrick TS, et al. Kaposi sarcoma-associated herpesvirus-associated malignancies: epidemiology, pathogenesis, and advances in treatment. *Semin Oncol.* 2015;42:223–246.

Gormley RH, Kovarik CL. Human papillomavirus-related genital disease in the immunocompromised host: part I. *J Am Acad Dermatol.* 2012;66:867.e1–867.e14; quiz 881–2.

Piret J, Boivin G. Antiviral resistance in herpes simplex virus and varicella-zoster virus infections: diagnosis and management. *Curr Opin Infect Dis.* 2016;29(6):654–662.

Varada S, Posnick M, Alessa D, et al. Management of cutaneous human papillomavirus infection in immunocompromised patients. *Curr Probl Dermatol.* 2014;45:197–215.

附录

患者教育宣传册

贾 芃译，张 岩审校

念珠菌（真菌）阴道炎

真菌感染是非常常见的阴道感染。通常在从青春期到绝经期间发生，但是使用雌激素的绝经后女性也可以发生阴道真菌感染。婴儿和使用成人纸尿裤的失禁老年人有时也可以发生外阴和腹股沟区的真菌感染，但是真菌通常不会感染阴道内。性生活活跃的女性和使用抗生素、避孕药或其他降低免疫力药物的女性，以及糖尿病控制欠佳的女性是阴道真菌感染的高危人群。与此同时，失禁、超重以及其他降低免疫力的情况也可以促进真菌在男性或女性的外阴皮肤褶皱处生长。男性的阴茎通常不会感染真菌，除非他们未割包皮从而在包皮下发生真菌感染。

多数真菌感染是由白念珠菌引发。白念珠菌感染最主要的症状是瘙痒。有时搔抓和摩擦还会导致刺痛、烧灼和性交痛。真菌感染偶尔也由其他不同类型的真菌导致，主要是光滑念珠菌，其他类型则更为少见，如近平滑念珠菌、克柔念珠菌和酿酒酵母菌。多数情况下，非白念珠菌感染既没有症状，也不会造成阴道或外阴皮肤损伤，因而无须治疗。然而，有时这些真菌也会引发症状，但症状通常是刺痛或烧灼，而非瘙痒。

在过去，一些卫生保健人员认为慢性白念珠菌感染会导致抑郁、胀气、便秘、乏力和头痛。现在我们知道这些并不属实。

白念珠菌性阴道炎很容易治疗，可以选用以下几种药物。口服氟康唑（大扶康）十分有效，通常1片即可治愈感染。处方或开架售卖的名称以"唑"结尾的乳膏或栓剂也同样有效。这类药物有咪康唑、克霉唑、特康唑、噻康唑和布康唑。这些药物都可以治疗真菌感染，但是7日疗程比3日或1日疗程的刺激性小。饮食通常对于诱发或治疗真菌感染没有影响，除非是控制欠佳的糖尿病患者。

一些女性会经历反复发作的真菌感染。尽管这令人极度苦恼，但其实并不危险。这并非潜在的严重疾病的征兆，如未发现的糖尿病或免疫病。通常规律地使用抗真菌药即可治疗，如每周口服1次氟康唑，或者每周2~3次使用开架或处方"唑"类乳膏或阴道栓剂，持续几个月即可打破循环，阻止真菌复发。通常在几个月后即可成功停药。科学家对于乳酸菌、酸奶、益生菌和乳杆菌对防治真菌感染的有效性尚存争议。

真菌感染常与其他导致外阴阴道慢性症状的疾病相混淆。许多女性的慢性性交痛、烧灼、刺痛及触痛等症状并非由真菌造成，但常常被误认为真菌感染，显然抗真菌药物完全无效或疗效甚微。对这些女性应该进行正规的培养或检测，而并非仅仅通过显微镜检查分泌物。多数慢性瘙痒、烧灼和疼痛的原因并非真菌。最常见的是外阴痛，包括盆底肌紧张导致的烧灼、触痛以及神经痛。对于绝经后女性而言，雌激素水平过低会诱发以上症状。对抗真菌药无效的瘙痒通常是湿疹而非真菌感染。

非白念珠菌感染较为难治，幸好多数这类感染并不严重，无须治疗。氟康唑及"唑"类乳膏或栓剂通常无法治愈这类感染。使用阴道内置硼酸胶囊、制霉菌素乳膏或阴道栓剂，以及氟胞嘧啶乳膏更为有效。

真菌令人苦恼和不适，但是这是一种女性常见的可治疗的感染，并不需要惧怕会影响整体健康。

脱屑性炎性阴道炎

脱屑性炎性阴道炎（DIV）可以引起外阴阴道刺痛及白带增多。这是较为常见的问题，但是对于脱屑性炎性阴道炎的病因却了解甚少。尽管这种病会令人不适和烦躁，但是本身并不危险，也并不属于感染。

脱屑性炎性阴道炎是一种发生在阴道的未能发现诱因的炎症反应。不存在可以诱发炎症的感染、低雌激素或者皮肤病。目前并不清楚究竟是什么导致了剥脱性炎性阴道炎，但是有些人认为脱屑性炎性阴道炎是阴道内一种微妙的皮肤状态或者皮疹。阴道壁发红，阴道分泌物增多形成白带。有时脱屑性炎性阴道炎仅表现为白带色黄，有时还会在阴道口出现阴道刺痛、发红或瘙痒。性交痛也是症状之一。这种疾病既可见于年轻人，可也发生于老年女性。

培养偶尔会发现 B 族链球菌。但 B 族链球菌对于许多女性来说是正常菌群，与链球菌性喉炎或者"食肉链球菌病"无关。许多人认为 B 族链球菌极少导致炎症和不适感，但也有人会把您当作这类极少数人来试着通过治疗 B 族链球菌来改善症状。

脱屑性炎性阴道炎的治疗可以选择阴道用可的松，或者克林霉素乳膏或夜用栓剂。可的松对于多种炎症有效。尽管克林霉素乳膏是一种抗生素，它对于炎症甚至非感染性炎症也有效，比如克林霉素也可以用于治疗痤疮。痤疮也是一种非感染性炎症。

尽管这种治疗可以治愈剥脱性炎性阴道炎，但通常可的松和克林霉素需要断断续续地用药，或者每周用药 1～2 次来控制剥脱性炎性阴道炎的症状。当然也有时剥脱性炎性阴道炎也会毫无原因地消失。

外阴慢性单纯性苔藓（湿疹，神经性皮炎，皮炎）

慢性单纯性苔藓（LSC）也称湿疹，是一种皮肤十分瘙痒的状态。尽管一点也不危险，但是它的瘙痒以及搔抓、摩擦引起的疼痛令人痛不欲生。生殖器 LSC/ 湿疹通常累及男性的阴囊或者女性的外阴，以及两者的肛周皮肤。许多患有 LSC/ 湿疹的患者同时伴有皮肤敏感，通常在其他区域的皮肤也有湿疹 /LSC，并且易于过敏，尤其易患花粉热和哮喘。

病灶处皮肤常常较周围皮肤颜色偏红或黑。由于搔抓和摩擦使皮肤增厚，偶尔还因搔抓导致破溃。有时病灶处皮肤的颜色也可以较周围皮肤色浅，有时搔抓会损伤毛发。然而也有时尽管瘙痒很严重，皮肤看起来却基本正常。

还并不完全清楚 LSC/ 湿疹的病因。LSC/ 湿疹通常起于刺痛，继而诱发瘙痒。但等到患者于门诊就诊时，初始的刺痛感已经消失。常见诱因有真菌感染、刺激性药物、润肤乳、润滑剂、潮湿的浴袍、焦虑和抑郁、清洗过度、卫生护垫、汗、高温、尿、避孕胶冻、刺激性的避孕套，或者其他刺激皮肤瘙痒的行为或者物质。

尽管摩擦和搔抓在一开始可以缓解症状，但是摩擦会进一步刺激皮肤从而加重瘙痒，进而使搔抓更严重，继而瘙痒加重，并进一步加重搔抓。这称为"瘙痒 - 搔抓循环"。LSC/ 湿疹并不是感染，不会因为性交而传染给其他人，不会留瘢痕，也不会导致癌症。

治疗十分有效。首先要避免刺激。常见的刺激原包括刺激性乳液、非必需的药物、某些润滑剂、某些卫生护垫、湿纸巾、香皂及清洗过度。应使用清水清洗，并控制在每天一次。某些刺激难以避免，如夜里盗汗的人，或者尿失禁的患者。此外，最常见的刺激是摩擦和搔抓。许多患者可以在白天控制不去搔抓，但是夜里会不自主地搔抓和摩擦。尽管没有有效控制瘙痒的药物，但任何促进深睡眠的药物都可以阻止夜间搔抓，从而使皮肤愈合。

外阴慢性单纯性苔藓通常在强效可的松（皮质类固醇）药膏的治疗下可以明显改善。尽管说明书上建议不要对外阴使用大剂量皮质类固醇超过 2 周。但是 25 年的经验告诉我们，在随访完备的情况下，对外阴小剂量长期使用皮质类固醇是安全且必需的。保守使用每天 1 ~ 2 次皮质类固醇（最常用的是氯倍他索和乌倍他索）。每次用量应远小于豌豆大。如果用药后皮肤油腻，说明用量过多。在用药后 30 min 药物即难以去除，所以之后进行排尿或排便不必重复上药。如果用量过大，或者周围皮肤用药时间过长，会引起皮肤变薄、发红和刺痛。因此，卫生保健人员应该每 4 ~ 6 周检查病灶区域，直到皮肤疾病控制满意。幸运的是，由于外阴面积小，不需要担心药物吸收入血影响内脏器官。最开始用时可以在皮质类固醇上涂一层凡士林，这样有助于皮肤愈合，从而通过覆盖皮肤小裂口而改善瘙痒和刺痛症状。

LSC 容易在大剂量皮质类固醇停药过快时复发。药物治疗不应在瘙痒缓解后即停止，应该持续用到皮肤有正常外观和厚度时。最好逐渐减少用药频率，以防止瘙痒和 LSC 的立即复发。

偶尔 LSC 不能通过大剂量皮质类固醇完全控制，这时需要加药，如他克莫司软膏或者吡美莫司霜。这些不能作为一线药物在皮质类固醇前使用，因为它们的效果更慢且不可预测，价格更贵并且医保不覆盖，而且有时会伴有烧灼感。尽管这些药不会像皮质类固醇类药物会使皮肤变薄，FDA 有警示此类药有可能会致癌。这个争议很大，多数皮肤科专家认为致癌风险微乎其微，甚至几乎为零。

在停止治疗之后，LSC/ 湿疹患者依然有瘙痒复发的风险，因为外阴皮肤会持续受汗液、摩擦和性生活刺激等，这些都会诱发瘙痒。对于 LSC/ 湿疹患者而言，瘙痒复发并不意外，但尽早用药有助于阻止瘙痒 - 搔抓循环和 LSC/ 湿疹复发。

化脓性汗腺炎（逆粉刺）

化脓性汗腺炎（HS）是指皮肤形成触痛的肿块或疖，有时会不断增大直到破溃流脓。常见于腹股沟或腋下区域。尽管疖肿看起来很像感染，但实际上不是。它是由死皮阻塞毛孔导致局部囊性痤疮进而发炎导致。化脓性汗腺炎与细菌或污垢无关。

和痤疮一样，化脓性汗腺炎多开始于青春期，男女均可发病。但由于雄激素会令其加重，所以男性更严重。在有非洲血统的人中也更常见。超重和吸烟的人更易患严重的化脓性汗腺炎。实际上，患有化脓性汗腺炎的人有更高风险患有肥胖、高血压、糖尿病和高血脂，以及所有这些疾病能导致的疾病，如心肌梗死、脑卒中和肾病。所以，控制好高血压、体重和血脂等十分重要。

化脓性汗腺炎患者会有表面为红色结节而深处则质硬疼痛的区域。这些结节通常会破溃流脓。有时会愈合，或者也会在相同的点继续复发流脓。通常会发生瘢痕化，也有时疖肿会聚到一起。

化脓性汗腺炎通常局限于腋下区域和（或）外阴区域，并不会扩散到下肢、足部、前臂或者手。然而，臀部、大腿、下腹部和胸部下方皮肤偶尔会被累及。

化脓性汗腺炎的一线治疗与囊性痤疮相同。避免刺激颇为有效。由于感染和污垢与化脓性汗腺炎无关，频繁冲洗和擦洗帮助不大，只会刺激皮肤。饮食也影响不大，垃圾食品、巧克力和肥肉会引起体重增加，从而加重化脓性汗腺炎，但并不会导致痤疮。刮剃局部皮肤会导致毛发内生和小疙瘩，但并不会导致大肿块。尽管化脓性汗腺炎不是感染，一些口服抗生素也会改善炎症。多西环素、克林霉素、米诺环素和复方新诺明都很常用。由于并没有可治愈的感染灶，所以需要持续使用抗生素，通常 1 个月有所改善，3 个月会明显改善。外用药，如过氧化苯甲酰和维 A 酸等治疗痤疮的药对于腋下和腹股沟皮肤过于刺激。口服避孕药和螺内酯可以降低雄激素的效应，即使对女性患者也有一定效果。

对于偶发触痛结节的患者，门诊小剂量结节内注射可的松可以迅速使结节缩小，并且不用担心可的松的全身作用。然而，可的松乳液和软膏无法渗透足够的深度，所以治疗效果不好，规律使用反而可能加重化脓性汗腺炎。

对于长期抗生素和局部注射无法改善的患者，可以通过手术治疗切除单个未愈结节甚至整片组织。腋下皮肤比较松弛且面积较小，所以腋下化脓性汗腺炎通常可以通过手术治疗治愈。然而对于外阴区域，往往累及范围很大，很难完全切除，仅仅可以切除最严重的病灶。

近期研发了一些用于类风湿关节炎和和银屑病的药物，发现也可以治疗化脓性汗腺炎。这类药物有依那西普（恩博）、阿达木单抗（修美乐）和英利西单抗（类克）。除了阿达木单抗（唯一FDA 批准的用于化脓性汗腺炎的药物）以外的药物都十分昂贵，并且医保不能覆盖。这些药物并不能清除化脓性汗腺炎，但通常可以改善，尤其是联合抗生素治疗、减肥、注射可的松并且戒烟时。尽管化脓性汗腺炎是一种慢性皮肤病，积极治疗还是可以极大改善症状的。

扁平苔藓

扁平苔藓是一种通常累及生殖器皮肤的病。最常见于绝经后老年女性的外阴和阴道。然而，扁平苔藓也可以累及男性，通常发病于未割包皮的龟头。扁平苔藓还可以发生于男性和女性的肛周皮肤。这种皮肤病通常不会累及儿童的生殖器皮肤。患有扁平苔藓的患者还常伴有口腔内，尤其是颊部和牙龈处的扁平苔藓。而外部皮肤不会累及。

生殖器扁平苔藓外观上是红色斑块，但也有时表现为皮肤泛白，或者白色条纹和交错的白线。皮肤可有瘙痒感，但通常也伴有疼痛和烧灼感，会伴有性交痛或者无法进行性生活。未治疗的扁平苔藓会留有瘢痕，还会让阴道口挛缩。对男性来说，包皮会在龟头处形成瘢痕。

扁平苔藓是免疫系统紊乱所致的疾病。通常免疫系统是帮助机体消灭感染的，但对于扁平苔藓来说正是免疫系统错误地攻击了皮肤所致。为什么会发生目前原因不清。我们只知道扁平苔藓并非感染，不会相互传染，也不受饮食影响。通常不会家族性发病，也与生活习惯无关。

扁平苔藓通常可以通过治疗明显改善，但没有药物可以治愈。对于男性来说，如果大剂量皮质类固醇软膏不能控制的话，包皮环切是最佳治疗。皮质类固醇又称为可的松或者类固醇（与运动员非法使用的类固醇不同）。

女性不仅需要强效皮质类固醇软膏，还需要积极治疗阴道感染，避免使用刺激性物品，如乳液、护垫和肥皂，以及为了缓解绝经后低雌激素引起的阴道萎缩而局部使用雌激素。

糖皮质激素（最常用的是氯倍他索）可以保守使用每日 1～2 次。如果使用药物后感到皮肤油腻，说明药量过大。如果剂量正确的话，长期使用这种药是安全的。尽管说明书经常写着这种高效皮质类固醇不应该用于生殖器区域或者仅能使用 2 周，但许多研究表明，对生殖器使用这种强效皮质类固醇十分安全，可以很长期使用，甚至终身使用。当药物剂量过大或者周围皮肤接触药物时间过长时，皮质类固醇会导致皮肤变薄和刺痛。因此，卫生保健人员应该每月进行检查。

皮质类固醇可以在一段时间内改善瘙痒和刺痛症状。轻度扁平苔藓通常可以一起消退，而严重的扁平苔藓则仅会有部分改善，这时需要增加药物。

尽管扁平苔藓通常可以使用皮质类固醇改善，但并不能治愈。因此一旦停药，瘙痒和刺痛会复发（但偶尔扁平苔藓也会毫无原因地消失）。如果停止治疗，瘢痕会在瘙痒症状复发前即开始形成。未治疗的生殖器扁平苔藓还会增加皮肤癌的风险，这是另一个不能停药的原因。

当皮质类固醇软膏不能充分改善皮肤症状时，需要增加药物。这些药包括他克莫司软膏或者吡美莫司乳液、口服氨甲蝶呤、吗替麦考酚酯、硫唑嘌呤、灰黄霉素、羟氯喹或环磷酰胺片。有时还使用依那西普和阿达木单抗冲击。对于生殖器扁平苔藓的治疗尚没有很好的研究，但临床经验告诉我们这些治疗通常很有效。

由于扁平苔藓经常累及阴道内部，女性还需要使用阴道内皮质类固醇。可以通过将药店有售的肛用氢化可的松栓剂置入阴道，或者利用器具将皮质类固醇乳膏置入阴道（尚无阴道用皮质类固醇制剂）。由于多数扁平苔藓的患者是绝经后女性，她们通常存在由于扁平苔藓合并低雌激素水平而造成的阴道皮肤变薄。因此，绝经后的外阴或阴道扁平苔藓患者还需要使用雌激素乳膏、阴道片剂或者阴道环。也可以选择口服雌激素替代治疗。

扁平苔藓无法治愈，但是可以改善。虽然通过反复尝试可以制定最佳治疗方案，但多数患者仍伴有不适感。需要对患者密切随访瘢痕形成情况和药物的副作用。尽管扁平苔藓极少恶变，生殖器皮肤即使没有不适症状，也应该每年至少做 2 次检查，这样有助于早期发现恶变征象、药物的副作用以及复发。

偶尔在外阴扁平苔藓通过治疗改善后，不适感依然存在。扁平苔藓及其他外阴的损伤和炎症可以导致一种称为外阴痛的疼痛综合征，需要对症处理。

硬化性苔藓

硬化性苔藓（通常称为硬化性萎缩性苔藓）是绝经后老年女性最常见的外阴病，然而，它也偶见于青春期前女孩以及成年女性和未进行包皮环切的男性。对于女性而言，硬化性苔藓通常只累及肛周皮肤，1/30 的女性患者会累及其他部位，最常见的是背部、胸部或者腹部。硬化性苔藓不会发病于面部和手。

硬化性苔藓的病因不清，但最主要的原因是免疫系统紊乱。本病是在免疫系统协助机体对抗感染的过程中错误地攻击了皮肤造成的。发生的原因尚不明确。患有硬化性苔藓的老年女性还常伴有甲状腺功能减退和其他免疫问题，所以应该每年检查甲状腺功能。偶尔会家族发病。但是硬化性苔藓并不是感染，不会相互传染，也不受饮食影响，也与生活习惯无关。

外阴、肛周和男性生殖器的硬化性苔藓表现为色素脱失和明显瘙痒。皮肤脆弱、摩擦和搔抓即可造成较裂和瘀青并引起疼痛。在进行性生活时有疼痛或无法进行。未治疗的硬化性苔藓最终会形成瘢痕，偶尔会引起阴道口挛缩。在男性会在龟头处形成瘢痕。1/30 的女性患者如果不及时诊治会发生恶变，对于男性来说如果不治疗也会增加阴茎癌的风险。经过积极治疗的硬化性苔藓形成瘢痕的风险会降低，恶变的风险也会降低。肛门生殖器以外的皮肤硬化性苔藓不会瘢痕化，也不会恶变。

对于硬化性苔藓可以通过治疗缓解，有时皮肤可以完全恢复正常外观，但瘢痕不会消失。这种疾病无法治愈。一旦停药通常会复发。强效的皮质类固醇（与运动员非法使用的类固醇不同）软膏是治疗方式之一。尽管说明书经常写着这种高效皮质类固醇不应该用于生殖器区域或者仅能使用 2 周，我们 25 年的临床经验认为在良好的随访下对外阴皮肤小剂量长期使用是安全的。皮质类固醇（最常用的是氯倍他索）可以保守使用每日 1 ～ 2 次。剂量通常远小于豌豆大小。如果使用药物后感到皮肤油腻，说明药量过大。在药物使用 30 min 后就难以清除，所以之后再排尿或排便无须再次用药。当药物剂量过大或者周围皮肤接触药物时间过长时，皮质类固醇会导致皮肤变薄和刺痛。因此，卫生保健人员应该每 4 ～ 6 周检查用药部位，直到疾病控制。幸运的是，由于外阴面积小，不需要担心药物吸收入血而影响内脏。最开始使用时可以在皮质类固醇上涂一层凡士林，这样有助于皮肤愈合，从而通过覆盖皮肤小裂口而改善瘙痒和刺痛症状。

对于男性患者而言，如果强效皮质类固醇软膏无法控制疾病，可以选择包皮环切术。

患硬化性苔藓的女性患者，如果使用氯倍他索或乌倍他索后没有明显缓解，可能除了难治的硬化性苔藓以外，还伴有其他问题。最常见的问题是低雌激素水平以及接触该部位的刺激性物质，如刺激性乳液、不必须的药物、某些卫生护垫、湿纸巾、肥皂和清洗过频。清洗时应使用清水并控制在每天 1 次以内。某些刺激物是难以避免的，如一些夜间盗汗患者的汗液和尿失禁患者的尿液。此外，最常见的刺激是搔抓和摩擦，有些人可以在白天控制不搔抓，但是会在夜晚无意识地情况下搔抓。尽管没有抑制瘙痒的药物，但可以使用促进深睡眠的药物来抑制夜间搔抓，从而促进皮肤愈合。最后，硬化性苔藓有时会诱发外阴痛。这种疼痛综合征常表现为烧灼、刺痛或者干涩感，虽然外观无异常。

有时尽管使用了强效的皮质类固醇，依然无法改善硬化性苔藓的白色斑块，这时应考虑加用其他药物。这类药物有他克莫司软膏或者吡美莫司霜等。FDA 仅批准将这些非类固醇药物用于治疗湿疹，但对于硬化性苔藓也有效。但这些药物不能作为一线药物在使用皮质类固醇前应用，因为它们的效果更慢，且不可预测，价格更贵，并且医保不覆盖，而且有时使用会伴有烧灼。尽管这些药不会像皮质类固醇类药物一样会使皮肤变薄，FDA 有警示此类药有可能会致癌。这个争议很大，多数皮肤科专家认为其致癌风险微乎其微甚至几乎为零，而未控的硬化性苔藓的恶变率要显著高于使用他克莫司和吡美莫司的患者。

通常可以通过糖皮质激素很好控制硬化性苔藓，但无法治愈。一旦停药，瘙痒、刺痛和白斑会缓慢复发。瘢痕持续形成，甚至在症状复发前即开始形成。每天使用皮质类固醇可以很快地缓解症状，但是通常需要持续使用 2 ~ 4 个月，以使皮肤恢复颜色和弹性。当硬化性苔藓控制满意后，可以将强效皮质类固醇减量为每 3 天 1 次，或者每日使用低效皮质类固醇维持。这对于防止瘢痕形成和恶变很重要。应该持续用药，而不是仅在有瘙痒症状的时候用药。

多数硬化性苔藓患者对药物治疗的依从性很好。即使疾病处于完全控制的情况，也应该每 6 个月对患者随访以确保疾病受控。患者应该让其家属了解该疾病的诊断，这样他们如果也有外阴的瘙痒或刺痛，可以及时告知自己的保健医生。

阴茎痛 / 阴囊痛

阴茎痛是指在没有感染或其他皮肤病的情况下，阴茎的发炎、烧灼、性交痛、刺痛和酸痛等不适持续至少 6 个月。当累及阴囊时还会发生阴囊痛，但更少见。一些患者还有肛门不适，称为肛门痛。患有阴茎痛或阴囊痛的患者会出现皮肤发红、水肿和质地改变，但并不意味着有皮肤病或者感染。发红和质地改变也可以由阴茎痛或者阴囊痛的神经痛引发。

关于阴茎痛和阴囊痛的研究极少。然而，相似的女性疼痛综合征——外阴痛的研究很多，我们认为这是阴茎痛或阴囊痛的女性版本。所以多数对男性生殖器不适相关的非感染性疾病，我们的认知都是基于对女性相关疾病的研究。

第一，就我们所知，阴茎痛、阴囊痛是许多因素同时作用引起的综合征。首先是盆底肌的异常，也就是用于中途阻断排尿的肌肉出现异常。这些肌肉应该是非常松弛的，但是很强壮。然而，一部分人的盆底肌是紧张的。有时异常的盆底肌会引起症状，如便秘、腹泻、肠易激综合征、尿频及尿烧灼感。

第二，是神经疼痛（也称神经病理性疼痛、神经炎或神经痛）。伴有盆底肌异常的患者是神经痛的高危人群，通常由感染或烧伤等刺激或损伤引起。为何盆底异常会引发神经痛原因不清。

第三，焦虑和抑郁也是造成生殖器痛的原因，而且是弥漫性疼痛。抑郁会加重任何形式的不适，而焦虑会加重盆底肌的紧张从而加剧不适感。此外，对性传播疾病、癌症和不孕的恐惧会加重这些症状，还会使有生殖器不适症状的患者更关注这些症状。

阴茎痛 / 阴囊痛与恶性疾病无关，也不会由性传播疾病、癌症、糖尿病或者其他危险状态引发，也与不孕无关。但是其疼痛程度十分严重，会影响日常活动，也会影响生活幸福感和人际关系。

阴茎痛无法治愈，但是一些治疗可以缓解症状。治疗阴茎痛 / 阴囊痛的目标是减轻不适，使患者可以耐受日常生活，包括性生活、运动和坐立。

开始治疗时即要避免刺激。最常见的刺激包括药膏、润肤露和润滑剂、清洗过频、避孕凝胶、刺激性避孕套和其他会刺激皮肤的行为或物质。

治疗神经痛的药物对治疗阴茎痛 / 阴囊痛十分有效。包括三环类抗抑郁药（阿米替林、地昔帕明、丙咪嗪）、加巴喷丁、普瑞巴林（乐瑞卡）、文拉法辛（郁复伸）和度洛西汀（欣百达）。这些药物最初被用于抗抑郁或者抗癫痫，目前发现可以用于缓解神经痛。这些不是立即起效的短期缓解药物，而是可以长期调节神经不适感的药物。这类药通常由极低剂量开始，而后逐渐加量，尤其是阴茎痛 / 阴囊痛的患者对于药物十分敏感。

另一种治疗方式是针对盆底肌异常进行盆底肌的评估和物理治疗。这可以通过反复训练盆底肌放松来加强盆底肌。

先天行为治疗和心理治疗也可以缓解疼痛。心理咨询可以通过改善生殖器痛带来的孤独而改善生活质量。

许多人发现，在长久的性交痛之后，想要重建舒适和愉悦的性行为很困难。恐惧和慢性生殖器疼痛带来的心理作用使患者通常需要心理咨询，尤其是夫妻双方咨询。

使用适当的治疗后，阴茎痛 / 阴囊痛通常可以控制，男性患者也可以恢复正常的生活。

生理性白带

阴道分泌物是阴道健康的正常部分。当分泌物浓稠时我们将其称为白带。我们通常将白带视为阴道感染的表现，尤其是真菌性或者细菌性阴道炎。然而，许多白带浓稠的患者并没有感染，也没有其他疾病诱因。我们将这种浓稠但正常的白带称为生理性白带。这是很常见的主诉，有时患者还会感到有异味。

阴道分泌物主要是阴道和宫颈的黏液、阴道的细胞以及正常菌群。阴道分泌物的量受激素水平和其他一些未知因素的影响。分泌物的量、颜色和气味都可以没有明显诱因而突然改变。大量正常的阴道分泌物可以由感染或者疾病造成，也可以是正常阴道的一种表现。雌激素会刺激阴道分泌。

对生理性白带的诊断，需要分泌物镜检正常并且感染监测阴性。抗感染治疗无法清除白带，或者只能一过性部分缓解。并且妇科检查阴道壁正常，没有色红、变薄或者溃疡。

白带会使一些女性感到脏、潮湿而困扰，这也可以解释为什么商店里卫生护垫总是畅销。尽管卫生护垫有时有刺激感，但多数女性为了避免白带的不适宁可忍受护垫。一些女性在诊断了生理性白带而不是感染之后会轻松许多，因为她们知道这并不是疾病。

由于生理性白带并不是疾病，所以也没有好的治疗。尽管阴道健康并不需要灌洗，但生理性白带的患者会觉得偶尔在早晨使用稀释的醋和水冲洗掉多余的白带后，会有一段清爽期。用半匙醋兑一品脱水（0.57 L——译者注），既没有香料也没有防腐剂，还很便宜。但灌洗其实会造成阴道菌群改变，反而增加细菌性阴道病的风险，引起白带和异味，而且还会增加性传播疾病以及子宫和输卵管感染的风险。另一种控制生理性白带的方法是使用卫生棉条，需要经常更换。但卫生棉条会增加感中毒性休克的风险，是一种罕见的危险的细菌感染，会导致腹泻、休克和皮疹，所以一定要勤换。

正如其神秘地出现一样，生理性白带也会毫无征兆地消失。可惜目前并没有可以减轻生理性白带的药物、乳膏和药丸。

阴道萎缩

雌激素是一种维持外阴阴道弹性、保湿和柔软的激素。从青春期到绝经期间雌激素由卵巢分泌，但是绝经后，或者切除卵巢后或者哺乳期女性，随着雌激素水平低，阴道内皮肤也会变薄、干涩并且脆弱。这也称为阴道萎缩。一些女性虽然性生活需要润滑剂，但并没有不适感。还有一些女性即使使用润滑剂，但依然感到干涩、刺痛、性交痛以及阴道口烧灼感。这是女性常见并且正常的表现，但也同时也是难受且始终存在的问题。超重的女性以及性生活频繁的女性很少因为低雌激素而困扰。

幸运的是，阴道萎缩的治疗很简单也很有效。阴道用雌激素对全身影响小，有利也有弊。如果伴有低雌激素的其他症状，如潮热、骨质疏松或者更年期综合征，也可以选择雌激素口服或者皮贴（全身性雌激素替代）。如果口服或者贴片用雌激素，需要监测乳腺癌。尽管雌激素不会导致乳腺癌，但是它可以使乳腺癌增长更快。正如避孕药一样，口服或贴片用雌激素也会增加血栓风险，导致心肌梗死和卒中。这种风险对于某些女性极低，但对于另一些则很高，主要取决于其家族史以及是否吸烟。

阴道用雌激素如果使用正确，则吸收入血的剂量极低，尽管说明书上也警示了相关风险，但风险极低。甚至多数医生都允许乳腺癌患者使用。雌激素可以通过多种方式阴道给药，舒适度、便利度和花费都有所不同。雌激素乳膏已经应用多年。无论结合雌激素（倍美力）还是雌二醇乳膏，都可以通过推药器给药。先每周 3 次使用一定周数，之后可将频率降低至每周 1 ~ 2 次。有些人认为雌二醇的刺激性更小。

雌激素乳膏也有替代制品，如小雌二醇片剂，可以每周 3 次置入阴道。还可以选择雌激素阴道环，它可以持续释放激素 3 个月，之后需要更换。所有这些局部用药的雌激素吸收量都极低。

在美国，这些局部用雌激素变得很贵，即使安全，美国联邦保险也在最近声明对于 65 岁或者以上的女性不予支持。目前已经有了通用的阴道用雌激素片，但截至目前还没有通用的雌激素乳膏和阴道环。然而一些网上药店，尤其是其他国家的网上药店售卖雌激素乳膏、片剂和阴道环，而且价格合理，许多还是知名制药厂生产。当然也可以在当地生产，会比有品牌的雌激素乳膏便宜。

口服或贴片雌激素（全身用雌激素）相对便宜，但是没有切除子宫的患者还需要服用孕激素，以降低子宫出血和子宫癌的风险。口服或贴片雌激素相对于局部用药来说，吸收更多的风险更高，但是优点也多。是否选择全身用雌激素需要保健医生评价患者是否适合。

通常在使用雌激素 1 ~ 2 周后，多数女性可以感到阴道明显湿润，有时还会将正常的阴道分泌物误认为感染造成的白带增多。但是在使用雌激素替代治疗的第一个月，真菌感染的风险会升高，所以新发的瘙痒或者刺痛意味着有可能存在真菌感染，可以通过外售或处方药及时治愈。

一旦雌激素替代改善了女性症状，则需要将药物调整到可以控制症状的最低剂量。偶尔也可以在症状改善后完全停药，但多数时候，一旦没有外源性雌激素，阴道皮肤会恢复薄而干涩的状态。

外阴保健

外阴通常不需要特殊的皮肤护理。尽管有许多用于外阴保健的产品，实际上外阴不需要特殊的清洁或用药。多数女性认为经常清洗会防止皮肤感染和皮肤病。但实际上使用肥皂等进行过度清洗相对于不卫生而言刺激更大。

卫生护垫可以避免阴道分泌物造成的潮湿感，但许多带有芳香剂、除臭剂，或添加了某些刺激性或致敏物质。即使婴儿尿不湿也含有防腐剂和芳香剂，偶尔也会导致过敏或发炎。Water Wipes 是特例，不含刺激性添加剂。阴道冲洗不利于阴道保健，反而会增加感染风险，而且售卖的洗液含有芳香剂、防腐剂和除臭剂等通常会刺激皮肤。还有一些女性卫生产品并不比温和的皂液好，甚至只是单纯的水。"无香型"和"天然"的产品并不是真的更"安全"。

无香型并不意味着没有芳香剂，而是含有隐藏的芳香剂。没有芳香剂的产品会标注"不含芳香剂"。尽管这类产品并非必需，但深受许多女性欢迎。然而，一旦出现外阴阴道瘙痒、发炎或者疼痛，一定要避免使用。

许多卫生保健人员认为只能穿白色纯棉内裤。然而，并没有证据表明有色纤维和合成纤维会造成皮肤问题或感染，但是"透气"纤维对于某些女性而言更为舒适。纤维软化剂和洗涤剂通常不是造成外阴阴道疾病的元凶，除非衣物接触的其他部位皮肤也出现了问题。

饮食在感染的发展过程中并没有起重要作用，即使是真菌感染。因此，除非是糖尿病患者，否则无须控制面包和糖，而且目前关于酸奶和嗜乳酸菌制剂能预防真菌的研究也尚无定论。

关于外阴保健以减少刺激的指南包括以下：

- 每日清洗一次，使用清水。发炎时避免使用肥皂。擦干而不要用吹风机吹干。
- 避免使用卫生护垫，尤其经常使用。
- 尽量用棉条代替卫生巾。
- 并不需要灌洗，也无益于阴道健康。如果由于心理因素必须冲洗，应避免使用含有添加剂的商品洗剂，可使用自制一杯水加半勺醋。
- 非刺激性阴道润滑剂含有植物油；商用产品中 Slippery Stuff、Jo Premium 和 Astroglide 相对其他产品而言是更好的选择。传统的 KY 凝胶对许多人来说都有刺激性，也要避免使用有"热感"或情趣的润滑剂。
- 如果紧身衣不舒适的话，穿合适的宽松衣物。

外阴痛 / 前庭痛 / 前庭炎 / 痛觉缺失

外阴痛是指外阴阴道发炎、烧灼感、性交痛、红肿、刺痛、酸痛或者疼痛，持续 6 个月以上，并且没有感染或者其他可以诱发不适的皮肤疾病的情况。这是一种很常见的问题，1/6 的女性一生会经历一次。你周围 1/14 的女性当下就在经受外阴痛的困扰。

外阴痛并非危险的疾病。它不是由性传播疾病、癌症、糖尿病或者其他疾病导致的，也与不孕无关。但是其疼痛程度十分严重，会影响日常活动，也会影响生活幸福感和人际关系。此外，多数外阴痛患者会伴有其他令人讨厌的问题，如头痛、纤维肌痛症一样的关节或肌肉痛，睡眠问题、肠易激综合征、颞下颌关节紊乱、慢性疲劳综合征或间质性膀胱炎。

第一，外阴痛是许多因素同时作用引起的综合征，还有一些正在研究中。首先是盆底肌的异常，也就是用于中途阻断排尿的肌肉出现异常。这些肌肉在平时应该是松弛的，在需要的时候很强壮。然而，女性的盆底肌处于紧张和兴奋状态。异常的盆底肌有时会引起症状，如便秘、腹泻、抽搐、尿频、尿烧灼感以及某些女性咳嗽或打喷嚏后漏尿。

第二，是神经疼痛（也称为神经病理性疼痛、神经炎、神经痛）。伴有盆底肌异常的患者是神经痛的高危人群，通常由感染或烧伤等炎症、创伤引起。

第三，焦虑和抑郁也是外阴阴道痛的原因，还有对性生活疼痛的恐惧也是。抑郁会加重各种疼痛，而焦虑会加重盆底肌的紧张而加剧疼痛。

关于外阴痛的病因研究在过去 20 年中戏剧性地增多。其他新发现的可能原因还有，某些局限性外阴痛的患者外阴皮肤神经纤维增多，以及疼痛皮肤内的炎症因子增多。随着资料的展现和理解的加深，治疗也会进步。

外阴痛无法治愈，但是一些治疗可以缓解症状。治疗外阴痛的目标是减轻不适，使患者可以耐受日常生活，包括性生活、运动和坐立。

开始治疗时即要避免刺激。最常见的刺激物包括药膏、润肤露和润滑剂、清洗过频、卫生护垫、避孕凝胶、避孕套和其他会刺激皮肤的行为或物质。对于绝经、哺乳或者口服避孕药导致雌激素水平降低的女性，应适当补充雌激素。

外阴痛的一线治疗是针对盆底肌异常进行盆底肌的评估和物理治疗。这可以通过反复训练盆底肌放松来加强盆底肌。

治疗神经痛的药物对治疗外阴痛也十分有效。这些药物最初被用于抗抑郁或者抗癫痫，目前发现也可以缓解神经痛，包括三环类抗抑郁药（阿米替林、地昔帕明、丙咪嗪）、加巴喷丁、普瑞巴林（乐瑞卡）、文拉法辛（郁复伸）和度洛西汀（欣百达）。这些不是立即起效的短期缓解药物，而是可以长期调节神经不适感的药物。这类药通常由极低剂量开始，而后逐渐加量，尤其是外阴痛的患者对于药物十分敏感。还有一些保健人员会选用外用药，如外用雌激素、利多卡因、加巴喷丁或者阿米替林 / 巴氯芬合剂。

先天行为治疗和心理治疗也可以缓解疼痛。心理咨询可以通过改善生殖器痛带来的孤独而改善生活质量。

外阴痛主要分为两种，最常见的是前庭痛，原来称为外阴前庭炎综合征或者前庭炎，通常表现为性交、卫生棉条或者紧身裤造成皮肤触碰或摩擦时，在阴道口或紧邻阴道口处出现烧灼感、刺痛或者刀割样痛。部分女性感受的疼痛范围很大，称为弥漫性外阴痛。对于这种外阴痛的治疗与大多数常规治疗相同。但是对于非常局限的女性前庭痛，则需要额外的治疗。如果药物和物理治疗都不能达到有效缓解，可以考虑手术切除疼痛部位。这类手术称为前庭切除术，效果显著，尤其是在术前以及改善了盆底肌功能的情况下。

许多女性发现，在长久的性交痛之后，想要重建舒适和愉悦的性行为很困难。恐惧和慢性生殖器疼痛带来的心理作用使患者通常需要心理咨询，包括夫妻双方咨询和性指导。使用适当的治疗后，外阴痛通常可以控制，患者也可以恢复正常的生活。

国际外阴痛学会（National Vulvodynia Association，NVA.org）有很多关于该病的资料。

索 引